R. Schweitzer
S. Streiber, J. Koeslin †

Neurologie und Psychiatrie
Die Heilpraktiker-Akademie Band 11

Rudolf Schweitzer
Sonja Streiber, Jürgen Koeslin †

Neurologie und Psychiatrie

Die Heilpraktiker-Akademie Band 11

3. Auflage

ELSEVIER

ELSEVIER
Hackerbrücke 6, 80335 München, Deutschland
Wir freuen uns über Ihr Feedback und Ihre Anregungen an books.cs.muc@elsevier.com

ISBN 978-3-437-58112-0
eISBN 978-3-437-18222-8

Wichtiger Hinweis für den Benutzer
Ärzte/Praktiker und Forscher müssen sich bei der Bewertung und Anwendung aller hier beschriebenen Informationen, Methoden, Wirkstoffe oder Experimente stets auf ihre eigenen Erfahrungen und Kenntnisse verlassen. Bedingt durch den schnellen Wissenszuwachs insbesondere in den medizinischen Wissenschaften sollte eine unabhängige Überprüfung von Diagnosen und Arzneimitteldosierungen erfolgen. Im größtmöglichen Umfang des Gesetzes wird von Elsevier, den Autoren, Redakteuren oder Beitragenden keinerlei Haftung in Bezug auf jegliche Verletzung und/oder Schäden an Personen oder Eigentum, im Rahmen von Produkthaftung, Fahrlässigkeit oder anderweitig, übernommen. Dies gilt gleichermaßen für jegliche Anwendung oder Bedienung der in diesem Werk aufgeführten Methoden, Produkte, Anweisungen oder Konzepte.
Obwohl alle Werbemittel mit ethischen (medizinischen) Standards übereinstimmen, stellt die Erwähnung in dieser Publikation keine Garantie oder Anerkennung der Qualität oder des Wertes dieses Produkts oder der Aussagen der Herstellerfirmen dar.

Für die Vollständigkeit und Auswahl der aufgeführten Medikamente übernimmt der Verlag keine Gewähr.
Geschützte Warennamen (Warenzeichen) werden in der Regel besonders kenntlich gemacht (®). Aus dem Fehlen eines solchen Hinweises kann jedoch nicht automatisch geschlossen werden, dass es sich um einen freien Warennamen handelt.

Bibliografische Information der Deutschen Nationalbibliothek
Die Deutsche Nationalbibliothek verzeichnet diese Publikation in der Deutschen Nationalbibliografie; detaillierte bibliografische Daten sind im Internet über http://www.d-nb.de/ abrufbar.

18 19 20 21 22 5 4 3 2 1

Um den Textfluss nicht zu stören, wurde bei Patienten und Berufsbezeichnungen die grammatikalisch maskuline Form gewählt. Selbstverständlich sind in diesen Fällen immer Frauen und Männer gemeint.

Planung: Ingrid Puchner, München
Projektmanagement: Ulrike Kriegel, Dagmar Wiederhold, München
Redaktion: Dr. Nikola Schmidt, Berlin
Bildredaktion: Adriane Andreas, München
Herstellung: Ute Landwehr-Heldt, Bremen
Satz: abavo GmbH, Buchloe
Druck und Bindung: Printer Trento, Trento/Italien
Umschlaggestaltung: SpieszDesign, Neu-Ulm
Titelfotografie: © fotolia

Aktuelle Informationen finden Sie im Internet unter **www.elsevier.de**

Vorwort zur 1. Auflage

Das wichtigste Ziel der vorliegenden Lehrbuchreihe besteht darin, den Heilpraktiker-Studenten auf eine Weise zur Prüfung zu begleiten, dass der Weg dorthin trotz aller Anstrengungen Spaß macht. Die Heilpraktikerprüfung hat sich in den zurückliegenden Jahren verändert. Sie wurde um zahlreiche Krankheitsbilder erweitert und hinsichtlich abgefragten Detailwissens erheblich erschwert. Während zuvor vergleichsweise einfache medizinische Grundkenntnisse zum Bestehen der Prüfung ausreichten, geht es nun darum, Erkrankungen unterschiedlichster Fachbereiche nicht nur hinsichtlich ihrer Symptome zu kennen, sondern sie tatsächlich auch in all ihren Aspekten verstanden zu haben. Überprüft wird zunehmend medizinisches Verständnis. Dies muss man nicht bedauern. Der berufliche Alltag des Heilpraktikers kann nur gewinnen, wenn eher vage medizinische Vorstellungen durch Sachverstand ersetzt werden.

Die Heilpraktikerprüfung setzt sich aus einem schriftlichen und einem mündlichen Teil zusammen, wobei in beiden Teilen nahezu ausschließlich schulmedizinische Inhalte abgefragt werden. Es kann demzufolge in der üblichen zwei- bis dreijährigen Ausbildung nicht darum gehen, Teilbereiche der komplementären oder Ganzheitsmedizin zu erlernen. Vielmehr reicht diese Zeitspanne gerade dazu aus, sich die Prüfungsinhalte anzueignen – als Fundament für angestrebte Spezialisierungen im Anschluss an die Prüfung.

Die Lehrbuchreihe ist aus Skripten hervorgegangen, die unterrichtsbegleitend beständig und über viele Jahre an die sich verändernde Prüfungssituation und damit an die jeweils neu zu optimierende Ausbildung angepasst worden sind. Ihr Zweck besteht darin, dem angehenden Heilpraktiker medizinische Lehrbücher an die Hand zu geben, die es ihm ermöglichen, sich den vollständigen Prüfungsstoff aus einem einzigen Werk zu erarbeiten. Die Lehrbuchreihe erhebt den Anspruch, auf jede Frage, die jemals in den Prüfungen gestellt worden ist, eine vollkommen ausreichende Antwort zur Verfügung zu stellen. Sie geht zusätzlich immer dann über dieses Ziel hinaus, wenn ein vollständiges Verständnis medizinischer Inhalte andernfalls nicht hätte erreicht werden können. Von daher werden Sachverhalte so manches Mal eingehender als unbedingt notwendig erörtert, denn Medizin wird genau dann interessant bzw. geradezu spannend, wenn man die Zusammenhänge ganz versteht. Und sie wird mühsam und unbefriedigend, wenn verlangt wird, endlose Auflistungen von Fakten auswendig zu lernen – ganz abgesehen davon, dass auswendig Gelerntes, Unverstandenes sehr schnell in Vergessenheit gerät. Zusätzlich soll das angestrebte Verständnis Reserven für die Heilpraktikerprüfung wie für den nachfolgenden medizinischen Alltag schaffen.

Die Vollständigkeit der Lerninhalte ermöglicht es dem ausgebildeten Therapeuten gleichzeitig, das Lehrbuch in den Folgejahren zum schnellen Nachschlagen zu benutzen, um verloren gegangenes Wissen wieder aufzufrischen. Diesem Ziel dienen zusätzlich einzelne Kapitel, die sich mit wichtigen medizinischen Themen befassen, die (noch) nicht prüfungsrelevant, jedoch auf besondere Weise praxisorientiert sind. Um den Lernenden im Hinblick auf die Prüfung nicht zu überfordern, sind solche Themenbereiche gesondert gekennzeichnet.

Einzelne medizinische Fächer kann man als Puzzlesteinchen betrachten. Sie müssen, um ein Bild zu ergeben, zusammengesetzt werden. Dies beinhaltet auch, dass die Einzelteile zunächst noch kein vollständiges Verständnis erzeugen können, weil dieses Verständnis im Ganzen liegt und nicht in seinen Teilen. Fächer wie Herz/Kreislauf, Atmung, Endokrinologie oder Hämatologie müssen getrennt voneinander erarbeitet werden, doch greifen sie ineinander, sind abhängig voneinander, können im wachsenden Verständnis nicht isoliert bleiben. Von daher benötigt der Studierende zunächst nicht nur Fleiß, sondern auch sehr viel Geduld. Nicht alles wird auf Anhieb verstanden werden. Erst wenn das Bild beginnt, Gestalt anzunehmen, wenn in nachfolgenden Fächern bereits gelernte Inhalte aus neuer Perspektive betrachtet werden, beginnt der eigentliche medizinische Denk- und Lernprozess. Und so besteht ein weiteres Ziel dieser Lehrbuchreihe darin, den Lernenden bis zum Ende seiner Ausbildung dorthin zu führen, wo er begreift, dass Medizin nicht nur spannend ist, sondern letztendlich auch äußerst logisch und in weiten Teilen fast naiv in dem Sinne, dass alles aufeinander aufbaut, das eine aus dem anderen folgt und der Studierende die Symptome einer Krankheit selbst formulieren kann, sobald er ihr Wesen ganz verstanden hat.

Aus dem Erreichen dieses Ziels resultiert gleichzeitig die Befähigung zu medizinisch verantwortlichem Handeln. Ich wünsche den Studenten auf dem Weg dorthin Fleiß und Ausdauer, aber auch sehr viel Freude beim Betrachten des entstehenden Bildes.

Es ist mir ein Bedürfnis, an dieser Stelle denjenigen Dank zu sagen, die auf besondere Weise zum Gelingen der Lehrbuchreihe beigetragen haben. Treffender formuliert wäre sie ohne die Mitwirkung dieser Personen nicht zustande gekommen. Auf Seiten des Verlags ist dies Frau Ingrid Puchner, die das anspruchsvolle Werk von Anfang an in verantwortlicher Position begleitet und mit großem Sachverstand und menschlicher Kompetenz an allen Hindernissen vorbei zum Ziel geführt hat. In besonderer Dankbarkeit blicke ich auch auf die Redaktionsarbeit, für die in Gestalt der geschätzten Kollegin Dr. Gräfin v. Pfeil eine dem Anspruch der Reihe höchst angemessene, ungewöhnlich kompetente Redakteurin gefunden wurde. Die menschliche und fachliche Kompetenz beider Persönlichkeiten finden sich schließlich auch in meiner geliebten Frau Florentine wieder. Sie hat dieses Werk viele Jahre lang mitgetragen, fachliche und sprachliche Unsauberkeiten aufgedeckt, Unverständliches angeprangert und nicht zuletzt klaglos auf zahllose Stunden gemeinsamer Zeit verzichtet.

Bad Wurzach, im Oktober 2011
Rudolf Schweitzer

Vorwort zur 1. Auflage

Nachdem bereits einige Bände der Reihe „Heilpraktiker-Akademie“ erschienen sind, die Rudolf Schweitzer in herausragender Qualität geschrieben hat, ist es mir eine große Ehre den Themenbereich der Psychiatrie zu diesem 14-bändigen Werk beizusteuern. Ich bin mir sicher, dass die Reihe innerhalb kurzer Zeit zum Standardwerk für die Ausbildung von Heilpraktikern in Deutschland werden wird.

Die Zahl der Patienten mit einer psychischen Störung nimmt stetig zu. Als Heilpraktiker wird man in die Situation kommen, in Bezug auf psychiatrische Fragestellungen, um Hilfe gebeten zu werden. Ob die Patienten suizidal sind, Angstanfälle haben oder unter Depressionen leiden, es stellt sich wie im somatischen Bereich auch, die Frage, ob man als Heilpraktiker selber therapiert oder an spezialisierte Therapeuten wie Psychiater oder Psychologen weiterverweist. Psychische Erkrankungen sind alles andere als eine Bagatelle. Sie liegen in den Statistiken für Gründe einer Frühberentung weit vorne.

Eine eigene psychotherapeutische Tätigkeit, die mit der Heilerlaubnis nach dem Heilpraktikergesetz grundsätzlich erlaubt ist, sollte nur jemand ausüben, der eine qualifizierte mindestens 3-jährige psychotherapeutische Zusatzausbildung durchlaufen hat. Mit einer solchen Ausbildung im Rücken, ist die Behandlung psychischer Störungen eine dankbare Tätigkeit und es gibt eine Reihe von Verfahren wie z.B. Körperpsychotherapie oder Gestalttherapie, die im Rahmen von Leistungen gesetzlicher Krankenkassen nicht eingesetzt werden dürfen und somit eine Ergänzung des bestehenden Angebotes darstellen.

Zunächst einmal wünsche ich Ihnen viel Spaß beim Lernen und ein erfolgreiches Bestehen Ihrer Überprüfung.

Amelinghausen, im Oktober 2011
Jürgen Koeslin †, Diplom-Psychologe und Heilpraktiker

Vorwort zur 2. Auflage

Die Heilpraktiker-Akademie hat sich in erstaunlich kurzer Zeit zu einem neuen Standard in der Heilpraktiker-Ausbildung entwickelt. Das neuartige Konzept mit der Aufteilung in handliche Einheiten, den zahlreichen Info-Kästen und Zusammenfassungen wurde neben der hochwertigen Ausstattung besonders lobend herausgestellt. Eine geradezu begeisterte Resonanz erfuhr die Tatsache, dass neben der Vollständigkeit der Lerninhalte nun erstmals ein Lehrwerk zur Verfügung steht, welches das Verständnis der Medizin in den Vordergrund rückt, als Alternative zum eher mühsamen Auswendiglernen.

Der Erfolg der Lehrbuchreihe führte dazu, dass früher als geplant eine Neuauflage notwendig wurde. Diese Gelegenheit wurde dazu genutzt, weitere Verbesserungen vorzunehmen, ohne das Konzept des Werkes zu verändern. Besonderes Augenmerk wurde darauf gelegt, die Verständlichkeit der Erklärungsmodelle und medizinischen Zusammenhänge nochmals besser herauszuarbeiten. Die Berücksichtigung der neu hinzugekommenen Prüfungsfragen machte einzelne zusätzlich eingefügte Kapitel und Themenbereiche notwendig. Daneben wurden kleinere Fehler, die scheinbar unumgänglich zu einer 1. Auflage gehören, berichtigt. Zusätzliche Abbildungen dienen dem Verständnis, einzelne fehlerhafte bzw. schwer durchschaubare Abbildungen wurden ausgetauscht. Ergänzt wird die Lehrbuchreihe nun durch einen Gesamtindex, sodass sich die Themen schneller auffinden lassen.

Mein besonderer Dank gilt auf Seiten des Verlags Frau Ingrid Puchner, die auch die 2. Auflage begleitet hat und für die unverändert vertrauensvolle und fruchtbare Zusammenarbeit zwischen Verlag und Autor verantwortlich zeichnet. Für die redaktionelle Bearbeitung der 2. Auflage konnte Frau Dr. Nikola Schmidt gewonnen werden. Ihre fachliche Kompetenz und menschlich angenehme Art erwiesen sich als Bereicherung und Garant harmonischer Zusammenarbeit.

Bad Wurzach, im Mai 2014
Rudolf Schweitzer

Vorwort zur 3. Auflage

Auch für die dritte Auflage wurde die Heilpraktiker-Akademie umfassend überarbeitet und ergänzt, um den aktuellen und zu erwartenden Veränderungen der Heilpraktiker-Prüfung Rechnung zu tragen. Außerdem galt es, die sich in rasantem Tempo entwickelnde Medizin mit ihren faszinierenden Möglichkeiten abzubilden – mit einem Schwerpunkt auf Themen, die für den angehenden Heilpraktiker von Bedeutung sind oder werden könnten.

Das bewährte Konzept der Lehrbuchreihe blieb unangetastet. Ganz im Vordergrund stand deshalb wiederum die ausführliche Darstellung der medizinischen Zusammenhänge, damit dieselben in all ihren Aspekten verstanden werden können. Das dient bekanntermaßen der Freude am Lernen und schafft gleichzeitig Reserven im Hinblick auf kommende Heilpraktiker-Prüfungen.

Zur großen Freude des Autors blieb das bisherige Team beieinander. Mein besonderer Dank gilt deshalb Frau Ingrid Puchner auf Seiten des Verlags und Frau Dr. Nikola Schmidt, die für die redaktionelle Arbeit verantwortlich war. Abgerundet wurde die wiederum ungewöhnlich harmonische und kompetente Zusammenarbeit durch Frau Adriane Andreas, die der umfangreichen Bebilderung des Werks einen bewundernswerten Feinschliff verpasste.

Bad Wurzach, im April 2018
Rudolf Schweitzer

Vorwort zur 3. Auflage

Nach dem frühen Tod von Jürgen Koeslin wurde mir die Aufgabe übertragen, in der 3. Auflage der Heilpraktiker-Akademie von Rudolf Schweitzer den Bereich der Psychiatrie den neuesten Prüfungsanforderungen entsprechend zu überarbeiten.

Ich betrachte es als Auszeichnung, einem Werk wie diesem einen Teil beisteuern zu dürfen. Vielen Dank dafür!

Die Zahl der Menschen mit psychischen Störungen nimmt kontinuierlich zu. Daher ist es auch für den Heilpraktiker sehr wichtig, gewisse Grundkenntnisse bezüglich Psychiatrie und Psychotherapie vorweisen zu können. Ein gründliches Durcharbeiten der zugehörigen Kapitel bereitet Sie gut und sicher auf die Prüfung vor.

Da die Heilerlaubnis nach dem Gesetz auch die Behandlung seelischer Erkrankungen einschließt, möchte ich an dieser Stelle jedoch auch darauf hinweisen, dass es unabdingbar ist, zusätzliche psychotherapeutische Weiterbildungen zu durchlaufen, um in diesem Feld erfolgreich und achtsam tätig sein zu können. Sollten Sie sich dafür entscheiden, sich im Bereich der psychischen Erkrankungen und der verschiedenen Therapiemöglichkeiten fortzubilden, kann ich nur gratulieren, denn es erwartet Sie eine wichtige, erlebnisreiche und erfüllende Tätigkeit.

Für die Zeit des Lernens wünsche ich Ihnen viel Spaß, spannende Erkenntnisse, nette Kollegen, die mit Ihnen an einem Strang ziehen und als Belohnung für Ihre gute Vorbereitung eine bestandene Prüfung.

Winsen/Luhe im April 2018
Sonja Streiber

Optimale Nutzung des Buches

Aufbau des Buches

Das Buch gliedert sich in verschiedene Teile:

- Anatomie: vermittelt den Aufbau von Nerven und Nervensystem
- Physiologie: erläutert die Funktionsweise des Nervensystems
- Untersuchung: liefert eine Anleitung zu den Untersuchungsmethoden des Organsystems
- Krankheitsbilder: behandelt ausführlich Krankheitsentstehung, Symptomatik, Komplikationen, Diagnostik und Therapie der einzelnen Erkrankungen
- Einführung in die Psychiatrie
- Psychopathologie: beschreibt Gruppen von Symptomen, die bei psychischen Störungen häufig auftreten

Fachbegriffe

Der Einstieg in die medizinische Terminologie ist für den Anfänger schwierig. Dennoch wird von ihm erwartet, dass er sich die Begriffe aneignet. In diesem Buch werden die fachspezifischen Begriffe erklärt und sowohl die deutsche als auch fremdsprachige Bezeichnung angegeben. Im Text wird dann zwischen den Begriffen gewechselt, wenn beide gebräuchlich sind.

Aus didaktischen Gründen werden in diesem Buch außerdem unterschiedliche Schreibweisen bzw. Abkürzungen verwendet (z.B. „s" oder „Sek." oder „Sekunden").

Im Unterkapitel Terminologie des Bandes Basiswissen sind die wichtigsten Bezeichnungen mit Erklärungen erläutert. In diesem Band finden sich:

- auf der Innenseite des Rückumschlags: eine Übersicht über das Gehirn und die Hirnnerven
- auf S. X: alle wichtigen Bezeichnungen für die Neurologie und Psychiatrie

Abbildungen und Tabellen

Die Abbildungen und Tabellen sind getrennt voneinander innerhalb jedes Kapitels fortlaufend nummeriert.

Die große Menge an Abbildungen zeichnet dieses Buch aus. Nutzen Sie diese zusätzlichen Informationsquellen – ein Bild sagt häufig mehr als viele Worte, ist einprägsam und macht schwierige Zusammenhänge anschaulicher.

Bei den Abbildungen zusätzlich enthaltene Informationen oder auch Diskrepanzen, die im seltenen Einzelfall gegenüber dem Text entstehen, sollten nicht beachtet werden. Von Bedeutung im Hinblick auf die Heilpraktiker-Prüfung wie auch im Sinn des angestrebten Verständnisses sind allein die Ausführungen des Textes.

Querverweise

Der menschliche Körper ist ein überaus fein abgestimmter Organismus, bei dem unzählige Rädchen ineinander greifen, damit er funktioniert. Verweise finden sich daher auch auf andere Bände dieser Reihe und sind z.B. mit Fach Dermatologie gekennzeichnet.

Abkürzungen

Die verwendeten Abkürzungen finden sich auf S. IX.

Kurzlehrbuch

Das Studium der Kästen „Merke" und „Zusammenfassung" ermöglicht stichpunktartig ein rasches Wiederholen des Stoffes kurz vor der Prüfung. Damit können Sie überprüfen, ob Sie die wichtigsten Fakten parat haben.

Kästen

Ein System aus farbigen Kästen erleichtert das Lernen.

Einführung

Hinführung zum Thema

ACHTUNG

Hinweise auf unverzichtbare Notfall- oder Vorsichtsmaßnahmen

PATHOLOGIE

direkter Bezug zu Krankheitsbildern

HINWEIS PRÜFUNG

wichtige Anmerkungen zur Prüfung

MERKE

Informationen zum Einprägen, hilfreiche, interessante Tipps, Hinweise oder Merksätze

Zusammenfassung

fasst die einzelnen Abschnitte kurz zusammen und bildet mit den Merke-Kästen ein optimales stichpunktartiges „Kurzlehrbuch" zur schnellen Wiederholung aller wichtigen Fakten

EXKURS

interessante Informationen, die über das Thema hinausgehen, um Zusammenhänge aufzuzeigen oder herzustellen

HINWEIS DES AUTORS

Erfahrungen des Autors, die über das allgemeine schulmedizinische und prüfungsrelevante Wissen hinausgehen

Abkürzungsverzeichnis

A. (Aa.)	Arteria (Arteriae)
ADHS	Aufmerksamkeits-Hyperaktivitätssyndrom
ADR	Adduktorenreflex
ASR	Achillessehnenreflex
ASS	Acetylsalicylsäure
AT III	Antithrombin III
BHR	Bauchhautreflex
BKS	Blutkörperchensenkung
BSR	Bizepssehnenreflex
BSG	Blutkörperchensenkungsgeschwindigkeit
BWS	Brustwirbelsäule
CRH	Corticotropin-releasing-Hormon (Hormon des Hypothalamus)
CRP	C-reaktives Protein
CT	Computertomographie/Computertomogramm (geschichtete Röntgenaufnahmen werden im Computer zu einem Bild hoher Auflösung zusammengesetzt)
EEG	Elektroenzephalographie
EPMS	extrapyramidal motorisches System
HWS	Halswirbelsäule
IfSG	Infektionsschutzgesetz
KHK	koronare Herzkrankheit
LDH	Laktatdehydrogenase
LH	luteinisierendes Hormon (Hormon der Hypophyse)
Lig.	Ligamentum
LWS	Lendenwirbelsäule
M. (Mm.)	Musculus (Musculi)
min/Min.	Minute(n)
MRT	Magnetresonanztomographie (Kernspintomographie)
MS	Multiple Sklerose
N. (Nn.)	Nervus (Nervi)
Ncl.	Nucleus
NSAR	nichtsteroidale Antirheumatika
PET	Positronenemissionstomographie
PNS	peripheres Nervensystem
PSR	Patellarsehnenreflex
R.	Ramus (Ast, Zweig, z.B. Gefäßast einer Arterie)
rER	raues endoplasmatisches Retikulum
RLS	Restless-legs-Syndrom
RPR	Radiusperiostreflex
s/Sek.	Sekunden
SHT	Schädelhirntrauma
SLE	systemischer Lupus erythematodes
Tbl.	Tablette(n)
TEP	totale Endoprothese (z.B. als Ersatz des Hüftgelenks)
TIA	transitorische ischämische Attacke
TP	tiefenpsychologisch orientierte Psychotherapie
TRH	Thyreotropin-releasing-Hormon (Hormon des Hypothalamus)
TSR	Trizepssehnenreflex
V. (Vv.)	Vena (Venae)
ZNS	Zentralnervensystem

Abbildungsnachweis

Der Verweis auf die jeweilige Abbildungsquelle befindet sich bei allen Abbildungen im Werk am Ende des Legendentextes in eckigen Klammern.

[E352]	Kierszenbaum, A. L.: Histology and Cell Biology, An Intro to Pathology. 2. Aufl., Elsevier/Mosby, 2006
[E355]	Goldman L., Ausiello D., Arend W.: Cecil Medicine. 23. Aufl., Elsevier/Saunders, 2007
[E429]	Aehlert B. J.: Paramedic Practice Today. Elsevier/Mosby, 2009
[E432]	Little J. W. et al.: Dental Management of the Medically Compromised Patient. 7. Aufl., Elsevier/Mosby, 2007
[E580]	Drake R. L. et al.: Gray's Anatomy for Students. Elsevier/Churchill-Livingstone, 2. Aufl., 2010
[E688]	Kumar V. et al.: Robbins Basic Pathology. 8. Aufl., Elsevier/Saunders, 2007
[E689]	FitzGerald M. J. T., Folan-Curran J.: Clinical Neuroanatomy and related Neuroscience. 4. Aufl., Elsevier/Saunders, 2002
[E989]	Magee D. J.: Orthopedic Physical Assessment. 5. Aufl., Elsevier/Saunders, 2007
[F976-001]	Stewart W. et al.: Non-traumatic forensic neuropathology. In: Forensic Science International 2004, Vol. 146/2–3, S. 125–147
[G612]	Haider A.H., Cornwell E.E.: Surgical Pitfalls. Elsevier/Saunders, 2009.
[L106]	Henriette Rintelen, Velbert
[L107]	Michael Budowick
[L126]	Dr. Katja Dalkowski, Erlangen
[L141]	Stefan Elsberger, Planegg
[L143]	Heike Hübner, Berlin
[L157]	Susanne Adler, Lübeck
[L190]	Gerda Raichle, Ulm
[L217]	Esther Schenk-Panic, München
[L231]	Stefan Dangl, München
[L252]	Formelsatz im Auftrag von Elsevier/Urban & Fischer
[L253]	Dr. Wolfgang Zettlmeier, Barbing
[M375]	Prof. Dr. Ulrich Welsch, München
[M443]	Prof. Dr. Olaf Jansen, Universität Kiel
[M496]	Ph. D. Dr. Tamás Sebestény, Universität Mainz
[M664]	Prof. Dr. Klaus Lieb, Universität Mainz
[R297]	Mims, C. et al.: Medizinische Mikrobiologie – Infektiologie. Elsevier/Urban & Fischer, 2. Aufl., 2006
[S007-22]	Sobotta, Atlas der Anatomie. Elsevier/Urban & Fischer, 22. Aufl., 2007

Glossar zur Neurologie und Psychiatrie

Adipositas	Fettleibigkeit (BMI > 30)
afferent	zu einer Struktur hinführend (afferent sind Nerven, die sensibel aus der Peripherie zum ZNS ziehen)
Amnesie	Gedächtnislücke für ein Ereignis
anterograd	von oder nach vorne gerichtet (anterograde Amnesie = Gedächtnislücke, die zeitlich im Anschluss an ein traumatisches Ereignis beginnt)
Ästhesie	Empfindung (Parästhesie = para Ästhesie = neben der Empfindung = Missempfindung)
Ätiologie	Ursache, Verursachung (Ätiologie einer Krankheit)
akut	plötzlich einsetzend, kurz dauernd (Gegenteil: chronisch)
Algos (Dolor)	Schmerz (Analgesie = Schmerzlosigkeit, Schmerzbefreiung)
An-, A-	Verneinung (Anurie = keine Harnausscheidung; Anämie = Blutarmut)
Anamnese	Krankengeschichte (eigentlich Erinnerung)
Anorexia	Appetitlosigkeit (= Inappetenz)
Anti	gegen, entgegen (Antidepressiva = Medikamente gegen Depressionen)
Aorta	Hauptschlagader
Apoplexia	Schlag, Schlaganfall, Apoplex
-ase	bezeichnet ein spaltendes Enzym (Lipase = fettspaltendes Enzym)
Astron (Astär)	Stern (Astrozyten = Zellen mit sternförmigen Fortsätzen)
basalis	basal, an der Basis liegend (die A. basilaris versorgt die Hirnbasis)
Brachium	Arm, Oberarm (Plexus brachialis = Nervengeflecht, das den Arm versorgt)
bradys	langsam (Bradykardie = langsamer Herzschlag)
Caput	Kopf, Haupt (Caput femoris = Kopf des Oberschenkelknochens)
Cerebellum	Kleinhirn (Verkleinerungsform zu Cerebrum = Großhirn)
cerebral (zerebral)	zum Gehirn gehörend, im Gehirn gelegen
Cerebrum (Zerebrum)	Großhirn
Chorion	Haut, Fell (Choroidea = Aderhaut des Auges)
Cingulum	Gürtel (Gyrus cinguli = gürtelförmig und parallel zum Corpus callosum verlaufende Hirnwindung)
Cochlea	Schnecke (schneckenförmiger Teil des Innenohrs)
Commotio	Erschütterung (Commotio cerebri = Gehirnerschütterung)
communis	gemeinsam (A. carotis communis = gemeinsame Kopfarterie)
Contusio	Quetschung (Contusio cerebri = Gehirnquetschung)
Cornu	Horn (Cornu anterius, posterius = hornartige Ausläufer der Seitenventrikel)
Corpus	Körper, Rumpf (Corpus ventriculi = Magenkörper)
Costa	Rippe (Aa. intercostales = Zwischenrippenarterien)
dia	zwischen, dazwischen (Dienzephalon = Zwischenhirn)
Dys-	das Fehlerhafte, Missempfundene (Dyspnoe = erschwerte Atmung; Dysphagie = Missempfindung beim Schlucken)
efferent	von einer Struktur wegführend (efferent sind Nervcn, die aus dem ZNS zur Peripherie ziehen)
Encephalon (Enzephalon)	Gehirn (Enzephalitis = Entzündung des Gehirns)
epi	auf, obendrauf gelegen (epidurale Blutung = Blutung oberhalb der Dura mater)

et	und
Ethmoid	Siebbein (Os ethmoidale)
Falx	Sichel (Falx cerebri = sichelartige Ausstülpung der Dura)
Foramen	Loch (Foramen magnum = großes Loch im Os occipitale für den Durchtritt von Nervensubstanz)
Formatio	Gebilde, Formation (Formatio reticularis = netzartiges Gebilde aus Neuronen und Axonen im Hirnstamm)
Frons, frontalis	Stirn, vorne gelegen (Lobus frontalis = Stirnlappen des Großhirns)
Ganglion	Überbein, Ansammlung von Nervenzellen, Nervenknoten
Glandula	Drüse (Glandula thyroidea = Schilddrüse)
Glia	Leim, Kitt (Gliazellen = Neuroglia sind Begleit- bzw. Hilfszellen der Nervenzellen)
Glomus	Zellhäufchen, Knäuel (Glomus caroticum)
Gyrus	Windung (Gyrus postcentralis = hintere Zentralwindung des Gehirns)
Hebe	Jugend (die hebephrene Schizophrenie beginnt meist im jugendlichen Alter)
hemi	halb (Hemiparese = Halbseitenlähmung)
hereditär (kongenital)	angeboren, vererbt
histrionisch	hysterisch, theatralisch
hyper	darüber (hinaus) (Hyperthyreose = Überfunktion der Schilddrüse)
hypo (sub)	unterhalb (Hypothyreose = Unterfunktion der Schilddrüse)
Hypothenar	Kleinfingerballen
Hypoxie	Mangel an Sauerstoff im peripheren Blut
idiopathisch	eigengesetzlich, aus unklarer Ursache
Inappetenz	Appetitlosigkeit (= Anorexia)
Infarkt	ischämisch bedingter Gewebeuntergang
Infundibulum	trichterartige Öffnung, aber auch Hypophysenstiel (Verbindung zwischen Hypophyse und Hypothalamus)
Inkontinenz	Harn-, Stuhlinkontinenz = unwillkürlicher Abgang von Harn bzw. Stuhl
Insuffizienz	unzureichende Funktion (Herzinsuffizienz = Herzschwäche)
Inter	dazwischen (Interkostalraum = Zwischenrippenraum)
intra (i.)	innerhalb, in, hinein (intrazellulär = innerhalb der Zelle; intramuskuläre, intravenöse Injektion: i.m.-, i.v.-Injektion)
Inzidenz	Zahl der Neuerkrankungen an einer bestimmten Erkrankung pro Jahr
Ischämie	Mangeldurchblutung eines Gewebes
-itis	Wortendung, die eine Entzündung des Wortteiles anzeigt, der davor steht (Arthritis = Gelenkentzündung, Kolitis = Darmentzündung, Hepatitis = Leberentzündung)
Kara, Karos	Kopf, Schwindel (A. carotis = Kopfschlagader)
Karzinom	maligner Tumor aus Epithelgewebe
kongenital (hereditär)	angeboren, vererbt
Lacrima	Träne (Os lacrimale = Tränenbein)
Lamina	Platte, Scheibe (Lamina cribrosa = durchlöcherte Platte des Os ethmoidale)
Letalität	Anteil (in Prozent der Erkrankten) der an einer bestimmten Krankheit Verstorbenen
Ligamentum (Lig.)	Band (Lig. inguinale = Leistenband)

Lobus	Lappen (Lobus frontalis = Frontal- bzw. Stirnlappen des Großhirns)
-lyse	Auflösung (lyein = auflösen) (Thrombolyse = Auflösung eines Thrombus)
magnus, magna, magnum	groß (Foramen magnum = großes Loch im Os occipitale für den Durchtritt von Nervensubstanz)
Makro- (Mega-)	groß (Makrophagen = große Fresszellen)
Maligne	bösartig (maligner Tumor)
Mandibula	Unterkiefer
Maxilla	Oberkiefer
medial	zur Mitte hin
Median	genau in der Mitte
Medulla	Mark (Rückenmark, Knochenmark)
Meninx	Hirnhaut (die Meningen sind die Hirnhäute)
mentalis	zum Kinn gehörend
Mentum	Kinn (Foramen mentale = Loch im Unterkiefer)
mesos	mittig (Mesenzephalon = Mittelhirn)
Morbus	Krankheit, Erkrankung (Morbus Parkinson = Parkinson-Krankheit)
Morbidität	Zahl der von einer bestimmten Krankheit Betroffenen, in Relation zur Gesamtbevölkerung
Mortalität	Sterbefälle (allgemein) in einem bestimmten Zeitraum, in Relation zur Gesamtbevölkerung
Musculus (M.)	Muskel (M. brachialis = Oberarmmuskel) (Plural: Musculi [Mm.] = Muskeln)
nasalis	zur Nase gehörend
Nasus	Nase
Nervus (N.)	Nerv (Plural: Nn. = Nerven; N. facialis = Gesichtsnerv)
Neuron	Nerv (Neuralgie = Schmerzen im Versorgungsgebiet eines Nerven)
Nucleus	Zellkern, Anhäufung von Nervenzellen im ZNS
occipitalis	zum Hinterhaupt gehörend (Os occipitale = Hinterhauptbein)
Oculus, oculi	Auge (M. orbicularis oculi = Ringmuskel des Auges)
oligos	wenig (Oligophrenie = angeborene Intelligenzminderung; Demenz = im späteren Leben erworbene Intelligenzminderung)
ophthalmicus	zum Auge gehörend (der N. ophthalmicus versorgt einen Teil des äußeren Auges)
opticus	das Sehen betreffend (N. opticus = Sehnerv)
orbicularis	ringförmig (M. orbicularis oris = Ringmuskel des Mundes)
Orbita	Kreisbahn, Augenhöhle
Palatum	Gaumen (Os palatinum = Gaumenbein)
Palpation	Untersuchung durch Betasten mit den Händen
Palpebra	Augenlid (der M. levator palpebrae hebt das Oberlid)
para	neben, daneben (parasternal = neben dem Brustbein)
Paralyse	vollständige Lähmung (= Plegie)
Parästhesie	Missempfindung, Sensibilitätsstörung

Parasympathikus	Teil des vegetativen Nervensystems, Gegenspieler des Sympathikus
Parese	unvollständige Lähmung (Hemiparese = Halbseitenlähmung)
parietalis	seitlich, wandständig (Os parietale = Scheitelbein)
-pathie	von Pathos = Krankheit abgeleitet (Enzephalopathie = nicht näher definierte Erkrankung des Gehirns)
peri	außen herum gelegen (Perineurium = Bindegewebe, das Nervenbündel einscheidet)
Phobos	Angst, Furcht, Phobie
Plegie	vollständige Lähmung (Paraplegie = Lähmung beider Beine)
Plexus	Geflecht (Plexus nervosus = Nervengeflecht)
Pons	Brücke (Teil des Hirnstamms)
post	hinten, dahinter (Gyrus postcentralis = Hirnwindung direkt hinter dem Sulcus centralis)
Pous, podos	Fuß (Podozyten = Zellen mit fußförmigen Fortsätzen)
prä (pro)	davor (Gyrus prä- bzw. precentralis = Hirnwindung vor dem Sulcus centralis)
Radius	Speiche (Knochen des Unterarms)
Retina	Netzhaut des Auges
retrograd	rückwärts gerichtet (retrograde Amnesie = Erinnerungslücke, die sich von einem traumatischen Vorfall aus nach hinten, auf die Zeit vor dem Ereignis erstreckt)
Sella	Sattel (Sella turcica = Türkensattel – knöcherne Struktur des Keilbeins)
Septum	Scheidewand (Septum nasi = Nasenscheidewand)
Soma	Körper (somatisch = den Körper betreffend)
Sympathikus	Teil des vegetativen Nervensystems
Synapsis	Verbindung (Synapsen sind Umschalt- bzw. Reizübertragungsstellen vom Ende eines Axons auf die nachfolgende Struktur)
Telos	Ende, Ziel (Telenzephalon = Endhirn, Zerebrum)
Tempus	Zeit, Schläfe (Os temporale = Schläfenbein)
Tentorium	Zelt (Tentorium cerebelli = zeltartig über dem Kleinhirn ausgespannte Duraduplikatur)
Tibia	Schienbein (A. tibialis = Unterschenkelarterie)
Tonsilla	Mandel (Tonsilla palatina = Gaumenmandel)
Tractus	Zug, Strang, Bahn, beschreibt meist die nervalen Leitungsbahnen im ZNS
Trauma	Verletzung, Wunde, belastendes Ereignis
tria	drei (N. trigeminus = Nerv mit 3 Hauptästen)
Tumor	Schwellung (auch entzündlich), Geschwulst (benigne oder maligne), tastbare Resistenz (z.B. vergrößertes Organ)
Ulna	Elle (Knochen des Unterarms)
Vagus (= N. vagus)	parasympathischer Hauptnerv (X. Hirnnerv)
Vena (V.)	Vene (Plural: Vv. = Venen)

Inhaltsverzeichnis

I

Rudolf Schweitzer

Neurologie

KAPITEL

1 Anatomie

Einführung

Das zentrale Nervensystem ist ungeheuer komplex und kompliziert aufgebaut und längst noch nicht in allen Anteilen verstanden. Dieses Lehrbuch versucht nicht, alle bekannten Details vollständig darzustellen. Es soll lediglich einem Grundverständnis als Basis für die wesentlichen neurologischen Erkrankungen dienen. Diesem Verständnis zuliebe wird allerdings, bei aller Vereinfachung, manches doch etwas ausführlicher dargestellt als es der Prüfungssituation entspricht. Man sollte nicht davon ausgehen, bei einem ersten Durchlesen des Bandes bereits ein wirkliches Verständnis von Strukturen und Zusammenhängen zu erreichen. Vieles wird sich erst erschließen, wenn das Lehrbuch gelesen und wiederholt worden ist.

1

Die Neurologie ist die Lehre von den **Nerven** (Neuron = Nervenzelle) und **nervalen Geweben**, ihren Funktionen und ihren Störungen. Die Gesamtheit dieser Strukturen wird als Nervensystem bezeichnet und in einen **zentralen** sowie einen **peripheren** Anteil unterschieden. Das zentrale Nervensystem (ZNS) befindet sich in der Schädelhöhle und im Rückenmark der Wirbelsäule. Alle nervalen Anteile, die außerhalb davon liegen, bilden das periphere Nervensystem (PNS).

ZNS und PNS lassen sich wiederum in jeweils **zwei Anteile** untergliedern. Der eine Teil kommuniziert **aktiv (willkürlich)** mit der Außenwelt, empfängt ihre Reize und Signale und steuert die Antwort darauf durch Strukturen wie z. B. die Skelettmuskulatur. Dieser Teil wird als **somatisches** oder **animales Nervensystem** bezeichnet (Soma = Körper, animal = tierisch). Der andere Teil des Nervensystems wird durch das **vegetative Nervensystem** repräsentiert. Es versorgt v.a. die inneren Organe oder Strukturen wie z. B. die Wand der Blutgefäße und lässt sich **willentlich nicht beeinflussen.**

Nerven, die Reize aus der Umwelt aufnehmen und zum ZNS leiten, werden als sensibel bzw. sensorisch bezeichnet. Die Begriffe werden zumeist synonym verwendet. Man kann jedoch auch Nerven, die Reize über die Haut oder aus den inneren Organen aufnehmen, als sensibel bezeichnen und diejenigen, welche von den Sinnesorganen Auge, Ohr, Nase (Geruchssinn) und Zunge (Geschmackssinn) aufgenommen werden, als sensorisch.

Sensible bzw. **sensorische** Nerven leiten ihre Reize **afferent** zum ZNS (afferent = zu einer Struktur wie dem ZNS hinführend). Dagegen nennt man Nerven, die aus dem ZNS **herausführen**, um periphere Strukturen zu versorgen, **efferent** (von einer Struktur wegführend). Zu den efferenten Nerven gehören u. a. die **motorischen** Nerven, die für die Befehlsübermittlung an die quergestreifte Skelettmuskulatur zuständig sind.

Nervengewebe besteht aus **Nervenzellen (Neuronen)** und begleitenden Zellen, die man unter dem Begriff der Gliazellen zusammenfasst. Die **Gliazellen (Neuroglia)** lassen sich nach ihrem Aussehen und ihrer Funktion in **Astrozyten**, **Oligodendrozyten**, **Mikrogliazellen**, **Ependymzellen**, **Schwann-Zellen** und **Mantelzellen** unterscheiden. Während die ersteren vier die Glia des ZNS bilden, besteht die periphere Neuroglia aus Schwann-Zellen und Mantelzellen (Satellitenzellen).

Sämtliche Zelltypen differenzieren sich in der Embryonalzeit aus dem Neuroektoderm, das seinerseits aus dem äußersten der drei Keimblätter, dem **Ektoderm**, hervorgeht. Das Ektoderm entwickelt sich zum Ektoderm der Haut und über das Neuroektoderm zum **Neuralrohr**, das sich ins Körperinnere verlagert und zum Nervensystem weiterreift. Ein **Mangel an Folsäure** in der Frühschwangerschaft führt zu **Defekten des Neuralrohrs** mit zum Teil schwerwiegenden Folgen wie einem unvollständigen Verschluss im Bereich von Schädel oder Wirbelsäule **(Spina bifida)** – meist im Lumbosakralbereich.

Zusammenfassung

Nervensystem

- zentrales Nervensystem (ZNS) in Gehirn und Rückenmark
- peripheres Nervensystem (PNS) in allen weiteren Strukturen

ZNS und PNS

- somatischer (animaler), willkürlicher Anteil
- vegetativer, unwillkürlicher Anteil
- empfangen über afferente, sensible bzw. sensorische Nerven Reize aus der Umwelt und den inneren Organen
- beantworten die Reize motorisch oder vegetativ über efferente Nerven

Mangel an Folsäure in der Frühschwangerschaft führt zu **Defekten des Neuralrohrs** (z. B. unvollständiger Verschluss im Bereich von Schädel oder Wirbelsäule [Spina bifida])

1.1 Nervenzellen

Nervenzellen (Neurone) enthalten **sämtliche Anteile üblicher Zellen** – also Zellkern, endoplasmatisches Retikulum, Golgi-Apparat, Ribosomen, Mitochondrien, Lysosomen und ein Zytoskelett. Wie in anderen Geweben des Körpers auch entstehen mit zunehmendem Lebensalter aus lysosomalen Ablagerungen die gelb-bräunlichen Lipofuszingranula. Jenseits üblicher Zellen bilden Neurone Strukturen aus, die **spezifisch** sind und zur Erfüllung ihrer besonderen **Aufgaben** benötigt werden:

Nervenzellen

- dienen der Aufnahme, Verarbeitung, Speicherung und Weiterleitung von Reizen aus Umwelt und Peripherie des Körpers,
- bilden das Gedächtnis und die Emotionen,
- sind verantwortlich für Eigenschaften wie Moralvorstellungen, Urteils- oder Entschlussfähigkeit,
- steuern Muskulatur und innere Organe.
- Schließlich sind sie auch mit weiteren Systemen wie dem endokrinen oder dem Immunsystem verschaltet und beeinflussen deren Funktionen.

Ihre **Gesamtzahl** wird auf 100 Milliarden bis hin zu 1 Billion (10^{11}–10^{12}) geschätzt. Sehr wahrscheinlich handelt es sich um **100 bis maximal 200 Milliarden**. Zugrunde gegangene Nervenzellen können **nicht regenerieren**. Auch eine Vermehrung findet nach der Geburt nur noch in Ausnahmefällen (Hippocampus) statt.

Eine Nervenzelle (➤ Abb. 1.1) besteht aus dem **Zellkörper (Perikaryon)** und daraus hervorgehenden **Fortsätzen**. Die Fortsätze dienen der Kontaktaufnahme zu weiteren Nervenzellen oder Strukturen wie z. B. Muskelzellen. Die Verschaltung mit weiteren Nerven ist unüberschaubar groß: Im Gehirn wird ein einzelnes Neuron von Hunderten bis Tausenden weiterer Nervenzellen erreicht.

Aus dem Zellkörper entsteht ein einzelner, besonders voluminöser, teilweise bis zu > **1 m** langer Fortsatz, der **Axon** oder, synonym, **Neurit** genannt wird und zur **Weiterleitung von Reizen** an weitere Nervenzellen oder sonstige Strukturen wie u. a. Muskelzellen dient.

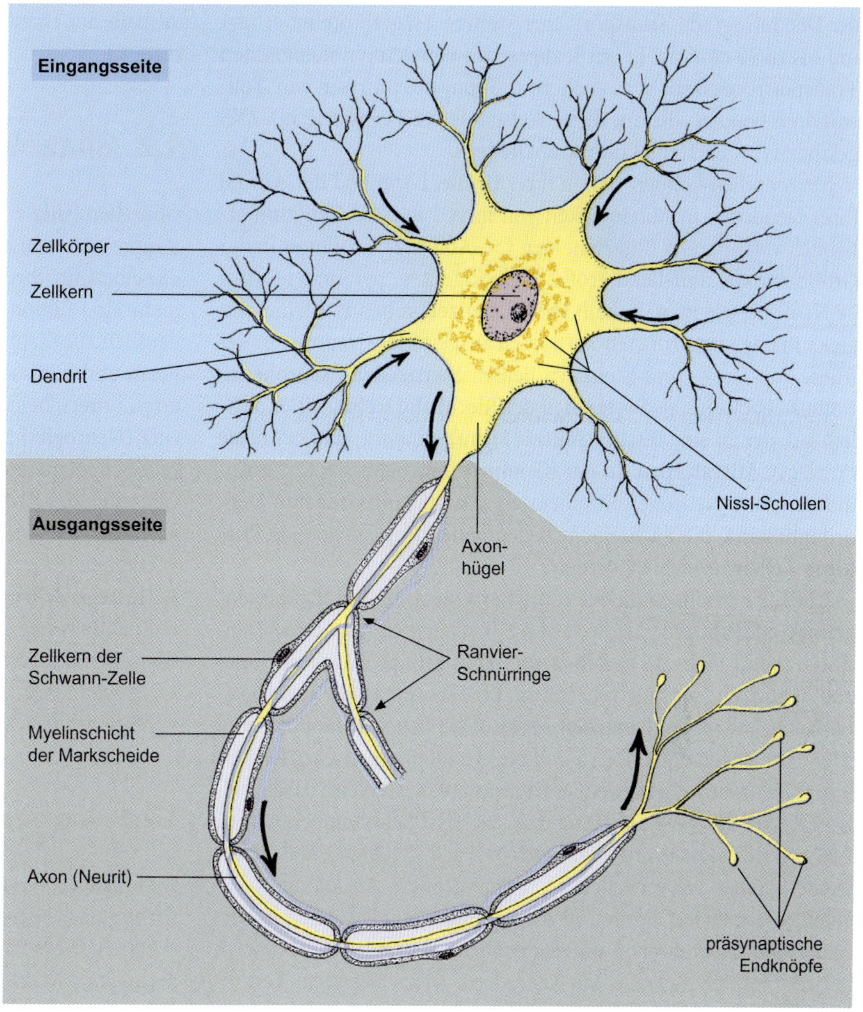

Abb. 1.1 Schema einer Nervenzelle [L190]

Axone können sich **verzweigen** und so zu verschiedenen Strukturen gelangen.

Daneben gibt es eine größere Anzahl an feinen, weniger langen, verzweigten Fortsätzen, die **Dendriten**. Sie stellen gemeinsam mit dem Zellkörper selbst die Strukturen der **Aufnahme von Informationen** anderer Nervenzellen dar. Dendriten bewirken eine Oberflächenvergrößerung der Nervenzelle und ihre leichtere Erreichbarkeit für weitere Nervenzellen. Über einzelne, **besonders lange** Dendriten verfügen die **sensiblen Nerven** der Peripherie, die aus dem neben dem Rückenmark im Spinalganglion liegenden Zellkörper bis zu peripheren Organen wie z. B. der Haut des Fußes reichen. Solche Dendriten werden deshalb auch als dendritische Axone bzw. Neurite bezeichnet, doch ändert dies nichts daran, dass sie ausschließlich der Reizaufnahme dienen.

MERKE

Das **Axon** dient der **efferenten** Impulsübertragung an weitere Strukturen, die **Dendriten** dienen der **afferenten** Reizaufnahme.

Aufnahme und **Weiterleitung von Reizen** erfolgen im allgemeinen Sprachgebrauch *elektrisch*, doch ist der Begriff **pseudoelektrisch** oder **bioelektrisch** besser geeignet, denn es handelt sich hier nicht um Elektrizität mit fließendem Strom in Gestalt von Elektronen. Das gibt es im menschlichen Organismus nicht. Vielmehr erfolgt die Impulsübertragung durch chemisch definierte **Moleküle** (sog. **Neurotransmitter)**, die vom Axon der einen Nervenzelle z. B. auf Dendriten eines weiteren Nerven übertragen werden, dort an spezifische Rezeptoren binden und dadurch deren Durchlässigkeit für Ionen verändern. Diese Ionen bewirken dann durch ihre positiven oder negativen Ladungen Potenziale und Spannungen an den Zellmembranen, die man mit denjenigen einer Batterie vergleichen könnte.

Die Struktur, an der die **Zellen Kontakt zueinander** aufnehmen, ist die **Synapse**. Dort liegen Auftreibungen des Axonendes (präsynaptische Endknöpfchen) den Zielzellen an (s. später).

Neurotransmitter werden im Zellkörper (Perikaryon) synthetisiert und müssen in der Folge anterograd („vorwärts") ans Axonende zu den Synapsen transportiert werden. Auch ein Transport von Molekülen in umgekehrter Richtung (retrograd) ist möglich. Für diese Transportvorgänge stehen der Zelle fädige Strukturen, sog. Mikrotubuli bzw. Neurofilamente, zur Verfügung. Ein Protein namens Kinesin lädt sich gewissermaßen die Neurotransmitter oder weitere Moleküle auf und hangelt sich an diesen Filamenten entlang mit einer Geschwindigkeit von bis zu 40 cm/Tag zum Axonende. Der retrograde Transport über weitere Trägerproteine erfolgt mit bis zu 30 cm/Tag. Er wird, abgesehen von den physiologischen Transportprozessen, u. a. auch vom Tetanustoxin oder von Tollwutviren benutzt, die auf diese Weise aus der Peripherie ins ZNS gelangen (➤ Fach Infektionskrankheiten).

Nervenzellen können sich in ihrer Größe, Form und der Anzahl ihrer Dendriten in Abhängigkeit von ihrer Lage und Funktion erheblich voneinander unterscheiden (➤ Abb. 1.2). So gibt es in der Großhirnrinde auffallend große, dreieckige bzw. pyramidenförmige Neurone, die man deshalb **Pyramidenzellen** nennt. Kleine, mit gleichmäßig angeordneten Fortsätzen ausgestattete Neurone in der Rinde von Groß- und Kleinhirn heißen **Sternzellen**. Neurone im Bulbus olfactorius als Bestandteil der Riechbahn weisen einen Zellleib auf, der an eine Bischofsmütze (Mitra) erinnert. Man nennt sie deswegen **Mitralzellen**. In der Kleinhirnrinde befinden sich hochdifferenzierte Neurone mit einem als „Baum" angeordneten Dendritenbüschel, die nach einem bedeutenden Physiologen als **Purkinje-Zellen** bezeichnet werden.

Übliche Färbungen mikroskopischer Präparate sind für Nervengewebe oft nicht geeignet, weil sich z. B. die feinen Axone und Dendriten damit nicht darstellen lassen. Dies gelingt jedoch mit **Spezialfärbungen**, u. a. mit Silbernitrat. Eine weitere ist die sog. **Nissl-Färbung**, mit deren basischen Farbstoffen sich v.a. die DNA und RNA, also bevorzugt Zellkern und raues endoplasmatisches Retikulum (rER) deutlich anfärben lassen. Das auf diese Weise dargestellte **rER** wird als **Nissl-Substanz** bzw. als **Nissl-Schollen** bezeichnet. Das rER dient der Proteinsynthese (➤ Fach Zytologie), sodass besonders aktive Nervenzellen auch eine größere Anzahl an Nissl-Schollen aufweisen. Form und Anordnung des rER können in verschiedenen Nervenzellen unterschiedlich sein und sich zusätzlich bei bestimmten Krankheiten verändern. Ganz allgemein kommt deshalb der Darstellung der Nissl-Schollen **diagnostische Bedeutung** zu.

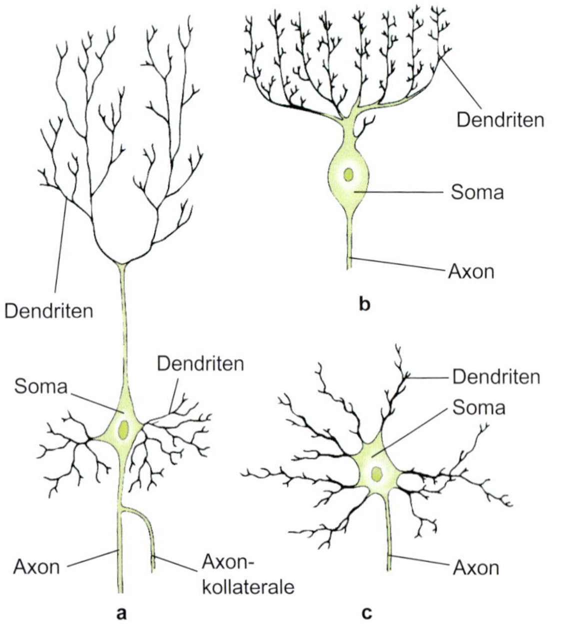

Abb. 1.2 Neuronentypen in der Großhirnrinde (**a**), Kleinhirnrinde (**b**) und im Rückenmark (**c**) [L106]

1.2 Gliazellen

Gliazellen (Glia = Kitt) sind **Hilfszellen der Neurone**. Sie füllen die Räume zwischen den Neuronen und bereiten ihnen das Milieu, das dieselben für ihre Funktion benötigen. Ihre Gesamtzahl wird auf mehr als 1 Billion (> 10^{12}) geschätzt und übertrifft damit nochmals deutlich die Zahl an Neuronen (Relation etwa 10:1). Nach ihrer Form und Funktion lassen sich im ZNS vier unterschiedliche Zellarten unterscheiden und im PNS deren zwei. Sämtliche Zellen der Glia (Neuroglia) bleiben prinzipiell **teilungsfähig**, sodass strukturelle Schäden repariert werden können.

Gliazellen des **ZNS** (➤ Abb. 1.3):
- Astrozyten (Makroglia; ➤ Kap. 1.2.1)
- Oligodendrozyten (Makroglia; ➤ Kap. 1.2.2)
- Hortega-Zellen (Mikroglia; ➤ Kap. 1.2.3)
- Ependymzellen (➤ Kap. 1.2.4)

Gliazellen des **PNS**:
- Schwann-Zellen (➤ Kap. 1.2.5)
- Mantelzellen (Satellitenzellen; ➤ Kap. 1.2.6)

1.2.1 Astrozyten

Astrozyten (➤ Abb. 1.3) sind **große Zellen** mit zahlreichen, **sternförmig** nach allen Seiten gerichteten **Fortsätzen** (Astär oder Astron = Stern). Diese Fortsätze nehmen Kontakt sowohl zu Blutkapillaren als auch zu Neuronen auf. Nebeneinander liegende Astrozyten sind über gap junctions miteinander verbunden. Es existieren in verschiedenen Hirnregionen diverse Unterformen, was aber nicht besprochen zu werden braucht.

Funktionen

Astrozyten haben Bedeutung für die **Homöostase** des ZNS, indem sie z. B. verschiedene Ionen und Moleküle aus dem interstitiellen Raum, Substanzen der Blutkapillaren (einschließlich Cholesterin) und sogar Transmittermoleküle aufnehmen und gezielt an Neurone weiterleiten. Sie sind verantwortlich für die extrazelluläre Kaliumkonzentration und damit auch für das korrekte Ruhepotenzial der Nervenzellen. Sie dienen ganz allgemein dem **Stoffaustausch** zwischen Blut und Nervenzellen und sind in geringem Umfang Teil der **Blut-Hirn-Schranke**, indem sie mit ihren Fortsätzen eine „Gliagrenzmembran" (Membrana limitans gliae) um die Kapillaren bilden. Dieselbe Membran bilden an der Oberfläche des ZNS gelegene Astrozyten als Grenze zu den Hirnhäuten. Daneben **speichern** sie **Glykogen** und versorgen benachbarte Neurone mit Glukose. Dieser Vorrat reicht allerdings lediglich für 2–3 Minuten. Nach dem Untergang von Neuronen **phagozytieren** sie – gemeinsam mit der Mikroglia – die Überreste, vermehren sich und füllen den entstandenen Defekt. Es entsteht die sog. **Glianarbe**.

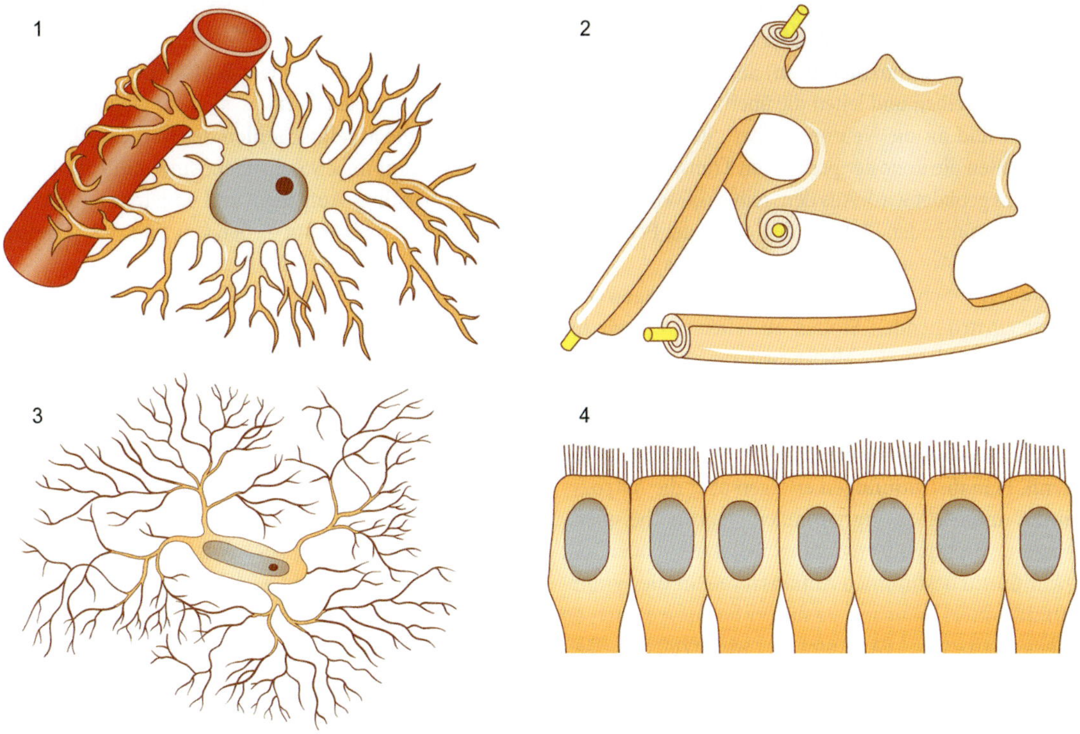

Abb. 1.3 Gliazellen im ZNS: **1** Astrozyt, **2** Oligodendrozyt, der Markscheiden um Axone bildet, **3** Mikroglia und **4** Ependymzellen [L126]

Blut-Hirn-Schranke (➤ Abb. 1.4)

Im Bereich der (gefensterten) **Kapillaren** des Organismus findet der **Stoffaustausch** zwischen Blut und Geweben statt. Die Kapillaren besitzen dafür **Poren** („Fenster"), die sämtliche Moleküle des Plasmas, die kleiner als Albumin sind, problemlos passieren lassen (➤ Fach Herz-Kreislauf-System). Es handelt sich dabei um einen rein **passiven**, sehr zügig erfolgenden **Stoffaustausch** durch Diffusion bzw. die unterschiedlichen Druckverhältnisse zwischen dem strömenden Blut samt seiner onkotisch wirksamen Eiweiße und der interstitiellen Umgebung.

Diese **Poren fehlen** den **Kapillaren des ZNS** (Gehirn und Rückenmark), wodurch dort kein unkontrollierter Transport zwischen Blut und Nervengewebe möglich ist. Zusätzlich sind die Endothelien über tight junctions aneinandergekittet, sodass keinerlei Spalte übrig bleiben. **Wasser** kann sich über eigene Kanäle (Aquaporine) in der Membran der Endothelien passiv mit dem Hirngewebe austauschen; dasselbe gilt für gasförmige Moleküle wie **Sauerstoff** und **Kohlendioxid**, die dafür grundsätzlich keiner Kanäle bedürfen. Sämtliche weiteren Moleküle, die das Hirngewebe für Ernährung, Information und optimale Funktion benötigt oder abgibt, müssen jedoch **aktiv** und **selektiv** durch die Endothelzellen **hindurchtransportiert** werden. Dies bedeutet, dass es am Endothel der zerebralen Kapillaren eine Vielzahl unterschiedlicher, außerordentlich spezifischer Rezeptoren gibt, die das jeweils passende Molekül binden und transportieren. Moleküle ohne zugehörigen Rezeptor verbleiben im strömenden Blut.

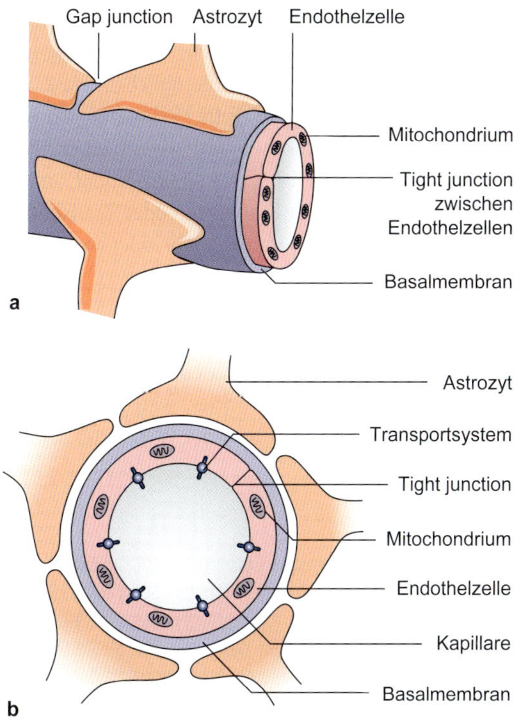

Abb. 1.4 Schema der Blut-Hirn-Schranke: **a** Räumliche Anordnung, **b** Querschnitt [L157]

An dieser **Schranke** sind in gewissem Umfang auch die **Astrozyten beteiligt**. Sie bilden mit ihren Fortsätzen (Astrozytenfüßchen) eine zusätzliche Schicht **(Gliagrenzmembran)** auf den Endothelien, kommunizieren mit denselben und leiten die übernommenen Stoffe an weitere Gliazellen und an die Neurone weiter. Sie übernehmen demnach gewissermaßen die Rolle der peripheren Transitstrecke, die durch das Interstitium gebildet wird. Aus dem rein passiven Stoffaustausch zwischen dem strömenden Blut und den Zellen der Peripherie wird zerebral ein in jedem Anteil aktiv gesteuerter Prozess.

Der Sinn der Blut-Hirn-Schranke ist im **Schutz des Hirngewebes** vor unkontrolliert einströmenden Stoffen zu sehen. Dies gilt für Fremdstoffe wie u. a. Medikamente ebenso wie für physiologische Stoffwechselbestandteile. Auch Schwankungen der Ionenkonzentration können so nicht unmittelbar auf das Hirngewebe übergreifen, sodass letztendlich ein abgetrennter Bereich mit eigenem Milieu entstehen kann. **Feinabstimmungen** erfolgen über die **Astrozyten**: Benötigen die unmittelbar angrenzenden Neurone beispielsweise eine bessere Brennstoffversorgung (Glukose) oder ein zusätzliches Quantum an bestimmten Aminosäuren für die Synthese ihrer Neurotransmitter, brauchen sie diesen Bedarf lediglich an ihre „persönlichen Astrozyten" (Angestellten) weiterzuleiten. Dieselben sorgen dann über ihre Kommunikation mit den benachbarten Kapillaren dafür, dass dieselben eine größere Zahl an spezifischen Rezeptoren in ihre dem Blut zugewandten Membranen einbauen, die dem aktuellen Bedarf des Neurons entspricht.

Bei **Medikamenten** ist aufgrund dieser Selektivität der Blut-Hirn-Schranke zu beachten, dass vieles, was in der Peripherie auf perfekte Weise wirken mag, das Cerebrum von seinen Wirkungen ausspart. Dies gilt z. B. für Antibiotika, von denen nur einige wenige die Schranke passieren können, oder auch für den **Neurotransmitter** Dopamin, der für den Parkinson-Patienten eine ideale Therapie darstellen würde, wenn er denn hindurchgelangte. Andererseits gilt der Schutz im Wesentlichen nur für die üblichen, wasserlöslichen Moleküle, **nicht** jedoch für **Fette**. Fette verbinden sich direkt mit dem Fettanteil der Zellmembranen und können so die Blut-Hirn-Schranke passieren. Sie benötigen, wenn man einmal von Cholesterin absieht, keine spezifischen Rezeptoren oder Transportsysteme. **Schlafmittel** müssen deshalb immer mehr oder weniger **lipophil** sein, weil sie andernfalls nicht zu ihrem Wirkort gelangen könnten.

Bei **entzündlichen Prozessen** wie einer Meningitis oder Enzephalitis wird die Blut-Hirn-Schranke **durchlässiger**, sodass hier oftmals sogar Antibiotika eingesetzt werden können, von denen normalerweise keine Wirkung zu erwarten wäre. Im medizinischen Alltag stehen dafür empirisch gefundene Werte und Schemata zur Verfügung.

PATHOLOGIE

Die Blut-Hirn-Schranke schützt das Cerebrum nicht nur vor toxischen Bestandteilen der Nahrung, kurzfristigen ionalen Schwankungen oder pH-Wert-Veränderungen, sondern auch vor infektiösen Erregern und ihren Toxinen. Erreger benötigen deshalb ausgeklügelte Strategien, wenn sie diesen Ort „erreichen wollen". Tollwut-Viren benutzen periphere Nervenfortsätze mit ihren Neurofilamenten, um sich von ihnen unter Umgehung der Schranke direkt ins Cerebrum transportieren zu lassen. Dasselbe gilt, wie oben bereits ausgeführt, für Tetanus-Clostridien, die ihre Toxine an Nervenfortsätze übertragen.

1.2.2 Oligodendrozyten

Diese Zellen besitzen weniger Fortsätze als die Astrozyten (oligos = wenig) und sind auch etwas kleiner. Oligodendrozyten (➤ Abb. 1.3) bauen die **Myelinscheiden** der Nervenzellen auf. Während sie diese Funktion im ZNS ausüben, sind dafür im PNS die Schwann-Zellen zuständig. Aufgaben und Entstehung der Myelinscheiden werden bei den Schwann-Zellen (➤ Kap. 1.2.5) besprochen.

MERKE

Oligodendrozyten werden gemeinsam mit den **Astrozyten** zur **Makroglia** zusammengefasst.

1.2.3 Hortega-Zellen (Mikroglia)

Mikrogliazellen (Hortega-Zellen; ➤ Abb. 1.3) sind die **ortsständigen Makrophagen** des ZNS – entsprechend den Langerhans-Zellen der Haut oder den Kupfferzellen der Leber usw. Sie sind über das ganze ZNS verstreut, deutlich kleiner als die Zellen der Makroglia und mit kürzeren Fortsätzen versehen. Wie alle Makrophagen können sie sich amöboid und zielgerichtet fortbewegen. Als Makrophagen dienen die Zellen der Mikroglia der **Phagozytose** von Fremdmaterial und von abgestorbenem körpereigenem Gewebe (Neurone, Makroglia, Einzelmoleküle).

1.2.4 Ependymzellen

Beim Ependym handelt es sich um ein **einschichtiges prismatisches Epithel** (➤ Abb. 1.3), das sämtliche inneren Hohlräume von **ZNS** (Ventrikel) und **Rückenmark** (Zentralkanal) auskleidet und begrenzt. Dem Lumen der mit Liquor cerebrospinalis („Hirnwasser") gefüllten Hohlräume zugewandt enthalten sie einen Besatz von **Zilien** (Flimmerhaaren), die den Flüssigkeitsstrom in zielgerichteter Bewegung halten. Sie sind durch gap junctions und über Zonulae adhaerentes miteinander verbunden. Von Ausnahmen abgesehen sind die Spalte zwischen den Zellen **nicht vollkommen dicht**, sodass ein Flüssigkeitsaustausch zwischen dem Liquor und dem angrenzenden Hirngewebe möglich ist. Hirngewebe wird also sowohl über die Blut-Hirn-Schranke als auch (eingeschränkt) aus dem Liquor versorgt. In einzelnen Ventrikelbereichen überziehen Ependymzellen die Plexus choroidei. Sie sind damit auch an der **Bildung** des **Liquor cerebrospinalis** beteiligt. Die Plexus sind Ausstülpungen der weichen Hirnhaut in die Ventrikel hinein (➤ Kap. 1.8).

1.2.5 Schwann-Zellen

Schwann-Zellen finden sich **ausschließlich im PNS**. Dort entspricht ihre Funktion derjenigen der Oligodendrozyten des ZNS. Sie bauen **Myelinscheiden** (Markscheiden) um die peripheren Ausläufer (Axone und Dendriten) der Neurone. Während im ZNS ausschließlich myelinisierte Nervenfasern vorkommen, gibt es im PNS sowohl Axone und Dendriten mit als auch ohne Myelinscheiden.

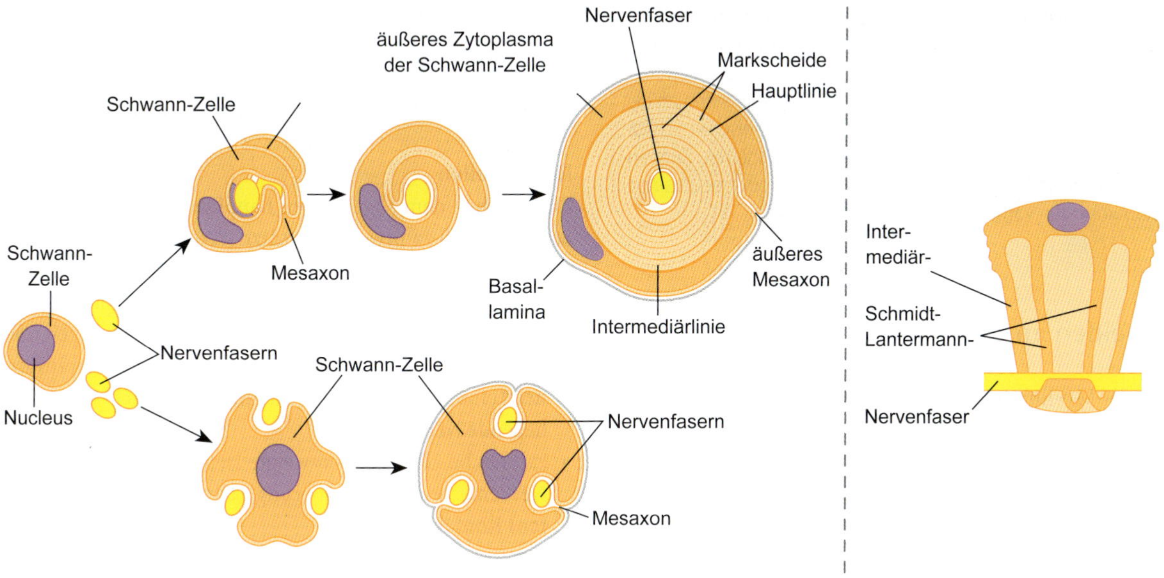

Abb. 1.5 Periphere Markscheidenbildung durch Schwann-Zellen (oben) und Situation bei marklosen Nervenfasern (unten) [L107]

Myelinscheiden

Myelinscheiden bestehen vorwiegend aus **Fett** (Phospholipide, Sphingomyeline, Cerebroside u. a.), in das Proteine mit spezifischen Eigenschaften eingelagert sind. Gehirnspezifische Fette leiten sich chemisch von Phospholipiden ab; sie brauchen nicht weiter besprochen zu werden. Wichtiger ist das Verständnis darum, dass sie eine weitgehend **wasserundurchlässige**, damit auch „**elektrisch" isolierende Barriere** um die Nervenzellfortsätze bilden. Der wesentliche Sinn der Markscheiden besteht in einer **Beschleunigung der Erregungsleitung** vom Perikaryon der Nervenzelle über ihre Axone bzw. Dendriten zum Erfolgsorgan (➤ Kap. 2.1.2).

Ihre Bildung durch die Schwann-Zellen erfolgt dadurch, dass sich zytoplasmatische Ausläufer der Zelle in mehreren Lagen um den Nervenzellfortsatz wickeln (➤ Abb. 1.5). Innerhalb der einzelnen Wicklungen befinden sich nur noch geringste Anteile an Zytoplasma, sodass die fertige Myelinscheide hauptsächlich aus den übereinander geschichteten Zellmembranen der Schwann-Zelle besteht. Eine einzelne Schwann-Zelle versorgt einen Abschnitt des Neuronfortsatzes im Bereich eines Millimeters und wird dann von der nächsten Schwann-Zelle abgelöst. Entlang eines einzelnen Axons befinden sich also zahlreiche Schwann-Zellen, die gemeinsam ein Axon umhüllen, beginnend direkt hinter dem Ursprungskegel der Nervenzelle, von dem das Axon seinen Ausgang nimmt.

An den **Berührungsstellen** zweier benachbarter Schwann-Zellen **fehlt die Myelinscheide**. Es entstehen die **Ranvier-Schnürringe** (➤ Abb. 1.6), an denen das Axon Zugang zur hydrophilen Umgebung des Interstitiums erhält.

Nicht myelinisierte, marklose Nervenfortsätze werden ebenfalls von **Schwann-Zellen umgeben** und von ihren Zytoplasmaausläufern eingehüllt (➤ Abb. 1.5). Dabei entstehen allerdings keine Wicklungen mehrerer Schichten und die Oberfläche des Axons behält Zugang zum wässrigen Umfeld, sodass keine elektrisch isolierende Fettschicht entsteht. Die Leitung pseudoelektrischer Impulse erfolgt deshalb in marklosen Nervenfasern auf andere Weise als in markhaltigen (➤ Kap. 2.1.2). Marklose Nervenfasern gibt es nur im PNS. Neben einem Teil der schmerzleitenden Fasern sind u. a. die vegetativen Nerven marklos.

PATHOLOGIE

Periphere Nervenbahnen können u. a. **traumatisch geschädigt** werden. Solange der Zellkörper intakt bleibt, ist eine Regeneration solcher Axone und Dendriten möglich. Dabei bilden die Schwann-Zellen die Schiene, an der entlang das erneute Aussprossen der Nervenzellfortsätze erfolgt, wodurch das Erfolgsorgan zumeist wieder erreicht wird. Die **Wachs-**

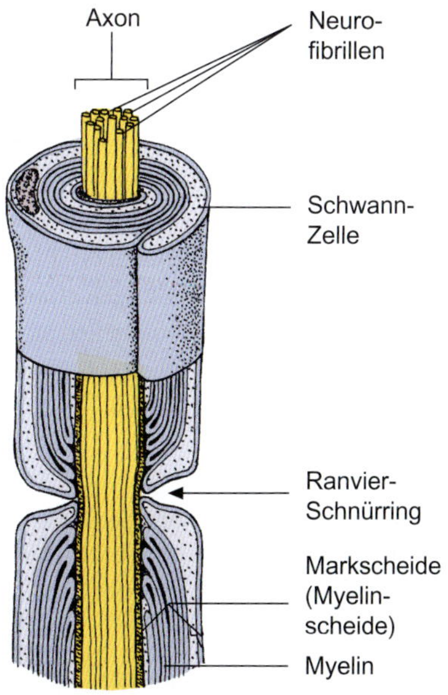

Abb. 1.6 Periphere Markscheide [L190]

tumsgeschwindigkeit peripherer Axone liegt bei **1 mm/Tag**, sodass man nach Verletzungen berechnen kann, wann die Nervenfunktion wiederhergestellt sein sollte.
Axone im ZNS **können nicht regenerieren**. Dies liegt zum einen an den Astrozyten, die im Bereich von entzündlichen oder mechanischen Schädigungen ihre **Glianarben** bilden und damit den Weg versperren. Zum anderen produzieren Oligodendrozyten **Hemmstoffe**, die ein erneutes Aussprossen der Axone von vornherein unterbinden.

Myelinscheiden im ZNS

Die Bildung der Myelinscheiden im ZNS durch die **Oligodendrozyten** erfolgt vergleichbar zur Situation in der Peripherie. Oligodendrozyten besitzen allerdings längere Fortsätze als Schwann-Zellen und umhüllen damit nicht nur jeweils ein einzelnes Axon, sondern bis zu 50 benachbart liegende (➤ Abb. 1.3).

Die Myelinisierung markhaltiger Nerven erfolgt zu unterschiedlichen Zeiten und ist mit der Geburt keineswegs abgeschlossen. Besonders im ZNS findet sie zeitgleich mit der Reifung der unterschiedlichen Regionen statt. **Abgeschlossen** ist der Prozess erst etwa mit dem **7. Lebensjahr**. Allerdings kommt es in Bereichen wie dem limbischen System zeitlebens zu neuen Verschaltungen verschiedener Neurone, wodurch die neu entstandenen Zellfortsätze zunächst wieder myelinisiert werden müssen.

PATHOLOGIE

Funikuläre Myelose

Ein ausgeprägter **Mangel an Vitamin B_{12}** führt nicht nur zur makrozytären Anämie. Vitamin B_{12} wird auch für den Aufbau bzw. Erhalt der Myelinscheiden benötigt. Bei einem Mangelzustand resultiert dementsprechend eine **Demyelinisierung** v. a. im Bereich des Rückenmarks mit Sensibilitätsstörungen und Reflexabschwächungen bis hin zu motorischen Lähmungen. Dieses Krankheitsbild nennt man **funikuläre Myelose**. Die Symptome sind bei parenteraler Substitution von Vitamin B_{12} weitgehend reversibel.

1.2.6 Mantelzellen

Bei den Mantelzellen (Satellitenzellen) handelt es sich um kleine Zellen, die an der Oberfläche von Neuronen des PNS liegen. Sie finden sich überwiegend in **Zellansammlungen (Ganglien)** von sensiblen und vegetativen Neuronen. Mantelzellen stellen **Hilfszellen der Neurone** dar und dienen in peripheren Ganglien gewissermaßen als Ersatz für die zerebralen Astrozyten.

PATHOLOGIE

Aus sämtlichen Begleitzellen zerebraler und peripherer Neurone können benigne oder maligne **Tumoren** entstehen. Sie werden entsprechend der Zellart und mit der Endung -om bezeichnet. Es gibt also z. B. Astrozytome, Oligodendrozytome und Schwannome, daneben auch Mischtumore wie z. B. das Oligoastrozytom oder Neurofibrome, an denen u. a. Schwann-Zellen und Fibrozyten beteiligt sind, oder das Glioblastom, dessen undifferenzierte Zellen nicht mehr zugeordnet werden können.

Zusammenfassung

Zellen des ZNS

Nervenzellen

Entsprechen dem allgemeinen Bauplan menschlicher Zellen, besitzen zusätzlich zahlreiche Fortsätze (Axon, Dendriten) zur Kontaktaufnahme mit weiteren Neuronen; zerebrale Nervenzellen sind mit Hunderten oder Tausenden von Neuronen synaptisch verschaltet.

- ein einzelnes Axon (= Neurit): kann sich verzweigen und mehrere Zellen erreichen; dient der Weiterleitung von Informationen (efferente Impulsübertragung) an benachbarte oder entfernt liegende Neurone
- zahlreiche, teilweise verzweigte Dendriten: dienen als Teil der Nervenzelle der Vergrößerung der reizaufnehmenden (afferenten) Kontaktfläche
- Synapse: Kontaktfläche des Axons zur efferent erreichten Struktur; besteht aus prä- und postsynaptischer Membran und dem synaptischen Spalt; Informationsübermittlung durch z. B. Aminosäuren oder biogene Amine (Neurotransmitter); bewirken ein Aktionspotenzial oder eine Hyperpolarisation an der postsynaptischen Membran

Hilfszellen (Neuroglia)

- **Astrozyten (Teil der Makroglia):** übernehmen Stützfunktion für die Nervenzellen; dienen dem Stoffaustausch zwischen Blut und Nervengewebe; speichern Glykogen; beteiligen sich an der Blut-Hirn-Schranke; beseitigen gemeinsam mit der Mikroglia nekrotisches Gewebe und füllen die Defekte (Glianarben)
- **Oligodendrozyten (Teil der Makroglia):** bauen die Myelinscheiden zerebraler Neurone
- **Hortega-Zellen (= Mikroglia):** stationäre Makrophagen des ZNS
- **Ependymzellen:** begrenzen als einschichtiges Epithel die inneren Liquorräume des ZNS; erlauben durch interzelluläre Lücken den Stoffaustausch zwischen Hirngewebe und Liquor cerebrospinalis und beteiligen sich gleichzeitig an dessen Bildung

Blut-Hirn-Schranke

Ungefensterte (porenlose) Kapillaren des ZNS, die ausschließlich einen selektiven Transport über Carrier, Kanäle oder Pumpen aus dem Blut ins ZNS gestatten (Ausnahme: Fette); dient dem Schutz des Hirngewebes vor unerwünschten, evtl. toxischen Substanzen; die durch das Kapillarendothel transportierten Substrate werden von aufliegenden Astrozytenfortsätzen übernommen und gezielt weitergeleitet, als Ersatz für die interstitielle Flüssigkeit der Peripherie.

Zellen des PNS

Nervenzellen

- entsprechen prinzipiell den zerebralen Neuronen; Axone mit oder ohne Myelinscheiden; synaptische Kontaktaufnahme zu nachfolgenden Neuronen oder zum Erfolgsorgan (z. B. Muskelzelle)

Hilfszellen (Neuroglia)

- **Schwann-Zellen:** bauen die Myelinscheiden peripherer Neurone; begleiten auch nicht myelinisierte Axone; bilden eine Schiene vom Perikaryon der Nervenzelle bis zum Erfolgsorgan, in deren Verlauf eine Neusprossung von Axonen nach traumatischem Verlust erfolgen kann (Wachstum 1 mm/Tag)
- **Mantelzellen (Satellitenzellen):** nur in Ansammlungen von peripheren Neuronen (Ganglien) vorhanden; übernehmen in etwa die Funktion der zerebralen Astrozyten

Mangelzustände an den B-Vitaminen Folsäure und Vitamin B_{12}

Führen unabhängig von der Ausbildung einer **makrozytären Anämie** zu weiteren Störungen:

- **Vitamin-B_{12}-Mangel:** Krankheitsbild der **funikulären Myelose** mit Demyelinisierung spinaler Neurone (→ Parästhesien, Reflexabschwächung, Lähmungen)
- **Folsäuremangel** in der Frühschwangerschaft: **Neuralrohrdefekte** des Kindes (→ Spina bifida)

1.3 Aufbau peripherer Nerven

Zur nervalen Versorgung einer komplexen peripheren Struktur wie einem Skelettmuskel, der Haut oder einem inneren Organ sind stets Hunderte, Tausende oder noch weit mehr einzelne Nervenzellen mit ihren Axonen erforderlich. Bei einem Organ wie der Haut gibt es unterschiedlichste sensible Qualitäten wie die Empfindungen für Berührung, Druck, Juckreiz, Kitzel, Kälte, Wärme oder Schmerz, die afferent zum ZNS gemeldet werden müssen. Gleichzeitig wird dieses Organ von efferenten Nerven erreicht, die z. B. für die Schweißdrüsen oder die den Haaren zugeordneten Muskeln (M. arrector pili) bestimmt sind und dort Befehle überbringen. All die **sensiblen, sensorischen, motorischen und vegetativen Nervenfortsätze**, die zu einzelnen Organen und Strukturen ziehen, werden aus ökonomischen Gründen, aber auch, um eine bessere mechanische Schutzwirkung zu erreichen, **zu Einheiten zusammengefasst**. Es entstehen die **peripheren Nerven**.

Ein Nerv besteht demnach aus **ungezählten Axonen und Dendriten**, die mal markhaltig und mal marklos sind, mal efferent und mal afferent und zu unterschiedlichsten zerebralen oder peripheren Strukturen ziehen, also auch unterschiedlichsten Funktionen gehorchen. Sie enthalten Anteile, die zu einem definierten Gewebe ziehen, aber darüber hinaus weitere Axone, die zu Strukturen abzweigen, die ungefähr in derselben Richtung liegen. Am eigentlichen Zielorgan angekommen, teilen sie sich in dünnere Nerven und schließlich in einzelne Nervenfortsätze auf.

Geschützt und in Untereinheiten abgetrennt werden die peripheren Nerven durch **bindegewebige Septen**. Dies ist in etwa mit dem Bindegewebe vergleichbar, das die einzelnen Fasern eines Skelettmuskels organisiert und zu Einheiten zusammenfasst. Während das Bindegewebe des Muskels als „Mysium" (Endomysium, Perimysium, Epimysium) bezeichnet wird, heißt dasjenige des Nerven **Neurium** (➤ Abb. 1.7).

- Das **Endoneurium** umgibt einzelne Nervenfasern einschließlich ihrer Schwann-Zellen. Es ist wie jedes Bindegewebe durchblutet und enthält Fibrozyten, Mastzellen und Makrophagen. Eine Besonderheit besteht darin, dass sich das Bindegewebe aus zerebralem Bindegewebe der **weichen Hirnhaut** (Pia mater) fortsetzt – so wie auch die Axone selbst aus Neuronen hervorgehen, die im ZNS liegen.
- Das **Perineurium** bündelt Gruppen aus bis zu einigen Hundert Nervenfasern. Es ist dichter und straffer als das Endoneurium und bildet dadurch nicht nur eine mechanische Einheit, sondern auch eine Barriere gegenüber der Umgebung. Auch das Perineurium geht aus der **Pia mater** hervor.
- Die einzelnen Nervenfaserbündel, die in einem Nerv liegen, eingescheidet von ihrem jeweiligen Perineurium, werden erneut

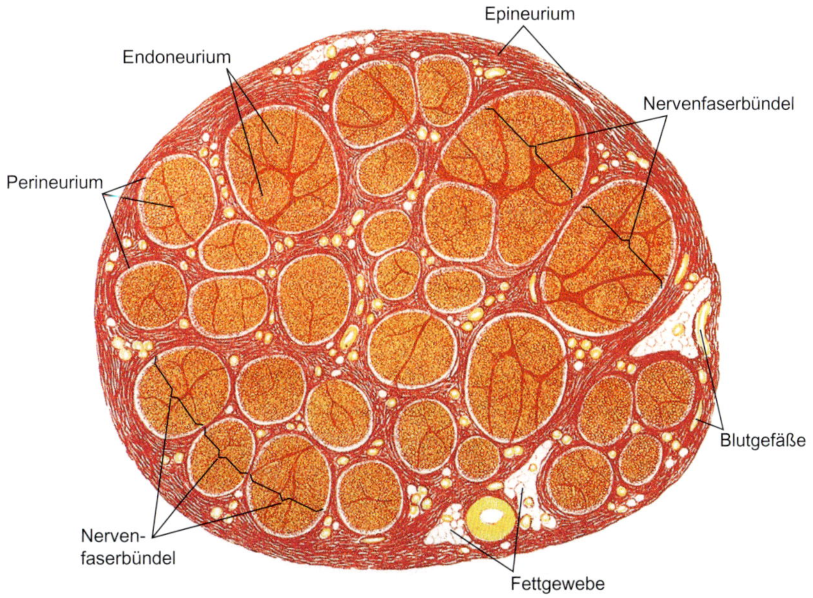

Abb. 1.7 Peripherer Nerv im Querschnitt [M375]

durch eine bindegewebige Hülle zum Gesamtnerv zusammengefasst. Diese Schicht liegt also dem Nerv insgesamt auf und heißt deswegen **Epineurium**. Es ist nochmals deutlich dicker und straffer und bietet dem Nerv einen guten Schutz gegenüber mechanischen Belastungen. Neben kollagenen enthält es auch elastische Fasern, sodass ein Nerv eine gewisse Dehnung verkraftet – umso mehr, als auch die durch das Perineurium gebündelten Nervenfasern leicht gewellt verlaufen und deshalb dehnbar sind. Das Epineurium geht in seinem proximalen Anteil aus der **harten Hirnhaut** (Dura mater) hervor. Es wird gegen das distale Ende des Nervs zu immer dünner und endet schließlich noch vor dessen Erreichen des Erfolgsorgans.

Zwischen die bindegewebigen Anteile der einzelnen Nervenfaserbündel sind zusätzlich geringe Mengen an Fett eingelagert.

Zusammenfassung

Periphere Nerven

- durch Bindegewebe (Neurium) gebündelte und stabilisierte Einheiten aus Hunderten oder Tausenden von Nervenzellfortsätzen
- teilweise efferent (Axone) und teilweise afferent (Dendriten)
- ziehen gemeinsam zu benachbart liegenden peripheren Strukturen

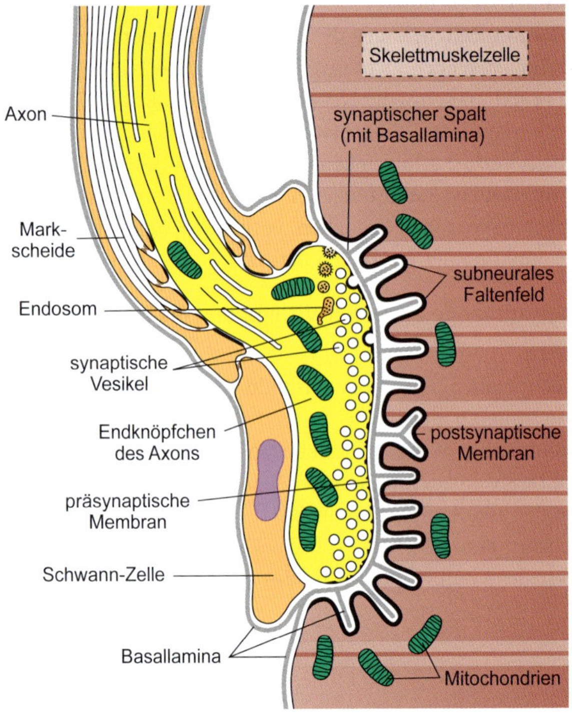

Abb. 1.8 Schema einer Synapse (motorische Endplatte) [L107]

1.4 Synapsen

Die **Verbindung eines Axons** mit einer **weiteren Nervenzelle** oder mit seinem **peripheren Erfolgsorgan** erfolgt grundsätzlich über **Synapsen** (Synapsis = Verbindung). Man schätzt die Zahl an Synapsen allein im ZNS auf etwa 10^{14}. Das bedeutet, dass *im Durchschnitt* jede einzelne der mehr als hundert Milliarden (> 10^{11}) an Nervenzellen etliche hundert Synapsen ausbildet. Oft sind es allerdings auch Tausende.

Es gibt etwas unterschiedliche Arten von Synapsen, doch ist der grundsätzliche Aufbau identisch: Das **Axonende** ist zu einem **Knöpfchen** aufgetrieben, kann sich zuvor auch in mehrere bis zahlreiche Knöpfchen verzweigen und endet an der zu innervierenden Struktur, **ohne sie direkt zu berühren**. Die Membran des Nervenendes heißt **präsynaptische Membran**, diejenige der erreichten Struktur **postsynaptische Membran**. Dazwischen befindet sich der lediglich etwa 25 nm breite **synaptische Spalt** (> Abb. 1.8).

1.4.1 Chemische Synapsen

In der **präsynaptischen Auftreibung** ist der **Neurotransmitter** in der Form von Bläschen **(synaptische Vesikel)** gespeichert. Diese Vesikel werden bis zu 60 nm groß und enthalten Tausende einzelner Transmittermoleküle. Erreicht das Aktionspotenzial der Nervenzelle das Axonende, verschmelzen einzelne Bläschen mit der präsynaptischen Membran und setzen ihren Inhalt in den synaptischen Spalt frei (Exozytose). Die Neurotransmittermoleküle diffundieren daraufhin zur postsynaptischen Membran, an der sie an **spezifischen Rezeptoren** andocken. Als Ergebnis entsteht nun eventuell an der Zellmembran eine Potenzialerniedrigung bis hin zu einem Aktionspotenzial (> Abb. 1.9b), doch gibt es auch hemmende Synapsen, an denen der Neurotransmitter die postsynaptische Zelle stabilisiert und ein Aktionspotenzial verhindert (> Kap. 2.1.1).

1.4.2 Elektrische Synapsen

Diese seien nur der Vollständigkeit halber erwähnt, weil sie in menschlichem Nervengewebe **sehr selten** sind. Außerdem ist die Benennung eher unglücklich, denn es handelt sich auch hier keineswegs um „Elektrizität". Die Verbindung zwischen dem Nervenfaserende und der postsynaptischen Membran erfolgt bei diesem Typ nicht über einen spaltförmigen Raum, sondern **direkt** von Zelle zu Zelle über **Kanäle** der Zellmembranen, die sog. **gap junctions**. Gap junctions befinden sich ganz und gar unabhängig von nervalen Strukturen in zahlreichen Geweben des Körpers, in besonders großer Zahl z. B. zwischen benachbarten Herzmuskelzellen, bei denen sie eine kontinuierliche Verbindung zwischen den Zellen herstellen. Diese Kanäle sind so breit und unspezifisch, dass neben den Ionen der Zellen auch kleine Moleküle wie Glukose hindurchpassen. Warum diese häufige, überaus physiologische Verbindung benachbarter Zellen mit dem gut eingeführten Namen gap junctions beim Nervengewebe nun „elektrische Synapsen" heißen soll, muss das Geheimnis ihrer Namensgeber bleiben. Schade ist nur, dass diese sinnfreie Bezeichnung unreflektiert übernommen wurde.

Die wenigen „elektrischen Synapsen" des Nervensystems funktionieren also wie andere gap junctions auch: Die Ionen (in der Regel Na^+) eines Aktionspotenzials der präsynaptischen Faser gelangen durch die Kanäle direkt und ohne Vermittlung durch einen Neurotransmitter in die postsynaptische Zelle und lösen dort ebenfalls ein Aktionspotenzial aus (➤ Abb. 1.9a). Das Aktionspotenzial als solches wird, entsprechend der Übertragung über die gap junctions auf die Nachbarzelle, nicht „elektrisch", sondern **chemisch** durch **Ionen** erzeugt.

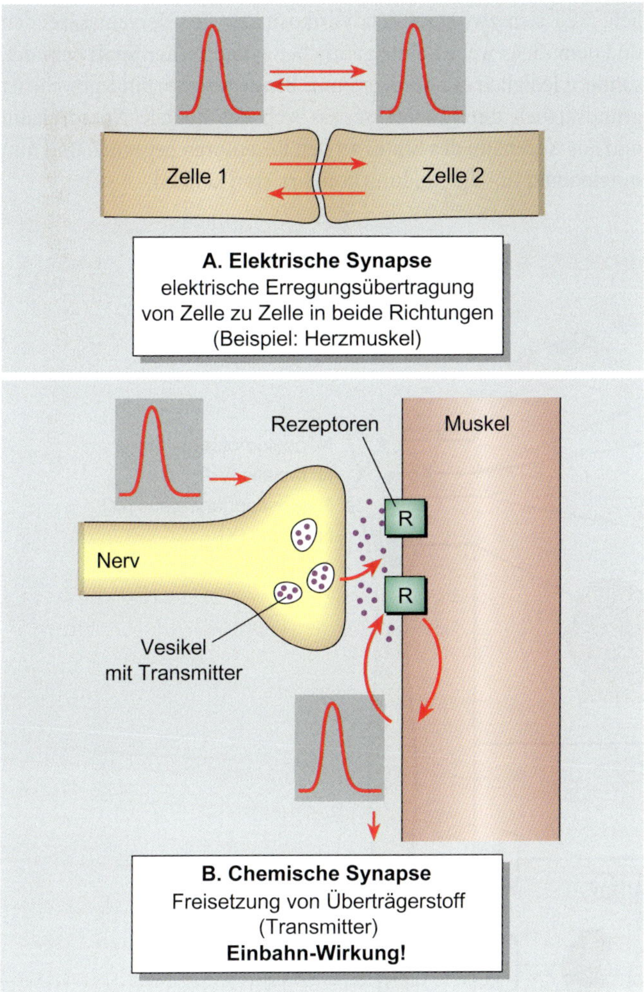

Abb. 1.9 Bei der „elektrischen" Synapse (**A**) besteht zwischen Membranen benachbarter Zellen eine so enge Kopplung, dass das Aktionspotenzial einer Zelle direkt auf die andere übergeleitet wird. Dies ist theoretisch in beide Richtungen möglich. Bei der chemischen Synapse (**B**) ist der synaptische Spalt zwischen zwei Zellen so groß, dass eine direkte Erregungsüberleitung nicht stattfinden kann. Auf der präsynaptischen Seite befinden sich Vesikel, die einen Überträgerstoff (Transmitter) enthalten. Der Transmitter wird beim Eintreffen eines Aktionspotenzials mittels Exozytose in den synaptischen Spalt hinein freigesetzt. Er löst postsynaptisch eine neue Erregung aus (oder eine andere Zellreaktion). Eine Erregungsübertragung in Gegenrichtung ist nicht möglich (Einbahnwirkung). [L106]

1.4.3 Motorische Endplatte

Die **Synapse**, an der das **motorische Neuron** Kontakt zu einer **quergestreiften Skelettmuskelfaser** aufnimmt, heißt **neuromuskuläre Synapse** bzw. **motorische Endplatte**. Dort bildet das Axonende des motorischen Nervs mit seiner Auftreibung eine Synapse mit einer Muskelzelle aus. Die Muskelzelle besitzt an der Kontaktstelle ein kleines Grübchen, das zum Axonknöpfchen passt. Die präsynaptische Membran gehört also zum Nerv, die postsynaptische Membran ist die eingestülpte Zellmembran der Muskelzelle (➤ Abb. 1.8). Der in den **präsynaptischen Vesikeln** gespeicherte Transmitter ist das **Acetylcholin**, das auch die Transmittersubstanz zahlreicher weiterer nervaler Strukturen in ZNS und PNS bildet.

Wenn der über Reflexbögen bzw. (meistens) im Cerebrum gebildete Befehl zur Muskelkontraktion das Axonende erreicht, wird Acetylcholin in den synaptischen Spalt ausgeschüttet und diffundiert zur **postsynaptischen Membran** der Muskelzelle, an der sich Tausende **Acetylcholinrezeptoren** befinden. Wird eine ausreichend große Zahl von ihnen durch Acetylcholin besetzt, entsteht ein Aktionspotenzial. Bei den Rezeptoren für die Anlagerung von Transmittermolekülen handelt es sich grundsätzlich um Proteine, die in die postsynaptische Membran eingelassen sind. Der Rezeptor für Acetylcholin bildet eine funktionelle Einheit mit einem **Natriumkanal**, der sich im Moment der Bindung für 1–2 Millisekunden öffnet und in diesem Sekundenbruchteil mehr als 30.000 Natriumionen passieren lässt. Da sich zahlreiche Natriumkanäle gleichzeitig öffnen, ist der Gesamteinstrom sehr viel größer. Aus dem Ruhepotenzial der Muskelzelle entsteht ein **Aktionspotenzial**, das zur Kontraktion der Muskelfaser und damit zum physiologischen Ziel der Verschaltung führt (➤ Fach Bewegungsapparat).

Das Acetylcholin löst sich anschließend von seinem Rezeptor und wird innerhalb einer weiteren Millisekunde im **synaptischen Spalt** von der dort (in der Basalmembran) befindlichen **Acetylcholinesterase** gespalten und damit unwirksam gemacht. Die Bruchstücke Cholin und Essigsäure (Acetat) können wieder in das Axonende aufgenommen und zur erneuten Synthese von Acetylcholin benutzt werden. Das motorische Neuron erspart sich damit die jeweilige Neusynthese des Transmitters im Perikaryon mitsamt dem umständlichen und vergleichsweise langwierigen Transport zum Axonende.

1.4.4 Vegetative Synapsen

Das vegetative Nervensystem steuert **unbewusste** und willentlich nicht beeinflussbare **Funktionen**, v. a. an den inneren Organen. Es besteht aus zwei Anteilen, die als Gegenspieler betrachtet werden können, **Sympathikus** und **Parasympathikus**. Beide Anteile des Vegetativums befinden sich im Hirnstamm – der Sympathikus mit mehreren Kerngebieten (Ansammlungen von Neuronen) vorwiegend im verlängerten Mark (Medulla oblongata), der Parasympathikus hauptsächlich in Gestalt des X. Hirnnerven (N. vagus). Kleinere Anteile kommen allerdings auch aus dem Sakralbereich des Rückenmarks (➤ Abb. 1.10).

Grundsätzlich besteht die Reizleitung der beiden Anteile des Vegetativums zu ihren Erfolgsorganen aus zwei Neuronen. Das **erste Neuron** zieht aus seinem **Kerngebiet** zu Ansammlungen von Nervenzellen außerhalb des ZNS, die als **Ganglien** bezeichnet werden. Dabei liegen die sympathischen Ganglien neben der Wirbelsäule und bilden dort den sog. **Grenzstrang des Sympathikus**. Die sympathischen Nervenfasern, die zum Grenzstrang ziehen, kommen allerdings nicht direkt aus dem Hirnstamm, sondern wurden zuvor in den Seitenhörnern des Rückenmarks (BWS und LWS) umgeschaltet. Die Ganglien des Parasympathikus liegen dagegen weiter in der Peripherie in der Nähe der Organe, die erreicht werden sollen. Von diesen vegetativen Ganglien aus zieht dann das **zweite Neuron** mit seinem postganglionären Axon zum **Erfolgsorgan**.

Die Synapsen der **ganglionären Umschaltstellen** gleichen üblichen zerebralen Synapsen. Der Überträgerstoff ist hier grundsätzlich **Acetylcholin** (ACh). Dagegen sind die Synapsen des **postganglionären Axons**, das den Kontakt zu peripheren Strukturen wie z. B. glatten Muskelzellen von Gefäßwänden oder der Muskulatur innerer Hohlorgane herstellt, anders geformt. Dort laufen die Axonenden an ihren Zielzellen entlang und bilden sozusagen „im Vorübergehen" mehrere Auftreibungen, sog. Varikositäten. In diesen Auftreibungen befinden sich die präsynaptischen Vesikel mit ihren Überträgerstoffen. Dabei ist der Transmitter des **parasympathischen Systems** hier ebenfalls **Acetylcholin**, derjenige des **Sympathikus** dagegen zumeist **Noradrenalin** (➤ Abb. 1.11). Die sympathischen Rezeptoren werden zusätzlich auf dem **Blutweg** durch das Hormon **Adrenalin** erreicht und besetzt. Dies ist deswegen problemlos möglich, weil sich zwischen den Varikositäten der Nervenfaserenden und dem Zielgewebe **kein** eigentlicher **synaptischer Spalt** befindet, sondern lediglich ein dünner Saum **Bindegewebe**. Bindegewebe ist grundsätzlich durchblutet, sodass sich das nervale Noradrenalin und das Adrenalin des Blutes an den Rezeptoren begegnen und nun miteinander um die Bindung konkurrieren können.

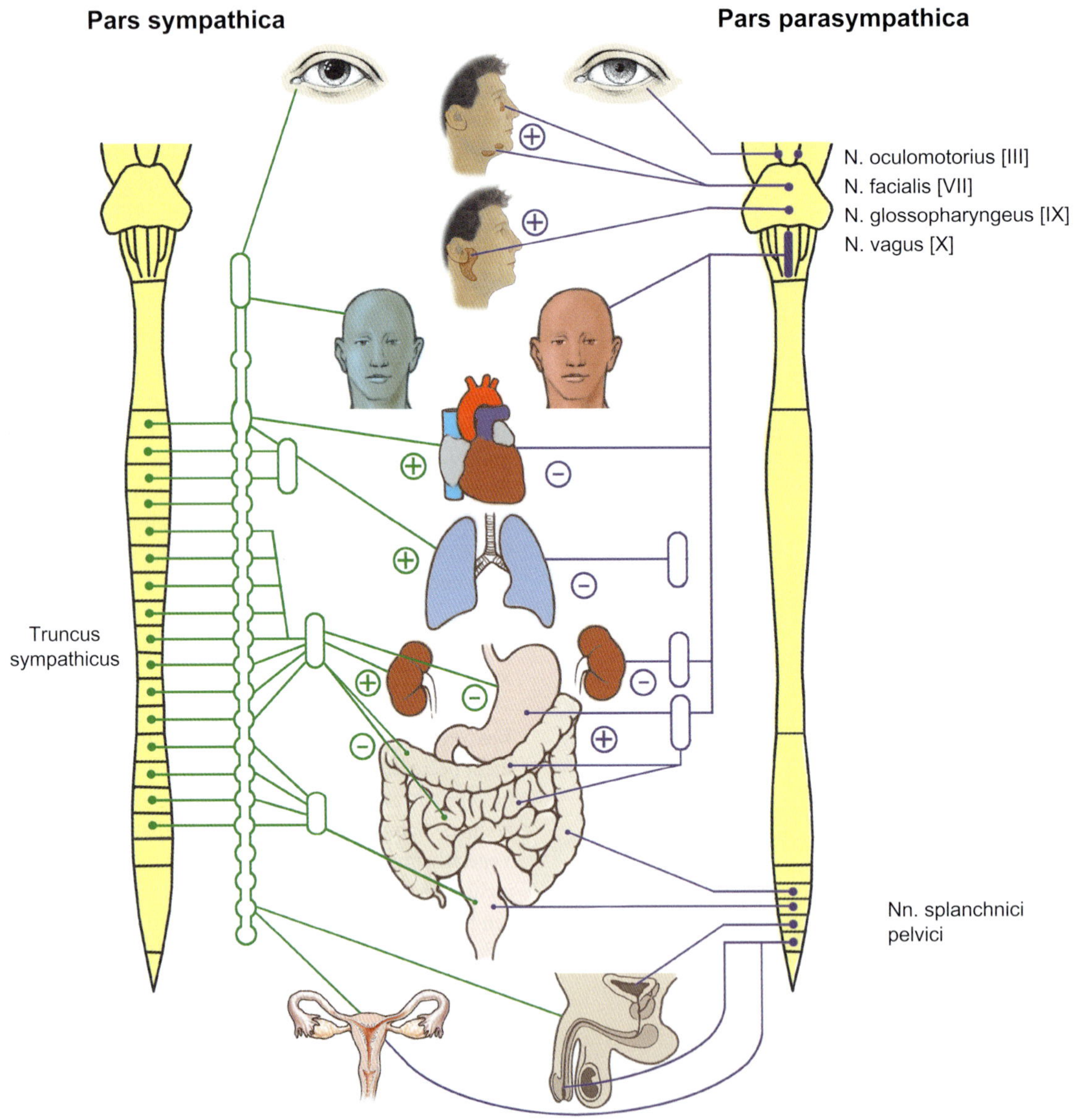

Abb. 1.10 Kerngebiete des Sympathikus und Parasympathikus [S007-22]

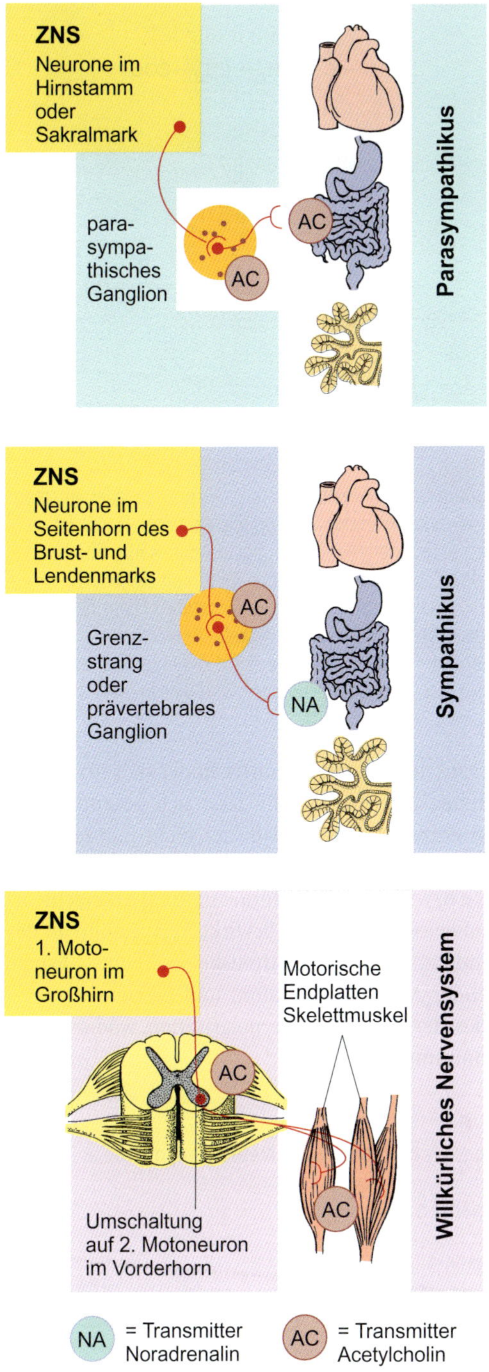

Abb. 1.11 Prä- und postganglionäre Neurotransmitter vegetativer Synapsen; motorische Übertragung zum Skelettmuskel [L190]

Zusammenfassung

Synapsen

Verbinden ein Axon mit weiteren Nervenzellen oder mit dem peripheren Erfolgsorgan:

- Axonende zu zahlreichen Knöpfchen aufgetrieben, die Neurotransmitter in Form von Bläschen (synaptische Vesikel) enthalten
- Membran des Nervenendes heißt präsynaptische Membran, diejenige der erreichten Struktur postsynaptische Membran, dazwischen liegt der synaptische Spalt.
- Informationsübermittlung durch z. B. Aminosäuren oder biogene Amine (Neurotransmitter), gespeichert in präsynaptischen Vesikeln
- bewirken nach ihrer Freisetzung ein Aktionspotenzial oder eine Hyperpolarisation an der postsynaptischen Membran

Motorische Endplatte

- Synapse, die mit quergestreifter Skelettmuskelfaser Kontakt aufnimmt, heißt motorische Endplatte.
- Transmitter ist Acetylcholin.
- Acetylcholin wird in den synaptischen Spalt ausgeschüttet → diffundiert zur postsynaptischen Membran der Muskelzelle, an der sich Acetylcholinrezeptoren befinden → Aktionspotenzial
- Die Acetylcholinesterase des synaptischen Spalts macht Acetylcholin direkt anschließend wieder unwirksam.

Vegetative Synapsen

Anbindung sympathischer und parasympathischer Nerven an ihre Erfolgsstrukturen; Kerngebiet → erstes Neuron zu Ganglien → zweites Neuron zum Erfolgsorgan

- **Sympathikus:**
  - Kerngebiete im Hirnstamm, v.a. in der Medulla oblongata
  - Ganglien liegen im Grenzstrang neben der Wirbelsäule.
  - Überträgerstoff am Ganglion Acetylcholin, bei postganglionärem Axon (Erfolgsorgan) Noradrenalin
- **Parasympathikus:**
  - Kerngebiete N. vagus (X) und Sakralbereich des Rückenmarks
  - Ganglien in unmittelbarer Nähe der Erfolgsorgane
  - Überträgerstoff immer Acetylcholin

1.5 Neurotransmitter

Die Überträgerstoffe, die an den zentralen und peripheren Synapsen der Informationsübermittlung dienen, sind mehrheitlich **Aminosäuren** oder die aus ihnen durch Decarboxylierung entstehenden sog. **biogenen Amine** (➤ Abb. 1.12). So entsteht z. B. aus der Aminosäure **Tryptophan** der Neurotransmitter **Serotonin** (➤ Abb. 1.13), aus **Tyrosin** in zahlreichen Nervenzellen **Dopamin**, in anderen dagegen **Noradrenalin** (➤ Abb. 1.14). Der Neurotransmitter **GABA** (➤ Abb. 1.15) entsteht durch Decarboxylierung aus der Aminosäure Glutaminsäure.

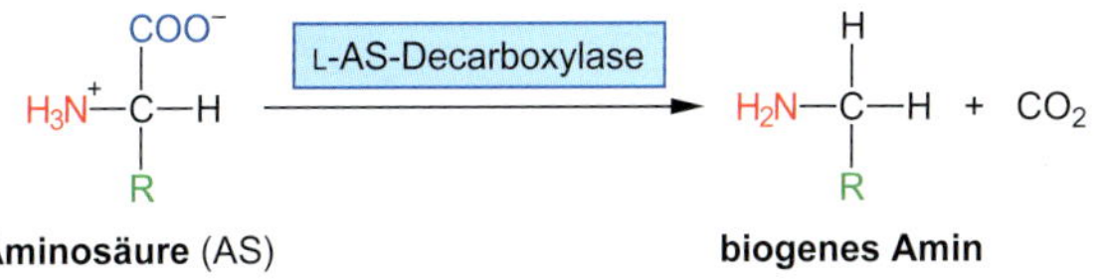

Abb. 1.12 Durch Decarboxylierung einer Aminosäure entsteht ein biogenes Amin. [L253]

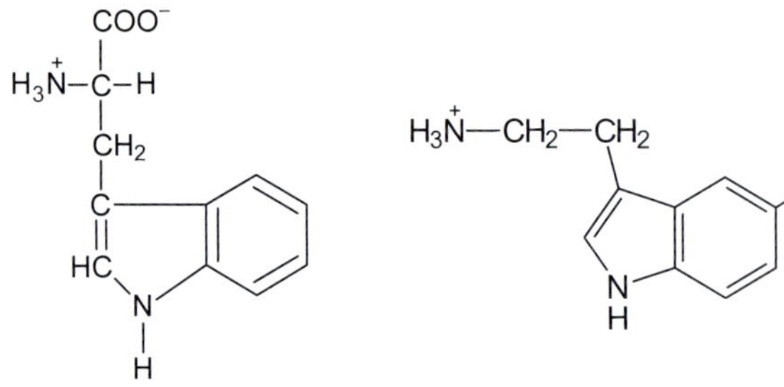

Tryptophan Serotonin

Abb. 1.13 Biosynthese von Serotonin aus Tryptophan. [L253]

Einzelne Transmitter wie Acetylcholin (➤ Abb. 1.16) oder Adenosin besitzen Strukturen, die sich nicht von Aminosäuren ableiten lassen. In jedem Fall aber handelt es sich um überschaubar kleine Moleküle, die mit großer Geschwindigkeit (innerhalb von 1–2 ms) durch den synaptischen Spalt zu ihren Rezeptoren gelangen. Die **Rezeptoren** stellen funktionelle Einheiten mit **Ionenkanälen** dar – in der Regel entweder mit Natriumkanälen oder mit Chloridkanälen. Wird durch den Neurotransmitter ein Natriumkanal geöffnet, depolarisiert das Einströmen von $\mathbf{Na^+}$ die Zellmembran der Zielzelle oder führt durch Summationseffekte zu einem **Aktionspotenzial**. Betrifft die Öffnung dagegen Chloridkanäle, bewirkt das Einströmen von $\mathbf{Cl^-}$ eine **Stabilisierung (Hyperpolarisation)** der postsynaptischen Membran, wodurch Aktionspotenziale gerade verhindert werden. An weiteren Synapsen wird die Stabilisierung dadurch erreicht, dass sich durch die Wirkung des Neurotransmitters Kaliumkanäle öffnen und $\mathbf{K^+}$-Ionen ausströmen.

Es gibt dementsprechend grundsätzlich **zwei Typen** von **Neurotransmittersubstanzen**, die **erregenden (exzitatorischen)** und die **hemmenden (inhibitorischen)**. Ein Paradebeispiel für einen inhibitorischen Transmitter ist γ-Aminobuttersäure (**GABA**), die sich in rund einem Drittel aller Synapsen des ZNS findet. Die Aminosäure **Glycin** stellt einen weiteren, besonders wichtigen inhibitorischen Transmitter dar. Zu den exzitatorischen Transmittern gehören u. a. Acetylcholin, Glutamat, Noradrenalin und Serotonin. Erwähnenswert ist, dass die Aminosäure **Glutaminsäure** (Glutamat) den **häufigsten exzitatorischen**, und das aus Glutamat entstehende biogene Amin **GABA** den **häufigsten inhibitorischen** Neurotransmitter darstellt.

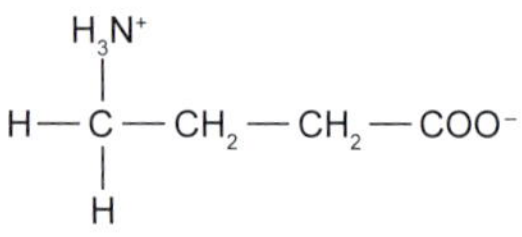

Abb. 1.15 γ-Aminobuttersäure (GABA) [L231]

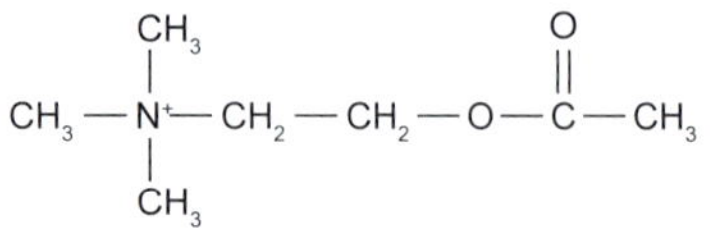

Abb. 1.16 Acetylcholin [L231]

EXKURS

Glutaminsäure ist gleichzeitig Bestandteil nahezu aller im menschlichen Organismus vorkommenden Peptide und Proteine. Damit ist diese Aminosäure cerebral und peripher die häufigste Aminosäure überhaupt, ohne die keine einzige Zelle überleben könnte. Gibt man sie jedoch, weil sie so gut (herzhaft = umami) schmeckt, fertig verpackten Nahrungsmitteln als **Geschmacksverstärker** hinzu, entwickelt sie plötzlich ein ungeheuer toxisches Potenzial – jedenfalls aus der Sicht derjenigen, die nicht immer wissen, was sie tun. Genauer besprochen wird dies im ➤ Fach Biochemie.

Die Mehrzahl der Neurotransmitter findet sich sowohl im ZNS als auch peripher. Am Acetylcholin lässt sich besonders gut festmachen, dass einzelne Neurotransmitter nicht nur zentral und peripher vertreten sind, sondern auch in Abhängigkeit vom innervierten Gewebe bzw. dessen Rezeptorausstattung unterschiedliche Wirkungen aufweisen können. So bewirkt Acetylcholin an der motorischen Endplatte der Skelettmuskulatur eine Erregung mit nachfolgender Muskelkontraktion, und an den Muskelzellen der Vorhöfe des Herzens eine Hyperpolarisation, wodurch deren Erregbarkeit abnimmt.

MERKE

Die wichtigsten bzw. häufigsten **Neurotransmitter** an zerebralen oder peripheren Synapsen sind:

- **Aminosäuren (AS):**
  - Glycin
  - Glutaminsäure (Glutamat)
  - Asparaginsäure (Aspartat)

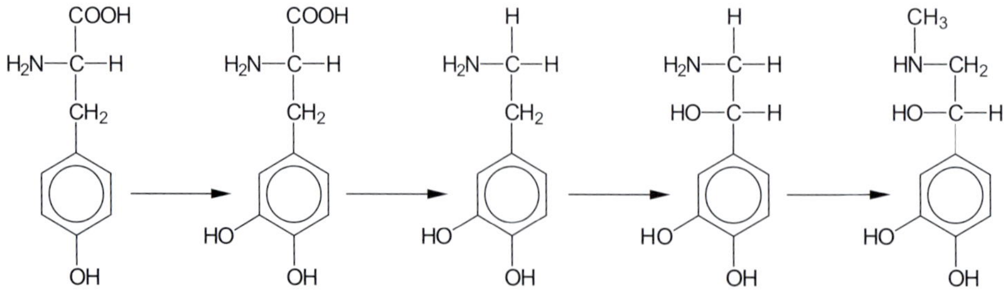

Tyrosin DOPA Dopamin Noradrenalin Adrenalin

Abb. 1.14 Biosynthese von Dopamin und Noradrenalin aus der Aminosäure Tyrosin. [L253]

- **biogene Amine:**
  - Serotonin (aus der AS Tryptophan)
  - Dopamin (aus der AS Tyrosin)
  - Noradrenalin (aus der AS Tyrosin)
  - γ-Aminobuttersäure (GABA; aus der AS Glutaminsäure)
- weitere Überträgerstoffe:
  - **Acetylcholin** (Synthese aus Essigsäure [Azetat] und Cholin)
  - **Adenosin** (aus dem Purin Adenin und dem Zucker Ribose)
  - **NO** (gasförmiges Stickstoffmonoxid)
  - **Peptide** (sog. Neuropeptide)

1.6 Strukturen des Gehirns

Das Gehirn (Encephalon) ist außerordentlich komplex aufgebaut. Grob untergliedern lässt es sich in **Großhirn**, **Zwischenhirn**, **Kleinhirn** und den **Hirnstamm**, der seinerseits aus **Mittelhirn**, **Brücke** und **verlängertem Mark** (Medulla oblongata) besteht. Die Medulla oblongata geht am Foramen magnum nahtlos in das Rückenmark (Medulla spinalis) über.

1.6.1 Hirnhäute

Das Gehirn als Ganzes wird von bindegewebigen Schichten umhüllt, die als Hirnhäute (**Meningen**; Meninx = Haut, Hirnhaut) bezeichnet werden. Die Meningen umhüllen auch das Rückenmark. Sie bestehen aus **drei Schichten** (➤ Abb. 1.17). Die äußerste ist sehr derb und wird deshalb als **harte Hirnhaut** (Dura mater = Pachymeninx) bezeichnet. Die beiden folgenden bestehen aus einem zarten Bindegewebe und werden zur **weichen Hirnhaut** (Leptomeninx) zusammengefasst:

- äußere Schicht: **Dura mater** (harte Hirnhaut)
- mittlere Schicht: **Arachnoidea mater** (Spinnwebenhaut; Arachnä = Spinne)
- innere Schicht: **Pia mater**

Dura mater

Die **Dura** liegt dem knöchernen Schädel innen an und ist mit dessen **Periost** (Knochenhaut) verschmolzen, sodass die beiden Schichten – bezeichnet als Dura periostale und Dura meningeale – zumeist **gemeinsam** als Dura angesehen werden. Dagegen besteht im **Wirbelkanal** zwischen ihr und dem Periost der Wirbelknochen

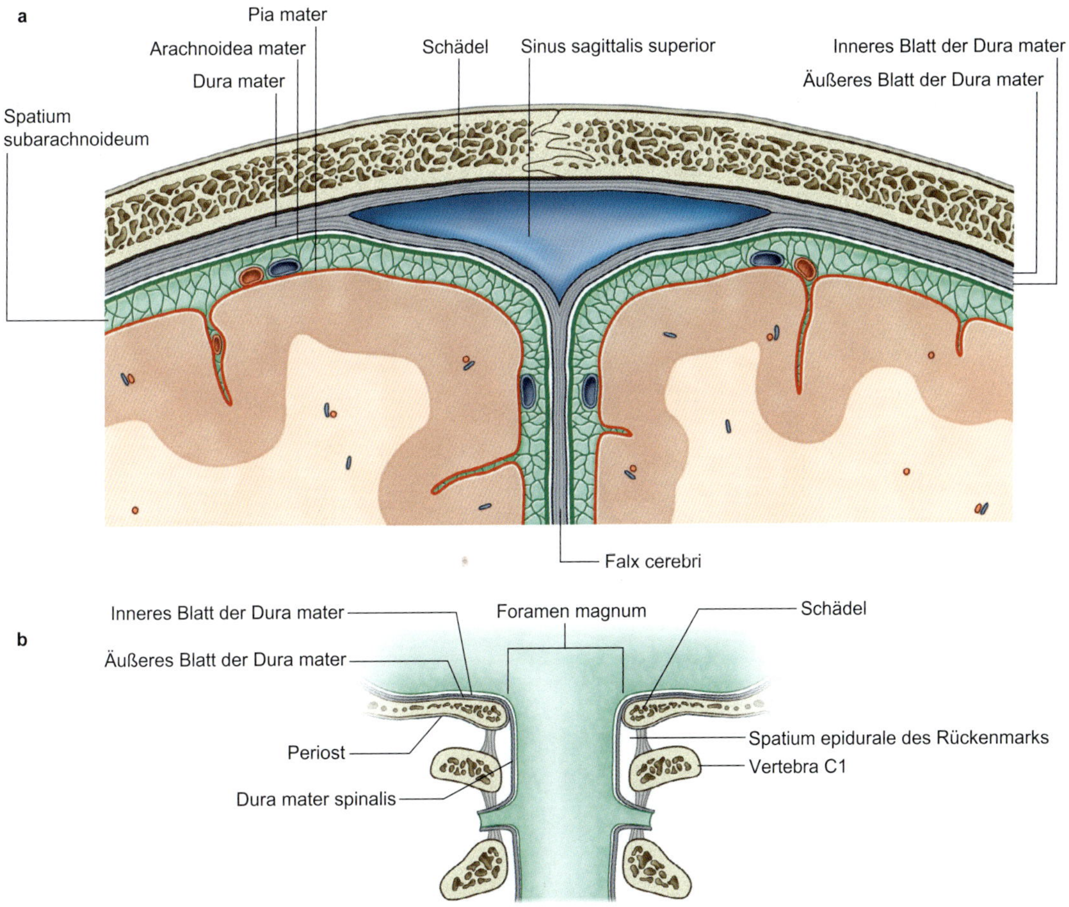

Abb. 1.17 **a** Sinus sagittalis zwischen den beiden Durablättern. **b** Übergang der Dura in die Meningen des Rückenmarks. Zwischen Periost und Dura besteht ein Spalt, der Epiduralraum. [E580]

ein **schmaler Spalt (Epiduralraum)**, der Gefäße, lockeres Bindegewebe und Fett enthält (➤ Abb. 1.17b). Auch im Bereich der Schädelhöhle **teilen sich** die beiden **Durablätter** an umschriebenen Stellen, um dort die Wandung der großen venösen Blutleiter **(Sinus)** zu bilden (➤ Abb. 1.17a). Die Sinus sammeln das Blut der cerebralen Venen und führen es zu den Jugularisvenen des Halses.

Die Dura des Rückenmarks wird auch als Duralsack bezeichnet. Er umhüllt nicht nur das eigentliche Rückenmark, das auf Höhe L1/L2 endet, sondern auch kaudal davon die Nerven der Cauda equina (➤ Fach Bewegungsapparat). Außerdem stülpt sich der Duralsack noch ein Stück weit über die Spinalnerven, die seitlich aus der Wirbelsäule austreten, bis zu den dort liegenden Spinalganglien.

Die harte Hirnhaut besteht aus einem sehr **straffen, kollagenfaserreichen Bindegewebe**, das relativ gering durchblutet, aber reichlich mit sensiblen Nerven (v.a. aus dem N. trigeminus) versorgt und deshalb **sehr schmerzempfindlich** ist. Die Dura besitzt einerseits eine **Schutzfunktion**, indem sie die weiche Hirnmasse umhüllt. Zudem trägt ihre stabile Befestigung am Schädelknochen zur zusätzlichen mechanischen **Stabilisierung des Knochens** bei. Andererseits dient sie auch dazu, dem Gehirn seinen **Gesamtraum aufzuspannen** und zu erhalten. Übertragen wird der Zug auf den Schädelinhalt durch die Befestigung der 3 Hirnhäute aufeinander und dadurch, dass die Pia als innerste Schicht direkt mit den Hirnstrukturen verwachsen ist. Ein lediglich lockeres Aufliegen der Dura auf dem Periost hätte demnach eine mechanische Instabilität sämtlicher Hirnstrukturen einschließlich der Blutgefäße und des Subarachnoidalraums (s. unten) zur Folge.

Außerdem bildet die Dura **Duplikaturen**, die sich zwischen verschiedene Hirnanteile stülpen und diese Bereiche voneinander trennen. Diese Duraduplikaturen werden nach ihrem Aussehen als Falx (= Sichel) bzw. Tentorium (= Zelt) bezeichnet (➤ Abb. 1.18). Zwischen die beiden Großhirnhemisphären schiebt sich die **Falx cerebri** und vom Hinterhauptbein ausgehend die **Falx cerebelli** (Cerebellum = Kleinhirn) zwischen die beiden Kleinhirnhälften. Das **Tentorium cerebelli** stellt eine Duraplatte dar, die sich horizontal zwischen den dorsalen Anteilen des Großhirns und dem darunter in der hinteren Schädelgrube liegenden Kleinhirn ausspannt. Sie bietet nicht nur eine räumliche Trennung, sondern bewahrt auch das Kleinhirn vor einem übermäßigen Druck durch die darüber befindlichen Großhirnanteile. Für den Durchtritt des Hirnstamms besitzt sie in ihrem vorderen Anteil eine rundliche Öffnung, den **Tentoriumschlitz**. Durch raumfordernde Prozesse mit Verdrängung von Hirngewebe kann es hier zu Einklemmungen kommen. Ventral der Öffnung ist das Tentorium auf dem Keilbein einschließlich seines Türkensattels festgewachsen. Dort entsteht eine weitere Aussparung für den Hypophysenstiel (Infundibulum), der den Hypothalamus (oberhalb des Tentorium) mit der Hypophyse (darunter) verbindet.

EXKURS

Die verbreitete Umbenennung des Periosts des Schädelknochens in „Dura" (Dura periostale) erscheint höchst widersinnig, denn dadurch besteht nun die Dura als äußerste Hirnhaut angeblich aus zwei Blättern, während dem Schädelknochen dafür sein Periost abhanden gekommen ist: Jeder Knochen des menschlichen Körpers wird von seiner **Knochenhaut (Periost)** eingehüllt. Das Periost ist auf dem Knochen befestigt und dient u.a. seiner arteriellen, venösen und nervalen Versorgung. Zusätzlich sind z. B. die Sehnen der Skelettmuskulatur am Periost des Knochens befestigt, den sie zu bewegen haben und verschmelzen an ihren Kontaktstellen zu einer stabilen Einheit mit der Knochenhaut. Es entspräche derselben Logik, wenn man diese Kontaktstellen nun entweder als „doppellagiges Periost" oder alternativ als „doppellagige Sehnen" auf einem Knochen ohne Periost bezeichnen würde. Glücklicherweise ist noch niemand auf diese Idee gekommen. Nur am Schädel erscheint das irgendeine Art von Sinn zu ergeben.

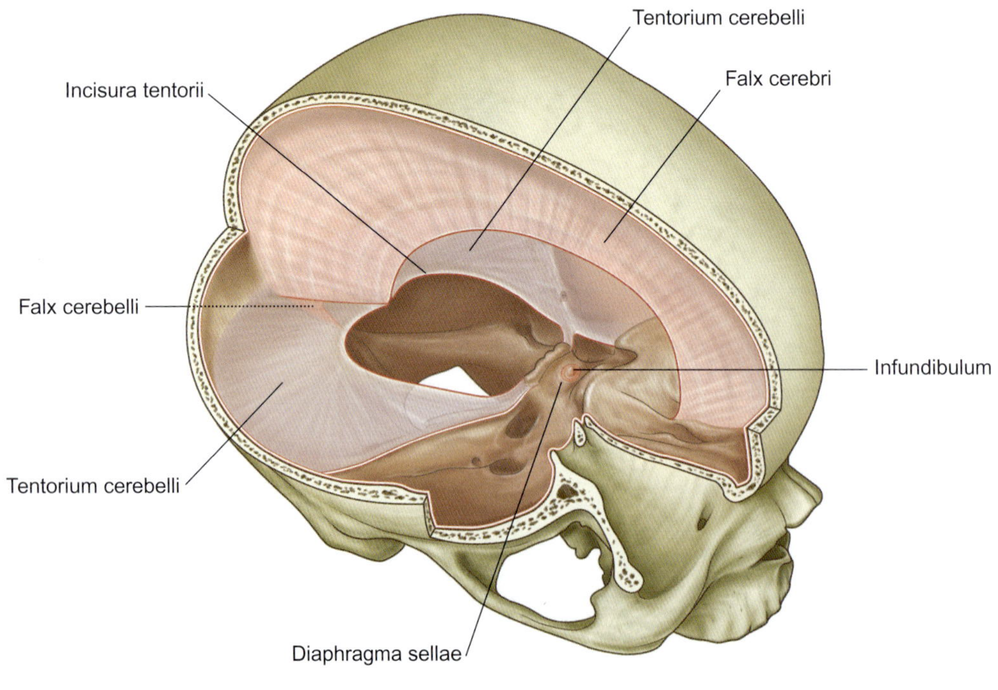

Abb. 1.18 Duraduplikaturen Falx cerebri, Falx cerebelli und Tentorium cerebelli (Ansicht von oben) [E580]

Wenn man also nun anatomisch korrekt die Dura, den äußersten Anteil der Hirnhäute, als **Auflagerung auf** das Periost betrachtet, die sich an definierten Stellen vom Periost ablöst, um sich mit der Dura der Gegenseite als Tentorium bzw. Falx zwischen Hirnanteile zu stülpen, erhält man hierdurch tatsächlich eine **Duraduplikatur**. Gleichzeitig entstehen an diesen Stellen zwischen Dura und Periost Hohlräume, die vom venösen Blut des Gehirns genutzt werden und die großen Sinus bilden. Nimmt man dagegen die Dura sozusagen als einheitliche doppellagige Schicht, die direkt den knöchernen Strukturen des Schädels aufsitzt, teilt sich diese Schicht, um Platz für die Sinus zu schaffen. Anschließend entsteht allerdings in Form von Falx und Tentorium nicht die angebliche Duplikatur, denn „zwei halbe Durablätter" ergeben „eine ganze Dura" und **keine Duplikatur**. Selbst diese Definition erscheint demnach als ziemlich unglücklich.

Arachnoidea

Der äußere Anteil der weichen Hirnhaut besteht aus einer **lockeren bindegewebigen** Membran, die überall der **Dura** ohne Zwischenraum **anliegt**. Es gibt also im eigentlichen Sinn **keinen Subduralraum**. Dies bedeutet gleichzeitig, dass die Arachnoidea gemeinsam mit der Dura über sämtliche Furchen und Einsenkungen des Gehirns hinwegzieht, hier also den Kontakt zum Hirngewebe verliert. Zur Begrenzung und Abschottung gegenüber der Dura besteht die Arachnoidea in ihrem äußeren Anteil aus mehreren Lagen flacher Zellen (sog. Neurothel).

Die Membran der **Arachnoidea** ist mit der nachfolgenden **Pia mater** über **bindegewebige Bälkchen** verbunden, die große Hohlräume zwischen sich frei lassen, in denen sich Liquor cerebrospinalis befindet. Der Gesamtraum wird als **Subarachnoidalraum** bezeichnet (➤ Abb. 1.17). In diesem flüssigkeitsgefüllten Raum verlaufen große arterielle Gefäße nebst ihrer Verzweigungen, die aus den hirnversorgenden Arterien des Halses hervorgehen (A. carotis interna, A. vertebralis), sowie die zunächst entstehenden zerebralen Venen, die ihr Blut schließlich in die großen Sinus leiten. Der Subarachnoidalraum stellt also den großen Gefäßen einen geschützten Raum zur Verfügung. Zusätzlich bildet dieser **äußere Liquorraum** eine Art **Wasserkissen** zwischen dem knöchernen Schädel und den weichen Hirnstrukturen.

Pia mater

Die Pia als innerste Schicht der Meningen besteht aus einem zarten, im Gegensatz zur Arachnoidea **gut durchbluteten** Bindegewebe, das der Hirn- und Rückenmarksubstanz **überall anliegt**, sich also auch in die Furchen hinein erstreckt. Zusätzlich umhüllt es die aus dem Subarachnoidalraum in die Hirnsubstanz eintretenden Blutgefäße. Neben Fibrozyten (Meningealzellen) enthält die Pia auch Mastzellen, Makrophagen und weitere Leukozyten.

PATHOLOGIE

Blutungen zwischen Schädelknochen und Dura mater werden als **Epiduralblutung** bzw. als **Epiduralhämatom** bezeichnet, solche zwischen Dura und Arachnoidea als **Subduralhämatom** und diejenigen in den Subarachnoidalraum als **Subarachnoidalblutung**. Das Blut einer Epi- oder Subduralblutung gelangt nicht in präformierte Spalte. Es schafft vielmehr erst neue Räume, indem es sich zwischen Knochen und Dura bzw. zwischen Dura und Arachnoidea hineinwühlt und die Strukturen voneinander trennt. Das bedeutet gleichzeitig, dass diese Blutungen umschrieben, auf einzelne Bereiche begrenzt bleiben und (nur) dort auf darunter liegende Hirnstrukturen drücken. Damit sind auch die entstehenden **Symptome** nicht generalisiert, sondern umschrieben und **einseitig**. Im Gegensatz hierzu füllt das Blut einer Subarachnoidalblutung den gesamten Subarachnoidalraum, sodass der entstehende Druck sich **generalisiert** auf sämtliche Hirnstrukturen auswirkt. Die **Symptome** entstehen damit unabhängig von der genauen Lokalisation beidseits bzw. **symmetrisch**. Wesentliche Ursachen für Blutungen sind Schädel-Hirn-Traumen (Epi- und Subduralblutungen) bzw. platzende Aneurysmen (Subduralblutung) ➤ Kap. 4.10).

1.6.2 Liquor cerebrospinalis

Liquor („Hirnwasser") befindet sich in den 4 Hohlräumen **(Ventrikeln)** des Gehirns und im **Subarachnoidalraum** um Gehirn und Rückenmark. Er dient v. a. dem mechanischen Schutz der weichen Hirnmasse – als Puffer gegenüber Gewalteinwirkungen von außen, aber auch als Puffer zwischen verschiedenen Hirnanteilen.

Gebildet wird er in den **Plexus choroidei** (Chorion = Haut, Fell) am Boden der beiden **Seitenventrikel** (➤ Kap. 1.8, ➤ Abb. 1.42) sowie aus denjenigen, die am **Dach des 3. und 4. Ventrikels** liegen. Sehr geringe Mengen entstehen zusätzlich aus den Hirnkapillaren. Bei den Plexus choroidei handelt es sich um zottenförmige, umschriebene **Ausstülpungen der Pia mater** in die Ventrikel hinein. Überzogen werden sie von spezialisiertem, einschichtigem Ependym. Die Kapillaren der Pia sind in diesen Bereichen mit zahlreichen Poren versehen, sodass den Ependymzellen auf ihrer basalen Seite seröse Flüssigkeit für ihre Transportvorgänge zur Verfügung steht.

Gebildet wird der Liquor durch aktiven Ionen- und Glukosetransport durch die Ependymzellen hindurch ins Ventrikellumen. Das Wasser strömt passiv hinterher (➤ Abb. 1.19). Pro Tag entstehen auf diese Weise etwa **600 ml** einer klaren, farblosen, sehr zellarmen (einzelne Lymphozyten) Flüssigkeit. Enthalten ist neben Glukose auch eine sehr geringe Menge an **Eiweiß** (v.a. Albumin). Der Gehalt an **Glukose** beträgt lediglich etwa **zwei Drittel** des Blutes, also **40–60 mg/dl** (Serum 65–100 mg/dl). Der pH-Wert entspricht mit 7,4 dem Serum, das spezifische Gewicht liegt mit 1,007 weit darunter.

Der Liquor cerebrospinalis befindet sich in ständiger Bewegung. Aus Öffnungen des 4. Ventrikels gelangt er in den **Subarachnoidalraum**, von dem aus er schließlich über Ausstülpungen **(Arachnoidalzotten = Granulationes arachnoideae)** in die venösen Sinus hinein und damit ins Blut abgeleitet wird (➤ Abb. 1.20).

Der **Gesamtraum** aus Ventrikeln und Subarachnoidalraum in Schädelhöhle und Wirbelkanal **fasst** etwa **140 ml Liquor**. Die Liquorproduktion beträgt jedoch rund 600 ml/Tag. Dies bedeutet, dass die Flüssigkeit gut 4-mal/24 h vollständig ausgetauscht wird. Wie zügig Zirkulation und Resorption stattfinden, ersieht man daraus, dass Farbstoffe, die in den Subarachnoidalraum gegeben werden, bereits Sekunden später im Blut erscheinen.

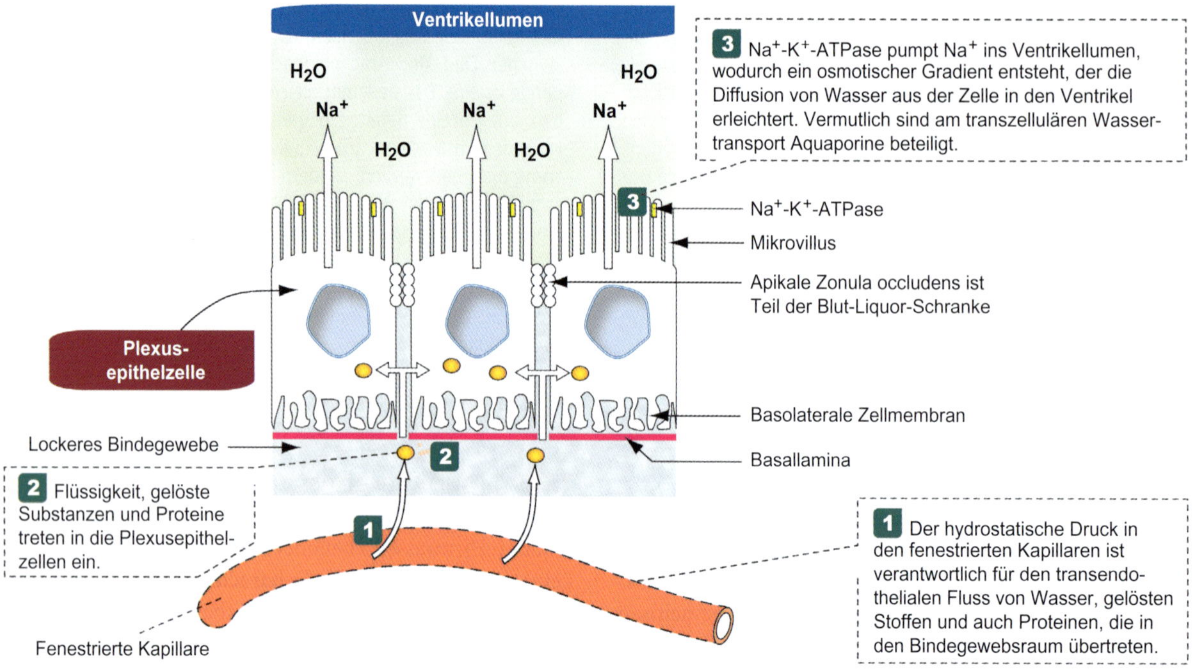

Abb. 1.19 Schema der Liquorproduktion [E352]

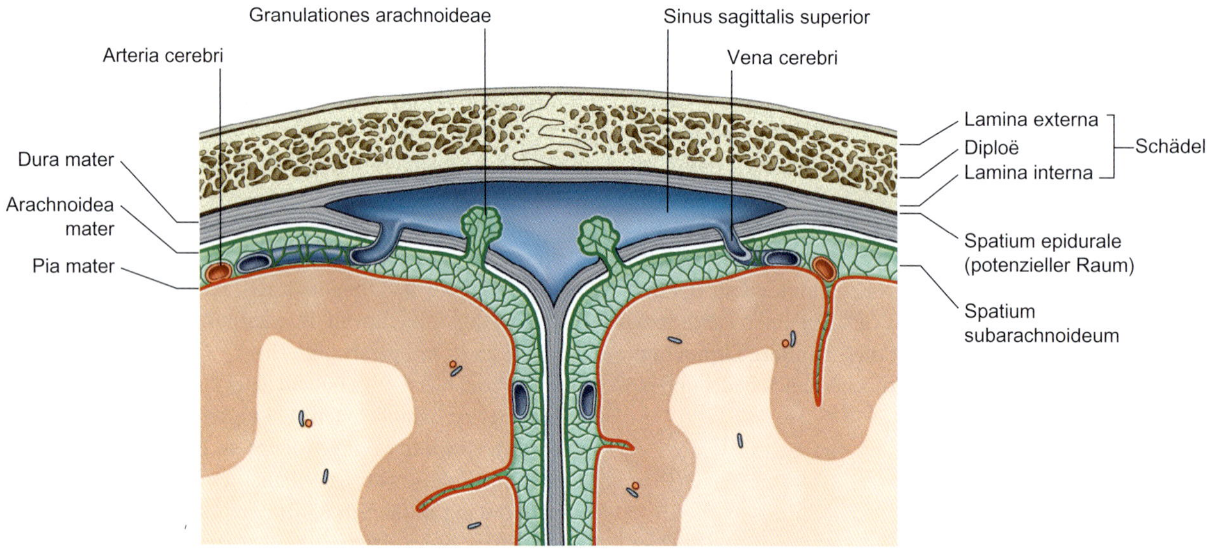

Abb. 1.20 Ableitung des Liquors über Arachnoidalzotten (Granulationen) ins venöse Blut der Sinus [E580]

Blut-Liquor-Schranke

Die Zusammensetzung des Liquor cerebrospinalis wird **aktiv** durch die **Ependymzellen** der **Plexus choroidei** in Verbindung mit den fenestrierten Kapillaren der Pia, welche die Plexus aufbauen, bestimmt. Die Begrenzungen zwischen den Hirnhäuten und dem liquorhaltigen Subarachnoidalraum sind weitgehend undurchlässig und leisten damit keinen nennenswerten Beitrag zu einem etwaigen Stoffaustausch. Die Interzellularspalten zwischen den Ependymzellen der Plexus sind über tight junctions (= Zonulae occludentes; ➤ Abb. 1.21) weitgehend abgedichtet. Dadurch ist diese Barriere ähnlich selektiv wie diejenige der Blut-Hirn-Schranke. Es resultiert eine weitgehend konstante Zusammensetzung des Liquor, erkennbar auch an dem konstant gegenüber dem Serum verminderten Gehalt an Ionen, Glukose, Eiweiß und weiteren Stoffen.

Zu beachten ist, dass die **Blut-Hirn-Schranke** eine **Grenze** zwischen dem Raum der **Blutgefäße** und den **Hirnstrukturen** aufbaut. Dagegen begrenzt die **Blut-Liquor-Schranke** den Austausch zwischen den Räumen von **Blut** und **Liquor**, nicht jedoch zwischen dem Liquor und den Hirnstrukturen (➤ Abb. 1.21). Man könnte die Flüssigkeit des Liquor cerebrospinalis gewissermaßen als Ersatz für die interstitielle Flüssigkeit der Peripherie betrachten. Im **Zerebrum** gibt es keine Lymphgefäße (und keine Lymphknoten) und damit auch **keine Lymphflüssigkeit**.

Liquor-Hirn-Schranke

Die spezialisierten **Ependymzellen der Plexus choroidei** sind über tight junctions so eng aneinander befestigt, dass **keine Interzellularspalten** entstehen. Aus diesem Grund gibt es auch keine nennenswerten passiven Austauschvorgänge zwischen dem Serum, das aus den fenestrierten Kapillaren der Pia-Zotten austritt und dem Liquor. Dagegen sind alle weiteren **Ependymzellen der Ventrikel** lediglich über Zonulae adhaerentes miteinander verbunden, weshalb **kleine Interzellularspalten übrig bleiben**. Dies bedeutet, dass das Hirngewebe im Bereich der Ventrikel neben der weit überwiegenden Versorgung durch die Blut-Hirn-Schranke in gewissem Umfang zusätzlich aus dem Liquor ernährt wird. Dies gilt allerdings hauptsächlich für die Glukose, denn weitere Stoffe wie z. B. Aminosäuren sind im Liquor nicht nennenswert enthalten.

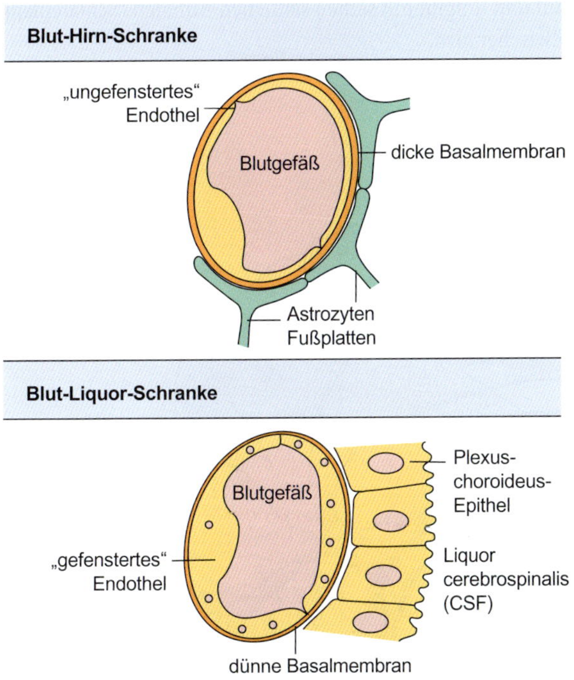

Abb. 1.21 Blut-Hirn- und Blut-Liquor-Schranke [R297]

EXKURS

- Die Blut-**Hirn-Schranke** gilt, abgesehen von seltenen Ausnahmen einzelner Regionen, im **gesamten Gehirn**. Nahezu sämtliche Hirnstrukturen werden dementsprechend außerordentlich selektiv in einem aktiven, rezeptorvermittelten Prozess von Kapillarendothelien und aufliegenden Astrozytenfüßchen mit den benötigten Stoffen versorgt.
- Demgegenüber beschränkt sich der passive Stoffaustausch zwischen Liquor und Hirngewebe (= **Liquor-Hirn-Schranke**) durch die Lücken des Ependyms hindurch im Wesentlichen auf Hirnsubstanz, die sich im Bereich der Ventrikel befindet, kann also zur Ernährung der weit überwiegenden zerebralen Strukturen keinen Beitrag leisten. Sehr viel undurchlässiger ist dagegen die **Blut-Liquor-Schranke**, die auf den umschriebenen Bereich der Plexus choroidei mit den gefensterten Kapillaren der Pia und dem zugehörigen Ependym begrenzt ist. Da der Transport seröser Flüssigkeit aus dem Interstitium dieses Pia-Bereichs durch die Ependymzellen hindurch ins Lumen der Ventrikel gewissermaßen eine Einbahnstraße darstellt, ergibt sich die „Schrankenfunktion" der Plexus choroidei eigentlich von selbst. Von daher erschließt sich der Sinn dieser eigens definierten Blut-Liquor-Schranke (➤ Abb. 1.21) nicht so ohne Weiteres, denn es handelt sich um einen aktiven, gerichteten Transport „von a nach b" und gerade nicht um eine passive „Schranke" mit irgendwelchen gegenseitigen Austauschvorgängen.

Zusammenfassung

Hirnhäute

- umhüllen sämtliche zerebralen Strukturen einschließlich Rückenmark und Cauda equina
- bestehen aus den drei Anteilen:
  - **Dura mater:** liegt dem Schädelknochen innen an, sehr derb, besitzt hauptsächlich Schutzfunktion – u.a. für die großen venösen Blutgefäße, schiebt sich als Duplikatur zwischen Hirnanteile
  - **Arachnoidea:** äußerer Anteil der weichen Hirnhaut, liegt der Dura innen an und zieht damit auch über die Furchen hinweg, bildet mit bindegewebigen Bälkchen zwischen sich und der Pia den Subarachnoidalraum, der Liquor cerebrospinalis enthält
  - **Pia mater:** innerer Anteil der weichen Hirnhaut, gut durchblutet, begrenzt den Subarachnoidalraum, erstreckt sich in sämtliche Furchen und liegt damit den Hirnstrukturen direkt an

Liquor cerebrospinalis

- füllt die Hirnventrikel und den Subarachnoidalraum
- Gesamtmenge ca. 140 ml
- wird an umschriebenen Stellen der 4 Ventrikel in einer Menge von 600 ml/Tag von den Plexus choroidei gebildet
- zirkuliert aus den Ventrikeln in den Subarachnoidalraum und wird von dort aus in venöse Blutgefäße abgeleitet
- enthält 40–60 mg/dl Glukose (zwei Drittel des Serums), Ionen, einzelne Leukozyten und sehr geringe Mengen Eiweiß
- dient als mechanisches Schutzpolster für die zerebralen Strukturen sowie eingeschränkt auch ihrer Ernährung

Blut-Liquor-Schranke

- fiktive Grenzzone zwischen Liquor und Blut im Bereich der Plexus choroidei
- setzt sich zusammen aus dem weitgehend dichten Epithel der Ependymzellen sowie der anliegenden Pia mater und deren gefensterten Blutgefäßen

1.7 Gliederung des Gehirns

An der Stelle, an der das **Rückenmark (Medulla spinalis)** aus der Halswirbelsäule in die Schädelhöhle eintritt, wird es zum **verlängerten Mark** (**Medulla oblongata** oder Myelenzephalon; Medulla = Myelon = Mark) (➤ Abb. 1.22). Die große rundliche Öffnung des knöchernen Schädels für diesen Durchtritt, als Teil des Os occipitale (Hinterhauptsbein), ist das **Foramen magnum**. Die nach oben **(rostral)** auf die Medulla folgende Schicht heißt **Brücke (Pons)**. Sie bildet eine Ausstülpung nach ventral. Als dritte Schicht folgt schließlich das **Mittelhirn (Mesenzephalon)**. Medulla, Pons und Mittelhirn werden zum **Hirnstamm** zusammengefasst.

MERKE

Im menschlichen Körper werden Strukturen, die oberhalb einer weiteren Struktur, also dem Schädel (Cranium) zu gelegen sind, pauschal als **kranial** bezeichnet, solche, die unterhalb einer beliebigen Struktur, also in Richtung der Füße gelegen sind, als **kaudal** („schwanzwärts") (➤ Fach Basiswissen). Das Herz liegt kaudal des Halses, aber kranial des Bauchraums. Während der Begriff *kaudal* in der Schädelhöhle uneingeschränkt gültig bleibt, entsprechend auch *ventral* und *dorsal*, *medial* und *lateral*, kann die Definition *kranial* nicht mehr verwendet werden, denn **innerhalb** des Kopfes ist **alles** *kranial*. Wenn man also definieren möchte, dass sich z. B. das Zwischenhirn oberhalb des Hirnstamms befindet, ersetzt man den Begriff kranial durch **rostral**. Rostral bedeutet „dem vorderen Körperende zu gelegen" (Rostrum = Schnabel). Natürlich hätte man auch von vornherein im gesamten Organismus *rostral* an Stelle der Zweiteilung *kranial/rostral* verwenden können, doch wäre das zu einfach geworden.

Dorsal des Hirnstamms sitzt das **Kleinhirn (Cerebellum)**. Zwischen Medulla und Pons einerseits und dem Kleinhirn andererseits befindet sich der **4. Ventrikel**, der kaudal in den **Zentralkanal** des Rückenmarks übergeht. Dieser ist beim Erwachsenen häufig verödet, also verschlossen, was auf seine geringe Bedeutung hinweist. Kleinhirn, Pons und Medulla werden gemeinsam auch als **Rautenhirn (Rhombenzephalon)** bezeichnet. Die Bezeichnung ist entwicklungsgeschichtlich zu verstehen, weil sich diese Hirnanteile aus einer gemeinsamen Anlage am Kopfende des Neuralrohrs entwickeln, das an die Form einer Raute erinnert. Allerdings ist auch der Boden des 4. Ventrikels rautenförmig geformt, sodass hinsichtlich der Namensgebung auch dieser Bezug hergestellt werden kann.

Oberhalb des Hirnstamms, eingeschoben zwischen Mittelhirn und Großhirn, befindet sich das **Zwischenhirn (Dienzephalon)**. Es besteht im Wesentlichen aus **Thalamus** und **Hypothalamus**. **Innerhalb** des Thalamus liegt der **3. Ventrikel**. Ventral und unterhalb des Hypothalamus hängt am Hypophysenstiel (Infundibulum) die **Hypophyse**. Dorsal auf dem Thalamus sitzt die **Epiphyse** (Zirbeldrüse). Beide Strukturen gehören zum endokrinen, hormonproduzierenden System. Allerdings werden auch im Hypothalamus Hormone gebildet.

Der oberste, entwicklungsgeschichtlich jüngste Anteil des Gehirns ist das **Großhirn (Endhirn, Telenzephalon, Cerebrum)**. Es liegt dem Boden der knöchernen Schädelhöhle, dorsal dem Tentorium auf und umgibt mit seinen seitlichen Anteilen (Schläfenlappen) das Zwischenhirn.

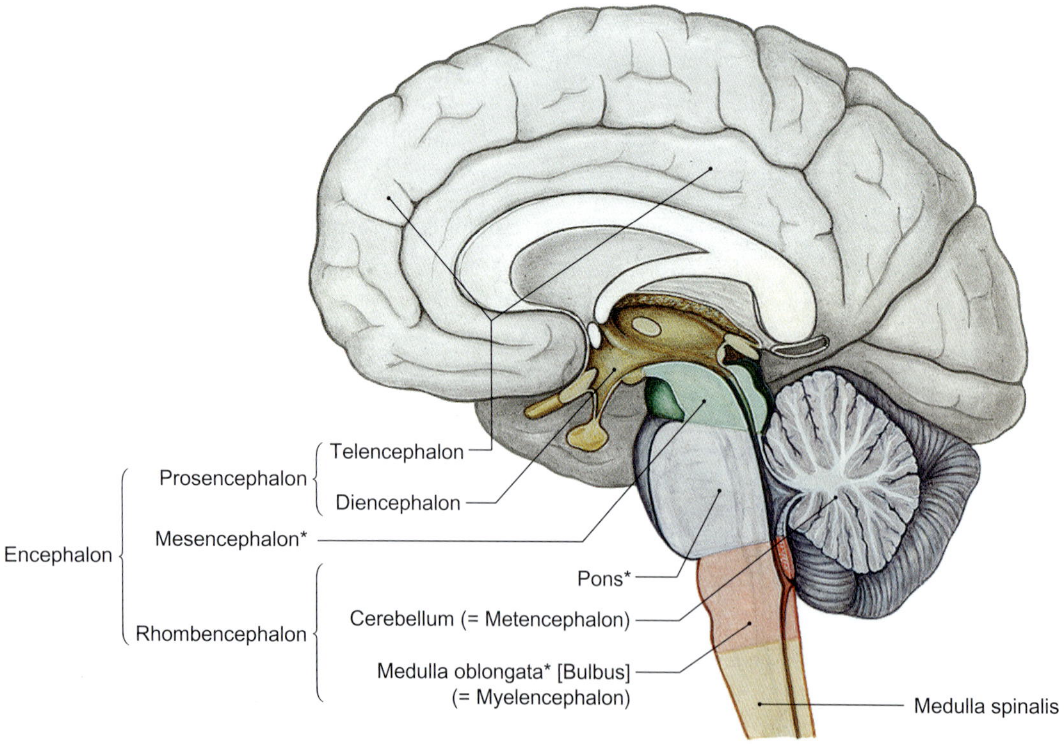

Abb. 1.22 Gliederung des Gehirns (Medianschnitt). Die mit * bezeichneten Abschnitte des Gehirns bilden zusammen den Hirnstamm. [S007-22]

MERKE

Encephalon ist die Bezeichnung für die **Gesamtheit** der Strukturen, die in („En-") der Schädelhöhle (Cephalon) liegen, also für das **Gehirn** vom Großhirn bis zu Medulla bzw. Kleinhirn. Der Begriff **Cerebrum** wird häufig synonym verwendet, steht allerdings korrekterweise für das **Großhirn**, sodass der etwas ungebräuchliche Begriff des Telencephalon (Großhirn, Endhirn; Telos = Ende) entbehrlich ist.
Dass die Zuordnung zum Großhirn allerdings doch nicht so allgemeingültig ist, erkennt man an der Begrifflichkeit **cerebral** (zerebral), die sowohl auf das **Großhirn** als auch auf das **Gehirn insgesamt** bezogen wird, weil der hierfür eigentlich korrektere Begriff **encephal** vergleichsweise ungebräuchlich ist und eine weitere medizinische Zuordnung nicht zur Verfügung steht. Es bietet sich demnach an, den jeweils wahrscheinlichsten Zusammenhang zu berücksichtigen, wenn irgendwo *Cerebrum* bzw. *cerebral* auftaucht.

Der knöcherne Boden des Schädels, die **Schädelbasis**, lässt sich in drei Etagen untergliedern (➤ Abb. 1.23). Vorne und am höchsten liegend befindet sich die **vordere Schädelgrube**, gebildet vom Stirnbein und Teilen des Keilbeins. Im mittleren Abschnitt wird die **mittlere Schädelgrube** vom Schläfenbein und dorsalen Anteilen des Keilbeins aufgebaut. Dorsal, noch hinter dem Foramen magnum schließlich befindet sich die **hintere Schädelgrube**, die überwiegend vom Hinterhauptsbein gebildet wird. Dort liegt das Kleinhirn, während das Großhirn die vordere und mittlere Schädelgrube ausfüllt und in seinem hinteren Anteil dem Tentorium cerebelli aufliegt. Die stabile Duraplatte des Tentorium bewahrt das Kleinhirn vor einer Druckbelastung durch den occipitalen Anteil des Großhirns.

Das **Gewicht des Gehirns** mit all seinen Anteilen beträgt beim Erwachsenen rund **1,4 kg**. Etwa 85 % davon entfallen auf das Großhirn. Das Gehirn der Frau wiegt im Durchschnitt gut 100 g weniger (1,3 kg) als das des Mannes, was in erster Linie mit dem geringeren Körpergewicht zusammenhängt. Etwas kleinere Organe und die geringere Zahl an Muskelfasern benötigen eben auch weniger vegetative und motorische Neurone zu ihrer Versorgung. Die Gewichtszunahme von den rund **400 g des Neugeborenen** bis zum Gehirn des Erwachsenen entsteht nicht durch eine Neubildung von Neuronen, die nach der Geburt nicht mehr möglich ist, sondern durch eine Vermehrung von Gliazellen, das Wachstum von Axonen und Dendriten und die Ausbildung zusätzlicher Verschaltungen zwischen den Hirnanteilen. Auch das erweiterte Ventrikelsystem enthält eine größere Menge an Liquor.

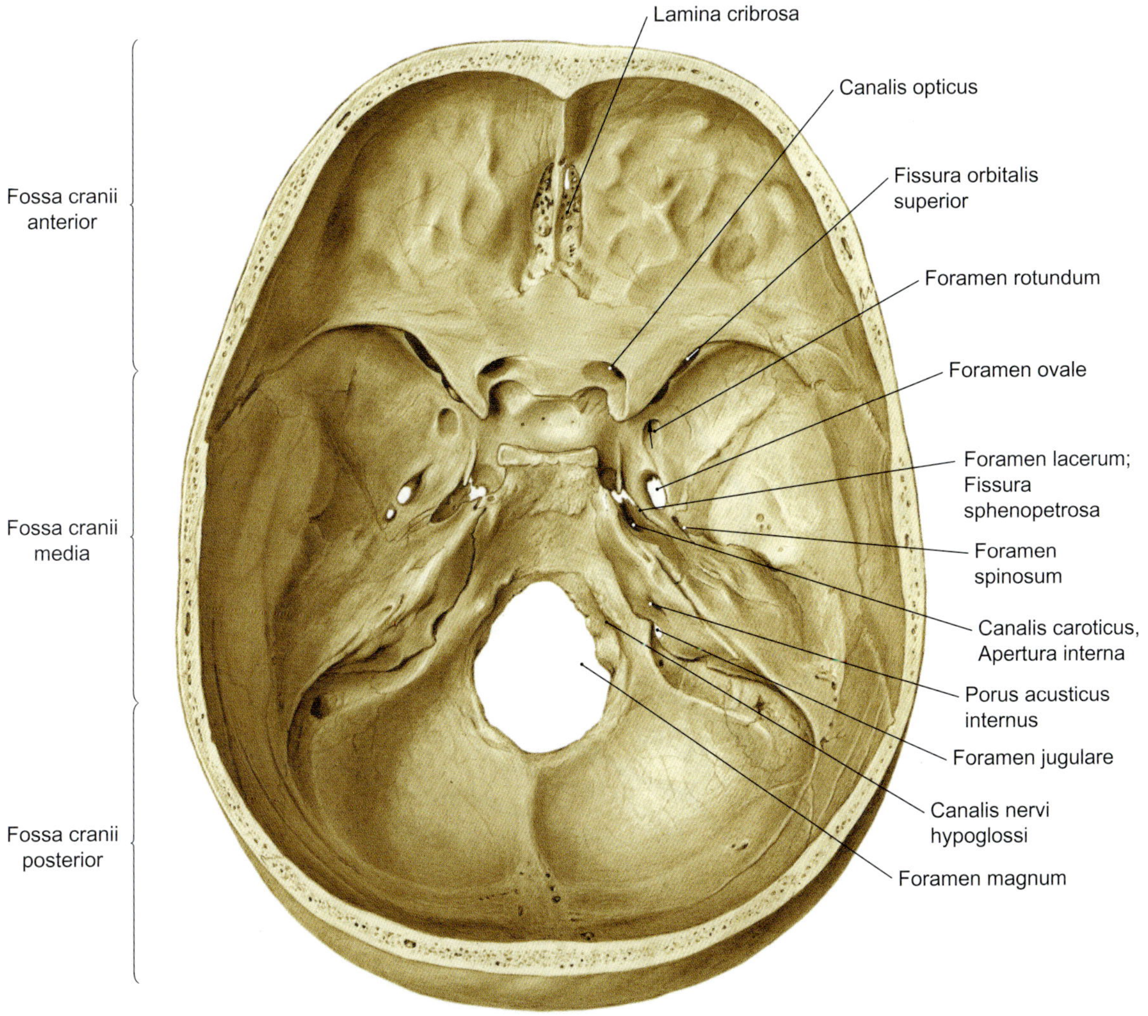

Abb. 1.23 Innere Schädelbasis (Ansicht von oben) mit den drei Schädelgruben [S007-22]

1.7.1 Großhirn

Das Großhirn **(Endhirn, Telenzephalon, Cerebrum)** besteht aus zwei Hälften, den **Hemisphären**, die durch die **Falx cerebri** abgetrennt werden. Die Falx ist ventral an der Crista galli („Hahnenkamm") befestigt. Bei diesem knöchernen Fortsatz handelt es sich um eine Vorwölbung des Siebbeins (Os ethmoidale) in die Mitte der vorderen Schädelgrube. Auf beiden Seiten der Crista galli beginnt mit dem Bulbus olfactorius die Riechbahn. Entwicklungsgeschichtlich bilden sich die beiden Hemisphären aus zwei getrennten Anla-

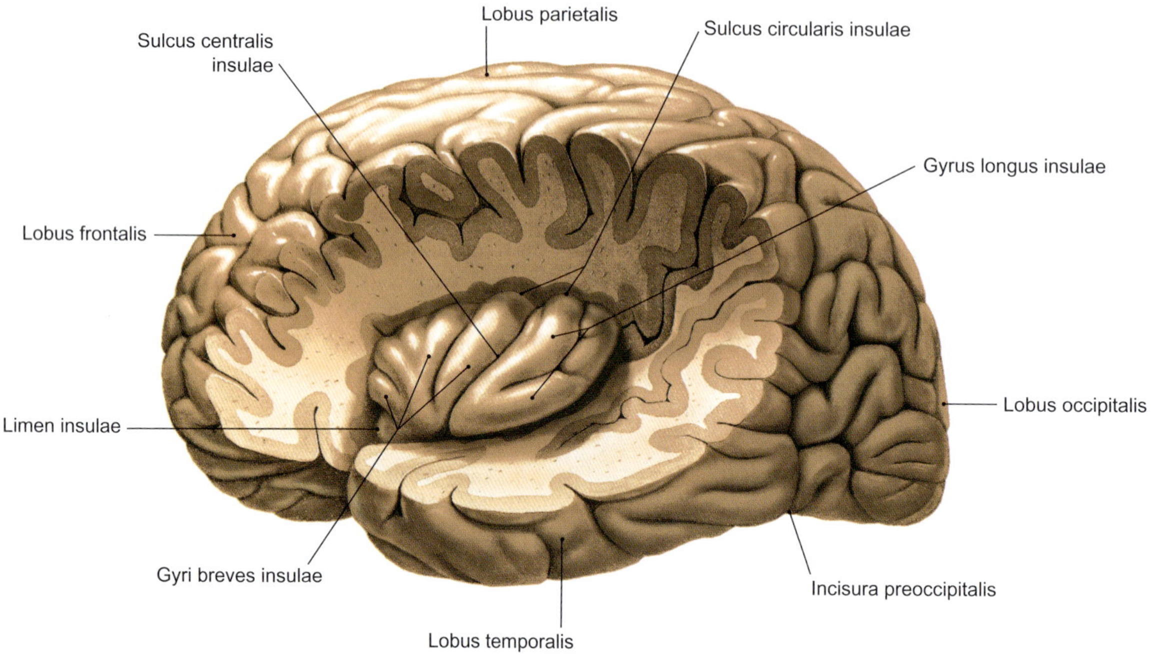

Abb. 1.24 Lateralansicht des Großhirns (von links) [S007-22]

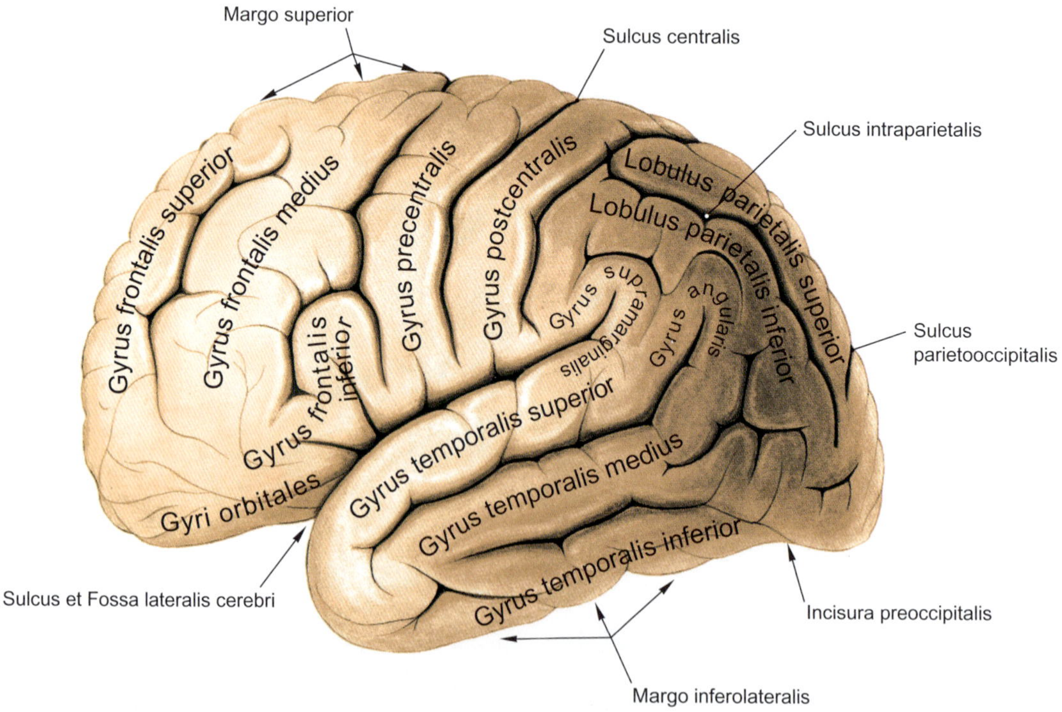

Abb. 1.25 Gyri und Sulci der linken Hemisphäre (Ansicht von lateral). Zu beachten sind der Sulcus centralis als Grenze zwischen Stirn- und Scheitellappen sowie der Sulcus lateralis als Grenze zwischen Stirn- und Schläfenlappen sowie Schläfen- und Scheitellappen. [S007-22]

gen am vorderen Ende des Neuralrohrs, die sich in der Folge vergrößern und aufeinander zuwachsen, bis sie sich nahezu berühren.

Das Wachstum des Großhirns führt zu Einstülpungen seiner Oberfläche. Die entstehenden Furchen heißen **Sulci**, die zwischen den Sulci liegenden Vorwölbungen nennt man **Gyri** (Windungen). Die Faltung der Hirnoberfläche bewirkt eine ausgeprägte Volumenzunahme der Großhirnrinde. Durch tiefer reichende Furchen lassen sich einzelne **Lappen** (**Lobus**; Plural Lobi) gegeneinander abgrenzen, deren Benennungen sich an den Schädelknochen ausrichten bzw. deren Lage entsprechen. Die zentral liegende Insel (Insula) wird von Teilen des Stirn-, Schläfen- und Scheitellappens umgeben und ist von außen nicht zu erkennen.

Anteile des Großhirns sind (> Abb. 1.24):

- **Lobus frontalis** (Stirnlappen, Frontallappen)
- **Lobus parietalis** (Scheitellappen, Parietallappen)
- **Lobus temporalis** (Schläfenlappen, Temporallappen)
- **Lobus occipitalis** (Hinterhauptlappen, Okzipitallappen)
- **Insula** (Insel)

Die einzelnen Windungen (Gyri) und trennenden Furchen (Sulci) werden entsprechend ihrer Lage bezeichnet. Dies soll anhand der Abbildung (> Abb. 1.25) lediglich beispielhaft gezeigt werden, weil es weder für die Prüfung noch für den medizinischen Alltag wichtig ist. Abgesehen vom **Sulcus lateralis** besitzt lediglich der **Sulcus centralis** als Grenze zwischen den beiderseitigen Frontal- und Scheitellappen größere Bedeutung:

- Der **Gyrus precentralis** als dorsaler Anteil des **Lobus frontalis** steuert über **efferente Bahnen** die **Motorik** des Körpers. Diese efferenten Bahnen werden in ihrer Summe als **Pyramidenbahn** bezeichnet. **Afferente Zuflüsse** erhält der Gyrus precentralis v. a. aus dem limbischen System, in dem der Bewegungsimpuls entsteht, aus Basalganglien und Kleinhirn sowie aus dem benachbart liegenden Assoziationscortex (Gyri frontales).
- Dagegen ist im **Gyrus postcentralis** als vorderstem Anteil des **Lobus parietalis** die **Sensibilität** des Organismus abgebildet.

Homunkulus

Die einzelnen Areale der beiden **Gyri pre- und postcentralis** lassen sich spezifisch den Körperregionen zuordnen – sie sind **somatotopisch gegliedert**. Ein definierter Rindenbereich ist für bestimmte Muskeln und damit auch für definierte Bewegungen zuständig. Es entsteht der sog. **Homunkulus** („kleiner Mensch"), ein verzerrtes Abbild des Körpers, bei dem besonders reichlich nerval versorgte Anteile wie Gesicht und Hände überrepräsentiert erscheinen. Aus den Abbildungen (> Abb. 1.26) wird die Organisation des prä- und postzentralen Gyrus deutlich (ohne Prüfungsrelevanz).

Verschaltung der Nervenzellen

Die **Neurone** der Hirnrinde lassen sich in **drei Anteile** untergliedern, indem ihre Axone zu unterschiedlichen Hirnanteilen ziehen. Die Fasern sind in der Regel zu Bahnen zusammengefasst:

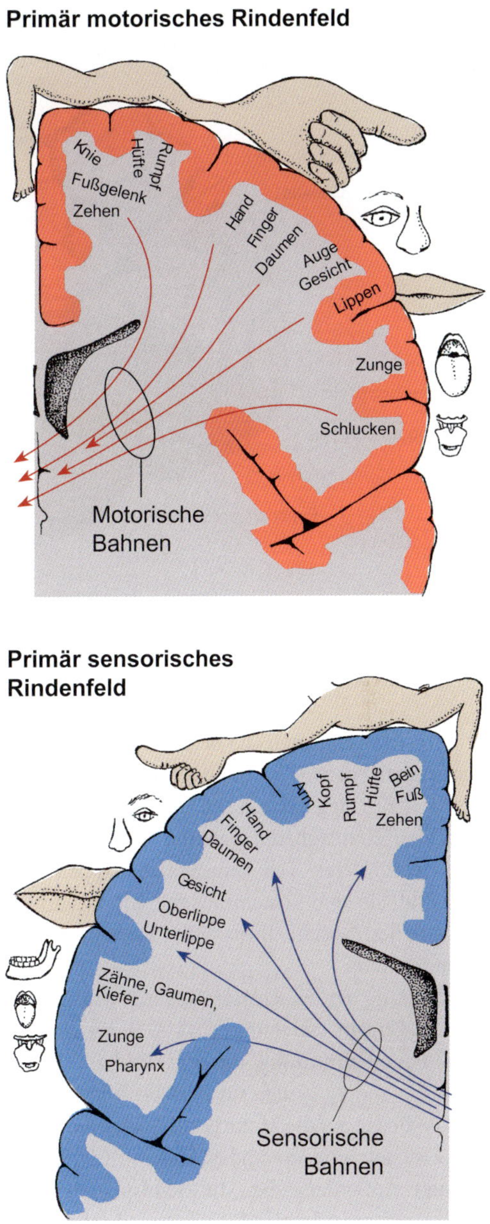

Abb. 1.26 Somatomotorischer Homunkulus im Gyrus precentralis (**a**) und im Gyrus postcentralis (**b**) [L190]

- **Assoziationsfasern:** Die Axone sind mit Neuronen derselben Hirnhälfte verschaltet.
- **Kommissurenfasern:** Die Axone ziehen zur gegenüberliegenden Hemisphäre. In der Summe bilden sie den sog. **Balken (Corpus callosum)**.
- **Projektionsfasern:** Die Axone dieser kortikalen Nervenzellen ziehen zu basalen Hirnanteilen oder zum Rückenmark. In ihrer Summe ergeben die Projektionsbahnen die **Capsula interna** und weitere, weniger im Vordergrund stehende Faserzüge.

Das Corpus callosum besteht aus rund 200 Millionen Neuriten, die von der einen Hemisphäre zur anderen ziehen. Es schmiegt sich von unten an den **Gyrus cinguli** (> Abb. 1.27). Makroskopisch er-

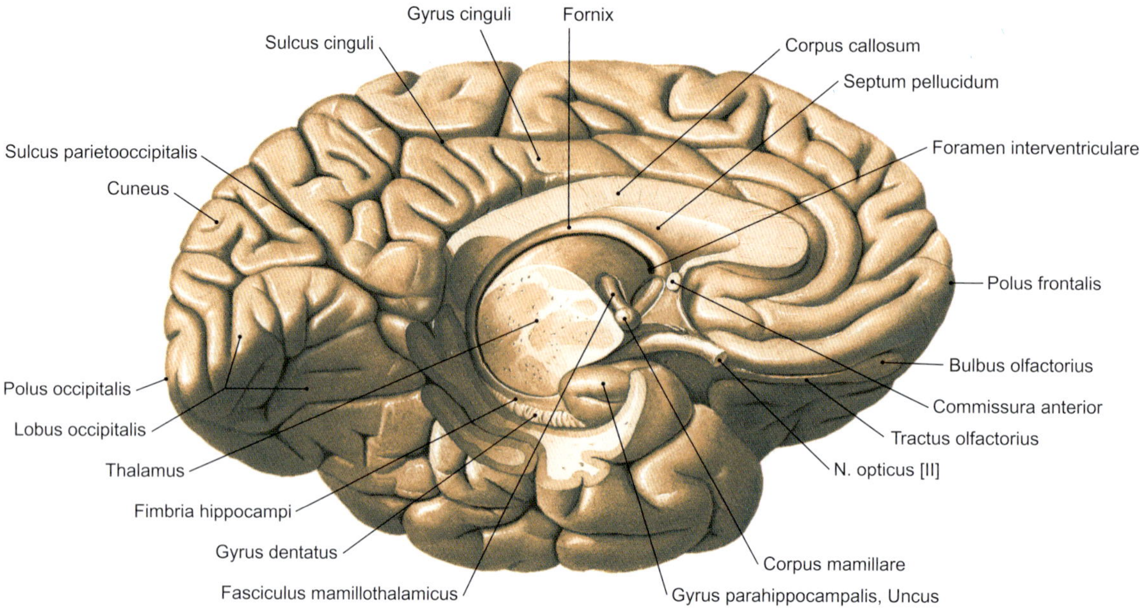

Abb. 1.27 Groß- und Zwischenhirn (Ansicht von medial unten) [S007-22]

kennbar wird es, wenn man die beiden Hemisphären im Bereich ihrer trennenden Fissur (Fissura longitudinalis cerebri) auseinanderzieht und in die Tiefe schaut. Die Gyri cinguli (Cingulum = Gürtel) der beiden Hemisphären gehören im vorderen Anteil zum Stirn- und im hinteren Teil zum Schläfenlappen der jeweiligen Großhirnhälfte. Sie sind gemeinsam mit Hippocampus, dem Corpus mamillare des Zwischenhirns und weiteren Strukturen Teil des **limbischen Systems**.

Die Verbindung der beiden Hemisphären durch die Kommissurenfasern des **Corpus callosum** (➢ Abb. 1.27) dient der **Koordination** und **Feinabstimmung**. Die eine Hirnhälfte erfährt auf diese Weise, was die andere gerade tut oder beabsichtigt. Dies hat z. B. Bedeutung in Bezug auf die Motorik, weil eine Hemisphäre nur eine Körperseite steuert und die andere dazu in Gleichklang gebracht werden muss. Außerdem üben die Hemisphären teilweise unterschiedliche Funktionen aus, indem die sog. **dominante Hälfte** eher logische, mathematische oder sprachliche Funktionen erfüllt, während die untergeordnete Hälfte mehr für künstlerische Aufgaben oder die Intuition, das „Bauchgefühl" zuständig ist. Die Begrifflichkeiten dominant und untergeordnet sind historisch entstanden und haben mit tatsächlichen Rangordnungen selbstverständlich nichts zu tun. Es gibt lediglich etwas abweichende Schwerpunkte. Andererseits ist es dadurch möglich, dass ein zu sehr betontes logisch-mathematisches Denken die in manchen Lebenslagen sehr viel hilfreicheren intuitiven oder phantasievollen Lösungsansätze blockiert, sodass dann eben die „dominante = schlechtere" Lösung gewählt wird.

Unterhalb des Corpus callosum zieht ein weiteres Faserbündel, der **Fornix** (Gewölbe; ➢ Abb. 1.27), aus dem basal im Schläfenlappen liegenden **Hippocampus** zum **Corpus mamillare** des Zwischenhirns. Direkt unterhalb des Fornix befindet sich der 3. Ventrikel, eingerahmt vom Thalamus des Zwischenhirns.

Graue und weiße Substanz

Der äußere Teil des Großhirns, die **Großhirnrinde (Cortex cerebri)** besteht aus Nervenzellen, die ihr makroskopisch eine graue Farbe verleihen (➢ Abb. 1.28). Dies ist die **Substantia grisea (graue Substanz)**. Sie wird an einzelnen Stellen bis zu 5 Millimeter dick und enthält in der Summe 12–15 Milliarden Nervenzellen. Die Rinde überzieht wie ein Mantel das gesamte Großhirn und wird deshalb auch als **Pallium** (= Mantel) bezeichnet. Sie ist aus mehreren Schichten aufgebaut und umfasst nach Brodmann insgesamt mehr als 200 abgrenzbare Areale. Das hat keine weitere Bedeutung und braucht nicht besprochen zu werden. Unter den verschiedenen Neuronen herrschen pyramidenartig geformte, zum Teil auffallend große Zellen, die sog. **Pyramidenzellen** vor. Sie stellen etwa 75 % der kortikalen Neurone.

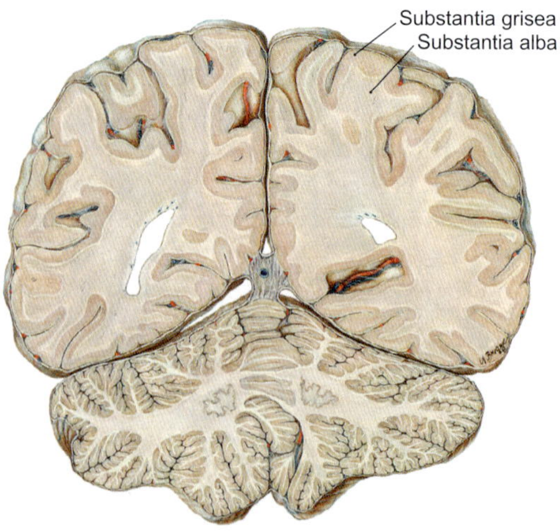

Abb. 1.28 Verteilung der grauen und weißen Substanz im Großhirn [S007-22]

Ein Teil von ihnen bildet mit ihren Axonen die **Pyramidenbahn**. Diese, wie auch alle anderen, sind auf vielfältigste Weise mit weiteren Nervenzellen von Rinde, Basalganglien usw. verschaltet.

Unterhalb der Rinde befindet sich das **Großhirnmark** (➤ Abb. 1.28). Da es neben Zellen der Neuroglia aus den myelinisierten Faserzügen (Axone und Dendriten) der in der Rinde liegenden (kortikalen) Neurone besteht, ist es weißlich gefärbt **(Substantia alba = weiße Substanz)**. Daraus geht hervor, dass auch **Balken** und **Fornix weiß** erscheinen, während die im Inneren des Marks liegenden **Basalganglien grau** gefärbt sind.

Den größten Anteil an der weißen Substanz stellen Bahnen aus **Assoziationsfasern**, die verschiedene Rindenfelder einer Hemisphäre miteinander verbinden. Einzelne Bahnen tragen Namen wie Fasciculus longitudinalis oder Fasciculus uncinatus. Das **Cingulum** liegt direkt oberhalb des Balkens im Gyrus cinguli und verbindet eine Area des Stirnlappens mit dem Hippocampus des Schläfenlappens derselben Hirnhälfte.

Im Inneren der beiden Hemisphären, medial und oberhalb der Basalganglien (Nuclei basales), liegen die beiden **Seitenventrikel**, deren vordere, hintere bzw. untere Ausdehnungen als Vorder-, Hinter- und Unterhorn bezeichnet werden (➤ Abb. 1.29).

Basalganglien

Zentral in der Tiefe des Großhirns, am Übergang zum Zwischenhirn, liegen inmitten weißer Substanz Ansammlungen von Nervenzellen (= graue Substanz), die als Basalganglien bzw. **Basalkerne** (subkortikale Kerne) bezeichnet werden. Die wesentlichen Basalganglien sind **Nucleus caudatus**, **Putamen**, **Globus pallidus** (**Pallidum**) und, kaudal der übrigen, **Corpus amygdaloideum** (Mandelkern; ➤ Abb. 1.29). Das **Claustrum**, eine dünne Schicht lateral des Putamen, wird nicht mehr zu den Basalkernen gerechnet (➤ Abb. 1.30). Es bildet gewissermaßen den Übergang zur Insula, von dieser sowie den eigentlichen Basalganglien lediglich durch Faserzüge weißer Substanz (Capsula externa und Capsula extrema) getrennt (➤ Abb. 1.30). Auch den **Mandelkern** möchte man inzwischen nicht mehr bei den Basalkernen haben. Dafür zählt man nun Kerngebiete des Mittelhirns **(Substantia nigra)** bzw. Zwischenhirns **(Nucleus subthalamicus)** dazu, weil sie eine **funktionelle Einheit** mit den eigentlichen Basalganglien bilden. Während man also bisher die anatomische Lage der basal im Großhirn liegenden Kerne für Einteilung und Namensgebung benutzte, steht nun die **funktionelle Zusammengehörigkeit** der Kerngebiete im Vordergrund.

Nucleus caudatus und Putamen lassen sich zum **Striatum** (Corpus striatum) zusammenfassen, weil sie eher „zufällig" durch die **Capsula interna** etwas unvollständig voneinander getrennt wurden. Man kann theoretisch auch Putamen und Pallidum aufgrund ihrer gemeinsamen Form als Linsenkern (Nucleus lentiformis) bezeichnen sowie, um das Maß vollzumachen, den **vordersten Anteil** von Nucleus caudatus und Putamen, an dem die beiden Kerne noch eine Einheit darstellen, als **Nucleus accumbens**.

HINWEIS PRÜFUNG

Für Prüflinge ohne „masochistische Neigungen" reicht es völlig aus sich zu merken, dass die **Basalganglien** v.a. aus
- Nucleus caudatus,
- Putamen und
- Pallidum

bestehen. Funktionell kann man noch den Nucleus subthalamicus und die Substantia nigra dazuzählen.

- Das **Striatum** bildet eine entscheidende Umschaltstation im **extrapyramidalen System**. Hier werden **Bewegungsimpulse unterdrückt** bzw. dem erforderlichen Umfang **angepasst**.
- Auch das **Pallidum** gehört zum extrapyramidalen System. Es ist in Leitungsbahnen zwischen Thalamus und motorischer Hirnrinde eingeschaltet und sendet Impulse für Muskelbewegungen zum Gyrus precentralis. Es dient demnach überwiegend als **Antagonist** des **Striatum**, enthält jedoch auch einen kleineren Bereich, der die Motorik hemmt bzw. überschießende Impulse an die Situation anpasst. **Koordiniert** werden die beiden Anteile beiderseits durch einen Kern des Zwischenhirns, der seiner anatomischen Lage entsprechend als **Nucleus subthalamicus** bezeichnet wird, funktionell zu den Basalganglien gehört und sowohl efferent als auch afferent eng mit dem Pallidum verschaltet ist. Auf ähnliche Weise hängt die **Substantia nigra** des Mittelhirns mit all diesen Strukturen zusammen. Das Kerngebiet ist in **Planungen** von Bewegungen integriert und **startet** gewissermaßen ihren Ablauf, indem es die Unterdrückung von Bewegungs-

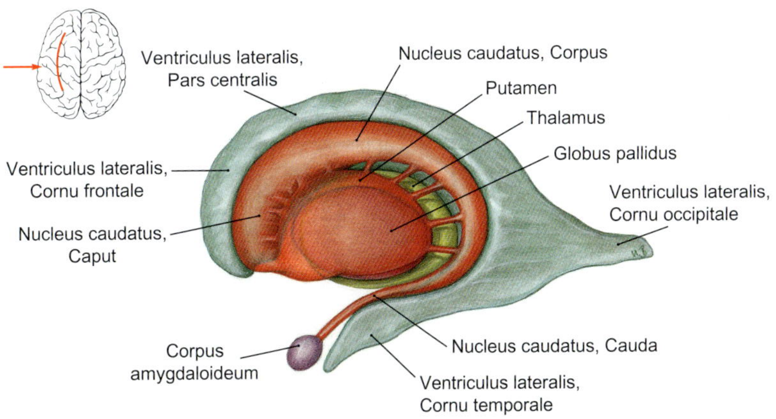

Abb. 1.29 Lage der Basalganglien lateral und unterhalb des jeweiligen Seitenventrikels: Nucleus caudatus mit Caput, Corpus und Cauda, Putamen (bildet mit dem Nucleus caudatus das Striatum), Pallidum (Globus pallidus) und (theoretisch) das Corpus amygdaloideum (im vorderen Drittel des Temporallappen (Ansicht von links). [S007-22]

impulsen durch das Striatum seinerseits hemmt. Das Striatum wird dadurch in seiner theoretisch möglichen Maximalfunktion limitiert bzw. auf eine gewisse Minderung überschießender Bewegungen reduziert. Diese gegenseitigen Beeinflussungen der extrapyramidalen Instanzen sind letztendlich die Voraussetzung für harmonische, dem jeweils optimalen Umfang angepasste Bewegungsabläufe.

Ein gutes Beispiel für die möglichen Folgen einer Störung dieser Harmonie bietet das **Parkinson-Syndrom** (➤ Kap. 4.4), bei dem u.a. die Funktion der Substantia nigra gemindert bzw. ausgefallen ist und damit auch die Regulierung und Anpassung des Striatum an die jeweiligen Erfordernisse. Dessen nunmehr verstärkte Unterdrückung von Bewegungsimpulsen führt zur **Hemmung sämtlicher motorischen Aktivitäten** (Akinese bzw. Hypokinese).

- Das **Corpus amygdaloideum** (Mandelkern) ist Teil des **limbischen Systems** (s. unten) und damit zuständig für die Verarbeitung von **Gedächtnisinhalten und Emotionen**. Dabei agiert der Mandelkern offensichtlich bevorzugt als **„Angstzentrum"** und initiiert emotionale Entscheidungen wie Kampf und Flucht. Verschaltet ist er, abgesehen von Zwischenhirn und Vegetativum, besonders mit dem sog. **präfrontalen Cortex**, also dem vordersten Anteil des Frontallappens. Dort findet eine **logische Bewertung** der **emotionalen Aspekte** statt, sodass eine **situationsgerechte Reaktion** auf angsteinflößende Ereignisse ablaufen kann. Ist der präfrontale Cortex oder seine nervale Verbindung zum Mandelkern gestört, gewinnen potenziell furchteinflößende Ereignisse an emotionaler Bedeutung und können **nicht mehr adäquat bewertet** und beantwortet werden. Es scheint möglich, dass dies den nicht so ganz selten anzutreffenden **Angststörungen** zugrunde liegt. Andersherum könnte eine Minderfunktion der Amygdala zur Fehleinschätzung bedrohender Situationen führen.
- Die Funktion des **Claustrum** ist immer noch wenig erforscht. Wahrscheinlich ist es an **sexuellen Empfindungen** beteiligt. Möglicherweise beteiligt es sich zusätzlich zum Thalamus an Entscheidungen darüber, ob äußere Reize bewusst wahrgenommen werden oder nicht. Auch eine Verknüpfung dieser in Studien hergestellten Bezüge scheint möglich, weil gerade in sexuell dominierten Situationen verschiedenste Reize und Aspekte der Umwelt ausgeblendet werden können.

MERKE

Nach der aktualisierten, aber noch nicht durchgängig angewandten Nomenklatur sind die eigentlichen **Basalganglien** auf **Striatum** (Nucleus caudatus, Putamen) und **Pallidum reduziert**. *Funktionell* rechnet man **Substantia nigra** (Mittelhirn) und **Nucleus subthalamicus** (Zwischenhirn) dazu und hat damit die zentrale **Steuerung des extrapyramidalen Systems** zusammengefasst und definiert.

Capsula interna

Die motorischen Nervenbahnen, die den Gyrus precentralis des Großhirns verlassen, ziehen auf beiden Seiten durch das **Corpus striatum** und unterteilen es in einen medialen Abschnitt, den **Nucleus caudatus**, und das außen und gleichzeitig tiefer liegende **Putamen**. Auch Teile des Zwischenhirns (Thalamus) liegen medial diesen Nervenbahnen an, während sich lateral ans Putamen das **Claustrum** und schließlich die **Insula** anschließen.

Die **gebündelten Nervenfasern** selbst werden als **innere Kapsel (Capsula interna)** bezeichnet. Die Anordnung der Axone ist dort streng organisiert (➤ Abb. 1.30). Im **vorderen Anteil** der Kapsel (Crus anterius) verlaufen z. B. Fasern, die zu Thalamus oder Brücke

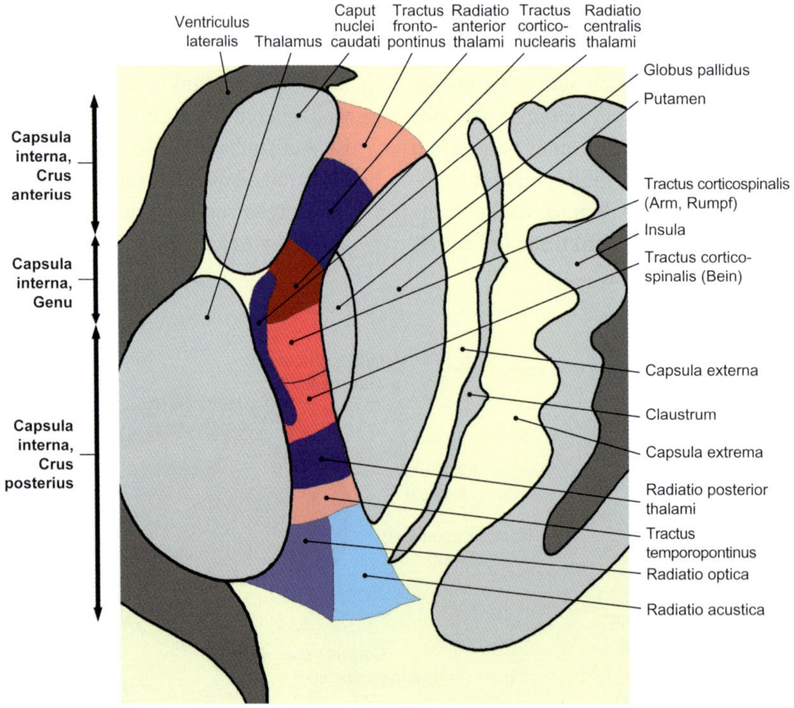

Abb. 1.30 Faserbahnen der Capsula interna [M496]

ziehen. Im **hinteren Anteil** (Crus posterius) ziehen u. a. Fasern als Teil der Pyramidenbahn zu Neuronen des Rückenmarks, aus denen Rumpf und Extremitäten motorisch innerviert werden. Im Verbindungsstück, dem **Knie** (Genu) der Capsula interna, laufen Axone zu Kerngebieten der Hirnnerven des Hirnstamms. Auch diese Fasern gehören zur Pyramidenbahn.

HINWEIS PRÜFUNG

Die Organisation der inneren Kapsel besitzt für die Prüfung keinerlei Bedeutung.

Besonderheiten des Stirnlappens

Der Lobus frontalis liegt in der vorderen Schädelgrube. Bei Aufsicht von lateral stellt der Sulcus centralis die Grenze zum Scheitellappen und der Sulcus lateralis die Begrenzung zum Schläfenlappen dar (➤ Abb. 1.25). In seinem dorsalen Anteil, dem **Gyrus precentralis**, befindet sich die (willkürliche) **motorische Steuerung** der peripheren Muskulatur (motorischer Homunkulus). Basal, an der Grenze zum Schläfenlappen, ist das **Broca-Zentrum** für die motorische Artikulation der Sprache zuständig. In der Mitte der vorderen Schädelgrube liegen **N. olfactorius** und **Bulbus olfactorius** dem Stirnlappen unten an (➤ Abb. 1.27). Die Fasern des N. olfactorius ziehen aus dem hinteren oberen Bereich der Nasenschleimhaut in die vordere Schädelgrube. Der Nerv ist als erster von insgesamt XII Hirnnerven für den **Geruchssinn** zuständig (➤ Kap. 1.10.1). Der Stirnlappen beinhaltet die **intellektuellen Fähigkeiten** sowie psychische und motorische **integrative Handlungen**.

Der vorderste Anteil des Stirnlappens wird **präfrontaler Cortex** genannt (s. oben). Seine Zentren kommunizieren mit dem limbischen System und dienen gegenüber dessen emotionalen Aspekten gewissermaßen als **logische Kontrollinstanzen**. Demselben Ziel dient ihre **Verschaltung mit sämtlichen sensorischen Afferenzen**, also den Sinneseindrücken aus Körperperipherie und Umgebung. Wahrnehmungen oder Gedächtnisinhalte und ihre emotionalen Bewertungen werden hier mit logischen Elementen bzw. Erfahrungen verknüpft, sodass die Reaktionen rational angepasst werden können.

Besonders in einem relativ umschriebenen Bereich des präfrontalen Cortex – oberhalb der Orbita der dominanten (meist linken) Seite – scheint sich eine Art Zentrum zu befinden, das für **rationale Entscheidungen** und **Verhaltenskontrolle** zuständig ist. Die Aktivität dieses Zentrums wird durch **Heroinkonsum gehemmt**. Interessant ist, dass bei einem Orgasmus beider Geschlechter dieselbe Inaktivierung dieses Bereichs zu messen ist, wodurch sich laut einer aktuellen Studie auch insgesamt die zerebral messbaren Veränderungen zu gleichen scheinen.

PATHOLOGIE

Bei **Schädigung des Stirnlappens** sind **Antrieb** und **Persönlichkeit verändert**. Ohne Berücksichtigung von Ausfällen des Gyrus precentralis oder Broca-Zentrums kommt es zur **Perseveration**, zu **„Witzelsucht"**, **Affektlabilität** und **Echolalie**. Mit Perseveration meint man das Festhalten an bzw. ständige Wiederholen von bestimmten Handlungen oder Redewendungen. Echolalie bezeichnet das automatische und sinnfreie Nachsprechen von gehörten Worten oder Sätzen.

Besonderheiten des Scheitellappens

Der **Lobus parietalis** wird durch den Sulcus centralis vom Stirnlappen und durch den Sulcus lateralis vom Schläfenlappen getrennt (➤ Abb. 1.25). Die wichtigste Struktur des Lappens stellt der **Gyrus postcentralis** dar, der den **somatosensorischen Homunkulus** enthält. Hier werden die sensiblen Empfindungen der Peripherie, also Tastsinn, Temperatur- und Schmerzempfindung, nach Leitung durch den Thalamus, abgebildet und wahrgenommen.

Besonderheiten des Schläfenlappens

Der **Lobus temporalis** liegt in der mittleren Schädelgrube. Er enthält die **Hörrinde**, an der die Hörstrahlung aus dem Innenohr endet und in Klangbilder übersetzt wird. Zusätzlich befindet sich im (zumeist) **linken** Temporallappen das **Wernicke-Zentrum** – ein Bereich, in dem gehörte Worte mit Bekanntem verglichen und dadurch wiedererkannt werden.

Unten und medial gelegen, bei der Aufsicht von lateral also nicht sichtbar, sind als wichtige Strukturen **Gyrus parahippocampalis** (➤ Abb. 1.27) und **Hippocampus** zu nennen. Dort befinden sich die Zentren für den **Geruchs**- und **Geschmackssinn**. Außerdem gehören Gyrus parahippocampalis und Hippocampus zum sog. **limbischen System**.

Besonderheiten des Hinterhauptlappens

Der **Lobus occipitalis** liegt auf dem Tentorium cerebelli. Er enthält als besonders bedeutsame Struktur das **primäre Sehzentrum**, an dem die Sehbahn endet.

Insula

Die Insel liegt in der Tiefe des Großhirns im Bereich bzw. **hinter dem Sulcus lateralis** (➤ Abb. 1.24, ➤ Abb. 1.25). Von lateral, vorne, hinten und oben wird sie von Rindenanteilen des Schläfen-, Stirn- und Scheitellappens, den sog. Opercula („Deckeln") bedeckt. Medial befinden sich Assoziationsfasern (Capsula extrema) und daran anschließend das Claustrum. Auf derselben Höhe schließlich, wiederum medial dieser Strukturen, finden sich die Basalganglien sowie der Thalamus des Zwischenhirns (➤ Abb. 1.30).

Die Insel stellt neben den Basalganglien den entwicklungsgeschichtlich **ältesten Teil** des **Großhirns** dar. Offensichtlich übernahm sie in grauer Vorzeit bereits Teilaspekte der sehr viel später nachfolgenden Großhirnlappen und fasste sie in stark reduzierter Form zusammen. Interessant ist, dass die Insula im Zuge der Übertragung dieser ursprünglichen Fähigkeiten auf das differenziertere und wesentlich erweiterte Niveau nachfolgender Großhirnanteile nicht entwertet oder gar überflüssig wurde. Sie scheint sich eher parallel hierzu selbst in gewissem Umfang weiterentwickelt zu haben. Jedenfalls ist sie beim Menschen im Vergleich zu Menschenaffen oder weiteren, relativ hochentwickelten Gehirnen **überproportio-**

nal groß, auch wenn ihr Durchmesser nur wenig über eine 2-Euro-Münze hinausreicht.

Man geht heute davon aus, dass die **sensorischen Rindenfelder** für Geruch und Geschmack (Schläfenlappen), für das Sehen (Thalamus und Hinterhauptslappen) sowie die afferente und efferente Verarbeitung von Hören und Sprache (Hörrinde, Broca- und Wernicke-Zentrum in Schläfen- und Stirnlappen) grundsätzlich der **Kommunikation mit der Insula** bedürfen. So ist sie z. B. beim Sprachverständnis dem Wernicke-Zentrum zugeschaltet und bei der Artikulation dem Broca-Zentrum. Beide Funktionen sind bei einem Ausfall der Insel gestört. Eine emotionale Bewertung von Geruch und Geschmack scheint ohne Insula nicht zu gelingen. Dies gilt v.a. auch für deren Extreme wie z. B. **Ekel** einerseits und **Abhängigkeitsentwicklungen** andererseits. Beispielsweise kann die Zerstörung der Inselrinde im Rahmen eines Schlaganfalls einen starken Raucher von seiner Sucht befreien. Im Rahmen sexueller Empfindungen interagiert die Insel nicht nur mit dem limbischen System, sondern auch mit dem anatomisch direkt benachbarten Claustrum.

Angesichts der sehr viel später entwickelten Großhirnlappen mit ihrer Übernahme samt Weiterentwicklung ursprünglicher Fähigkeiten ist es bemerkenswert, dass die Insel einen Teil ihrer Ausstattung nicht nur beibehalten bzw. weiter verfeinert hat, sondern dass etliche Eigenschaften sogar **exklusiv** geblieben sind:

- Die Insula repräsentiert das **Bewusstsein**, das **eigene Selbst**, die Abgrenzung des Ich, wie sie neben dem Menschen nur wenigen Tieren zu Eigen ist – neben den Primaten v.a. Walen (und Delphinen), Elefanten und Krähen. Passend hierzu gelangen auch sämtliche Körperempfindungen zu diesem Großhirnbereich und werden wahrgenommen und verarbeitet. Dies gilt u.a. für das Gleichgewicht, für Empfindungen wie Hunger und Durst, für Schmerzen aus dem Bereich von Haut und inneren Organen, für Atemnot, Übelkeit oder auch den Füllungszustand von Blase und Darm („Völlegefühl"). Für die Verarbeitung sensibler Empfindungen aus der Körperperipherie wie auch der Verarbeitung von u.a. Hunger oder Durst ist eine enge Verschaltung mit dem Zwischenhirn erforderlich, wobei die jeweilige Gewichtung und Relation zwischen den zahlreich beteiligten Zentren noch unklar ist.
- Das in der Insel verankerte Ich-Erleben beinhaltet gleichzeitig die unmittelbare **Wahrnehmung sämtlicher Emotionen** eines bestimmten Augenblicks. Die Verschaltung mit den verschiedenen Kerngebieten des limbischen Systems erzeugt jedoch über die Information hinaus auch eine **Bewertung** dieser Gefühle. Während der präfrontale Cortex offensichtlich für eine logische bzw. intellektuelle Zuordnung sorgt, scheint die Inselrinde den **intuitiven Part** zu übernehmen, das sog. **„Bauchgefühl"**. Dies führt dazu, dass die Insula gerade in komplexen, unübersichtlichen, besonders „verzwickten" Konstellationen zur Lösung von Problemen beiträgt, während sie sich aus üblichen Alltagssituationen weitgehend „heraushält". Die besondere Befähigung zur Lösung komplexester Zusammenhänge, soweit sie das eigene Ich betreffen, erhält sie exklusiv allein schon deswegen, weil ausschließlich in diesem Hirnareal neben der Beachtung des eigenen Selbst und der vollständigen emotionalen Abbildung des Augenblicks auch noch sämtliche sensiblen und sensorischen Informationen aus Umwelt und Körperperipherie zusammenlaufen.
- In einer Übersichtsarbeit von 2014 (Wittmann) werden einzelne Studien nebst eigenen Untersuchungen und v.a. Interpretationen dazu benutzt, der Insula die **Wahrnehmung der Zeit**, die Rolle einer **inneren Uhr** zuzuordnen. Aus Sicht des Autors werden dabei allerdings unzulässige Bezüge hergestellt, Mutmaßungen als Ersatz für Belege genommen. Man sollte demnach bei diesem Punkt eher künftige Forschungsergebnisse abwarten.
- Ein ganz wesentlicher Aspekt menschlichen Zusammenlebens ist ebenfalls exklusiv der Insula zugeordnet. Sie verarbeitet nicht nur Leid und Schmerz, die uns selbst betreffen, sondern auch deren Wahrnehmung bei anderen. Dieses Mitfühlen bzw. Sich-in-andere-hineinversetzen ist die Grundlage der **Empathie**. Auf vergleichbare Weise entsteht das Gefühl für **Fairness**. Es erscheint an dieser Stelle folgerichtig, dass der **Autismus** (sog. Autismus-Spektrum-Störungen; ➤ Kap. 7.13.4) nach aktuellen Untersuchungen der Max-Planck-Gesellschaft angeborenen Defekten der Inselrinde zugeordnet wird. Es scheint sich überwiegend um eine **Minderfunktion inhibitorischer Synapsen** zu handeln. Aufgrund dieser Zusammenhänge darf man nun wohl mittelfristig auf eine symptomatische Therapie hoffen, z. B. über eine pharmakologische Stimulation dieser Synapsen.

Zusammenfassend wurden also etliche, ursprünglich in der Insula angelegte sensible und sensorische Fähigkeiten von den phylogenetisch jüngeren Großhirnlappen übernommen, auf zahlreiche Zentren mit einem Vielfachen an Neuronen verteilt und dadurch wesentlich erweitert, ohne dass hierbei die Kommunikation mit der Insel aufgegeben worden wäre. Dies scheint evolutionär v.a. deswegen vorteilhaft gewesen zu sein, weil nur dieselbe den Bezug zum eigenen Ich herstellt, wodurch sich die Neutralität der Umwelt zum subjektiv Erlebbaren ausdehnt. Intuition und „Bauchgefühl" erhalten damit eine Dimension, die weit über die allgemein als wertvoller erachtete Objektivierbarkeit wahrgenommener Sinnesdaten hinausgeht, weil eigenes Erleben allein auf dieser Basis ohnehin nicht möglich wäre. Gleichzeitig entsteht daraus der Hinweis darauf, dass intuitives Erfassen und Entscheiden jedenfalls im Sinne des Betroffenen oft **richtiger** sein mag als intellektuell-logische Lösungsansätze.

HINWEIS DES AUTORS

In fernöstlichen Weltanschauungen galt das Zwischenhirn bzw. der „Gesamtraum hinter dem 3. Auge" der Stirn immer schon als „Tor zum Bewusstsein" – und dies lange bevor es im medizinischen Sinne definiert und dem Thalamus zugeordnet wurde (➤ Kap. 1.7.2). Unter Bewusstsein ist hier allerdings die Seele gemeint, in ihrer Verbindung mit dem Körper. Entsprechend wird das, was geschieht, in dieser Schnittstelle nicht einfach nur körperlich-emotional, sondern v. a. geistig-seelisch zugeordnet, bewertet und mit den körperlichen Funktionen und den vom Verstand abhängigen Vorstellungen in Einklang gebracht.

Nun enthält dieser Raum ja neben Zwischenhirn und limbischem System auch die beiden Inseln, mithin die Existenz eines Selbst, das ohne metaphysische Aspekte nicht beschrieben werden kann. Damit wird also nun auf der Basis medizinischer Erforschung der Insula ein weiter Bogen zwischen der Lehre alter Kulturen und der modernen Medizin gespannt. Fügt man die Physik Einsteins und seiner Nachfolger hinzu, von der Abhängigkeit der Umwelt vom jeweiligen Betrachter über die Quantenfeldtheorie bis hin zur Existenz einer unendlichen Zahl an Parallelwelten, nähert man sich der

Sichtweise, dass sich **ein jeder seine eigene Welt erschafft** und dass es eine objektive Wahrheit nicht geben kann, jedenfalls nicht in materiellen Systemen. Dies ist für den einen esoterisch plausibel und erfahrbar, der andere denkt bei derlei Theorien eher an den Einsatz von Männern in weißen Kitteln und die großzügige Anwendung kräftiger Medikamente.

Limbisches System

Das limbische System besitzt große Bedeutung für die Ausbildung des **Gedächtnisses**, für **Emotionen** und **Instinkthandlungen**. Daneben gilt es als dem Hypothalamus übergeordnete **Zentrale** des **endokrinen und vegetativen Systems**. Seine Anteile liegen sowohl im Groß- als auch im Zwischenhirn (➤ Abb. 1.31). Im Großhirn sind dies **Gyrus cinguli**, **Hippocampus** und **Gyrus parahippocampalis**, die **Insula** sowie das **Corpus amygdaloideum** (Mandelkern).

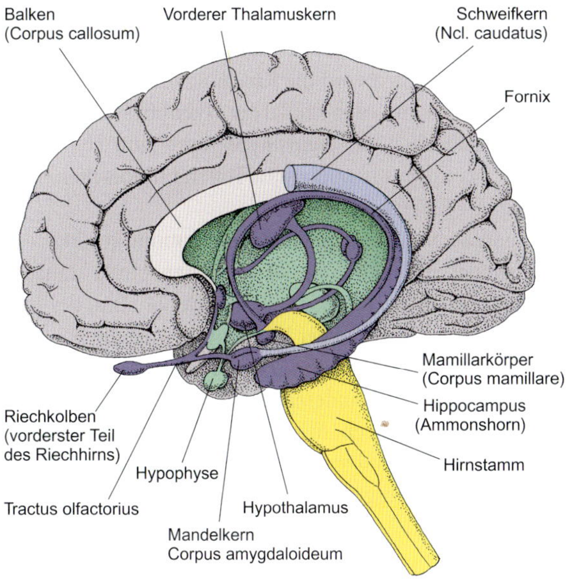

Abb. 1.31 Limbisches System [L190]

Im Zwischenhirn werden **Corpus mamillare** und einige Thalamuskerne dazu gerechnet. Der **Fornix** stellt die Verbindung zwischen den Anteilen her. Die Fasern laufen von Mandelkern und Hippocampus zum Mamillarkörper.

MERKE

Die Verknüpfung von (Kurzzeit-)Gedächtnis und Emotionen führt dazu, dass Ereignisse, die emotional verarbeitet werden, sehr viel besser in Erinnerung bleiben als neutrale Eindrücke.

Sprachzentrum

Das Sprachzentrum besteht aus einem motorischen, die Sprechmuskulatur steuernden Anteil, dem Broca-Zentrum, zuständig für die **Artikulation** der gesprochenen Worte, und dem sensorischen Wernicke-Zentrum, das dem **Sprachverständnis** dient (➤ Abb. 1.32):

- **Broca-Zentrum:** Das **motorische Sprachzentrum** liegt basal im **linken Stirnlappen**, direkt vor bzw. oberhalb des Sulcus lateralis und damit in Nachbarschaft zur Insula. Bei Linkshändern befindet es sich manchmal auch im rechten Stirnlappen. In jedem Fall ist es nur **einfach vorhanden**, sodass sein Ausfall nicht von der Gegenseite kompensiert werden kann. Im Broca-Zentrum ist die motorische Abfolge gesprochener Wörter gespeichert, mittels derer die Sprechmuskulatur im Gyrus precentralis korrekt bzw. in der richtigen Reihenfolge angesteuert werden kann. Afferenzen erhält das Broca-Zentrum aus dem Wernicke-Zentrum. Bei einem **Ausfall** des Broca-Zentrums wird **Gehörtes normal verstanden**, kann aber **nicht** mehr **beantwortet** werden. Dies wird als **motorische Aphasie** bezeichnet.
- **Wernicke-Zentrum**: Das **sensorische Sprachzentrum** befindet sich im obersten Anteil des **Schläfenlappens** (Gyrus temporalis superior) am Übergang zum Scheitellappen – entsprechend dem Broca-Zentrum ausschließlich in der sog. dominanten Hemisphäre des Gehirns, überwiegend also **links**. Dort werden die gehörten Worte mit abgespeicherten **Wortklangerinnerungen** verglichen und entsprechend zugeordnet. Bei einem **Ausfall** des

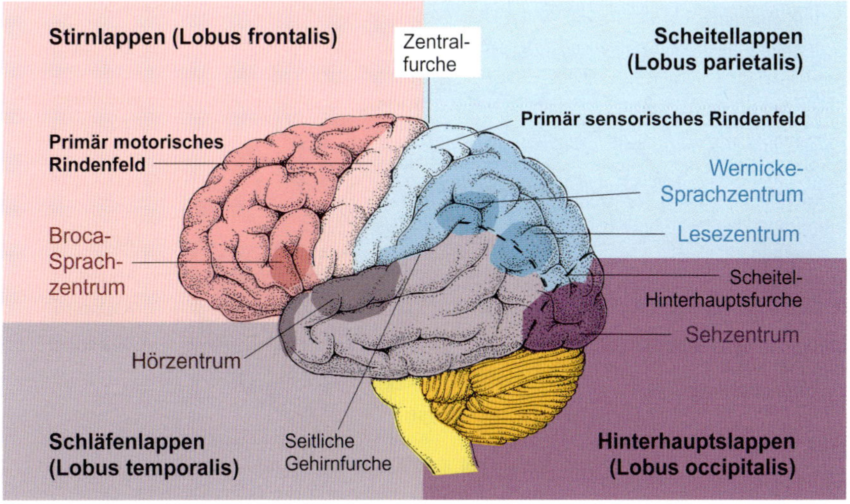

Abb. 1.32 Zunahme der Hirndurchblutung beim Sprechen in Broca- und Wernicke-Zentrum sowie motorischem Cortex [L190]

Wernicke-Zentrums kommt es zur **sensorischen Aphasie**, bei der das **Gehörte nicht mehr verstanden** wird.

1.7.2 Zwischenhirn

Das Zwischenhirn **(Dienzephalon)** ist zwischen Großhirn und Mittelhirn eingeschoben (➤ Abb. 1.22, ➤ Abb. 1.33). Es besteht aus **Thalamus** und **Hypothalamus**. Da der hintere Anteil der Hypophyse, die **Neurohypophyse**, einschließlich des Hypophysenstiels (Infundibulum) entwicklungsgeschichtlich und funktionell zum Hypothalamus gehört, werden diese Strukturen ebenfalls zum Zwischenhirn gerechnet. Diese Zugehörigkeit gilt auch für die **Epiphyse**. Vom Thalamus lassen sich theoretisch noch ein Metathalamus, Subthalamus (mit Nucleus subthalamicus) und Epithalamus (mit Epiphyse) abgrenzen.

Thalamus

Der Thalamus besteht überwiegend aus **grauer Substanz**, also aus Nervenzellen, die in der Form von zahlreichen Kernen beieinander liegen. Die einzelnen Strukturen sind **rings um den 3. Ventrikel** angeordnet, mit der Hauptmasse auf den beiden Seiten des Ventrikels. Die laterale Begrenzung bildet die Capsula interna. Dorsal stülpt sich direkt oberhalb der Vierhügelplatte des Mittelhirns die Epiphyse (Corpus pineale) aus dem Thalamusgewebe. Obwohl die beiden seitlichen Anteile durch eine Gewebebrücke (Adhaesio interthalamica) miteinander verbunden sind, ist ihre Funktion überwiegend getrennt den Körperseiten zugeordnet.

Der Thalamus ist, entsprechend seiner zentralen Lage, mit zahlreichen Hirnstrukturen verschaltet (➤ Abb. 4.5). Er ist Teil des **extrapyramidalen Systems**, z. B. mit seinem Nucleus subthalamicus, und dient als **Umschaltstation** der Seh- und Hörbahn. Dies gilt, abgesehen vom Geruchssinn, für alle sensiblen und sensorischen Reize aus Umwelt und Peripherie des Körpers. Der Thalamus nimmt hier in seiner Eigenschaft als Teil des **limbischen Systems** Bewertungen vor, wodurch alle diese Reize emotionale Deutungen erfahren, z. B. als Lust oder Unlust beurteilt werden. Zahlreiche, als weniger wichtig beurteilte Reize werden selbstständig verarbeitet und nicht an die Großhirnrinde weitergeleitet. Dies bedeutet andererseits, dass der Thalamus **entscheidet**, was überhaupt **ins Bewusstsein gelangt**. Er ist in diesem Sinn das **„Tor zum Bewusstsein“**. Unterstützt und ergänzt wird er bei seinen integrativen Funktionen vom Hypothalamus, sodass das Zwischenhirn insgesamt als funktionelle Einheit mit etwas differierenden Schwerpunkten betrachtet werden kann. Eine wirkliche Einheit entsteht allerdings erst dann, wenn man das limbische System in seiner Gesamtheit sowie die beiden Inseln mit dazu nimmt.

Hypothalamus

Der Hypothalamus liegt ventrokaudal des Thalamus und grenzt vorne an den 3. Ventrikel. Im hinteren Anteil wölbt sich das paarige, „brustwarzenartige“ **Corpus mamillare** aus dem Hypothalamus. Nach vorne unten wird die Kreuzung der beiden Sehnerven, das **Chiasma opticum**, nach kaudal der **Hypophysenstiel** (Infundibulum) einschließlich der **Neurohypophyse** zum Hypothalamus gerechnet. Das Corpus mamillare ist Teil des **limbischen Systems**. Dort enden die Faserzüge des Fornix.

Im Hypothalamus werden zahlreiche **Hormone** gebildet, die entweder über das Infundibulum zur Neurohypophyse transportiert und dort sezerniert werden oder über das venöse Blut des Infundibulum zum vorderen Anteil der Hypophyse (Adenohypophyse) gelangen und dort die Bildung und Sekretion der Hypophysenhormone beaufsichtigen. Unter anderem werden auf diese Weise Wasserhaushalt, Sexualfunktionen, Atmung und Blutdruck, Fettstoffwechsel und Wachstum reguliert. Die **biologischen Rhythmen** werden vom Hypothalamus vorgegeben und durch die Epiphyse des Thalamus ergänzt. Auch das **Vegetativum** wird vom Hypothalamus (und

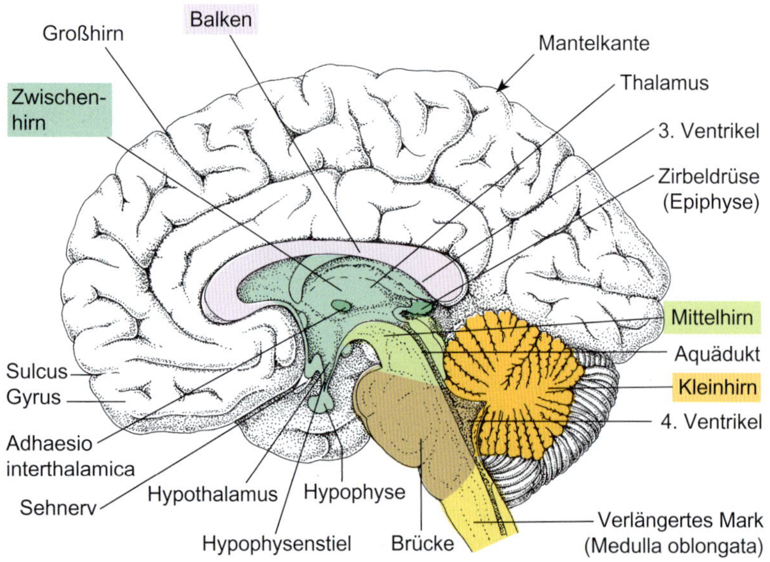

Abb. 1.33 Medianschnitt durch 3. Ventrikel, Zwischenhirn und Hirnstamm [L190]

weiteren Anteilen des limbischen Systems) beaufsichtigt. Außerdem finden sich hier u. a. das Temperaturzentrum sowie Zentren, die für die Nahrungsaufnahme Bedeutung besitzen. Insgesamt entsteht so ein **Koordinationssystem**, das zahlreiche Informationen aus Peripherie, weiteren Hirnstrukturen und Umwelt sammelt, gewichtet und selbstständig organisiert.

1.7.3 Hirnstamm

Der Hirnstamm besteht aus **Mittelhirn**, **Brücke** und **verlängertem Mark** (Medulla oblongata), das am Foramen magnum des Os occipitale ins Rückenmark übergeht (➤ Abb. 1.22). Brücke und Medulla oblongata grenzen ventral an den 4. Ventrikel, das Kleinhirn dorsal. Diese begrenzenden Strukturen werden gemeinsam zum **Rautenhirn (Rhombenzephalon)** zusammengefasst. Im Hirnstamm befinden sich neben Leitungsbahnen u. a. die Kerne der Hirnnerven und die Formatio reticularis.

Formatio reticularis

Bei der Formatio reticularis handelt es sich um ein netzförmig angeordnetes (Reticulum = kleines Netz) Gebilde (Formatio) aus **Nervenzellen** und ihren **Fortsätzen**, das sich zwischen Mittelhirn und Medulla oblongata ausspannt, in geringem Umfang sogar bis ins Rückenmark bzw. Zwischenhirn reicht (➤ Abb. 1.34). Teilweise liegen die Neurone so dicht beieinander, dass **Kerne** entstehen. Die Axone des Systems sind T-förmig verzweigt, wobei das eine Axonende nach oben (rostral) und das andere nach kaudal zieht und synaptische Verbindungen herstellt. Ein Teil der Axone ist **motorisch** und zieht zu den Vorderhornzellen des Rückenmarks, ein anderer zieht **sensorisch** zu rostral liegenden Hirnstrukturen.

Die Formatio reticularis nimmt sensible und sensorische Reize auf und leitet sie an die Hirnnerven des Hirnstamms weiter. Damit dient sie der schnellen **reflexartigen Beantwortung von Reizen** der Umwelt, wodurch z. B. Augenbewegungen hin zum auslösenden Ereignis erfolgen, noch bevor bewusste Handlungen koordiniert werden können. Demselben Ziel dient die Verschaltung mit motorischen Vorderhornzellen, die z. B. ein Zurückzucken einer Extremität bewirken, bevor die Reizursache erkannt und eingeordnet werden kann. Die Verschaltung mit dem Zwischenhirn führt dazu, dass die Reize emotional bewertet werden und vegetative Veränderungen bewirken.

In der Formatio reticularis der drei Hirnstammanteile liegen die **Zentren für Atmung und Kreislauf** sowie diejenigen der wesentlichen **Reflexe**, die dem Schutz bzw. dem Erhalt und der Integrität des Organismus dienen:

- Brechreflex
- Husten- und Niesreflex
- Schluckreflex, Saugreflex des Säuglings
- Lidschluss-Reflex
- Tränensekretion (Weinen)

In die Formatio reticularis integriert sind Neurone, die in ihrer Summe als **ARAS** (**a**ufsteigendes **r**etikuläres **a**ktivierendes **S**ystem) bezeichnet werden. Das ARAS ist Teil der afferenten, sensorischen Neurone, die diese Informationen aber nun nicht an motorische Anteile der Hirnnerven bzw. Vorderhornzellen leiten, sondern zur **Großhirnrinde** ziehen und dieselbe **unspezifisch aktivieren** (➤ Abb. 1.35). Es werden also keine konkreten Informationen übermittelt; die Rinde wird lediglich zu erhöhter Aufmerksamkeit

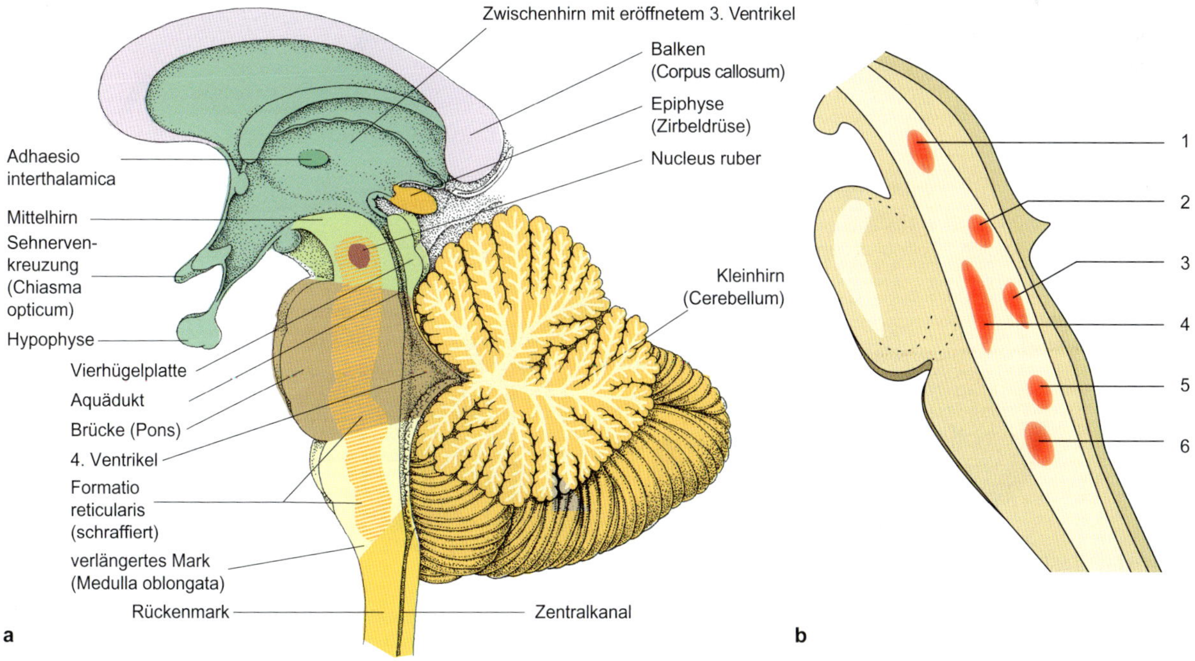

Abb. 1.34 **a** Die Formatio reticularis erstreckt sich vom Mittelhirn über die Brücke bis in das verlängerte Mark. **b** Lateralansicht mit den funktionellen Zentren ARAS (1), pontines Miktionszentrum (2), Brechzentrum (3), rhombenzephales lokomotorisches Zentrum (4), Atemzentrum (5) und Kreislaufzentrum (6). [L190; L157]

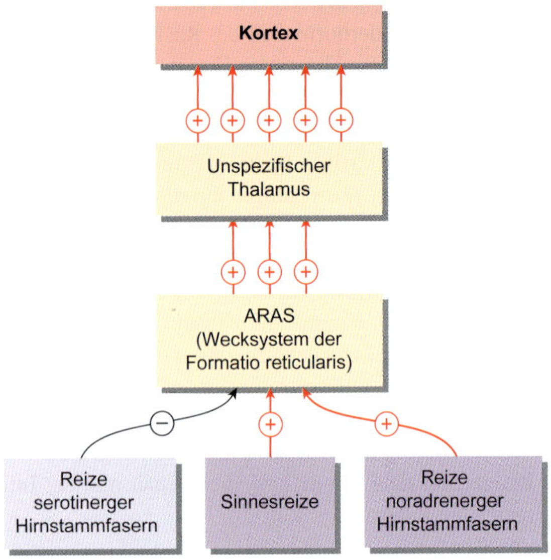

Abb. 1.35 Beziehungen zwischen ARAS, unspezifischen Thalamuskernen und Cortexaktivierung [L133]

angeregt. Dies wird im EEG erkennbar, indem bereits das Öffnen der Augen das Muster der Wellen verändert. Die Bedeutung des ARAS kann man auch daran erkennen, dass es bei seiner **Funktionsstörung** zum **Bewusstseinsverlust (Koma)** kommt.

Mittelhirn

Das Mittelhirn (Mesenzephalon) als oberster Anteil des Hirnstamms erstreckt sich ventral von den Corpora mamillaria des Hypothalamus bis zum Oberrand der Brücke; die dorsale Ausdehnung wird durch die Vierhügelplatte definiert. Die **Vierhügelplatte** (Lamina tecti bzw. Tectum) ist derjenige Anteil des Mittelhirns, der in der Form von vier Vorwölbungen („Hügeln" = Colliculi) dorsal des Kanals für den Liquor cerebrospinalis (Aqueductus) die hintere Begrenzung des Mittelhirns bildet. Der **Aqueductus** verbindet den 3. mit dem 4. Ventrikel. Insgesamt hat das Mittelhirn zwischen Dienzephalon und Pons eine Ausdehnung von lediglich 1,5 cm.

Im vorderen Anteil verläuft die **Pyramidenbahn**. Besonders wichtige Kerngebiete, eingeschoben zwischen die Leitungsbahnen des vorderen Anteils und den Aqueductus, stellen **Nucleus ruber**, **Substantia nigra** und die Kerne für den **III.** und **IV. Hirnnerv** (➤ Kap. 1.10.3, ➤ Kap. 1.10.4) dar (➤ Abb. 1.36).

Vierhügelplatte

Bei den vier Hügeln handelt es sich um Kerne, die mit zahlreichen weiteren Hirnstrukturen verschaltet sind. Im Vordergrund steht bei den beiden **oberen** Hügeln (Colliculi superiores) ihre Beteiligung an **Pupillenreflexen**, die eine Verengung der Pupillen bei Lichteinfall bewirken. Auch die automatische Blickwendung in Richtung eines Geräusches wird hier gesteuert.

Die beiden **unteren** Hügel (Colliculi inferiores) sind in die Hörbahn eingeschaltet. Sie stellen ein **akustisches Reflexzentrum** dar.

Nucleus ruber

Der Nucleus ruber erhielt seine Bezeichnung nach seinem makroskopischen Aussehen (ruber = rot), das hauptsächlich durch eingelagertes Eisen entsteht. Erstaunlicherweise sind die diesbezüglichen zytologischen und biochemischen Zusammenhänge immer noch unklar.

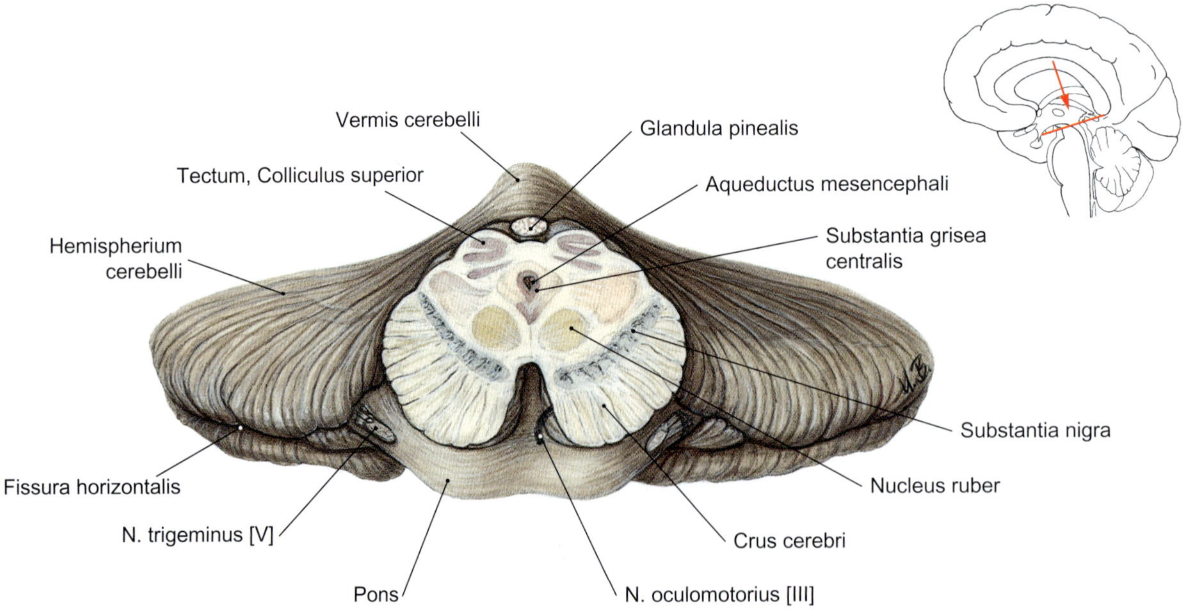

Abb. 1.36 Querschnitt durch das Mittelhirn (Ansicht von vorne) [S007-22]

Der Kern ist Teil des sog. **extrapyramidalen Systems.** Er dient als **Umschaltstation** für Efferenzen der Großhirnrinde (Gyrus precentralis), der Basalganglien (Pallidum), des Thalamus und des Kleinhirns und verbindet diese Zentren auch afferent miteinander. Der Nucleus ruber koordiniert also diese Zentren untereinander und übernimmt Feinabstimmungen.

Weitere Efferenzen laufen zu den Motoneuronen des Rückenmarks. Die Übertragung der Koordination zerebraler motorischer Zentren auf die periphere Muskulatur führt hier zu angepasstem Muskeltonus und situationsbezogener Körperhaltung.

Substantia nigra

Auch die schwarze Substanz (niger = schwarz) steht im Dienste des **extrapyramidalen Systems**. Die Nervenzellen dieses Kerngebiets enthalten reichliche Mengen an **Melanin**, wodurch die Schwarzfärbung zustande kommt. Die Substantia nigra erhält Afferenzen vom motorischen Cortex und von den Basalganglien (v. a. Striatum). Die Efferenzen laufen wiederum zu den Basalganglien sowie zum Thalamus.

Entsprechend dem Nucleus ruber übernimmt auch die Substantia nigra **Feinabstimmungen** im **extrapyramidalen System**. Besonders bedeutsam sind ihre **Efferenzen** zum **Striatum**, die an diesem Basalganglion eine wohldosierte **Hemmung** bewirken. Der **Ausfall** der Substantia nigra führt dementsprechend zur **Steigerung der Striatum-Funktion**, dem **Parkinson-Syndrom**.

EXKURS

Das Pigment **Melanin** ist ein Polymerisationsprodukt, das mit seinem mesomeren System Licht absorbiert. Mesomere Systeme enthalten in stetigem Wechsel Einfach- und Doppelbindungen, wodurch die Elektronen der Doppelbindungen nicht mehr ortsfest gebunden sind, sondern frei schwingen können und dadurch durch Lichtphotonen angeregt werden. Melanin entsteht gewissermaßen als Nebenprodukt bei der **Oxidation** der Aminosäure **Tyrosin** über Dopa zu **Dopamin**, dem wichtigsten Neurotransmitter der Substantia nigra bzw. desjenigen Anteils, der als Pars compacta bezeichnet wird. Das Pigment besitzt demnach in dieser Lokalisation und im Gegensatz zur Haut keine eigene Bedeutung.

Brücke

Der (!) Pons stellt mit einem Durchmesser von 2,5 cm die größte Auftreibung des Hirnstamms dar. Diese Auftreibung entsteht hauptsächlich durch die im vorderen Anteil verlaufende **Pyramidenbahn**. Mit seinem hinteren Anteil bildet der Pons die ventrale Begrenzung des 4. Ventrikels. Auf beiden Seiten des Ventrikels verläuft weiße Substanz, die das Kleinhirn mit der Brücke verbindet.

Die Kerngebiete der Brücke stellen **Kerne von Hirnnerven** sowie Umschaltstationen zwischen Groß- und Kleinhirn dar (➤ Abb. 1.37). Die Kerne des Pons, als Teil der **Großhirn-Brücken-Kleinhirnbahn**, empfangen Afferenzen aus der Rinde von Stirn- und Scheitellappen, die durch die Capsula interna nach kaudal ziehen, dort umgeschaltet werden und efferent das Kleinhirn erreichen.

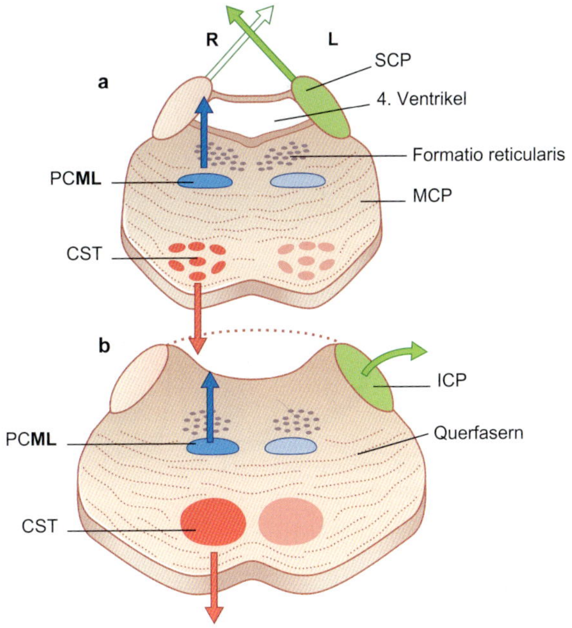

Abb. 1.37 Querschnitt durch die Brücke mit ihren Kernen [E689]

Der Sinn ist darin zu sehen, dass die im Großhirn entstehenden Bewegungsabläufe im Kleinhirn eine Feinabstimmung erfahren. Dadurch, dass das Kleinhirn diese Muster über den Thalamus zurück ans Großhirn leitet, entsteht ein Regelkreis mit einer Koordinierung der Bewegungen.

Medulla oblongata

Das verlängerte Mark stellt die direkte Fortsetzung des Rückenmarks ab dem Foramen magnum dar und sieht von ventral betrachtet auch so aus. In seinem vordersten Abschnitt läuft die **Pyramidenbahn**. Zwischen dem rechten und linken Anteil dieser wulstartigen Vorwölbungen, die wegen ihres Aussehens als Pyramiden bezeichnet werden, findet sich als Furche die Fissura mediana anterior. Neben den beiden Pyramiden befinden sich die großen Kerngebiete (Nucleus olivaris) der beiden **Oliven**. Die Namensgebung erfolgte auch hier aufgrund der olivenartigen Vorwölbung der Medulla, die durch die beiden Kerne verursacht wird. Hinter den Oliven folgen die **Kerngebiete der Hirnnerven IX–XII** (➤ Abb. 1.38). Im hinteren Anteil der Medulla zieht der sich verschmälernde 4. Ventrikel nach kaudal und wird im Bereich des Foramen magnum zum Zentralkanal des Rückenmarks.

Oliven

Die Kerngebiete der Oliven erhalten **Afferenzen** vom motorischen Cortex (Gyrus precentralis), den Basalganglien, dem Nucleus ruber des Mittelhirns und der Formatio reticularis des Hirnstamms. **Efferent** sind sie mit dem Kleinhirn verschaltet. Sie melden Bewegungsabläufe zum Kleinhirn und dienen damit der **Feinmotorik**.

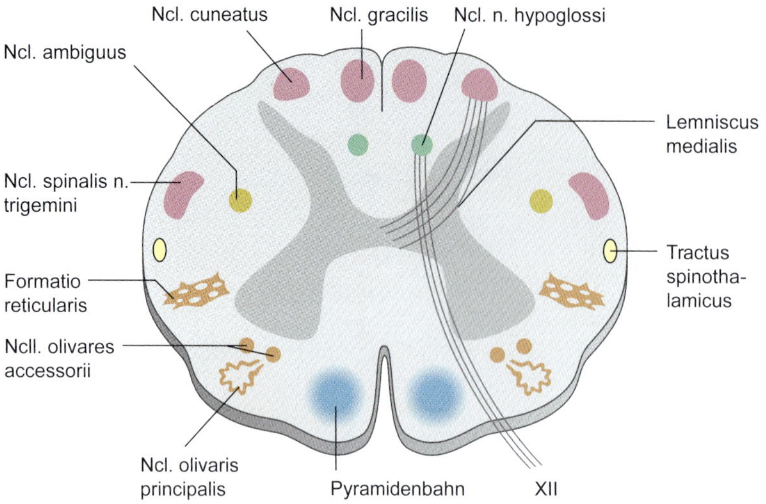

Abb. 1.38 Querschnitt durch die Medulla oblongata [L157]

1.7.4 Kleinhirn

Das **Cerebellum** als Teil des Rautenhirns befindet sich dorsal des 4. Ventrikels und damit auch dorsal von Brücke und Medulla (➤ Abb. 1.23). Es misst im Durchmesser etwa 10 cm. Das Gewicht liegt bei 140 g. Das Kleinhirn liegt in der hinteren Schädelgrube und wird nach oben durch das **Tentorium cerebelli** vom Hinterhauptlappen des Großhirns abgegrenzt und vor übermäßigem Druck bewahrt. Es besteht aus zwei halbkugeligen seitlichen Anteilen, den **Kleinhirnhemisphären**, und dem dazwischen befindlichen **Kleinhirnwurm** (Vermis cerebelli) (➤ Abb. 1.39). Zwischen die beiden Kleinhirnhemisphären stülpt sich die **Falx cerebelli** als Duplikatur

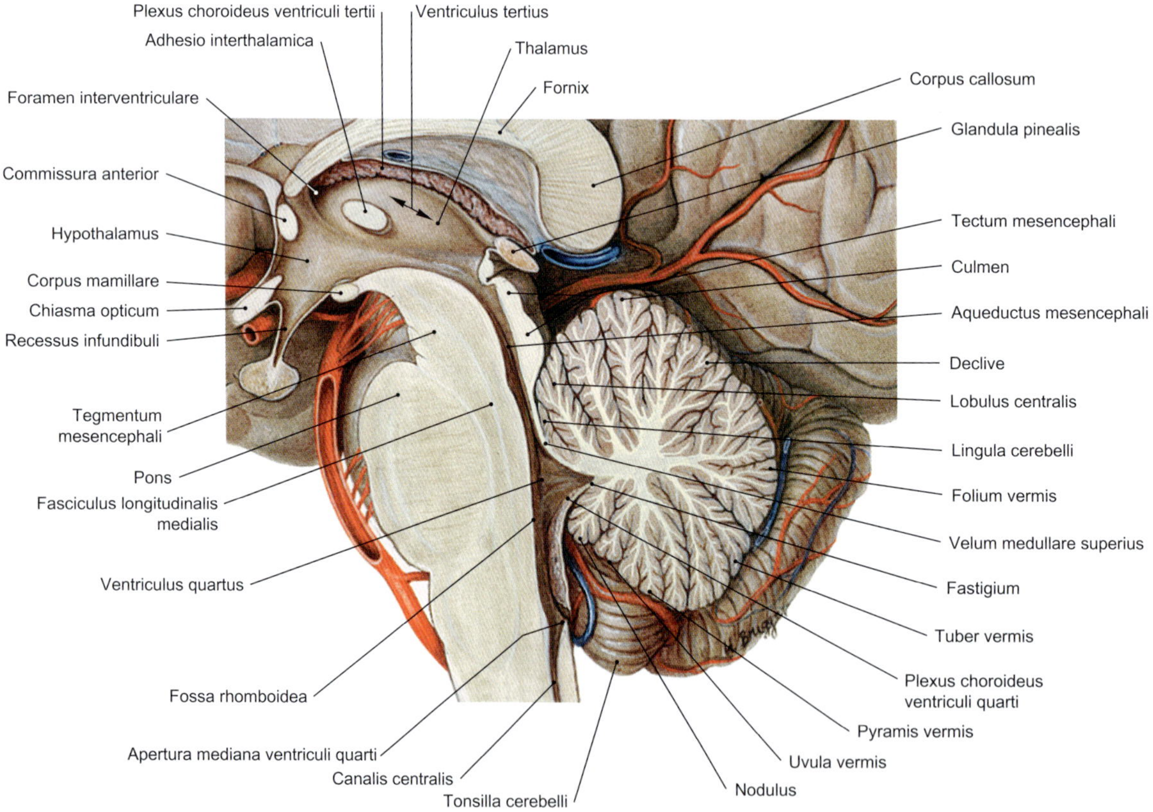

Abb. 1.39 Medianschnitt durch das Kleinhirn. Durch die Gliederung in graue und weiße Substanz mitsamt ihrer engen Fältelung entsteht das Bild des Arbor vitae („Lebensbaum"). [S007-22]

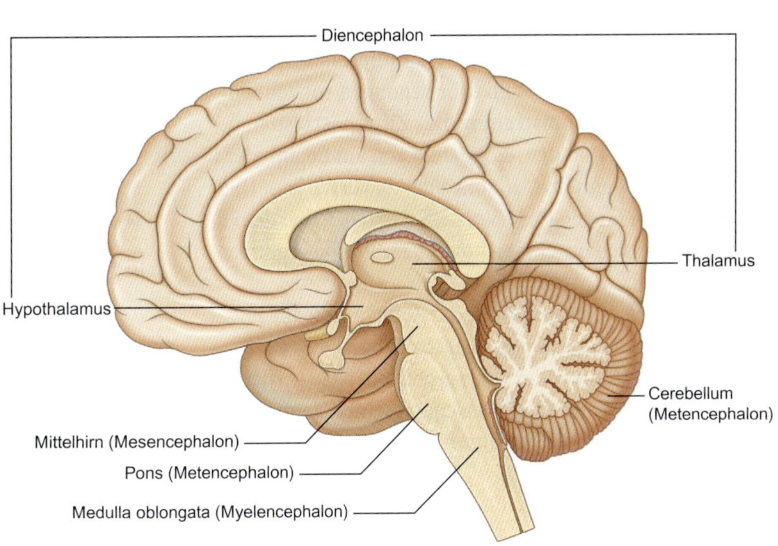

Abb. 1.40 Schema der Verschaltung der im Gehirn am Entwerfen und Ausführen motorischer Impulse beteiligten Strukturen [E580]

der Dura mater aus dem Os occipitale. Insgesamt drei gebündelte Nervenbahnen verbinden als sog. **Kleinhirnstiele** (Pedunculi cerebelli) das Kleinhirn mit den Kernen von Medulla (Oliven), Pons und Mittelhirn (v. a. Nucleus ruber).

Die beiden **Hemisphären** lassen sich durch Furchen in jeweils **drei Lappen** unterteilen, die wiederum aus kleineren Läppchen bestehen. Die **Kleinhirnrinde** (graue Substanz) ist etwa 1 Millimeter dick. Im **inneren Mark** (weiße Substanz) befinden sich mehrere Kerne (graue Substanz). Der Aufbau ähnelt also insgesamt dem Großhirn. Die Rinde ist allerdings noch stärker gefaltet als diejenige des Großhirns, sodass makroskopisch eine baumartige Verzweigung entsteht. Man spricht deshalb auch vom **Arbor vitae cerebelli** (Lebensbaum).

Ähnlich wie beim Großhirn sind die beiden Kleinhirnhemisphären über **Kommissurenfasern** miteinander verbunden. **Assoziationsfasern** verschalten verschiedene Rindengebiete derselben Seite untereinander. **Projektionsfasern** stellen über die **Pedunculi cerebelli** die Verbindung mit dem Hirnstamm her.

Projektionsbahnen

Die graue Substanz des Kleinhirns ist afferent und efferent mit der motorischen Großhirnrinde, dem Thalamus des Zwischenhirns, Kernen von Mittelhirn (Nucleus ruber), Pons und Medulla oblongata (Oliven), mit dem Innenohr sowie mit dem Rückenmark verschaltet (➤ Abb. 1.40). Die Bahnen aus Großhirn und Rückenmark werden in den Kernen des Hirnstamms umgeschaltet und moduliert, bevor sie über die Kleinhirnstiele mit dem Kleinhirn kommunizieren.

Funktionen des Kleinhirns

Das Cerebellum ist an **sämtlichen motorischen Vorgängen** beteiligt, von daher auch mit allen motorischen Zentren verschaltet. Motorische Befehle des Großhirns zur Peripherie sowie deren Rückmeldungen an die Großhirnrinde werden beim Durchlaufen des Hirnstamms zum Kleinhirn abgezweigt und hier feinabgestimmt, ergänzt und in Bezug zur Körperlage und Vorspannung der Muskulatur gesetzt. Aus dem Gleichgewichtsorgan des Innenohrs laufen für diese Feinabstimmung ständig Informationen über die Vestibulariskerne des Hirnstamms zur Kleinhirnrinde. Dasselbe gilt für diejenigen Fasern der Muskulatur, die für deren Vorspannung zuständig sind.

Im Kleinhirn selbst **entstehen keine motorischen Impulse**. Es sorgt lediglich für den Erhalt des Gleichgewichts und die Kontrolle des Muskeltonus und macht aus den Bewegungsmustern des Großhirns **fließende, präzise, koordinierte Bewegungsabläufe**. Im Gegensatz zur Großhirnrinde werden die Bahnen der Kleinhirnhemisphären **nicht** zur **Gegenseite** des Körpers **umgeschaltet**. Bei einem Ausfall ist deshalb überwiegend die gleiche Körperseite betroffen. Dabei geht die Motorik selbst nicht verloren, sondern lediglich deren Feinabstimmung.

Erkrankungen des Kleinhirns

Störungen der Kleinhirnfunktion entstehen **degenerativ**, **ischämisch**, **toxisch** (Alkohol, Medikamente), durch **Einblutungen**, **Entzündungen** und **Tumoren** oder im Rahmen einer **Multiplen Sklerose**. Die sichtbaren Ausfallserscheinungen sind zumindest in ihrer Summe sehr typisch für das Cerebellum und beleuchten dadurch auch seine Funktion:

- Die mangelhafte Koordination der verschiedenen Muskeln führt zu einem unsicheren, breitbeinigen, torkelnden Gang (**zerebellare Ataxie**; ➤ Abb. 1.41a).
- Koordinierte Bewegungen, die unterschiedlicher Muskelgruppen bedürfen, werden unmöglich. Dies wird als **Asynergie** bezeichnet. Schnelle antagonistische Bewegungen, wie sie z. B. für das Beugen und Strecken der Finger beim Klavierspielen benötigt werden, sind nicht mehr möglich **(Dysdiadochokinese)**.

Aufgrund der fehlenden Synergie der Sprechmuskulatur wird die Sprache langsam und abgehackt (**skandierende Sprache**).

- Bei der Durchführung von Willkürbewegungen entsteht ein **grobschlägiger Intentionstremor**. Das Zittern ist also in der Ruhe noch nicht vorhanden; es entsteht erst am Beginn der Bewegung, um sich dann im Verlauf weiter zu verstärken. Dies lässt sich z. B. im Finger-Nase-Versuch darstellen, bei dem der Finger des Patienten unter zunehmenden Zitterbewegungen sein Ziel verfehlt (➤ Abb. 1.41).
- Der **Muskeltonus** ist **vermindert**, die **Reflexe** sind **abgeschwächt**, die **Gelenke** werden **überstreckbar**.
- Drückt der Patient mit voller Kraft gegen einen Gegenstand, der plötzlich nachgibt, kann er die Bewegung seiner Hand nicht abbremsen (**pathologisches Rebound-Phänomen**).

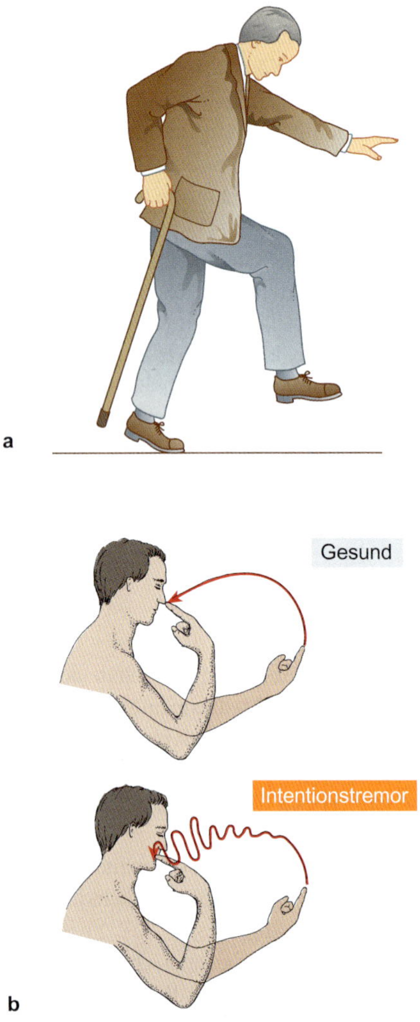

Abb. 1.41 Typische Symptome bei Läsionen des Kleinhirns: Rumpf- und Gangataxie (**a**), pathologischer Finger-Nase-Versuch (**b**) [E689; L190]

Zusammenfassung

Großhirn

- besteht in der Aufsicht aus gewundenen Gewebeeinheiten (Gyri), voneinander abgetrennt durch Furchen (Sulci)
- Ein bis zu 5 mm dicker Rindenteil aus Nervenzellen (graue Substanz = Substantia grisea) umgibt die zentral liegende weiße Substanz (Substantia alba) aus Leitungsbahnen; diese bestehen aus:
  - **Assoziationsfasern:** Axone, die Neurone derselben Hirnhälfte untereinander verbinden
  - **Kommissurenfasern:** Axone, die gemeinsam als sog. Balken (Corpus callosum) zur kontralateralen Hemisphäre ziehen
  - **Projektionsfasern:** Bündel aus Axonen, die das Großhirn mit basalen Hirnanteilen, dem Kleinhirn und der Peripherie verbinden – u.a. als Pyramidenbahn
- Tiefer reichende Sulci ermöglichen eine Untergliederung des Großhirns in Lappen.

Stirnlappen (Lobus frontalis)

- liegt in der vorderen Schädelgrube
- ermöglicht die intellektuellen Fähigkeiten
- integriert psychische und motorische Handlungen
- enthält in seinem dorsalen Anteil den Gyrus precentralis (motorischer Homunkulus), von dem die Pyramidenbahn ihren Ausgang nimmt
- Im hinteren unteren Anteil der dominanten Hemisphäre (meist links) befindet sich das motorische Sprachzentrum (Broca), das im Gyrus precentralis die Sprechmuskulatur steuert.

Scheitellappen (Lobus parietalis)

- befindet sich zwischen Sulcus centralis und Sulcus lateralis, also zwischen Stirn-, Hinterhaupt- und Temporallappen
- enthält in seinem vorderen Anteil als wichtigste Struktur den sensiblen Gyrus postcentralis (somatosensorischer Homunkulus), in dem die sensiblen Empfindungen der Peripherie wahrgenommen und zugeordnet werden

Schläfenlappen (Lobus temporalis)

- liegt in der mittleren Schädelgrube
- enthält die Hörrinde und in der dominanten Hemisphäre (meist links) das sensorische Sprachzentrum (Wernicke)

Hinterhauptlappen (Lobus occipitalis)

- liegt oberhalb des Kleinhirns auf dem Tentorium cerebelli
- enthält die primäre Sehrinde, an der die Sehbahn endet

Insula

- liegt zentral in der Tiefe, umgeben von den weiteren Großhirnlappen
- Funktionen:
  - repräsentiert das eigene Bewusstsein
  - Wahrnehmung und Bewertung sämtlicher Emotionen (Bauchgefühl)

- kommuniziert mit allen sensorischen und emotionalen Zentren
- bildet das anatomische Korrelat für Empathie und Fairness

Basalganglien

- Ansammlungen von Neuronen (graue Substanz) basal im Großhirn, am Übergang zum Zwischenhirn
- lassen sich unterscheiden in Striatum (Nucleus caudatus und Putamen), Pallidum und Corpus amygdaloideum (Mandelkern, Amygdala)
- dienen der extrapyramidalen Motorik (Striatum und Pallidum) oder sind Teil des limbischen Systems (Mandelkern)
- das Claustrum wird inzwischen nicht mehr zu den Basalganglien gerechnet
- die Capsula interna als Teil der Pyramidenbahn trennt das Striatum in Nucleus caudatus (medial) und Putamen (lateral)

Limbisches System

- besteht aus Kernen und Leitungsbahnen in Großhirn (z. B. Hippocampus), Basalganglien (Corpus amygdaloideum) und Zwischenhirn (z. B. Corpus mamillare)
- ist wesentlich für das Kurzzeitgedächtnis, dient als Zwischenspeicher bis zur nächtlichen Übertragung ins Langzeitgedächtnis
- Sitz der Emotionen und ihrer Verarbeitung – z. B. Amygdala als Angstzentrum, Gyrus parahippocampalis als Teil des Riechzentrums

Zwischenhirn

- besteht aus **Thalamus** (einschließlich Epiphyse) und **Hypothalamus** (einschließlich Neurohypophyse)
- wird lateral von den beiden Temporallappen bedeckt und enthält zentral den 3. Ventrikel
- dient als Umschaltstation für sämtliche Informationen aus der und in die Peripherie – einschließlich der Seh- und Hörinformationen
- verarbeitet selbstständig peripher entstehende Reize und entscheidet in Kooperation mit der Insula über deren bewusste Wahrnehmbarkeit („Tor zum Bewusstsein")
- steuert in Kooperation mit dem ARAS die Wachheit des Cerebrums
- steuert über Hypothalamus und Epiphyse zahlreiche somatische Funktionen einschließlich Körpertemperatur, Anpassung an die Außenwelt, Tag-Nacht-Rhythmus, Wasserhaushalt, Fortpflanzung usw.
- ist Teil des limbischen Systems und damit auch der Emotionen
- ist mit einzelnen Kerngebieten (z. B. Nucleus subthalamicus) an der extrapyramidalen Motorik beteiligt

Hirnstamm

- wird von **Mittelhirn**, **Brücke** und **verlängertem Mark** (Medulla oblongata) gebildet, geht am Foramen magnum ins Rückenmark über
- enthält den 4. Ventrikel
- besteht aus zahlreichen Leitungsbahnen, die Groß- und Kleinhirn mit der Peripherie verbinden sowie Ansammlungen aus Neuronen (Kernen) – z. B. aus denjenigen der Hirnnerven III–XII, Kernen des extrapyramidalen Systems und der Formatio reticularis
- **Formatio reticularis:** verstärkt sämtliche Reize der Außenwelt durch Aktivierung der Großhirnrinde, steuert lebensnotwendige Reflexe wie z. B. Husten-, Schluck- oder Brechreflex, ist Teil der extrapyramidalen Motorik, enthält das aufsteigende retikuläre aktivierende System (ARAS), beim Ausfall des ARAS kommt es zum Bewusstseinsverlust (Koma)
- enthält Zentren, die u.a. Atmung und Kreislauf steuern sowie die beiden Anteile des vegetativen Nervensystems (Sympathikus und Parasympathikus)

Kleinhirn

- liegt in der hinteren Schädelgrube dorsal des 4. Ventrikels
- ähnelt vom makroskopischen Aufbau her dem Großhirn
- dient v.a. der Feinabstimmung der gesamten Motorik und ist deswegen mit allen aufsteigenden und absteigenden motorischen Bahnen verschaltet; bei seinem Ausfall kommt es u.a. zu
  - Gangataxie
  - Intentionstremor
  - skandierender (abgehackter) Sprache
  - Reflexabschwächung

1.8 Hirnventrikel

Der **Liquor cerebrospinalis** wird in den **Plexus choroidei** der 4 Ventrikel gebildet, ermöglicht durch Filtration des Serums aus den fenestrierten Kapillaren der Pia mater und aktiven Transport der Ependymzellen ins Ventrikellumen (Blut-Liquor-Schranke). Es handelt sich um eine klare, wässrige Flüssigkeit, die neben **Glukose** (40–60 mg/dl) nur Spuren von Eiweiß (v.a. Albumin) sowie einzelne Leukozyten (definitionsgemäß **maximal 3 Leukozyten/µl** Liquor) enthält. Bei einer Erhöhung der Zellzahl auf > 5/µl (= **Pleozytose**) besteht der Verdacht auf eine Entzündung des Gehirns oder seiner Häute (Meningitis, Enzephalitis).

Der Liquor besitzt überwiegend **Schutzfunktionen**. Er bildet eine Art Wasserkissen zwischen der weichen Hirnmasse und den Schädelknochen bzw. zwischen Rückenmark und Wirbelsäule. Entsprechendes gilt für die Ventrikel, die zwischen einzelne Hirnanteile eingeschoben sind. Zusätzlich dient der Liquor neben bzw. ergänzend zur Blut-Hirn-Schranke auch dem **Stoffwechsel** des Gehirns.

Größere **liquorgefüllte Räume** zwischen Hirnanteilen (**innere Liquorräume**) werden als **Hirnventrikel** bezeichnet. Insgesamt werden **4 Ventrikel** unterschieden, die untereinander verbunden sind (➤ Abb. 1.42): Die beiden **Seitenventrikel** (= 1. und 2. Ventrikel) liegen beidseits basal im Großhirn (medial und oberhalb der Basalganglien), der **3. Ventrikel** im Zwischenhirn und der **4. Ventrikel** schließlich befindet sich im Hirnstamm zwischen Pons und Medulla einerseits und dem Cerebellum andererseits. Die **Seitenventrikel** besitzen Ausstülpungen bzw. Hörner. Ihr **Mittelteil** liegt im Scheitellappen, das **Vorderhorn** (Cornu anterius) im Stirnlappen und das **Hinterhorn** (Cornu posterius) im Hinterhauptlappen. Das **Unterhorn** (Cornu inferius) schließlich reicht etwa 3 cm weit in den Schläfenlappen hinein.

des **Hirnstamms**. Die beiden Systeme sind allerdings miteinander verschaltet, sodass eine strikte Trennung etwas willkürlich erscheint und mehr aus formalen Gründen sinnvoll ist.

1.9.1 Pyramidenbahn

Die Pyramidenbahn enthält die Fasern der **Willkürmotorik**. Definitionsgemäß handelt es sich um die Gesamtheit derjenigen Fasern, die in der motorischen Großhirnrinde (v. a. Gyrus precentralis) entspringen und als **Tractus corticonuclearis** zu den motorischen Kernen der **Hirnnerven** oder als **Tractus corticospinalis** lateralis und anterior zu den **motorischen Nervenzellen** im **Vorderhorn** des Rückenmarks ziehen. Die Namensgebung lässt sich aus dem Verlauf dieser Fasern durch die Pyramiden der Medulla oblongata ableiten, aber auch aus den Pyramidenzellen der Großhirnrinde, in der die motorischen Befehle ihren Ausgang nehmen.

Die Pyramidenbahn (➤ Abb. 1.46) beginnt in der weißen Substanz des **Gyrus precentralis**. Die Faserbündel ziehen von hier durch die **Capsula interna** zum Mittelhirn und bilden in dessen ventralem Anteil, gemeinsam mit weiteren Fasern, das **Crus cerebri** (= **Pedunculus cerebri** = **Großhirnstiel**). Auch im weiteren Verlauf durch den Hirnstamm liegt die Pyramidenbahn **ventral** und bildet sowohl im **Pons** als auch in der **Medulla oblongata** den größten Anteil an den wulstartigen bzw. pyramidenförmigen vorderen Ausstülpungen. Ein Teil der Fasern der Pyramidenbahn erreicht im Hirnstamm verschiedene Kerne sowie über die Pedunculi das **Kleinhirn**, wodurch die Willkürmotorik koordiniert und in fließende Bewegungen der Peripherie umgewandelt wird.

In der **Medulla oblongata** findet sich die bedeutsame **Kreuzung** der Fasern **zur Gegenseite** (Decussatio pyramidum). Annähernd 90 % aller Fasern verlassen dort ihre Pyramide, um dann auf der anderen Seite als **Pyramidenseitenstrangbahn** (Tractus corticospinalis lateralis) nach kaudal ins Rückenmark zu den motorischen Vorderhornzellen zu ziehen. Dies bedeutet, dass Befehle, die im **rechten Gyrus precentralis** entstanden sind, zur **linken Körperseite** ziehen, und diejenigen des **linken Gyrus** zur **rechten**.

Der geringe Anteil an Fasern, der von der Medulla aus **ungekreuzt** als **Pyramidenvorderstrangbahn** (Tractus corticospinalis anterior) ins Rückenmark weiterzieht, wechselt schließlich auf Höhe der Segmente, aus denen die Spinalnerven austreten, ebenfalls zur Gegenseite. Letztendlich versorgen also **sämtliche Fasern** der motorischen Rinde ausschließlich die **Muskulatur der Gegenseite**.

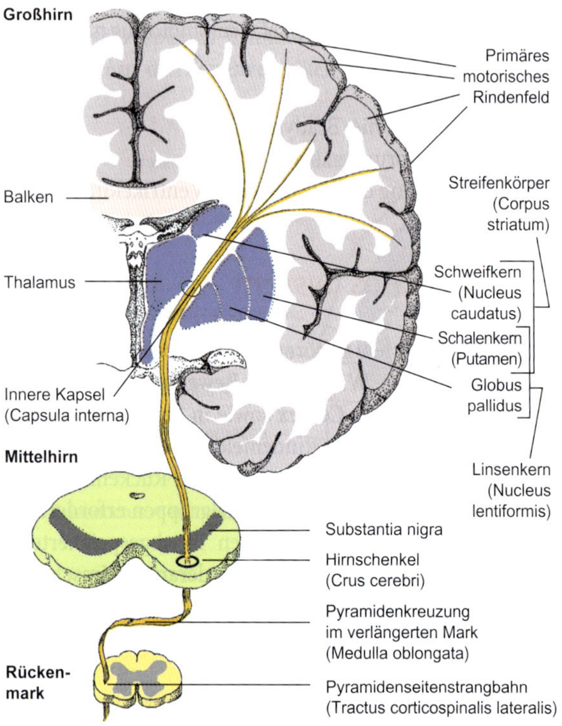

Abb. 1.46 Ursprung und Verlauf der Pyramidenbahn [L190]

1.9.2 Extrapyramidales System

Zum extrapyramidal-motorischen System (EPMS) gehören, etwas vereinfacht, alle **motorischen Bahnen**, die **nicht durch die Pyramide** der Medulla oblongata laufen. Entsprechend den Axonen der Pyramidenbahn enden sie an den **motorischen Vorderhornzellen** des Rückenmarks.

Zum EPMS gehören die **Basalganglien** (Striatum und Pallidum), der Nucleus subthalamicus und Kerne des **Hirnstamms** (Nucleus ruber, Substantia nigra, Oliven, Formatio reticularis, Vestibulariskerne in Pons und Medulla) (➤ Abb. 1.47, ➤ Abb. 1.48). Im Hirnstamm kommt es wie üblich zu Verschaltungen und damit Feinabstimmungen mit dem Kleinhirn. Zusätzlich laufen Axone, die von Neuronen des Gyrus precentralis stammen, durch die Capsula interna zum EPMS und bewirken eine Koordination mit dem pyramidalen System.

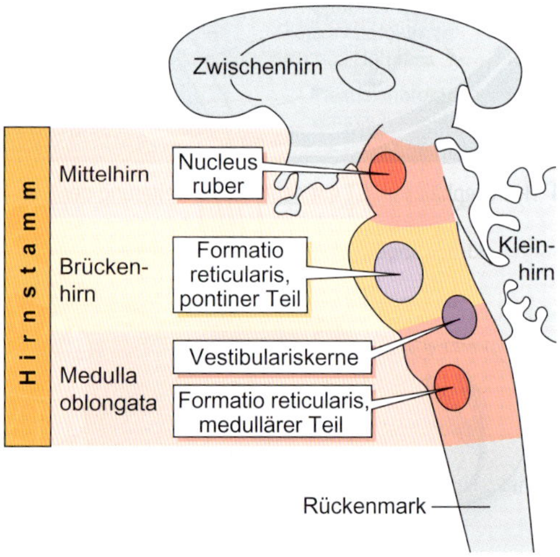

Abb. 1.47 Extrapyramidal-motorische Zentren im Hirnstamm [L106]

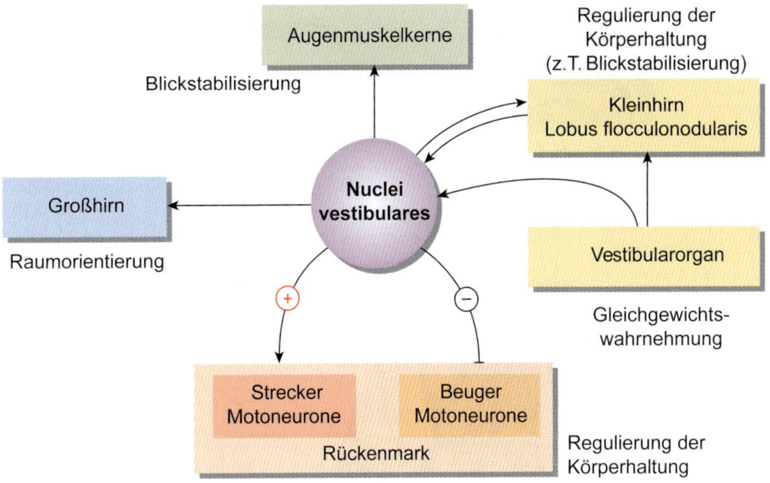

Abb. 1.48 Bedeutung der Vestibulariskerne im extrapyramidalen System [L157]

Früher erfolgte zwischen den beiden motorischen Systemen eine strikte Trennung. Danach war die Pyramidenbahn für die Willkürmotorik und das EPMS für ungesteuerte, unwillkürliche Bewegungsabläufe verantwortlich. Inzwischen wird diese Trennung mehr aus didaktischen Gründen vorgenommen, weil das EPMS auch an der Koordinierung bzw. Harmonisierung sämtlicher willkürlicher Bewegungsmuster beteiligt ist.

Abgesehen von der **Koordinierung** von Bewegungen bestehen die wichtigsten Funktionen des extrapyramidalen Systems in der Regulierung von **Muskeltonus**, **Körperhaltung** und **Gleichgewicht** sowie in **unwillkürlichen Bewegungen**, z. B. reflexartigen Abwehrbewegungen.

PATHOLOGIE

Bei **Störungen** des EPMS entstehen die **extrapyramidalen Symptome**. Die Symptome manifestieren sich v. a. in einer Störung automatischer Bewegungsabläufe sowie in einem veränderten Muskeltonus. Wichtige Erkrankungen des extrapyramidalen Systems sind der **Morbus Parkinson** und die **Chorea Huntington**.

Zusammenfassung

Motorisches System

Besteht aus der Willkürmotorik (Pyramidenbahn) und dem extrapyramidalen System

Pyramidenbahn

- Summe der Fasern, die aus dem Gyrus precentralis durch die Capsula interna, anschließend ventral durch den Hirnstamm zur Medulla laufen
- zahlreiche Verschaltungen mit den Basalganglien, Kernen des Hirnstamms und dem Kleinhirn
- 90 % der Fasern kreuzen in der Medulla zur Gegenseite und ziehen als Seitenstrangbahn zu den Motoneuronen der jeweiligen Segmente.
- 10 % der Fasern ziehen zunächst auf derselben Seite (Vorderstrangbahn) zu den innervierten Segmenten und wechseln erst dort zur Gegenseite.
- Im Ergebnis versorgt der Gyrus precentralis über die Pyramidenbahn ausschließlich die Willkürmotorik der kontralateralen Körperseite.

Extrapyramidales System

- besteht aus Teilen der Basalganglien und Kernen des Hirnstamms
- ist eng mit dem Kleinhirn und der Willkürmotorik verbunden
- ermöglicht deren Funktion durch vorangehende Anpassung des Muskeltonus und Koordinierung von Bewegungsmustern
- arbeitet selbstständig in der Regulierung von Körperhaltung und Gleichgewicht einschließlich des dafür notwendigen Muskeltonus, steuert reflexartig die Antwort auf sensorische und sensible Reize (Abwehrbewegungen)

1.10 Hirnnerven

Nerven entstehen als **Spinalnerven** aus den **Segmenten des Rückenmarks**. Sämtliche peripheren Strukturen werden von ihnen versorgt. Nun existiert allerdings auch am Kopf eine Vielfalt von Strukturen, die nerval angesteuert werden müssen. Deren Axone und Dendriten gelangen ohne Umweg über das Rückenmark direkt aus zerebralen Anteilen dorthin. Die Nerven werden dementsprechend als **Hirnnerven** bezeichnet und den Spinalnerven gegenübergestellt. Dabei erscheint die Grenze einfach und folgerichtig: Der Bereich des knöchernen Schädels mit seiner quergestreiften Willkürmotorik, seiner vegetativ und unwillkürlich gesteuerten glatten Muskulatur, seinen sensiblen und sensorisch im Dienst der Sinnesorgane stehenden Strukturen unterliegt allein der nervalen Versorgung durch die Hirnnerven, der gesamte „Rest" des Organismus derjenigen der Spinalnerven. Eine scheinbare Ausnahme besteht darin, dass einer der Hirnnerven (N. accessorius) auf die Mus-

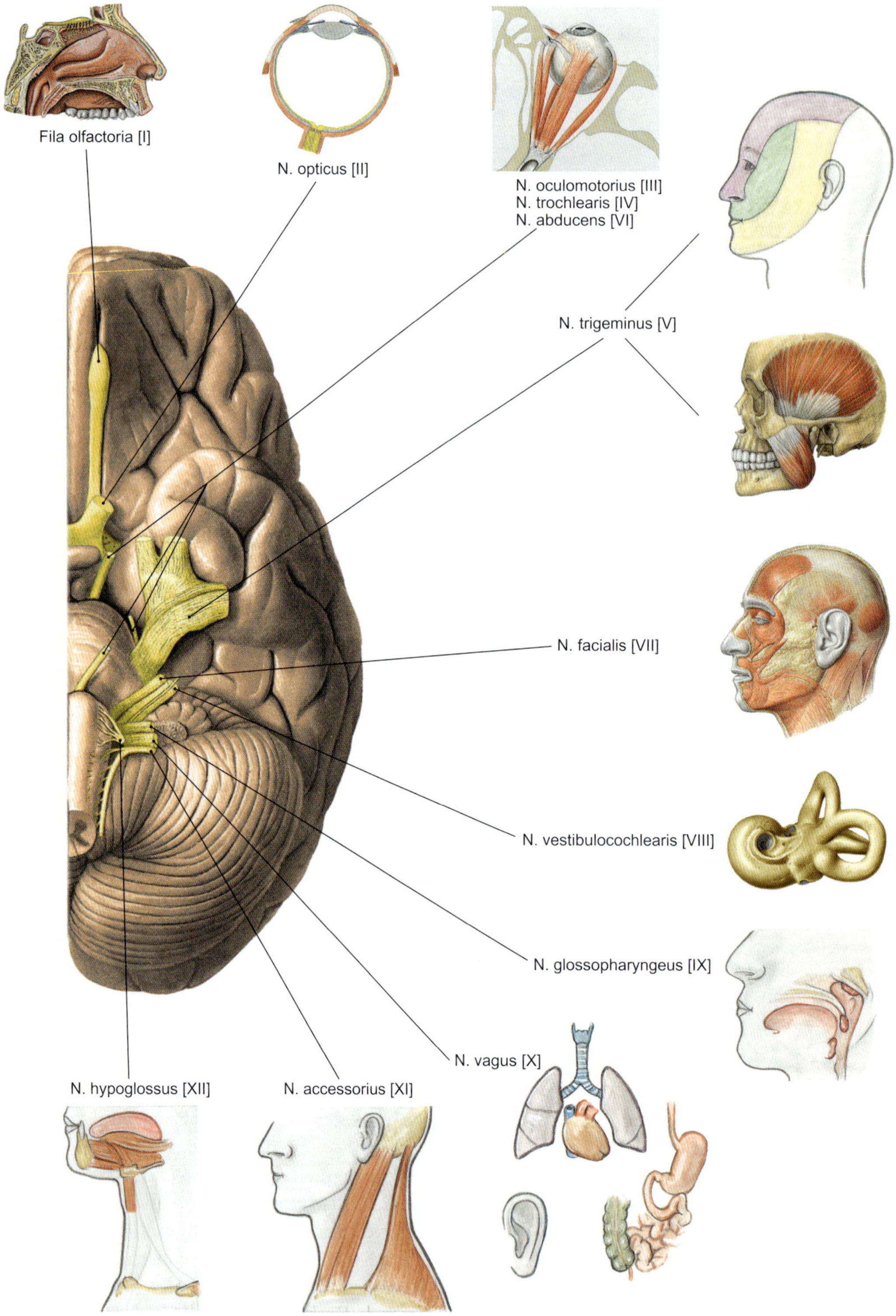

Abb. 1.49 Überblick über die Hirnnerven [S007-22]

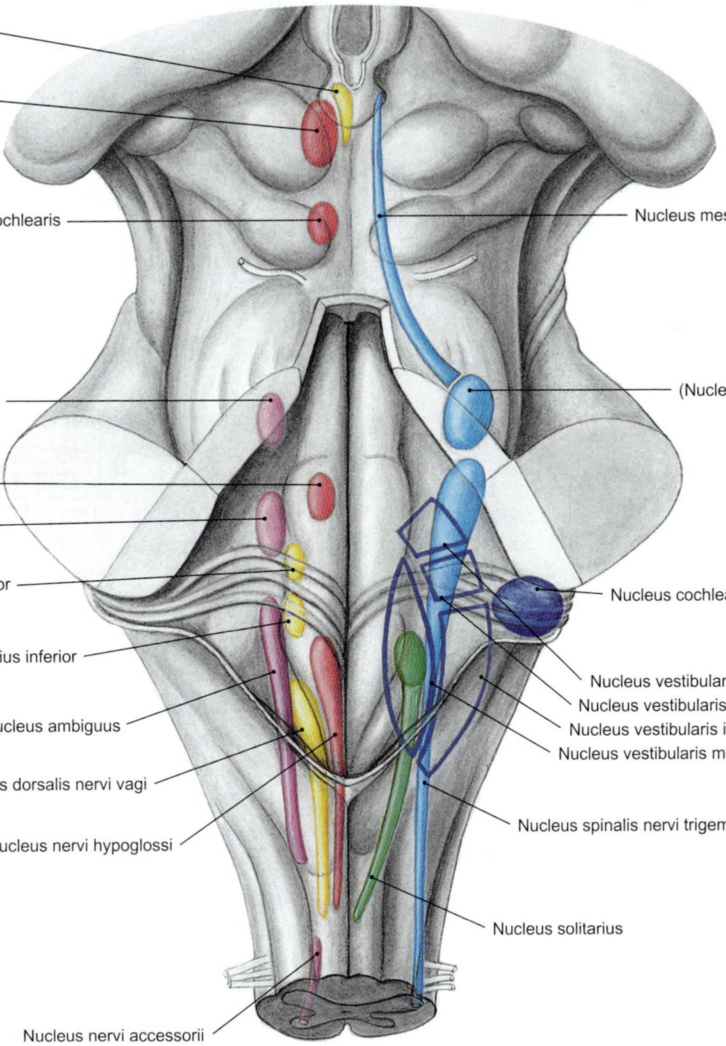

Abb. 1.50 Kerne der Hirnnerven III bis XII [S007-22]

kulatur von Hals und Schultergürtel wirkt, doch dient diese Muskulatur wiederum allein den Bewegungen des Kopfes. Tatsächlich gibt es von dieser strikten Trennung nur eine einzige tatsächliche Ausnahme, indem die vegetativ gesteuerte Weitstellung der Pupillen aus Fasern des Sympathikus erfolgt, dessen Kerne sich bereits außerhalb des knöchernen Schädels neben der Halswirbelsäule befinden (s. später). Eine weitere Überschneidung gibt es beim N. vagus. Der X. Hirnnerv (N. vagus) repräsentiert den Parasympathikus und versorgt neben den Strukturen des Schädels auch noch den größten Teil der Peripherie.

Insgesamt gibt es **XII Hirnnerven**, die allesamt **paarig** angelegt sind (➤ Abb. 1.49). Sie werden in der Reihenfolge der Lage ihrer Kerne im Gehirn von rostral nach kaudal mit **römischen Ziffern** I–XII durchnummeriert und tragen zusätzlich Eigennamen (➤ Tab. 1.1). Diese Eigennamen sollte man nicht als weitere Erschwernis betrachten, denn sie beleuchten mit ihrer Namensgebung lediglich die wesentlichen Funktionen dieser Nerven.

Etliche Hirnnerven besitzen sowohl sensorische als auch motorische Funktionen. Einzelne wie N. olfactorius, N. opticus und N. vestibulocochlearis sind rein **sensorisch**, andere wie N. trochlearis, N. abducens, N. accessorius und N. hypoglossus enthalten ausschließlich **motorische** Anteile.

Entwicklungsgeschichtlich gesehen sind die beiden ersten Hirnnerven im eigentlichen Sinn keine Nerven, sondern Faserzüge, die aus Ausstülpungen des Großhirns (N. olfactorius) bzw. Zwischenhirns (N. opticus) hervorgehen. Sämtliche weiteren Hirnnerven entstehen aus Kernen des Hirnstamms, wobei die Nn. hypoglossus und accessorius bereits an der Grenze zum Rückenmark liegen bzw. zusätzliche Fasern aus dem Halsmark erhalten.

Die **Kerne** der Hirnnerven III–XII liegen im Hirnstamm (➤ Abb. 1.50): N. oculomotorius (III) und N. trochlearis (IV) entspringen dem Mittelhirn, die Hirnnerven V–VIII der Brücke und die letzten vier der Medulla oblongata. Nicht weniger als **sechs Hirnnerven** (II–VII) beschäftigen sich ausschließlich oder teilweise, motorisch, vegetativ, sensibel oder sensorisch mit der Funktion der **Augen**.

1

Tab. 1.1 Die XII Hirnnerven

Hirnnerv	Name	Merksatz
I	N. olfactorius	Onkel
II	N. opticus	Otto
III	N. oculomotorius	orgelt
IV	N. trochlearis	tag-
V	N. trigeminus	täglich,
VI	N. abducens	aber
VII	N. facialis	freitags
VIII	N. vestibulocochlearis	verspeist er
IX	N. glossopharyngeus	gerne
X	N. vagus	viele
XI	N. accessorius	alte
XII	N. hypoglossus	Hamburger.

EXKURS

Die **Hirnnerven III–XII** gehören erstaunlicherweise, entsprechend den Spinalnerven, zum **peripheren Nervensystem** (PNS). Dies bedeutet, dass die Axone, die aus ihren Kernen im Hirnstamm hervorgehen, um zu Strukturen innerhalb oder außerhalb des knöchernen Schädels zu ziehen, Myelinscheiden besitzen, die von **Schwann-Zellen** produziert werden. Dies könnte man als Randnotiz betrachten (und wieder vergessen), doch ergibt sich daraus eine beachtenswerte Konsequenz: Ihre **Axone** können nach einer Schädigung **regenerieren**, während das den zentralen Axonen mit ihren Oligodendrozyten nicht möglich ist. Beispielsweise bilden sich **Fazialisparesen** (➤ Kap. 1.10.7) in einem Großteil der Fälle von selbst wieder zurück. Aus demselbsn Zusammenhang heraus nennt man die benignen Tumore, die von den Myelinscheiden des VIII. Hirnnerven (➤ Kap. 1.10.8), meist im Bereich des inneren Gehörgangs der Felsenbeinpyramide, ihren Ausgang nehmen, **Vestibularisschwannome**.

1.10.1 N. olfactorius (I)

Der N. olfactorius **(Riechnerv)** ist **Teil der Riechbahn**. Darunter versteht man die Gesamtheit der Strukturen, die am Geruchssinn beteiligt sind. Die Riechschleimhaut befindet sich im oberen Nasengang (Meatus nasi superius). Bei den Riechzellen dieser Schleimhaut handelt es sich um Nervenzellen, deren marklose Axone sich zu mehreren Bündeln zusammenlagern und in dieser Form durch die Öffnungen der **Siebbeinplatte** (Lamina cribrosa als Teil des Os ethmoidale) und durch die aufliegende Dura mater in die **vordere Schädelgrube** gelangen (➤ Abb. 1.51). Kurz darauf werden sie im **Bulbus olfactorius** (Riechkolben) auf das 2. Neuron umgeschaltet.

Die Gesamtheit der Axone, die aus den Neuronen des Bulbus olfactorius entspringen, heißt **Tractus olfactorius** (➤ Abb. 1.31). Der Tractus olfactorius zieht zum **olfaktorischen Cortex**, in dem die Geruchsempfindung wahrgenommen und emotional verknüpft wird. Aufgrund dieser Verknüpfung wahrgenommener Gerüche mit emotionalen Aspekten wird verständlich, warum die Rindenfelder zum **limbischen System** gehören. Überwiegend liegen die Areale im **Hippocampus** des Schläfenlappens, mit Projektion u.a. auf die **Insula** und das **Corpus amygdaloideum** (Mandelkern). Die Miteinbeziehung von Insula und Mandelkern gilt möglicherweise v.a. in Bezug auf Gerüche, die **bedrohliche Aspekte** beinhalten, weil die beiden Zentren überwiegend für angstbesetzte bzw. bedrohliche Emotionen zuständig sind – unter Kommunikation mit dem präfrontalen Cortex (intellektuelle Beurteilung), während die Insula intuitive Einschätzungen vornimmt. Die zunächst stattfindende Geruchsidentifikation findet möglicherweise in limbischen Anteilen des **Thalamus** statt.

1.10.2 N. opticus (II)

Der N. opticus ist der **Sehnerv** (Optikos = das Sehen). Er stellt eine Ausstülpung des Zwischenhirns dar und wird im größten Anteil seines Verlaufs von den **drei Hirnhäuten** und damit auch vom Subarachnoidalraum mit seinem Liquor cerebrospinalis eingehüllt. Dies bedeutet gleichzeitig, dass ein **erhöhter Hirndruck** am Augenhintergrund an einer sog. **Stauungspapille** erkennbar wird. Die beiden Nn. optici enthalten jeweils etwa 1 Million Axone und sind deshalb mit einem Durchmesser von 4 Millimeter (einschließlich der Hirnhäute) ungewöhnlich dick. Der N. opticus leitet die Lichtreize von der **Netzhaut** (**Retina**) des Auges zum **Zwischenhirn**. Vom Sehzentrum des **Thalamus** aus laufen dann schließlich Fasern zur okzipitalen **Sehrinde**, in der das Bild des Gesehenen entsteht (➤ Abb. 1.52).

Zunächst führt einfallendes Licht zur Erregung der Sinneszellen (Stäbchen und Zapfen) der **Netzhaut**. Diese Lichtreize werden über zwischengeschaltete Neurone auf Ganglienzellen übertragen, deren Neurite schließlich als **N. opticus** in Richtung **Zwischenhirn** ziehen. Allerdings laufen die beiden Nn. optici nicht getrennt voneinander zu ihrem gleichseitigen Thalamusanteil. Sie vereinigen sich vielmehr bereits im Bereich der Sella turcica (Türkensattel) des Keilbeins zur **Sehnervenkreuzung** (Chiasma opticum).

Das **Chiasma opticum** befindet sich ventral am Unterrand des 3. Ventrikels, knapp oberhalb der Hypophyse und direkt vor dem Hypophysenstiel (Infundibulum). Es gehört damit zum Zwischenhirn.

PATHOLOGIE

Die unmittelbare Nachbarschaft von Chiasma und Hypophyse hat zur Folge, dass **Hypophysentumoren** die Sehnervenkreuzung schädigen und dadurch zu **Sehstörungen** führen können.

Im Chiasma opticum vermischen sich die Fasern der beiden Optikusnerven auf typische Weise, bevor zwei neue Faserzüge entstehen und zu Thalamuskernen weiterziehen. Diese beiden Faserstränge heißen ab dem Chiasma nicht mehr Nervus, sondern **Tractus opticus**. Die **Durchmischung der Fasern** im Chiasma opticum erfolgt so, dass derjenige Anteil des N. opticus, der den **lateralen (temporalen) Anteil der Netzhaut** versorgt, im Tractus opticus **derselben Seite** weiterzieht. Dagegen werden die **medialen (nasalen) Anteile** der Retina in der Sehnervenkreuzung auf die kontralaterale Seite umgeschaltet; sie **kreuzen zur Gegenseite**. Dazu muss man sich klarmachen, dass ein Bild, das beispielsweise von rechts zu den Augen gelangt, am **rechten** Auge den **medialen** Anteil erreicht, am

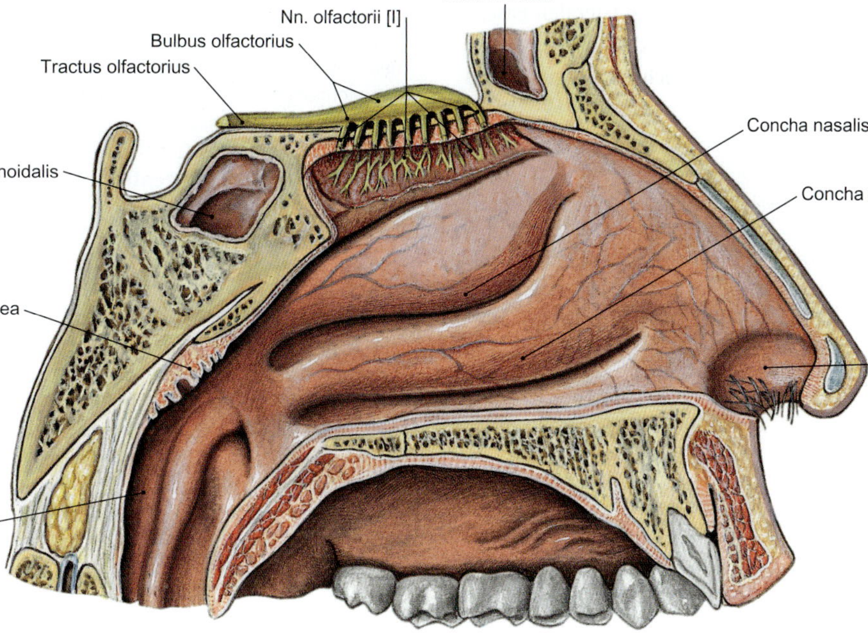

Abb. 1.51 N. olfactorius (I), Bulbus olfactorius und Tractus olfactorius [S007-22]

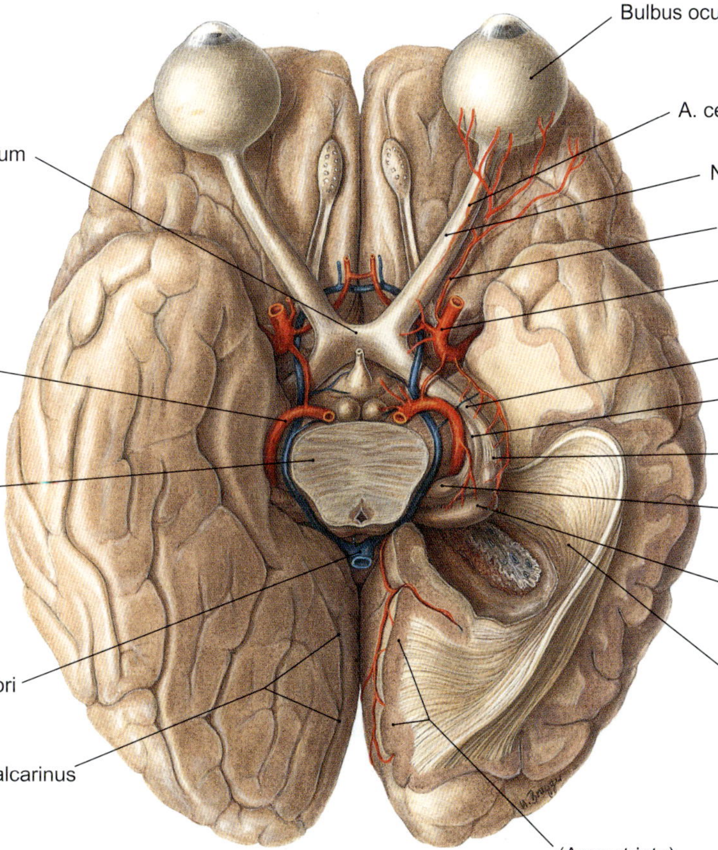

Abb. 1.52 Verlauf der Sehbahn (Ansicht von unten) [S007-22]

linken Auge jedoch den **lateralen**. Wenn demnach der mediale Anteil der Fasern des rechten Auges im Chiasma den lateralen Fasern des linken Auges hinzugeschaltet wird, bedeutet dies, dass der **linke** Tractus opticus das **vollständige Bild** des **rechten** Gesichtsfeldes enthält und weiterleitet.

MERKE

Jeder Tractus opticus besteht aus „zwei halben, ehemaligen" Nn. optici und führt die Sehinformationen, die auf derselben Seite der Netzhaut lateral entstanden waren, und zusätzlich die medialen Sinneseindrücke der Gegenseite. Die Konsequenz hieraus besteht darin, dass der **rechte Tractus opticus** die vollständige **linke Hälfte** des Gesichtsfeldes überträgt, und der linke den rechts liegenden Anteil.

PATHOLOGIE

Gesichtsfeldausfälle bei Schädigung der Sehbahn

Die Kreuzung eines Teils der Nervenfasern im Chiasma opticum führt in Abhängigkeit vom **Ort einer Schädigung** zu sehr verschiedenartigen **Gesichtsfeldausfällen** (➤ Abb. 1.53):

- Wird z. B. der **N. opticus** einer Seite massiv geschädigt, ist der Patient auf dem betroffenen Auge **blind**, während das Sehen auf der Gegenseite ungestört bleibt.
- Bei einer Schädigung des **medialen Anteils** des **Chiasma opticum**, bevorzugt in der Folge eines **Tumors der Hypophyse**, betrifft die Schädigung überwiegend die Fasern, die zur Gegenseite kreuzen. Diese Fasern versorgten den **medialen** (nasalen) Anteil der Netzhaut **beider Augen**. Der laterale, ungekreuzt zum Tractus opticus weiterziehende Anteil bleibt intakt, sodass das Sehvermögen in diesem Bereich erhalten bleibt. Es entsteht die **bitemporale Hemianopsie**: Der temporale (laterale) Bereich des Gesichtsfeldes eines Auges wird durch Bilder erzeugt, die von medial einstrahlen. Bei der bitemporalen Hemianopsie (z. B. durch einen Hypophysentumor) entsteht die Situation, dass durch den Ausfall der **medialen Faseranteile** beider Nn. optici sämtliche Sehinformationen fehlen, die sich **lateral** vor dem Patienten befinden und damit zu den medialen Anteilen der Retina gelangen. Indem damit der laterale Anteil des Gesichtsfeldes fehlt, werden nur noch Bilder wahrgenommen, die sich **zentral**, mittig vor dem Patienten befinden und dementsprechend auf den lateralen, ungekreuzten Anteil der Optikusfasern beider Augen fallen. Der Patient sieht die Gegenstände, die sich vor ihm befinden, während die **gesamte Peripherie** des Gesichtsfeldes **fehlt**.
- Betrifft die Schädigung den **Tractus opticus** einer Seite, z. B. durch einen Tumor in dessen Verlauf oder durch einen Durchblutungsmangel, fallen das laterale Gesichtsfeld des einen Auges sowie das mediale der Gegenseite aus. Beim Ausfall des **linken** Tractus opticus fehlt damit die **gesamte rechte Hälfte** des Gesichtsfelds. Dies nennt man **homonyme Hemianopsie**.
- Da die **Sehstrahlung** zwischen Thalamus und Sehrinde dieselben Informationen überträgt wie der Tractus opticus derselben Seite, entsteht bei ihrer Schädigung derselbe Gesichtsfeldausfall einer **homonymen Hemianopsie**.

1.10.3 N. oculomotorius (III)

Der N. oculomotorius ist von seiner Namensgebung her der Nerv, der das Auge (= Oculus) *motorisch* innerviert, also bewegt. Tatsächlich innerviert er willkürlich den größten Teil der äußeren Augenmuskeln, enthält aber zusätzlich noch einen kleinen Anteil para-

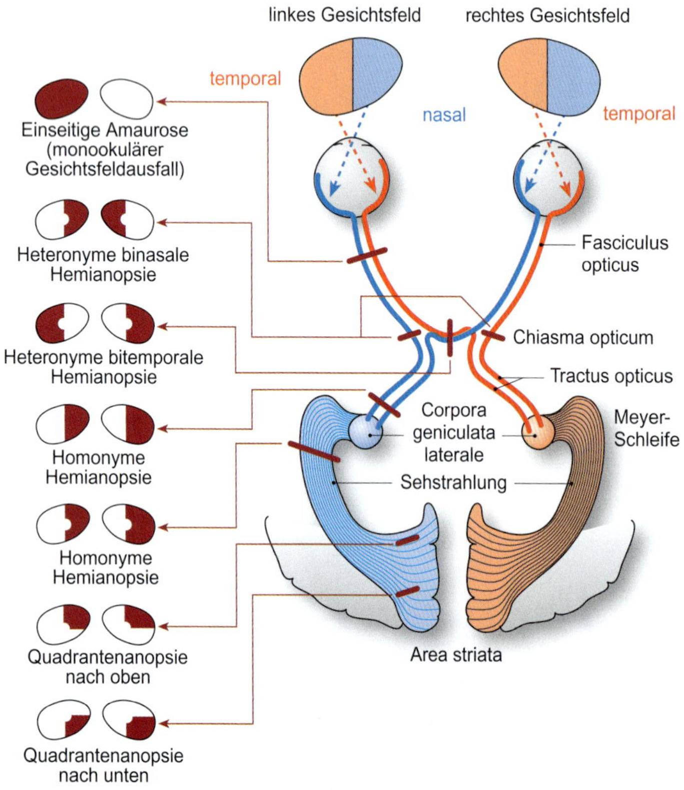

Abb. 1.53 Ausfallsymptome bei unterschiedlichen Läsionen der Sehbahn [L141]

sympathischer Fasern. Der Nerv verläuft von seinem Kerngebiet im **Mittelhirn** durch die Wand des Sinus cavernosus zur knöchernen Augenhöhle (Orbita).

Von den insgesamt **sechs äußeren Augenmuskeln** verlaufen vier gerade:

- **M. rectus superior,**
- **M. rectus inferior,**
- **M. rectus lateralis und**
- **M. rectus medialis**

Zwei Muskeln verlaufen schräg:

- **M. obliquus superior und**
- **M. obliquus inferior**

Die geraden Muskeln ziehen den Augapfel nach oben und unten, nach lateral und medial. Der M. obliquus superior wendet den Blick nach außen unten unter gleichzeitiger Innenrotation des Auges, der M. obliquus inferior nach außen oben unter zusätzlicher Außenrotation. **Alle äußeren Augenmuskeln** dienen der **Blickwendung**.

ACHTUNG

Ohne Abbildungen und ausführliche Erklärungen kann die Motorik des III. Hirnnervs oder auch des N. trochlearis (IV) nicht verstanden werden. Es geht an dieser Stelle also lediglich um ein „erstes Kennenlernen". Sehr viel genauer besprochen wird der N. oculomotorius im ➤ Fach Sinnesorgane.

Die **drei inneren Augenmuskeln** führen zur Verengung **(M. sphincter pupillae)** oder Erweiterung **(M. dilatator pupillae)** der Pupille sowie zur Einstellung der Linsenkrümmung und damit ihres Brechwertes für die Akkommodation (Anpassung an die Entfernung zu einem Objekt). Dieser Muskel heißt **M. ciliaris.**

Nicht weniger als sechs dieser insgesamt neun Muskeln werden vom **N. oculomotorius innerviert**:

- M. rectus superior
- M. rectus inferior
- M. rectus medialis
- M. obliquus inferior
- M. ciliaris
- M. sphincter pupillae

Zusätzlich innerviert der Nerv noch den Lidheber **(M. levator palpebrae)** und **öffnet** damit das Auge. M. ciliaris und M. sphincter pupillae werden aus dem parasympathischen Anteil des N. oculomotorius versorgt.

MERKE

Es ist kaum möglich, sich all diese Muskeln (insgesamt 7) mit ihren Funktionen zweifelsfrei und dauerhaft zu merken, doch ist dies ohnehin **nicht notwendig**. Sehr viel einfacher gelingt es im Ausschlussverfahren, weil es am Auge neben dem III. Hirnnerv zwar noch 3 weitere Nerven gibt, die aber jeweils nur einen **einzelnen Muskel** zu versorgen haben. Zusätzlich erhellt sich deren Funktion bereits aus der Namensgebung:

- Der **N. trochlearis** (IV. Hirnnerv) innerviert den M. obliquus superior und **rollt** damit das Auge (Trochlea = Rolle, Umlenkrolle).
- Der **N. abducens** (VI. Hirnnerv) **abduziert** das)Auge, führt es also nach außen und benutzt hierfür logischerweise den M. rectus lateralis.
- Der **M. dilatator pupillae** (innerviert vom Sympathikus) **dilatiert** (erweitert) die **Pupille**.

Sämtliche weiteren Funktionen unterliegen der Kontrolle des N. oculomotorius!

PATHOLOGIE

Okulomotoriuslähmung

Eine Schädigung des N. oculomotorius kann isoliert die äußeren Augenmuskeln, die Mm. ciliaris et sphincter pupillae oder sämtliche innervierten Muskeln betreffen. Bei der **äußeren Okulomotoriuslähmung** (Ophthalmoplegia externa) wird der **Bulbus** in Richtung der durch andere Hirnnerven innervierten Muskeln gezogen, also nach **unten außen**. Der Patient sieht **Doppelbilder**. Das Oberlid hängt nach unten **(Ptosis)**. Ursache ist meist eine **Ischämie**, häufig im Rahmen der **diabetischen Mikroangiopathie**. Grundsätzlich kommt bei der Lähmung einzelner Augenmuskeln immer auch eine **Multiple Sklerose** in Frage.

Die **innere Okulomotoriuslähmung** (Ophthalmoplegia interna), hervorgerufen durch eine isolierte Schädigung des parasympathischen Anteils, bewirkt eine **Akkommodationslähmung** nebst **weiter, lichtstarrer Pupille** durch Überwiegen des sympathisch innervierten M. dilatator pupillae.

Bei einer **Kombination** der äußeren und inneren Okulomotoriuslähmung betrifft der Ausfall sämtliche Okulomotoriusfunktionen, verursacht in der Regel durch eine periphere Druckschädigung des Nervs (Aneurysma, Hirndruckerhöhung).

Die **Empfindlichkeit** des N. oculomotorius, besonders seines **parasympathischen Anteils** (→ M. sphincter pupillae) gegenüber einem **Sauerstoffmangel** erkennt man gut anlässlich eines Herz-Kreislauf-Stillstands. Bereits nach etwa 30–35 Sekunden kommt es zu **weiten und lichtstarren Pupillen** als Zeichen der Funktionseinbuße des Okulomotorius-Kerngebiets, während die nervale Stimulation durch den Halssympathikus (→ M. dilatator pupillae) nicht beeinträchtigt ist. Diese Lichtstarre ist gut gegen eine sympathische Stimulation (emotional, Blutdruckabfall, Hypoglykämie usw.) abzugrenzen, bei der die Pupillen aufgrund der Aktivierung des M. dilatator pupillae zwar ebenfalls weit gestellt sind, jedoch bei erhaltener Funktionsfähigkeit des Parasympathikus jederzeit durch Lichteinfall verengt werden können.

1.10.4 N. trochlearis (IV)

Der N. trochlearis verlässt das Mittelhirn unterhalb der Vierhügelplatte und zieht dann entsprechend dem III. Hirnnerv durch die Wand des Sinus cavernosus zur Orbita. Seine einzige Funktion besteht in der Innervation des **M. obliquus superior**. Der Muskel wendet den Blick nach außen und unten, unter leichter Innenrotation.

PATHOLOGIE

Ausfall des N. trochlearis

Bei einem Ausfall des N. trochlearis weicht der **Blick** des betroffenen Auges in geringem Umfang nach **innen oben** ab – bei leichter **Außenrotation**. Der Patient versucht, durch Schräghaltung des Kopfes die beiden Augen parallel zu stellen (➤ Abb. 1.54).

Ursachen eines isolierten Ausfalls des Nervs sind traumatische Schäden, **Ischämie** und ein **Diabetes mellitus** mit seiner **Mikroangiopathie**.

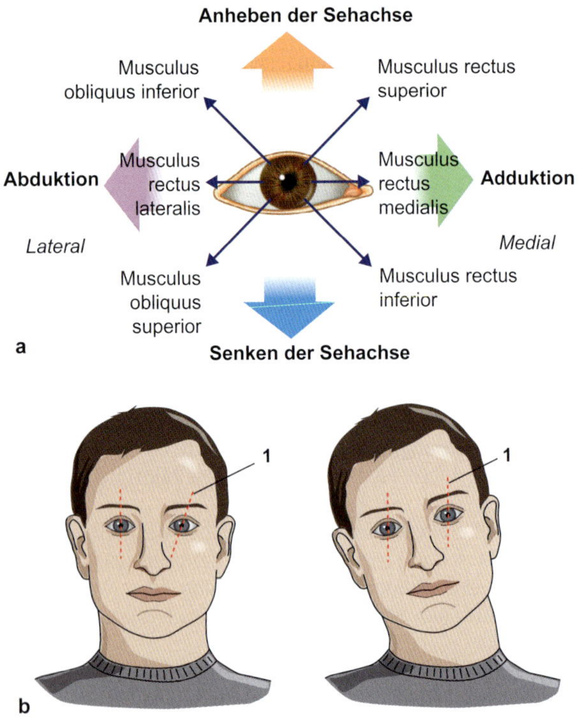

Abb. 1.54 a Schema der Zugrichtung des M. obliquus superior am Bulbus oculi. **b** Läsion des N. trochlearis am linken Auge. Durch die Lähmung des linken M. obliquus superior (fehlender Rotationszug) dreht sich die physiologische Vertikalachse (1). Durch die Kopfschiefhaltung des Patienten wird die verdrehte Achse des lädierten linken Auges wieder parallel zum gesunden rechten Auge gestellt. [E580; L157]

1.10.5 N. trigeminus (V)

Der V. Hirnnerv enthält motorische, überwiegend jedoch sensible Anteile. **Motorisch** innerviert er die **Kaumuskulatur**, **sensibel** versorgt er das **gesamte Gesicht** einschließlich des **vorderen Augenabschnitts**, der **Mundschleimhaut** und der **Zähne** sowie die **Dura mater**. Seine Bezeichnung (Bigeminus = Zwilling, Trigeminus = Drilling) rührt daher, dass aus seinem Ganglion (Ganglion trigeminale) **drei große Äste** entstehen, die verschiedenen Kopfbereichen zugeordnet werden können (➤ Abb. 1.55).

Die Axone des N. trigeminus laufen zunächst von getrennten Kerngebieten in der Brücke zur **Felsenbeinpyramide** des Schläfenbeins und werden dort im **Ganglion trigeminale** umgeschaltet. Aus dieser Nervenansammlung entstehen die drei Hauptäste:

- **N. ophthalmicus** (V_1),
- **N. maxillaris** (V_2) und
- **N. mandibularis** (V_3).

Die Bezeichnungen entsprechen dem jeweiligen Versorgungsgebiet. Der N. ophthalmicus versorgt Scheitel und Stirn einschließlich des Auges (Ophthalmos = Oculus = Auge), der N. maxillaris den Bereich des Oberkiefers (Maxilla = Oberkiefer) und der N. mandibularis den Bereich des Unterkiefers (Mandibula = Unterkiefer).

N. ophthalmicus (V_1)

Dieser Ast versorgt **sensibel** die Haut von **Stirn**, **Auge** und **Nase** einschließlich der **Nasenschleimhaut**. Am Auge ist er neben den Lidern auch für Hornhaut, Konjunktiven, Iris und Tränendrüse zuständig. Am Oberrand der Augenhöhle tritt ein Ast zur Versorgung der Stirnhaut aus und kann an dieser **Austrittsstelle (Foramen supraorbitale)** auf Druckschmerzhaftigkeit überprüft werden. Noch während seines intrakraniellen Verlaufs gehen Äste zur **sensiblen** Versorgung der **venösen Sinus** und der **Dura mater** hervor. Die **Dura** wird zusätzlich von kleineren Ästen aus $\mathbf{V_2}$ und $\mathbf{V_3}$ sowie aus dem **N. vagus** (okzipitale Dura) sensibel versorgt.

MERKE

Eine Entzündung bzw. Reizung der Dura mater stellt die wesentliche Ursache für **Kopfschmerzen** dar. Die Hirnanteile selbst sind schmerzunempfindlich. Auffallend ist, dass Schmerzen, die durch den N. trigeminus übertragen werden (Kopf- und Zahnschmerzen, Trigeminusneuralgie) besonders heftig sein können, im Extremfall zu den **schlimmsten Schmerzen** überhaupt gehören.

N. maxillaris (V_2)

Der zweite Ast des Trigeminus versorgt **sensibel** die Gesichtshaut zwischen dem unteren **Augenlid** und der **Oberlippe**, **Zähne** und **Zahnfleisch** des **Oberkiefers** sowie die Schleimhaut des **Gaumens** einschließlich **Uvula** (Zäpfchen) und **Tonsillen**.

Kleine **parasympathische** Anteile ziehen zur **Tränendrüse**. Unterhalb der Orbita, am **Foramen infraorbitale**, tritt ein Ast des Nervs auf die Oberhaut und ist dort einer groben Überprüfung auf Druckschmerzhaftigkeit zugänglich.

N. mandibularis (V_3)

Der dritte Ast enthält neben sensiblen Anteilen auch die **motorischen** Fasern des N. trigeminus. Innerviert werden sämtliche **Kaumuskeln** (z. B. M. masseter und M. temporalis) sowie die **Mundbodenmuskulatur**. Ein kleiner Ast (M. tensor tympani) zieht zum **Mittelohr**, sodass es bei einem Ausfall des Trigeminus auch zu Hörstörungen kommen kann.

Sensibel versorgt der N. mandibularis **Zähne** und **Zahnfleisch** des **Unterkiefers**, **Wangenschleimhaut** und **Zungenrücken**, einen Teil der Oberhaut im lateralen Bereich der Wange bis zur Schläfe sowie die Haut des **äußeren Gehörgangs** einschließlich **Trommelfell**.

Ein Ast des N. mandibularis zieht als N. mentalis durch das **Foramen mentale** (Mentum = Kinn) des Unterkiefers und kann hier auf Druckschmerzhaftigkeit geprüft werden.

HINWEIS PRÜFUNG

Die genaue Zuordnung der einzelnen Äste zu den von ihnen versorgten Gebieten ist nicht prüfungsrelevant. Es genügt vollkommen, wenn anhand der ➤ Abb. 1.55b die ungefähre Aufteilung der sensiblen Innervation zu geordnet werden kann. Die sensible Versorgung von Auge (V_1) bzw. Schleimhaut und Zähnen in Ober- und Unterkiefer ergibt sich bereits aus der Benennung der Äste. Die pauschale **motorische** Innervation der gesamten **Kaumuskulatur** durch den N. trigeminus (V_3) dürfte leicht zu merken sein.

PATHOLOGIE

Trigeminusneuralgie

Ein Ausfall des gesamten Nervs ist außerordentlich selten. Vergleichsweise häufig entsteht die sog. **Trigeminusneuralgie**, bei der **blitzartig** einschießende, meist **einseitige**, **extrem heftige** Schmerzen mehrheitlich im **Ober- oder Unterkiefer** entstehen – glücklicherweise sozusagen meist nur für **wenige Sekunden**. Allerdings können sich die Attacken in kurzen Abständen wiederholen, nehmen ohnehin im Lauf der Jahre **zu**. **Frauen** sind etwas häufiger betroffen als Männer. Mögliche Ursachen der **symptomatischen Formen** sind Erkrankungen von Zähnen, Auge und Nasennebenhöhlen, Frakturen im Bereich des knöchernen Schädels, Tumoren, Intoxikationen oder Entzündungen. Auch im Rahmen einer **Multiplen Sklerose** oder in der Form einer **Post-Zoster-Neuralgie** kann der Trigeminusnerv betroffen sein. In diesen Fällen entstehen häufig nicht nur kurze Episoden, sondern **Dauerschmerzen**.

In zahlreichen Fällen hat man in früheren Jahren keine Ursache gefunden **(idiopathische Form)**. Hier konnte man nur versuchen, die im Einzelfall **triggernden Reize** (Kälte, Niesen, Sprechen, Kauen usw.) so gut wie möglich zu meiden. Etliche Patienten magerten dabei ab, weil sie sich kaum noch zu essen trauten. Prinzipiell sollte in zunächst unklaren Fällen auch an Blockaden der HWS gedacht werden. Inzwischen lässt sich bei der idiopathischen Form mit einer gewissen Regelmäßigkeit ein **enger Kontakt** (noch im Bereich des Hirnstamms) zwischen Trigeminusfasern und **arteriellen Gefäßen** nachweisen, sodass der Druck der Pulswellen zu nervalen Reizungen oder sogar Schädigungen der Myelinscheiden führen kann. Diese Form wurde demnach aufgrund erweiterter Diagnostik zwischenzeitlich zu einer symptomatischen Form. Allerdings wird aktuell wieder etwas zurückgerudert, weil man diesen engen Kontakt zu Arterien auch bei Gesunden finden kann. Es scheint sich also eher um einen begünstigenden und nicht unbedingt ursächlichen Zusammenhang zu handeln.

Die **Diagnostik** muss grundsätzlich eine Magnetresonanztomographie (MRT) beinhalten.

Therapeutisch versucht man zunächst Medikamente wie Gabapentin oder Carbamazepin, die auch in der Behandlung der **Epilepsie** Verwendung finden. Ist die Wirkung nicht ausreichend oder werden die Nebenwirkungen nicht toleriert, kann man versuchen, die Trigeminusfasern in dem betroffenen Gebiet thermisch, chemisch oder durch Kompression zu zerstören. Auch eine radioaktive Bestrahlung sowie die **operative Implantation** eines Teflonstücks zur Trennung von Nerv und anliegenden Gefäßen sind möglich, wenn auch unter größerem Risiko.

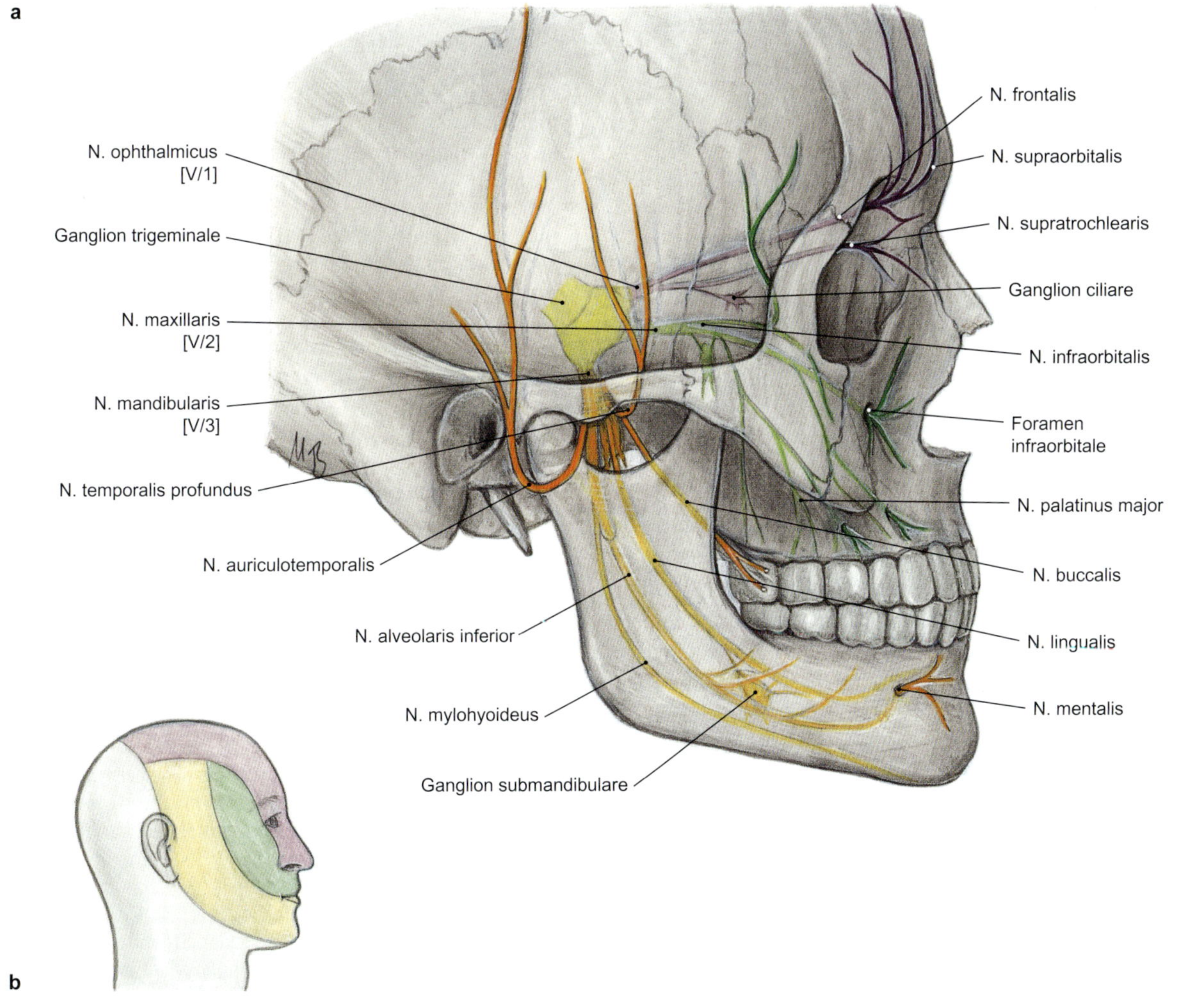

Abb. 1.55 **a** Äste des N. trigeminus: N. ophthalmicus (V_1), N. maxillaris (V_2) und N. mandibularis (V_3). **b** Sensible Gesichtsversorgung durch die drei Hauptäste des N. trigeminus. [S007-22]

1.10.6 N. abducens (VI)

Der Kern des N. abducens liegt in der Brücke. Entsprechend den weiteren motorischen Augennerven zieht der N. abducens durch den Sinus cavernosus zur Orbita. Innerviert wird ausschließlich der **M. rectus lateralis**, der den Bulbus nach außen lenkt. Beim **Ausfall** des Nervs kommt es dementsprechend zum **Einwärtsschielen** mit **Doppelbildern** (> Abb. 1.56).

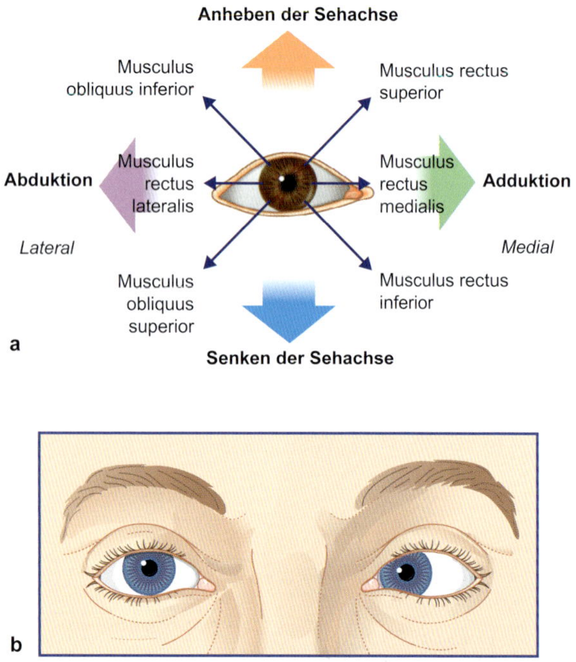

Abb. 1.56 **a** Schema der Zugrichtung des M. rectus lateralis am Bulbus oculi (rechtes Auge). **b** Der Ausfall des N. abducens am linken Auge führt zum Einwärtsschielen. [E580; E689]

1.10.7 N. facialis (VII)

Der N. facialis (Gesichtsnerv; Facies = Gesicht) besitzt motorische, sensorische, sensible und parasympathische Anteile. Während der eigentliche **N. facialis** v. a. **motorische** Funktionen erfüllt, übernimmt ein Teil seiner Fasern, der als **N. intermedius** bezeichnet wird, die **sensiblen** und **sensorischen** Funktionen. Die Namensgebung erfolgte aufgrund unterschiedlicher Kerngebiete im Hirnstamm. Nach seinem Austritt aus der Brücke (teilweise auch der Medulla) zieht der VII. Hirnnerv zunächst zum **inneren Gehörgang** des Felsenbeins und mit einem Teil seiner Fasern zur **Paukenhöhle** des Mittelohrs. Schließlich gelangt er durch die **Parotis** hindurch zur mimischen Muskulatur und zu weiteren Strukturen des Gesichts.

Motorische Funktionen des N. facialis:

- gesamte mimische Gesichtsmuskulatur einschließlich des Platysma (Hautmuskel am Hals) und der Muskeln der Ohrmuschel
- M. orbicularis oculi: zuständig für Lidschlag und Schluss des Auges
- M. orbicularis oris: bewegt und schließt den Mund
- M. stapedius: dient der Feineinstellung der Gehörknöchelchen bzw. der Abschwächung lauter Umgebungsgeräusche

Sensorische und **parasympathische** Anteile des N. facialis:

- Geschmackssinn der Zunge (vordere zwei Drittel)
- Innervation der drei großen Speicheldrüsen, der Tränen- und Nasendrüsen
- äußerer Gehörgang

PATHOLOGIE

Fazialisparese

Die Fazialisparese gehört zu den **häufigsten Nervenlähmungen**. Es sind zahlreiche mögliche Ursachen bekannt, doch verläuft sie auffallend oft ohne erkennbaren Zusammenhang **(idiopathisch)**. Die Lähmung tritt meist einseitig auf, ist aber auch beidseits möglich. Am Beginn stehen manchmal unspezifische ziehende Schmerzen im Bereich des Ohrs, bevor sich dann im Verlauf von Stunden oder Tagen die Lähmung entwickelt. Die Parese bildet sich **in 80–90 % der Fälle** spätestens innerhalb von 6 Monaten **von selbst** wieder zurück. Dies gilt allerdings nur für **periphere Lähmungen**, weil die zentralen Axone des Tractus corticonuclearis nicht regenerieren können.

Ursachen

- virale und bakterielle Infektionen, z. B. Borreliose, Herpes Zoster, Otitis media, Parotitis
- ischämische Schäden
- Schädelbasisfraktur
- Tumoren in Felsenbein oder Parotis
- toxisch
- angeboren (Chromosomenschäden)
- idiopathisch (ca. 75 % aller Fälle), möglicherweise in der Folge eines Herpes-simplex-Rezidivs
- Die zentrale Fazialisparese wird in erster Linie durch einen Tumor, Schlaganfall oder eine Multiple Sklerose verursacht.

Folgen (> Abb. 1.57)

Unterschieden werden muss die **zentrale** Schädigung, die den **intrakraniellen** Verlauf zwischen Gyrus precentralis und Pons betrifft, von der **peripheren** Fazialisparese, bei der der Nerv erst hinter seinen Kerngebieten, z. B. auf seinem Weg durch das Felsenbein betroffen ist.

Die Unterscheidung kann am besten dadurch getroffen werden, dass man den Patienten auffordert, die **Stirn zu runzeln**, die **Augen zu schließen** und die **Zähne zu zeigen** bzw. zu pfeifen. Bei einer **peripheren** Parese ist dies auf der **betroffenen Seite nicht** mehr möglich. Die mimische Muskulatur der Stirn der betroffenen Seite bleibt schlaff, das Auge offen, der Mundwinkel hängt herunter.

Dagegen ist bei der **zentralen** Fazialisparese die Muskulatur von **Stirn** und **Augen** nur **wenig gestört**, weil die Kernbereiche des Fazialis in der Brücke, aus denen die motorischen Fasern für Stirn und Augen entstehen, aus dem Gyrus precentralis **beider Hirnhälften** versorgt werden. Ein Teilausfall der Fasern für den oberen Gesichtsbereich wird daher durch die Gegenseite kompensiert und hat keine wesentlichen Konsequenzen. Die **untere Gesichtshälfte** wird jedoch, wie allgemein üblich, **isoliert** von der **Gegenseite** innerviert, sodass deren mimische Muskulatur in beiden Fällen schlaff gelähmt ist: Der **Mundwinkel** der betroffenen Seite **hängt nach unten**, der Mund bleibt auf dieser Seite auch bei der zentralen Parese unbeweglich und teilweise geöffnet.

Weitere mögliche Folgen, in Abhängigkeit vom Ort der Schädigung, bestehen in einer **Hyperakusis** und einer **Störung der Geschmacksempfindung**. Die Hyperakusis entsteht aus der Lähmung des M. stapedius und zeigt sich in einer unangepasst lauten Wahrnehmung überwiegend tiefer Töne.

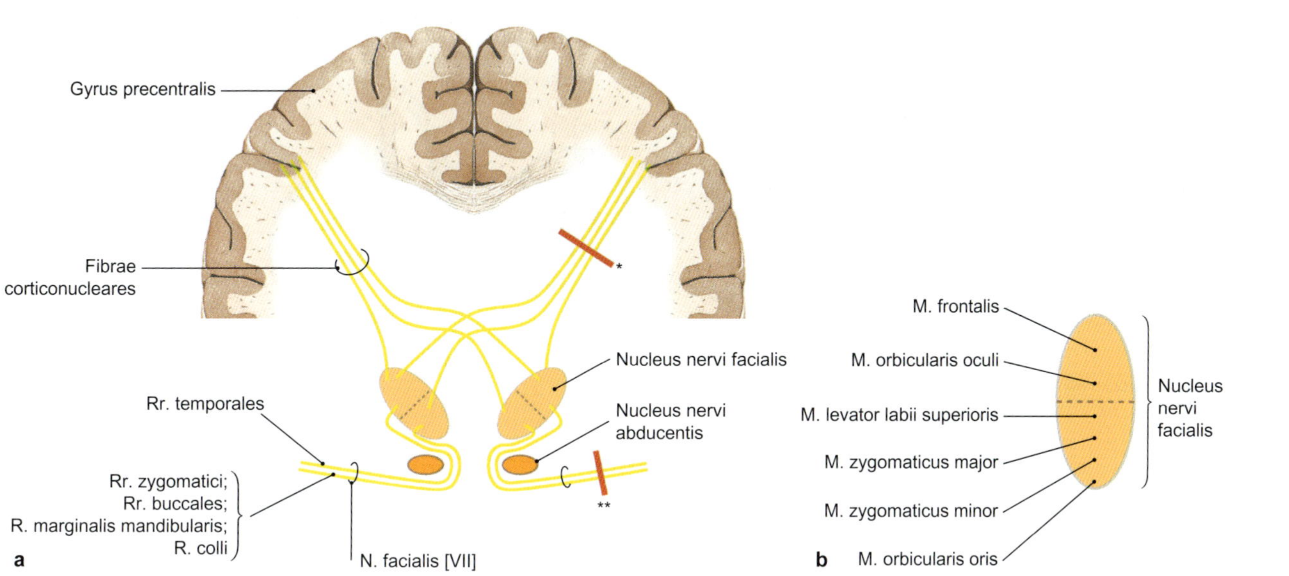

Abb. 1.57 a Motorischer Anteil des N. facialis. **b** Repräsentation der Gesichtsmuskeln im Kern des N. facialis. Die Kerne für die Muskeln der oberen Gesichtshälfte werden von beiden Hirnhälften her versorgt, die Kerne für die Muskeln der unteren Gesichtshälfte nur von der kontralateralen Großhirnrinde. Bei einer zentralen Lähmung (*) kann der Patient daher die Stirn runzeln und die Augenlider schließen, während bei einer peripheren Lähmung (**) alle Muskeln einer Gesichtshälfte betroffen sind. [S007-22]

Die Kerngebiete des N. facialis im Hirnstamm sind mit Augenmuskelkernen verschaltet bzw. rückgekoppelt. Beim Lidschluss durch den N. facialis (M. orbicularis oculi) werden die **Augen** deshalb automatisch nach **oben** und **außen gedreht** (M. obliquus inferior). Die Reaktion erfolgt auch, wenn der Lidschluss aufgrund einer peripheren Schädigung des Nervs nicht mehr möglich ist und wird dann sichtbar. Man bezeichnet dies als **Bell-Phänomen**.
Nach einer peripheren Schädigung des Nervs kann es **im Rahmen der Heilung** dazu kommen, dass einzelne Fasern ihr physiologisches Ziel verfehlen und in die **Tränendrüse** anstatt in die Parotis einwachsen. Diese Fasern werden bei der Aufnahme einer Mahlzeit aktiv, weil die Parotis als Speicheldrüse dabei (parasympathisch) zur Sekretion angeregt wird. Bei einer Defektheilung kommt es also **während des Essens** zum einseitigen **Tränenfluss (Krokodilstränen-Phänomen)**. Die Namensgebung rührt daher, dass Krokodile während der Nahrungsaufnahme weinen – vermutlich, weil dabei Mitgefühl für das Opfer entsteht.

1.10.8 N. vestibulocochlearis (VIII)

Im **Innenohr der Felsenbeinpyramide** (Teil des Os temporale) liegen zwei unterschiedliche Sinnesorgane direkt beieinander, die **Schnecke** (Cochlea) als **Hörorgan** und der **Vestibularapparat** mit seinen drei Bogengängen als **Gleichgewichtsorgan**. Der N. vestibulocochlearis (alte Bezeichnung: N. statoacusticus) zieht aus seinen Kerngebieten am Übergang von der Pons zur Medulla, dem sog. Kleinhirnbrückenwinkel, gemeinsam mit dem N. facialis zum **inneren Gehörgang**. Dort teilt er sich in einen N. vestibularis und einen N. cochlearis (➤ Abb. 1.58).

Der **N. vestibularis** versorgt, nach Umschaltung im Ganglion vestibulare, Utriculus, Sacculus und Bogengänge des **Gleichgewichtsorgans**. Der **N. cochlearis** zieht zu den Windungen des **Hörorgans** (Schnecke). Beide Nervenanteile sind rein sensorisch.

Hör- und Gleichgewichtsorgan werden im ➤ Fach Sinnesorgane besprochen. Die Signale aus dem **Hörorgan** (Corti-Organ) werden nach Umschaltungen u. a. in **Vierhügelplatte** (Colliculus inferior) und **Thalamus** zu den Heschl-Querwindungen der **primären Hörrinde** (Hörzentrum) geleitet (➤ Abb. 1.59). Dieser Rindenbereich liegt im Schläfenlappen **hinter** dem Gyrus temporalis superior und ist deshalb beim lateralen Blick auf die Großhirnrinde nicht sichtbar. Er steht in Verbindung mit dem Wernicke-Zentrum.

PATHOLOGIE

Schädigungen des VIII. Hirnnervs, Vestibularisschwannom (Akustikusneurinom)

Eine **Schädigung des N. vestibularis** führt zu **Gleichgewichtsstörungen** mit Fallneigung zur gelähmten Seite, zu **Nystagmus** (unwillkürliche, rhythmische Augenbewegungen) und **Übelkeit**.
Eine **Schädigung des N. cochlearis** zeigt sich in **Hörstörungen** bzw. **Taubheit** auf dem betroffenen Ohr.
Ein seltener, **benigner Tumor** des VIII. Hirnnervs ist das **Vestibularisschwannom**, das auch heute noch häufig mit der bereits seit 30 Jahren veralteten Bezeichnung **Akustikusneurinom** belegt wird. Das Wachstum geht allerdings von den Schwann-Zellen des N. vestibularis aus und nicht vom N. cochlearis (= N. acusticus). Der Tumor entsteht meist im Anfangsteil des inneren Gehörgangs, besonders häufig beim kongenitalen Morbus Recklinghausen, und kann sich im Wachstumsverlauf bis zu seinem Austritt aus dem Hirnstamm im Kleinhirnbrückenwinkel erstrecken.
Die **Symptome** bestehen bei stärkerem Wachstum mehrheitlich aus Fehlfunktionen **beider Organe**, also z. B. Hörstörungen und Tinnitus in Verbindung mit Schwindel und evtl. Nystagmus.
Die **Diagnostik** erfolgt durch HNO-ärztliche Untersuchungen sowie CT/MRT. Die **Therapie** der langsam wachsenden Tumoren besteht abhängig vom Lebensalter des Patienten in Beobachtung, Bestrahlung oder Operation, sofern Nachbarstrukturen verdrängt und dadurch geschädigt werden.

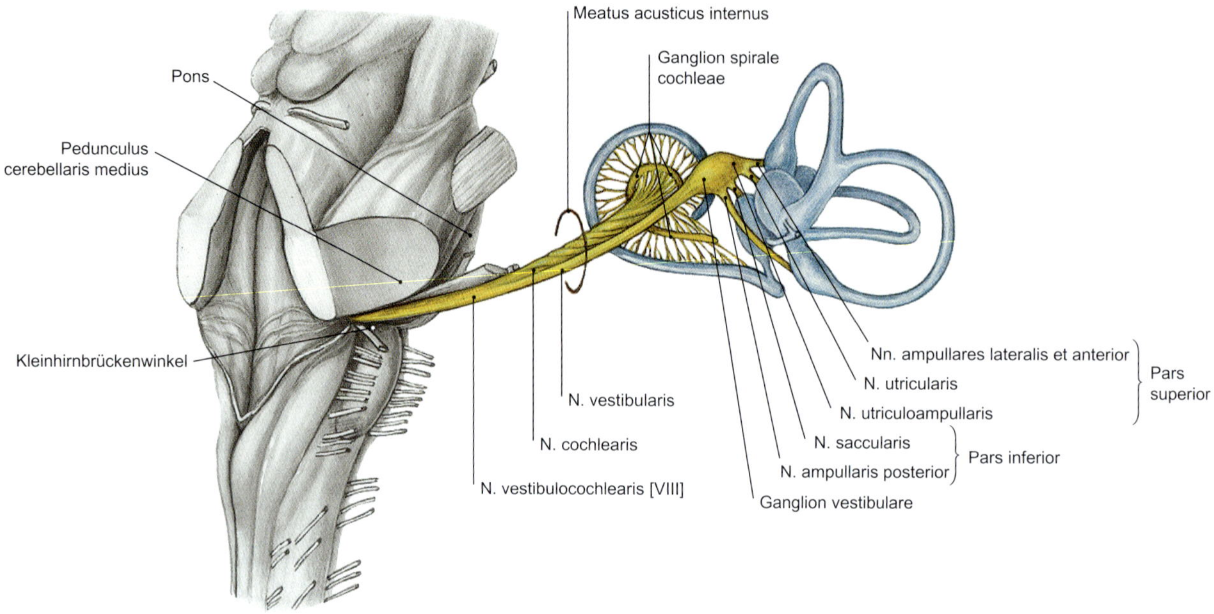

Abb. 1.58 N. vestibulocochlearis mit Aufteilung in N. vestibularis und N. cochlearis. Austritt des Nervs aus dem Hirnstamm am Kleinhirnbrückenwinkel. [S007-22]

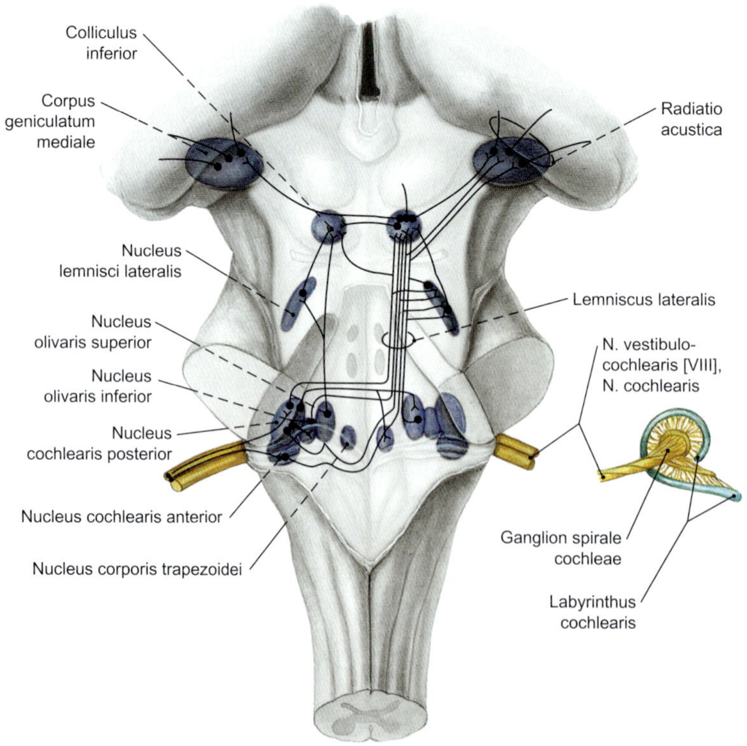

Abb. 1.59 Hörbahn. Beachte den bilateralen Verlauf der Impulse aus der Cochlea einer Seite. [S007-22]

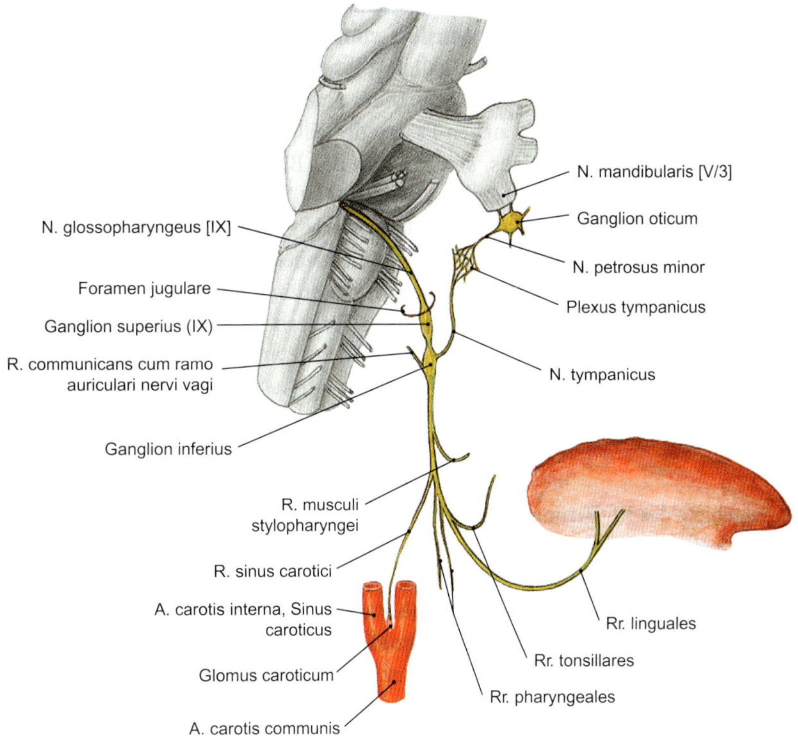

Abb. 1.60 N. glossopharyngeus. Durchtritt des Nervs durch das Foramen jugulare der Schädelbasis. [S007-22]

1.10.9 N. glossopharyngeus (IX)

Der IX. Hirnnerv tritt gemeinsam mit N. vagus und N. accessorius hinter den Oliven aus der Medulla oblongata aus. Er verlässt die Schädelhöhle im Bereich der hinteren Schädelgrube (Foramen jugulare), verläuft ein Stück weit zwischen A. carotis interna und V. jugularis interna und gelangt schließlich von lateral her zur Zungenwurzel. Der N. glossopharyngeus besitzt motorische, sensible, sensorische und parasympathische Fasern (> Abb. 1.60).

Motorische Funktionen:
- gemeinsam mit dem N. vagus Innervation der Gaumen- und Rachenmuskulatur einschließlich Uvula, ist damit am Schluckvorgang beteiligt

Sensible Funktionen: Innervation
- der Schleimhaut von Paukenhöhle (Mittelohr), Mastoid und Trommelfell,
- des weichen Gaumens einschließlich der Gaumenmandeln (Tonsillae palatinae),
- des hinteren Zungendrittels.

Sensorische Funktionen:
- kleine Anteile der Geschmacksempfindung: weicher Gaumen, Rachen, hinteres Zungendrittel mit Papillae vallatae (Geschmacksempfindung für bitter)

Parasympathische Funktionen:
- Parotis (gemeinsam mit dem N. facialis)
- Glomus caroticum (gemeinsam mit dem N. vagus)

Der **Glomus caroticum** liegt in der Wand der A. carotis, an deren Teilungsstelle in die A. carotis interna und A. carotis externa. Er enthält neben **Chemorezeptoren** für den **Sauerstoffgehalt** des Blutes auch **Druckrezeptoren**, die für die **Blutdruckregulation** Bedeutung haben, aber auch durch äußeren Druck mit dem Finger dazu benutzt werden können, eine Tachykardie zu verlangsamen. Beim **beidseitigen Druck** kann die parasympathische Stimulation im Extremfall bis hin zum **Herzstillstand** führen!

PATHOLOGIE

Ausfall des N. glossopharyngeus

Beim **Ausfall** des Glossopharyngeus kommt es zum **Geschmacksverlust** v. a. hinsichtlich der Geschmacksqualität **bitter** und zur **Tachykardie**. Die **Uvula** kann, wie beim Ausfall des N. vagus, zur **gesunden Seite** verschoben sein. Aufgenommene Nahrung kann aus der Nase austreten, weil der hintere Naseneingang nicht mehr ausreichend abgedichtet wird.

1.10.10 N. vagus (X)

Zahlreiche Hirnnerven besitzen kleinere Anteile parasympathischer Fasern. Der eigentliche **parasympathische Hauptnerv** jedoch, zuständig für weite Anteile des gesamten Organismus, zur parasympathischen Innervation nahezu aller Organe in Thorax und Abdomen, ist der Vagus.

Der N. vagus läuft nach seinem Austritt aus der Medulla oblongata zur Schädelbasis. Am Hals zieht er in der Nähe der A. carotis ins Mediastinum, gibt dort Äste zur Herzbasis (den Vorhöfen) und zum Lungenhilus ab, außerdem den **N. laryngeus recurrens**, der zurück (recurrens) zum Kehlkopf (Larynx) gelangt, um die

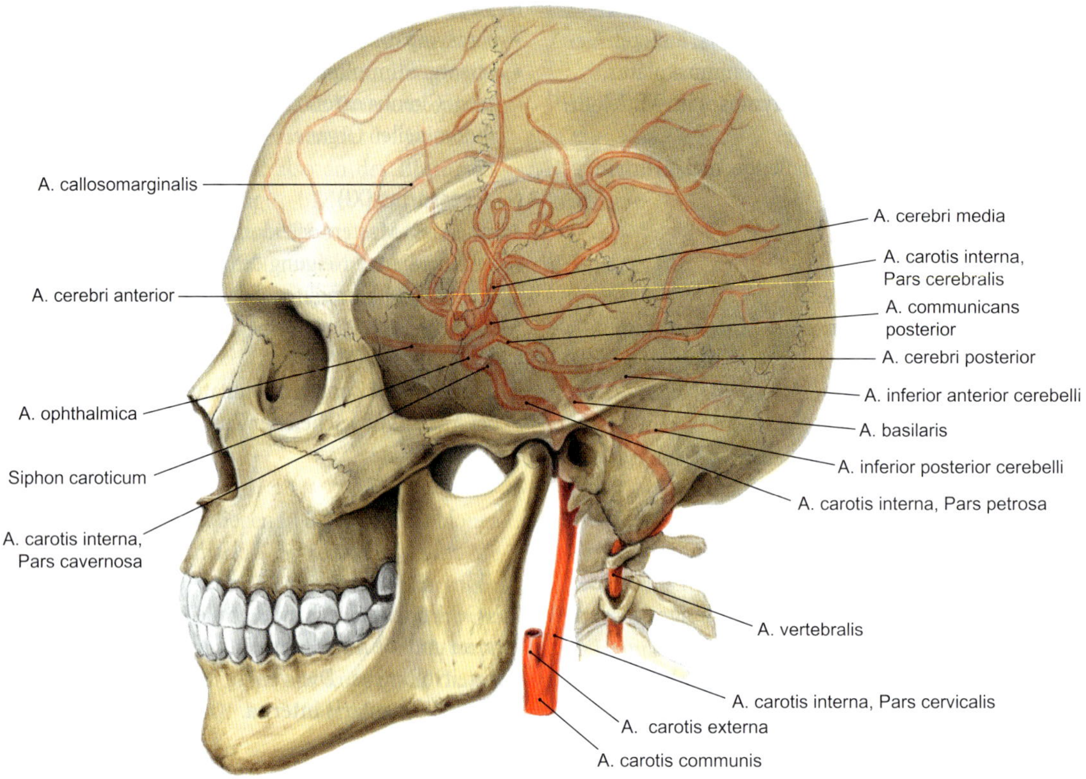

Abb. 1.61 Innere Arterien des Kopfes [S007-22]

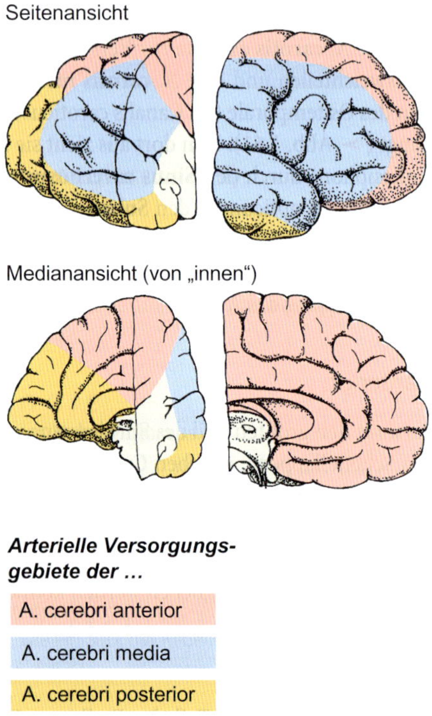

Abb. 1.62 Versorgungsgebiete der Aa. cerebri anterior, media und posterior [L190]

(➤ Abb. 1.64). An der Versorgung von Capsula interna und Basalganglien ist die Arterie ebenfalls beteiligt. Wichtig ist, dass es bei **Durchblutungsstörungen** zu **Ausfällen** der **motorischen Rindenfelder**, der **Sprach**- und **Hörzentren** kommen kann.

Die A. cerebri media bildet eine **Anastomose** mit der **A. cerebri posterior** über die **A. communicans posterior**. Gemeinsam mit der A. communicans anterior entsteht so, noch im Subarachnoidalraum liegend, ein Arterienring, der sog. **Circulus arteriosus cerebri (Willisii)**.

A. vertebralis

Die A. vertebralis verzweigt sich aus der A. subclavia und zieht durch die Foramina transversaria der Halswirbel 6 bis 1 zur hinteren Hirnbasis. Oberhalb des 1. Halswirbels (Atlas) tritt sie durch das Foramen magnum und vereinigt sich mit der A. vertebralis der Gegenseite zur **A. basilaris** (➤ Abb. 1.63). Noch vor der Vereinigung geben die beiden Aa. vertebrales Äste zur Versorgung von Medulla oblongata, unteren Kleinhirnanteilen sowie als Aa. spinales ins Rückenmark ab. Die beiden **Aa. spinales** ziehen durch den Wirbelkanal hinunter bis zur Cauda equina und versorgen mit verschiedenen Ästen (A. spinalis anterior und posterior) das gesamte Rückenmark, ergänzt durch Zuflüsse aus den Interkostal- und Lumbalarterien (➤ Kap. 1.12.4).

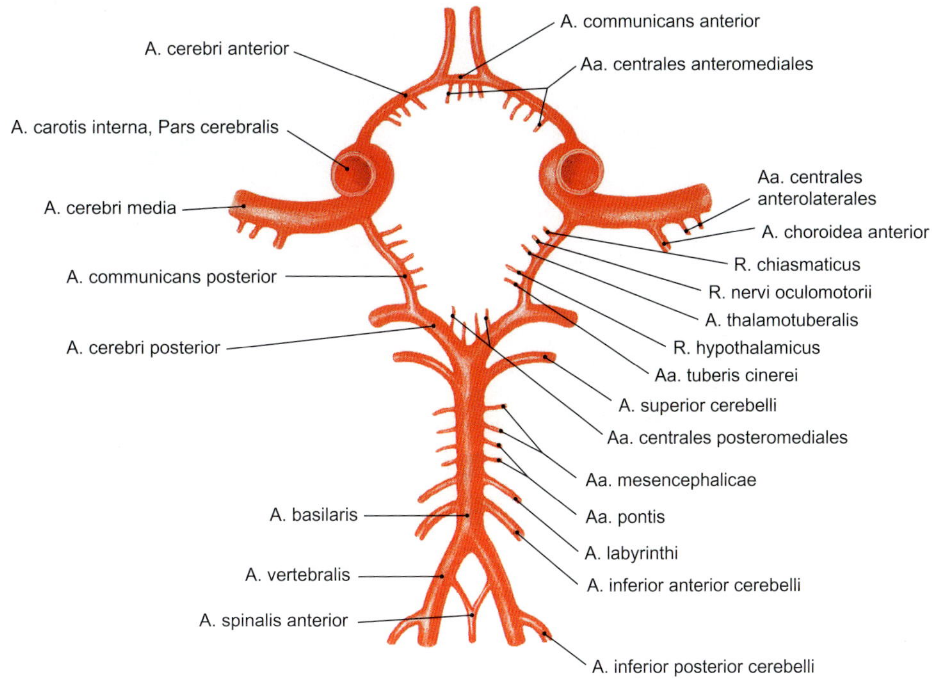

Abb. 1.63 Circulus arteriosus cerebri (Willisii) [S007-22][

A. basilaris

Auf Höhe des Pons teilt sich die A. basilaris in ihre beiden **Endäste**, die Aa. cerebri posteriores (> Abb. 1.63). Die **A. cerebri posterior** versorgt sozusagen alle Hirnstrukturen, die nicht durch die A. carotis interna erreicht werden. Neben Hirnstamm, Kleinhirn und Hinterhauptlappen sind dies Thalamus und ein Teil des medialen (inneren) Schläfenlappens einschließlich Hippocampus und Innenohr. Im Bereich der Capsula interna grenzt sie an die beiden vorderen Hirnarterien.

Circulus arteriosus cerebri (Willisii > Abb. 1.63)

Die beiden **Aa. communicantes** (anterior et posterior) als Anastomosen sowohl zwischen den beiden Hirnseiten als auch zwischen den Versorgungsgebieten von A. carotis interna und A. vertebralis sind in den meisten Fällen so dünn, dass **wesentliche Ischämien** der verschiedenen Hirnareale von der Gegenseite aus **nicht kompensiert** werden können. Kommt es allerdings z. B. in der A. carotis interna langsam über Jahre zur **arteriosklerotischen Stenosierung**, erweitern sich zunehmend auch diese Anastomosen. Dies kann dazu führen, dass ein endgültiger Verschluss der A. carotis interna einer Seite **kompensiert** wird, sodass keine erkennbaren Folgen zu verzeichnen sind.

Durchblutung von Schädel und Dura mater

Die **A. carotis externa** versorgt neben den Kopf- und Halsweichteilen (einschließlich Schilddrüse) auch die Schädelknochen einschließlich der innen anliegenden, mit dem Periost verbundenen Dura mater. Hierfür zweigen sich verschiedene **Aa. meningeae** aus ihr ab (> Abb. 1.64). Verlauf und Bezeichnungen besitzen keine Prüfungsrelevanz.

1.11.2 Venen des Gehirns

HINWEIS PRÜFUNG

Die venöse Entsorgung der verschiedenen Hirnanteile ist im Detail nicht prüfungsrelevant.

Von Bedeutung ist allerdings, dass sämtliche zerebralen Venen in die großen **Sinus** münden, die gut geschützt durch die beiden Blätter der Dura mater laufen (> Abb. 1.65). Dieser Schutz ist schon deswegen von Bedeutung, weil die Wand der Sinus lediglich aus einer dünnen Intima ohne muskuläre Verstärkung besteht.

Die **oberflächlichen Hirnvenen** laufen im Subarachnoidalraum. Sie münden in Sinus sagittalis superior, Sinus transversus und Sinus cavernosus. Der **Sinus sagittalis** befindet sich in der **Falx cerebri** direkt unter dem Schädeldach, der **Sinus transversus** im **Tentorium cerebelli** und der **Sinus cavernosus** am Vorderrand des Tentorium, direkt neben der **Sella turcica**.

Auch die **tiefen Hirnvenen** münden abschließend nach ihrem Zusammenfluss in der V. magna cerebri in die Sinus der Dura (**Sinus rectus**). Aus den Sinus läuft das venöse Blut des Gehirns schließlich in die große **V. jugularis interna** des Halses und zuletzt in die obere Hohlvene.

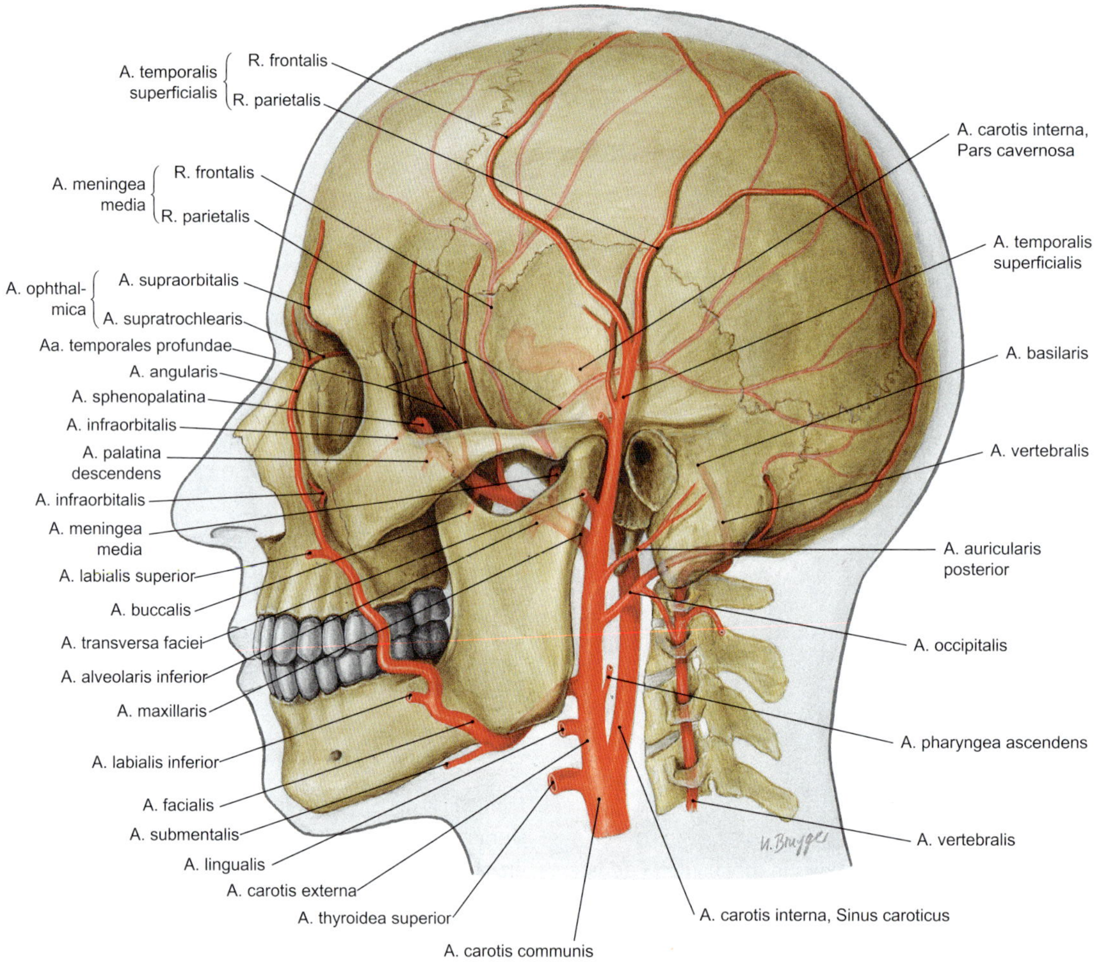

Abb. 1.64 Blutversorgung von Schädel und Dura mater aus der A. carotis externa [S007-22]

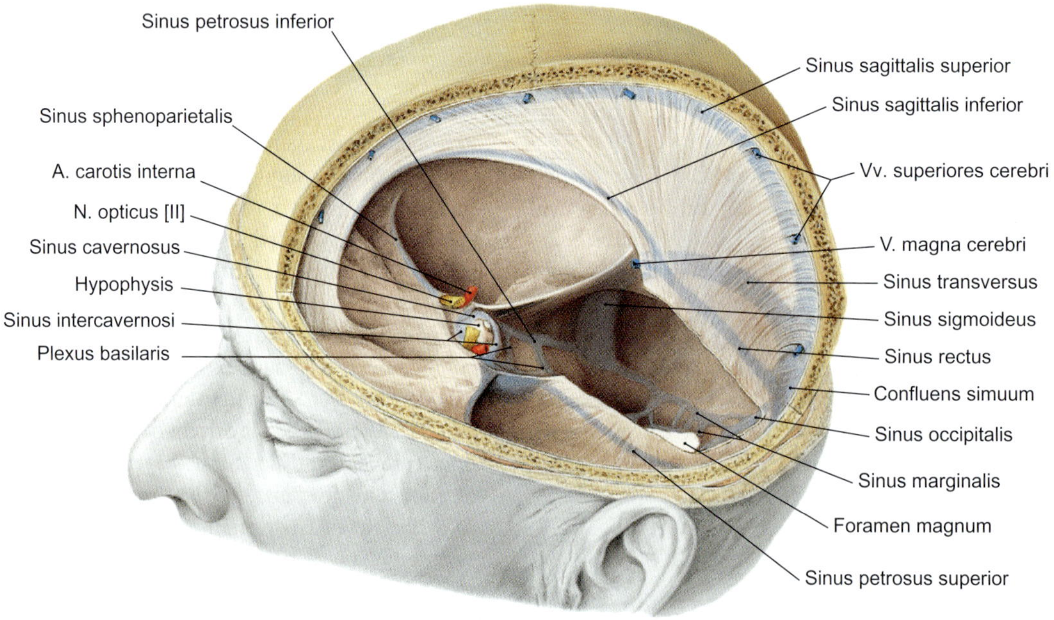

Abb. 1.65 Sinus durae matris [S007-22]

Besonderheiten

Sämtliche Venen von Kopf, Gehirn und Hals sind **klappenlos**. Unter pathologischen Bedingungen kann sich der Blutfluss deshalb auch einmal umkehren und zu Störungen führen. Dies muss dann letztendlich auch für einen länger andauernden Kopfstand gelten.

Das **Einzugsgebiet** von V. jugularis interna und externa ist **nicht so streng getrennt** wie das Versorgungsgebiet der beiden Carotiden. In die venösen Sinus mündet auch Blut aus dem knöchernen Schädel und der Kopfschwarte. Das Blut der **V. facialis** des Gesichts wird teilweise über V. angularis (Augenwinkel) und V. ophthalmica superior zum **Sinus cavernosus** geleitet, sodass entzündlich-eitrige Prozesse oberhalb der Oberlippe zur **Sinus-cavernosus-Thrombose**, zu **Hirnabszessen** oder **Meningitis bzw. Enzephalitis** führen können.

Zusammenfassung

Arterielle Versorgung der intrazerebralen Strukturen

Aus der **A. carotis interna** (→ Aa. cerebri anterior et media) und der **A. vertebralis** (→ A. cerebri posterior)

- Die **A. cerebri anterior** versorgt:
  - Lobus frontalis
  - Lobus parietalis (oberer Anteil)
  - Corpus callosum
  - Capsula interna
  - Striatum
  - Hypothalamus
- Die **A. cerebri media** versorgt:
  - Lobus temporalis – v. a. äußerer Anteil
  - Insula
  - Teile der Lobi frontalis, parietalis und occipitalis einschließlich des überwiegenden Anteils der Gyri pre- und postcentralis mit ihren Homunculi
  - Basalganglien
  - Capsula interna
- Die **A. cerebri posterior** versorgt:
  - Hirnstamm
  - Thalamus
  - Lobus occipitalis
  - Cerebellum
  - medialen Teil des Lobus temporalis mit Innenohr einschließlich Hör- und Gleichgewichtsorgan
  - Rückenmark (noch aus der A. vertebralis)

Venöse Entsorgung

Über die **V. jugularis interna** in die **V. cava superior**

1.12 Struktur des Rückenmarks

1.12.1 Aufbau

Das Rückenmark (Medulla spinalis) entwickelt sich aus dem Neuralrohr des Rumpfes. Es beginnt am Foramen magnum und stellt eine nahtlose **Fortsetzung der Medulla oblongata** dar. Umgeben wird es vom knöchernen **Wirbelkanal** (Canalis vertebralis), der von den übereinanderliegenden Wirbelbögen (Arcus vertebrae) gebildet wird. Es hat beim Erwachsenen eine **Länge** von ca. **45 cm**, einen **Durchmesser** von **1 cm** und reicht bis zu den Lendenwirbelkörpern **L1–L2**. Das sich verjüngende kaudale Ende bezeichnet man als **Conus medullaris** (➤ Abb. 1.66). Unterhalb davon ziehen nur noch die Fasern der Spinalnerven (**Cauda equina** = Pferdeschwanz) weiter nach kaudal bis zu ihren Austrittsstellen in den einzelnen Segmenten. Zervikal und lumbal ist das Rückenmark etwas aufgetrieben (sog. Intumeszenzen), weil dort besonders zahlreiche Neurone und Fasern zur Versorgung von Armen bzw. Beinen enthalten sind.

MERKE

Das Rückenmark kann als **Durchgangs- und Umschaltstation** für die Nervenfasern verstanden werden, die das Gehirn mit dem PNS verbinden. Zusätzlich übernimmt es auch **eigene Funktionen**, indem hier z. B. die **Reflexe** gesteuert werden.

Analog zur Bezeichnung der einzelnen Abschnitte der Wirbelsäule unterteilt man die Abschnitte des Rückenmarks in ein **Halsmark**, **Brustmark**, **Lendenmark** und **Sakralmark**. Dadurch, dass die Knochen der Wirbelsäule mit Beginn bereits in der Fetalzeit sehr viel stärker wachsen als das enthaltene Rückenmark, passen die einzelnen Abschnitte allerdings zunehmend nicht mehr zueinander. Beim Erwachsenen reicht das Halsmark zwar noch bis zum 7. Halswirbel, das Brustmark aber lediglich noch bis zum 9. Brustwirbel und das Lumbalmark bis zum 12. Brustwirbel, während das Sakralmark bereits am Conus medullaris auf Höhe L1–L2 endet. Beim Kleinkind reicht das Sakralmark noch bis L4.

Das eigentliche **Rückenmark** mit seiner zentralen grauen Substanz **endet auf Höhe L1–L2**, während die ein- und austretenden Nervenfasern nach wie vor das jeweilige knöcherne Foramen (Foramen intervertebrale) benutzen, das „ursprünglich" dem Rückenmarksabschnitt zugeordnet war. Die Fasern der Neurone, die kaudalere Abschnitte des Körpers bis hin zu Beinen und Füßen zu versorgen haben, laufen demnach ab dem **Conus medullaris** weiter im Wirbelkanal bis zu ihren jeweiligen Austrittsstellen durch die Zwischenwirbellöcher (➤ Abb. 1.66c). Die motorischen Nervenzellen, deren Axone z. B. bei S5 austreten und distale Abschnitte der Beine innervieren, liegen also auf Höhe des ersten Lendenwirbelkörpers. Die Axone solcher Nervenzellen haben damit eine Gesamtstrecke von teilweise deutlich mehr als 1 m zu überbrücken. Dieselbe Situation gilt für die **Spinalganglien** mit ihren **sensiblen Nervenzellen**, die sich im knöchernen Foramen intervertebrale und damit im ursprünglich „richtigen" Segment befinden. Ihre Axone laufen zunächst in der **Cauda equina** nach kranial, um erst am zugehörigen Hinterhorn ins Rückenmark einzutreten.

Die Fasern der Cauda equina füllen den Raum des Wirbelkanals bei Weitem nicht aus. Außerdem schwimmen sie beweglich im Liquor cerebrospinalis. Dadurch sind sie in der Lage, der Nadel im Rahmen einer **Lumbalpunktion** problemlos und ohne Verletzungsfolgen auszuweichen.

1.12.2 Graue und weiße Substanz

Wie beim Gehirn bilden die **Nervenzellen** des Rückenmarks die **graue Substanz** (Substantia grisea). Während die graue Substanz in Groß- und Kleinhirn außen liegt und die Rinde bildet, befindet sie sich im Rückenmark in dessen **Zentrum**. Diese Ansammlung von Neuronen besitzt eine **Schmetterlingsfigur**. Umgeben wird die graue von der **weißen Substanz** (Substantia alba), also den größtenteils myelinisierten Faserzügen, die aus den Neuronen des Rückenmarks und den Neuronen zerebraler oder peripherer Strukturen hervorgehen bzw. dorthin ziehen (➤ Abb. 1.67).

Die nach ventral deutlich breiteren Ausstülpungen der zentralen Schmetterlingsfigur werden als **Vorderhorn** (Cornu anterius), die dorsal schmaleren als **Hinterhorn** (Cornu posterius) bezeichnet. Die kleine seitliche Vorwölbung heißt **Seitenhorn** (Cornu laterale).

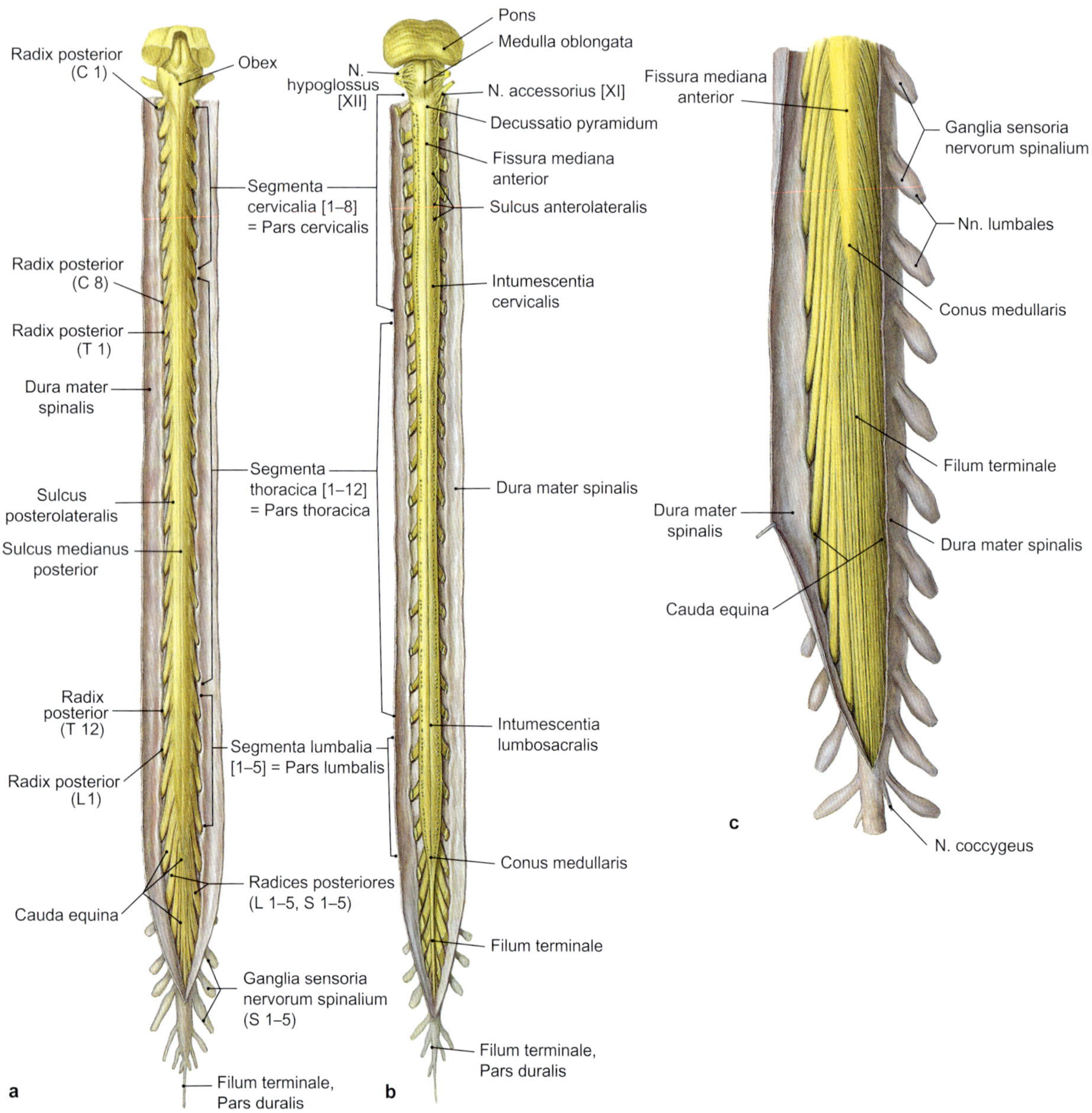

Abb. 1.66 Rückenmark (Medulla spinalis) und Spinalnerven (Nervi spinales). **a** Ansicht von dorsal. **b** Ansicht von ventral. **c** Kaudaler Anteil des Rückenmarks mit Cauda equina; Ansicht von ventral. [S007-22]

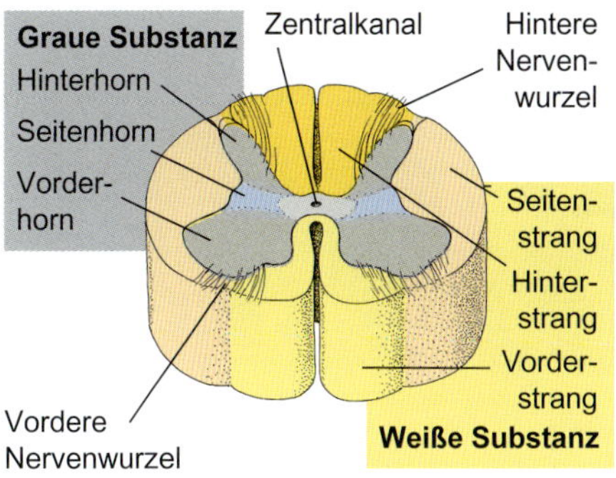

Abb. 1.67 Rückenmarksquerschnitt mit grauer und weißer Substanz. Der Zentralkanal durchzieht das gesamte Rückenmark und ist, sofern er noch nicht verödet ist, mit dem 4. Ventrikel des Gehirns verbunden. [L190]

Es ist nur im Bereich der BWS und den direkt angrenzenden Bereichen von Hals- und Lumbalmark deutlich ausgebildet, weil sich nur dort **sympathische Ganglien** befinden. Ansatzweise erkennt man auch im Sakralmark (S2–S4) ein Seitenhorn, indem sich dort eine kleine **parasympathische Ergänzung** zum **N. vagus** befindet, der abgesehen davon die gesamte Peripherie versorgt. Die Vorderhörner der Schmetterlingsfigur sind deshalb voluminöser als die Hinterhörner, weil dort die zahlreichen, großen α-Motoneurone Platz beanspruchen, an denen die Pyramidenbahn auf die Peripherie umgeschaltet wird. Zusätzlich befinden sich hier die kleineren γ-Motoneurone, die im Dienst des extrapyramidalen Systems stehen. Zentral in der grauen Substanz liegt der **Zentralkanal** als Fortsetzung des 4. Ventrikels der Medulla oblongata. Er ist beim Erwachsenen meist verödet.

Die Faserstränge der umgebenden weißen Substanz werden nach ihrer Lage als **Vorderstrang**, **Seitenstrang** und **Hinterstrang** bezeichnet. Die am Vorder- und Hinterhorn ein- oder austretenden, gebündelten Neurite heißen **Vorder**- bzw. **Hinterwurzel**.

Neurone der grauen Rückenmarksubstanz

Grundsätzlich werden in Abhängigkeit von ihren Funktionen drei Zelltypen unterschieden, was allerdings im Hinblick auf die Heilpraktikerprüfung keine Bedeutung besitzt:

- **Wurzelzellen:** Ihre Axone verlassen das Rückenmark über eine Nervenwurzel. Die wesentlichen Wurzelzellen sind die **motorischen Vorderhornzellen**, die man wiederum in α-Motoneurone und γ-Motoneurone unterteilen kann. Die kräftig myelinisierten, besonders schnell leitenden Axone der großen **α-Motoneurone** ziehen über die Vorderwurzel zu den motorischen Endplatten der quergestreiften **Skelettmuskelfasern** und bringen dieselben zur Kontraktion. Auch die Axone der kleinen **γ-Motoneurone** erreichen über die Vorderwurzel die Skelettmuskulatur. Dort innervieren sie allerdings nicht die eigentlichen Muskelfasern, sondern die sog. intrafusalen Fasern der **Muskelspindeln** (= Dehnungsfühler) und verändern dadurch deren (sensible) Ansprechschwelle (➤ Fach Bewegungsapparat). Auch die vegetativen Neurone der Seitenhörner gehören zu den Wurzelzellen, deren Axone über die Vorderwurzel das Rückenmark verlassen.
- **Binnenzellen:** Ihre Axone verbleiben im Rückenmark. Sie verbinden z. B. als **Interneurone** Nervenzellen derselben Seite oder weitere Neurone mit Zellen der kontralateralen Seite. Sie bilden den sog. Eigenapparat des Rückenmarks. Eine besondere Art von Binnenzellen stellen die **Renshaw-Zellen** dar. Sie werden von Axonkollateralen der α-Motoneurone erreicht und damit über deren Aktivität informiert. Mit ihren eigenen Axonen ziehen sie zu den motorischen Vorderhornzellen, von denen sie informiert werden, und können über inhibitorische Synapsen im Sinne einer negativen Rückkopplung hemmend auf sie einwirken.
- **Strangzellen:** Die Axone dieser Zellen bündeln sich zu langen Strängen (Bahnen), die dann z. B. zu Hirnstamm oder Thalamus laufen.

1.12.3 Rückenmarkshäute

Die **Meningen** des Gehirns setzen sich am Foramen magnum nahtlos in die Rückenmarkshäute fort, wobei die grundsätzliche Anordnung erhalten bleibt. Der einzige erwähnenswerte Unterschied besteht darin, dass die **Dura mater** im Wirbelkanal **nicht** mit dem Periost der Wirbelknochen **verwachsen** ist, sondern einen schmalen Zwischenraum, den **Epiduralraum** (Spatium oder Cavum epidurale) frei lässt, in dem Gefäße (v. a. Venen) verlaufen (➤ Abb. 1.68). Außerdem sind hier Fett und lockeres Bindegewebe eingelagert. Unterhalb des Conus medullaris verbreitert sich der Epiduralraum ein wenig, weil dort mehr Platz zur Verfügung steht.

Dem Epiduralraum verdankt das Periost der knöchernen Wirbelsäule, dass es ein Periost sein darf und diesen Status nicht analog zu den Schädelknochen an die Dura abgeben musste.

Die **Arachnoidea** liegt der Dura innen an und ist über bindegewebige Trabekel in diesem Subarachnoidalraum mit der Pia verbunden. Der **Subarachnoidalraum** enthält **Liquor cerebrospinalis** und bildet einen einheitlichen Raum mit dem Subarachnoidalraum des Gehirns. Die Dura erstreckt sich in jedem Wirbelsäulensegment noch ein Stück weit auf die ein- und austretenden Spinalnerven bis zu den Spinalganglien, die dadurch einen mechanischen Schutz erhalten. Entsprechend den Verhältnissen an der Oberfläche des Gehirns bilden auch im Rückenmark die Astrozyten mit ihren Füßchen eine Grenzfläche zur aufliegenden **Pia mater** (sog. Membrana limitans gliae).

Die Pia mater liegt dem Nervengewebe überall unmittelbar an und ist demnach am Conus medullaris zu Ende, während sich der Duralsack mit der innen anliegenden Arachnoidea bis ins Kreuzbein fortsetzt. Dies bedeutet, dass sich der ursprünglich eher schmale Subarachnoidalraum im Bereich der Cauda equina zu einer regelrechten, mit Liquor gefüllten Höhle erweitert hat, in der die Nervenwurzeln schwimmen und aus der im Rahmen einer Liquorpunktion (Lumbalpunktion) problemlos 1 bis maximal 2 ml Liquor cerebrospinalis entnommen werden können.

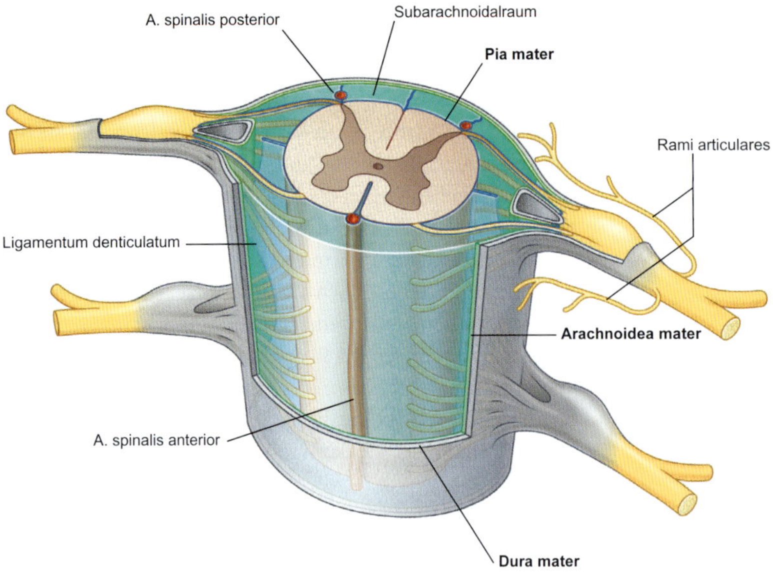

Abb. 1.68 Rückenmarkshäute [E580]

1.12.4 Gefäßversorgung

Die beiden **Aa. vertebrales** bilden gemeinsam **drei Spinalarterien** – eine unpaare A. spinalis anterior zur Versorgung der vorderen zwei Drittel des Rückenmarks und die paarigen Aa. spinales posteriores für das dorsale Drittel (➤ Abb. 1.69). Ergänzt wird die arterielle Blutversorgung ab dem oberen Thorax durch Äste, die aus den Interkostal- und Lumbalarterien abzweigen. Die **Aa. intercostales posteriores** und **Aa. lumbales** entstehen segmental aus der **Aorta**. Sie gelangen durch die Zwischenwirbellöcher in den Wirbelkanal und anastomosieren dort mit den Spinalarterien.

Der venöse Abfluss erfolgt über die **Vv. vertebrales** und die Venen des Epiduralraums in die **Interkostalvenen**.

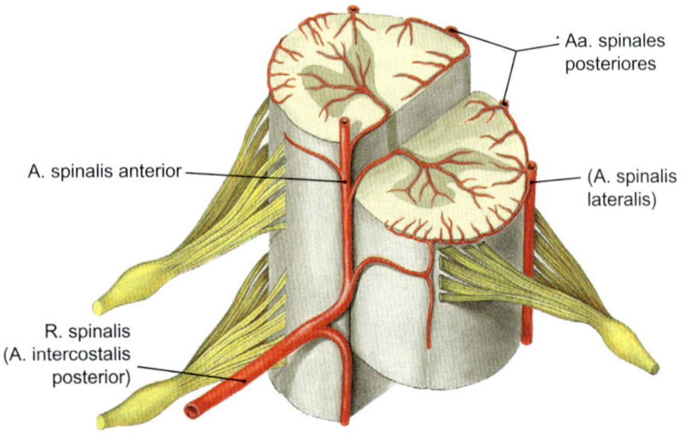

Abb. 1.69 Arterielle Versorgung des Rückenmarks [S007-22]

1.12.5 Leitungsbahnen

Durchs Rückenmark ziehen die motorischen, efferenten sowie die sensiblen, afferenten Nervenfasern vom und zum Gehirn. Darunter befinden sich auch vegetative, v. a. sympathische Fasern.

Die **afferenten** Fasern werden von den Axonen der Nervenzellen der **Spinalganglien** gebildet. Sie gelangen über die Hinterwurzel ins **Hinterhorn** und werden dort größtenteils auf Neurone umgeschaltet. Die Neuriten dieser Nervenzellen wechseln zur **Gegenseite** und erreichen über verschiedene Bahnen das Gehirn.

Der überwiegende Teil der **efferenten**, motorischen Fasern gelangt über seitliche oder vordere Anteile der weißen Substanz zu den einzelnen Segmenten des Rückenmarks und wird dort auf die **Motoneurone der Vorderhörner** umgeschaltet.

MERKE

Grundsätzlich ziehen die sensiblen Fasern über die Hinterwurzel ins Rückenmark, während die motorischen und vegetativen Fasern das Rückenmark über die Vorderwurzel verlassen.

Im Folgenden werden nur die wichtigsten Leitungsbahnen und ihre Umschaltungen besprochen.

Pyramidenbahn

Die Pyramidenbahn entsteht im **Gyrus precentralis** und weist vielfältige Verschaltungen bzw. Rückkopplungen mit Basalganglien, Kleinhirn und Hirnstamm auf. Nach der Kreuzung auf die Gegenseite in der Medulla oblongata ziehen annähernd 90 % der Fasern als (Tractus corticospinalis lateralis) im **Seitenstrang** der weißen Substanz nach kaudal. Gut 10 % der Fasern verbleiben auf derselben Seite und gelangen als **Pyramidenvorderstrangbahn** (Tractus corticospinalis anterior) im **Vorderstrang** der weißen Substanz zu ih-

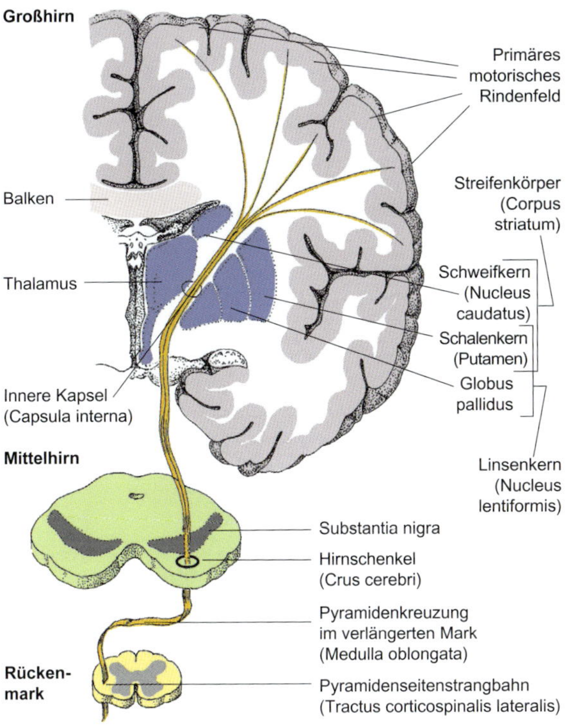

Abb. 1.70 Pyramidenbahn. Kreuzung von 80–90 % der Fasern in der Medulla oblongata. Diese laufen als Tractus corticospinalis lateralis im Seitenstrang des Rückenmarks und enden zum Teil über Interneurone, zum Teil auch direkt an Motoneuronen des Vorderhorns. Die ungekreuzten Fasern der Pyramidenbahn laufen als Tractus corticospinalis anterior im Vorderstrang und kreuzen auf segmentaler Ebene zur Gegenseite. [L190]

ren segmentalen Austrittsstellen aus dem Rückenmark, um erst dort zur Gegenseite zu kreuzen (➤ Abb. 1.70).

Auf Höhe der zu versorgenden Körperregionen ziehen die Fasern zu Neuronen **(Motoneuronen)**, die im **Vorderhorn** der grauen Substanz liegen. Die **synaptische Verbindung** kann **direkt** oder über ein zwischengeschaltetes Neuron (Interneuron) erfolgen. Vor allem an den **Interneuronen** (einschließlich der Renshaw-Zellen) gehen auch die Fasern des **extrapyramidalen Systems** synaptische Verbindungen ein, sodass die Aktivität der motorischen Rinde ein letztes Mal angepasst werden kann – zusätzlich zu den Feinabstimmungen, die bereits bei der Passage durch den Hirnstamm erfolgten. Die Neuriten der motorischen Vorderhornzellen verlassen das Rückenmark über die Vorderwurzeln, um als motorischer Teil der peripheren Nerven zur quergestreiften Skelettmuskulatur zu ziehen.

Extrapyramidale motorische Fasern

Die Nervenzellen des extrapyramidal-motorischen Systems liegen in den Basalganglien (Striatum und Pallidum), im Thalamus und in den Kernen des Hirnstamms (Nucleus ruber, Substantia nigra, Oliven, Vestibulariskerne) mit zahlreichen gegenseitigen Verschaltungen und unter Kooperation sowohl mit dem Kleinhirn als auch mit der Pyramidenbahn. Ihre Bahnen laufen weit überwiegend im Vorder- und Seitenstrang des Rückenmarks, zusammengefasst zum sog. **Vorderseitenstrang**, und enden auf der jeweiligen Segmenthöhe an α-Motoneuronen und γ-Motoneuronen des **Vorderhorns**.

Die wesentliche Funktion des extrapyramidal-motorischen Systems besteht in der unwillkürlich erfolgenden Einstellung von **Gleichgewicht**, **Muskeltonus** und **Koordination** der jeweils geplanten Muskeltätigkeit. Die Vorspannung der Muskulatur erfolgt aus den γ-Motoneuronen über die Muskelspindeln.

Sensible Bahnen

Sensibel wahrgenommen und zum Gehirn geleitet werden der **Tastsinn** (Berührung, Druck, Kitzel und Vibration), **Temperatur** (Wärme, Hitze, Kälte), **Schmerz** und **Juckreiz**. Die entsprechenden Rezeptoren werden im ➤ Fach Dermatologie besprochen. Nach ihren sensiblen Qualitäten, aber auch nach dem Verlauf der zum Gehirn aufsteigenden Bahnen lässt sich die **protopathische** von der **epikritischen** Sensibilität abgrenzen.

Protopathische Sensibilität

Hierzu werden die Empfindungen für **Schmerz** und **Temperatur** sowie gröbere Anteile des **Tastsinns** (stärkere Drücke) gerechnet. Die Nervenzellen (sog. **1. Neuron**), die diese Empfindungen aus ihren peripheren Dendriten („dendritischen Axonen") empfangen, liegen in den **Spinalganglien** der Zwischenwirbellöcher (➤ Abb. 1.71). Ihre Axone ziehen über die Hinterwurzel ins **Hinterhorn** zum hier liegenden **2. Neuron.** Die Neurite dieser Nervenzellen **kreuzen** im jeweiligen Segment zur **Gegenseite** und ziehen gebündelt als **Tractus spinothalamicus** über den **Thalamus**, wo sie umgeschaltet werden **(3. Neuron)**, zum **Gyrus postcentralis** – unter Kommunikation mit der Insula.

In der weißen Substanz des Rückenmarks verläuft der Tractus spinothalamicus teilweise im **Vorder**- und teilweise im **Seitenstrang** („**Vorderseitenstrang**"), bevor sich die Fasern im Hirnstamm vereinen. Ein Teil der Fasern zieht dort zu extrapyramidalen Kernen sowie zum Kleinhirn, dient also nicht der bewussten Wahrnehmung, sondern gewissermaßen bereits der Vorbereitung einer etwa erforderlich werdenden Gegenreaktion.

Epikritische Sensibilität

Dieser Teil der Sensibilität betrifft **feine Reize** wie **geringe Drücke**, **Berührung** oder **Kitzel**. Auch die Rezeptoren in Muskeln, Sehnen und Gelenkkapseln, aus deren Informationen z. B. die exakte **Stellung von Gelenken** erkannt wird, gehören dazu. Die reizaufnehmenden Dendriten entstammen, entsprechend der gesamten Oberflächensensibilität, Neuronen der **Spinalganglien**. Die Axone dieser Nervenzellen werden allerdings im Gegensatz zu denjenigen der protopathischen Sensibilität nach ihrem Eintritt in die Hinterwurzel nicht auf Neurone der Hinterhörner umgeschaltet, sondern laufen im **Hinterstrang** des Rückenmarks auf derselben Seite bis zu Kernen der **Medulla oblongata** (➤ Abb. 1.71). Dort erst befindet sich das **2. Neuron**, dessen Axone zur Gegenseite wechseln und zum **3. Neuron** in Thalamuskernen ziehen. Die Weiterleitung erfolgt dann eben-

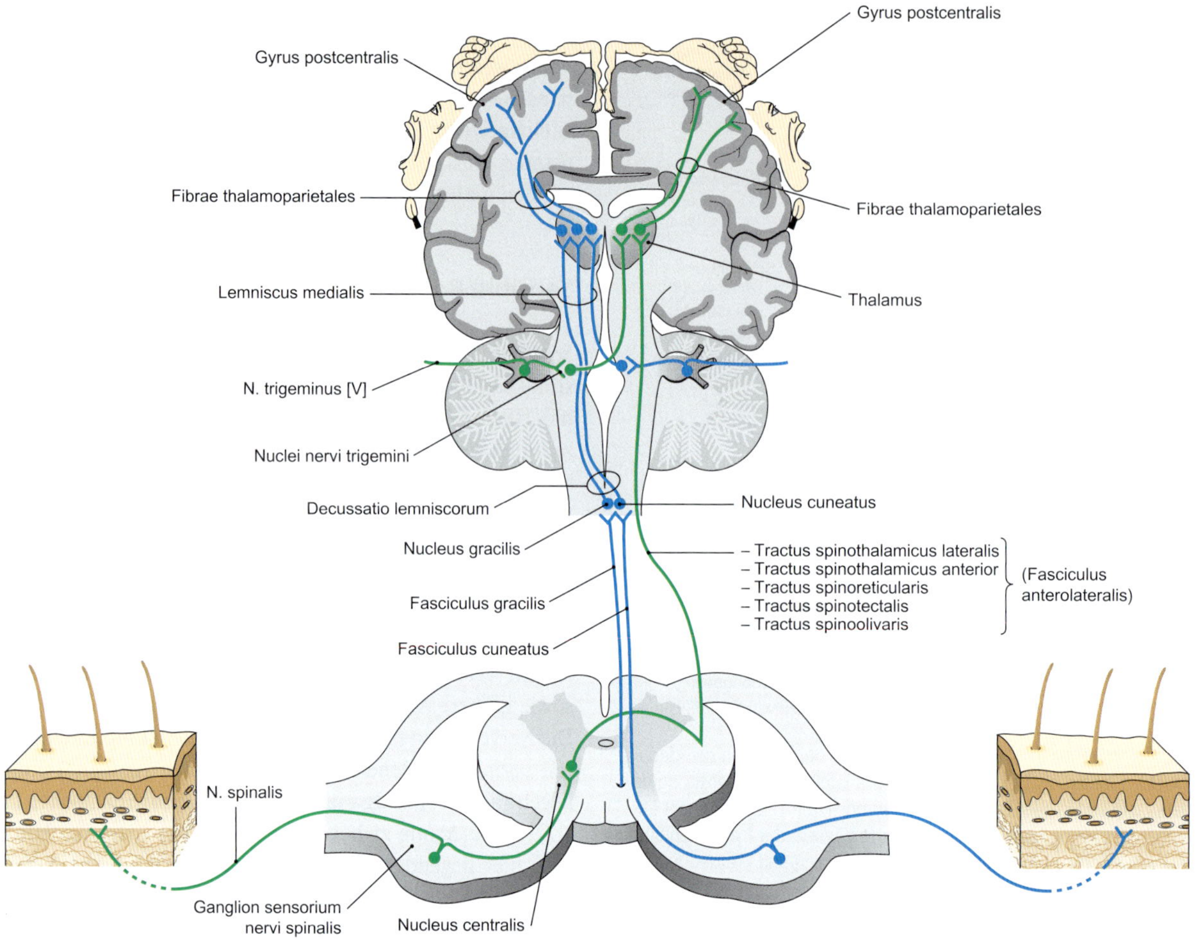

Abb. 1.71 Leitung der epikritischen (blau) und protopathischen (grün) Sensibilität [S007-22]

falls zu Insula und **Gyrus postcentralis**. Interaktionen u.a. mit dem Kleinhirn sind nicht erforderlich und finden deshalb auch nicht statt.

Wie bei der motorischen Hirnrinde gilt also auch für den **somatosensiblen Homunkulus** des Gyrus postcentralis, dass dort grundsätzlich die peripheren Empfindungen der **kontralateralen Körperseite** abgebildet werden.

MERKE

- Die **protopathische Sensibilität** umfasst **gröbere Empfindungen** von Haut und inneren Organen, die gleichzeitig einen **bedrohlichen Charakter** annehmen können und dann reflektorisch beantwortet werden müssen. Tatsächlich steht der bedrohliche, unangenehme Aspekt sogar im Vordergrund und die Abbildung im Gyrus postcentralis ist eher verschwommen.
- Die **epikritische Sensibilität** steht für die feine, differenzierte Kontaktaufnahme zur Umwelt, einschließlich ihrer scharfen Abbildung im Gyrus postcentralis. Die Leitung zum Cortex erfolgt ohne spürbare Zeitverzögerung über **myelinisierte Axone**. Ihre Wahrnehmung erfolgt demzufolge, sofern beide Anteile der Sensibilität gleichzeitig übertragen werden, deutlich schneller als die mittels unmyelinisierter Axone sozusagen mit Verspätung nachfolgende, verschwommene und unangenehme protopathische Wahrnehmung.

1.12.6 Reflexbögen

Reflexe laufen **unwillkürlich** auf **Rückenmarksebene** ab, bedürfen also keinerlei Steuerung aus Hirnanteilen, auch wenn sie durch die zerebralen Bahnen beeinflusst werden. Man unterscheidet in Eigen- und Fremdreflexe.

Eigenreflexe

Eigenreflexe betreffen die Muskulatur. **Reizort** und **Erfolgsorgan** sind **identisch**. Die Muskelspindeln eines Muskels und die Spindeln seiner Sehnen (Golgi-Sehnenorgane) melden ihre eigene und damit die Überdehnung des Gesamtmuskels afferent (dendritisch) über Spinalganglion und Hinterwurzel ins Rückenmark. Die Axone der sensiblen Neurone gelangen über die Hinterwurzel direkt zum Vorderhorn und den α-Motoneuronen desselben Segments und führen dort zur Erregung (➤ Abb. 1.72). Die Folge ist eine kurzzeitige Kontraktion **(Reflexzuckung)** genau des Muskels, der direkt davor überdehnt worden war. Eigenreflexbögen bestehen also aus dem sensiblen Nerven im Spinalganglion, dem motorischen Nerven des

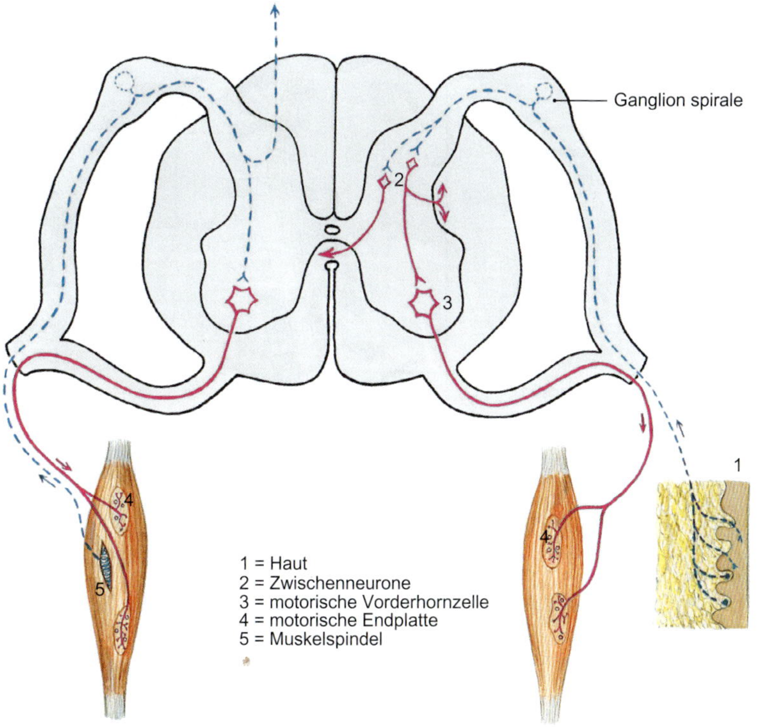

Abb. 1.72 Reflexe des Rückenmarks. **Links:** Eigenreflex (monosynaptisch). **Rechts:** Fremdreflex (polysynaptisch). [S007-22]

Vorderhorns und der Synapse zwischen beiden. Sie sind damit **monosynaptisch**.

Reflexzuckungen sind z. B. durch einen Schlag auf die Sehne des betreffenden Muskels (Gummihammer), der zur Überdehnung führt, auslösbar und können beliebig (unerschöpflich) wiederholt werden. Sie dienen dazu, die ordnungsgemäße Funktion des betreffenden Segments, aber auch diejenige der zu diesen Motoneuronen ziehenden Leitungsbahnen zu überprüfen. Ist das **α-Motoneuron** des Vorderhorns **geschädigt**, ist der Reflex nicht mehr auslösbar. Gleichzeitig resultiert eine **schlaffe Lähmung** des betreffenden Muskels, weil seine Kontraktion **ausschließlich** aus den α-Motoneuronen über die **motorischen Endplatten** erfolgen kann.

Wichtige Reflexe sind z. B. der **Bizepssehnenreflex** (**BSR**; zur Überprüfung des Segments C5–C6), der **Trizepssehnenreflex** (**TSR**; C6–C8), der **Patellarsehnenreflex** (**PSR**; L2–L4) und der **Achillessehnenreflex** (**ASR**; L5–S1).

Fremdreflexe

Beim Fremdreflex sind **Reizort** und **Erfolgsorgan verschieden**. Der Reiz erfolgt z. B. beim **Bauchhautreflex** (Th6–Th12) auf die Haut, wird dann jedoch auf die Bauchmuskulatur übertragen. Das leichte Streichen über die Haut führt zur erkennbaren Reflexzuckung der Bauchmuskulatur. Fremdreflexe sind **polysynaptisch**: Die afferente Meldung über den Dendriten zum Spinalganglion wird vom Axon der Nervenzelle auf ein oder mehrere **Interneurone** (zwischengeschaltete Neurone) übertragen, bevor der Reiz die α-Motoneurone der Bauchmuskulatur erreicht (➤ Abb. 1.72). Ein weiterer wichtiger Fremdreflex ist der **Cremasterreflex** (L1–L2).

1.12.7 Spinalnerven

Zwischen Foramen magnum und dem obersten Kokzygeal-(= Steißbein-)Segment treten insgesamt **31 Paare** von Spinalnerven aus dem jeweiligen Zwischenwirbelloch (Foramen intervertebrale) der Wirbelsäule aus (➤ Abb. 1.73):

- 8 Zervikalnerven,
- 12 Thorakalnerven,
- 5 Lumbalnerven,
- 5 Sakralnerven und
- 1 Nervenpaar aus dem Steißbein.

Obwohl die **HWS** nur aus **7 Wirbeln** besteht, treten dort **8 Nervenpaare** aus, weil das erste oberhalb des 1. Halswirbels (Atlas) entsteht und dasjenige unterhalb des 7. Halswirbels deswegen das achte sein muss.

Der **motorische Anteil** des Spinalnervs tritt als **Vorderwurzel** (Radix anterior) aus dem **Vorderhorn** des Rückenmarks aus; der **sensible Teil** gelangt aus der Peripherie zum **Spinalganglion** im Foramen intervertebrale. Die Axone vereinigen sich auf ihrem Weg zum Hinterhorn zunächst mit dem motorischen Anteil zum eigentlichen, etwa 1 cm langen Spinalnerv, der sich dann vor dem Eintritt ins Rückenmark in Vorder- und Hinterwurzel teilt (➤ Abb. 1.74).

Während die Axone der motorischen Vorderhornzellen am Spinalganglion vorbei, als Teile peripherer Nerven direkt zu ihren Muskeln laufen, liegen die Neurone der sensiblen Fasern in Form

1

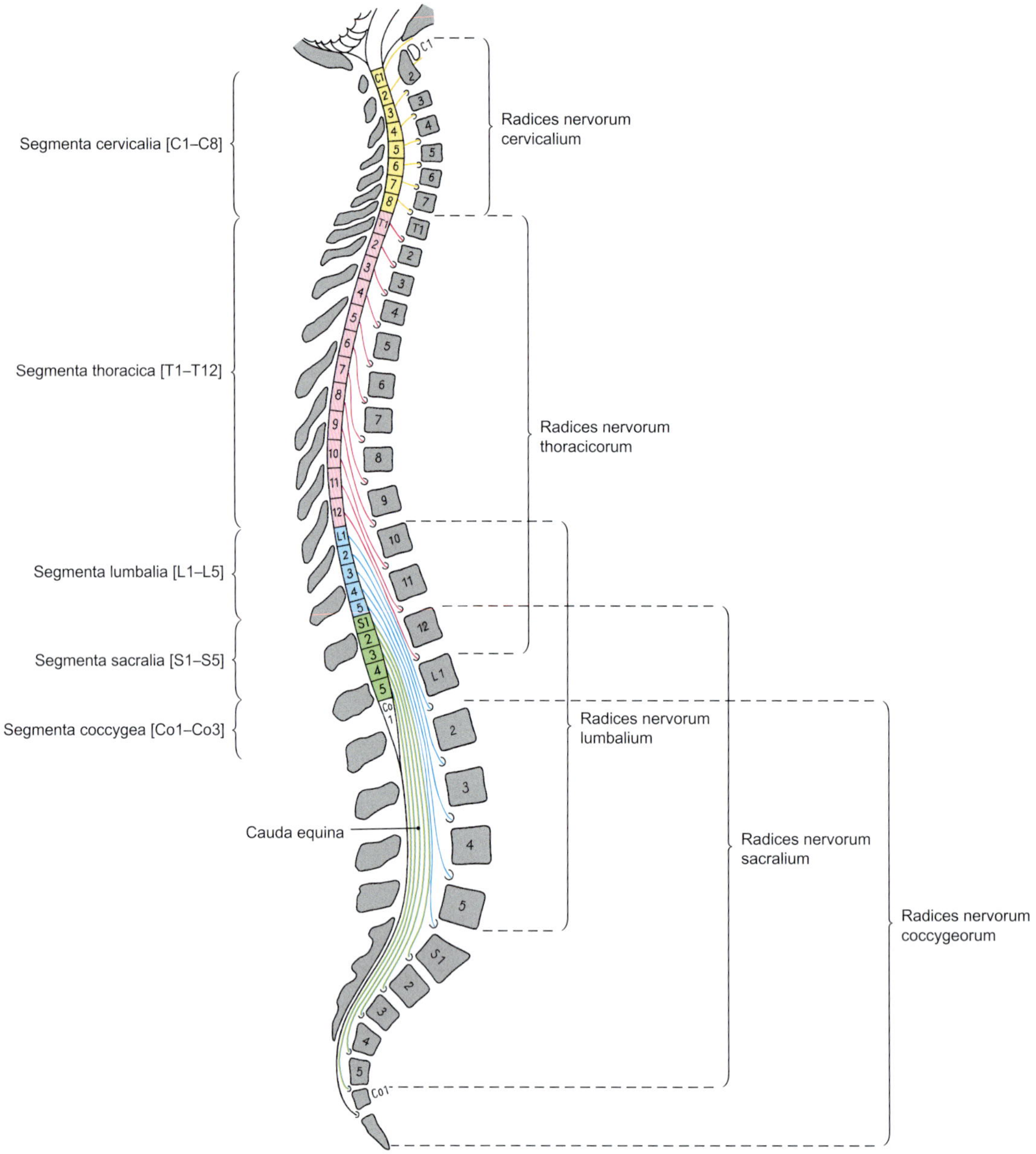

Abb. 1.73 Rückenmarkssegmente und Wurzeln der Spinalnerven [S007-22]

von etwa 5 mm großen Ganglien (Spinalganglien) im Bereich des Zwischenwirbellochs. Die langen **Dendriten** dieser Neurone reichen als sensibler Anteil peripherer Nerven zu den von ihnen versorgten Strukturen der Peripherie, z.B. als Fasern für Tastsinn, Schmerz- oder Temperaturempfindung, und werden im Spinalganglion auf die **Axone** der Nervenzellen umgeschaltet. Der eigentliche, sehr kurze **Spinalnerv** liegt also im Bereich des **Foramen intervertebrale** und besteht aus den **Axonen der Vorder- und Hinterwurzeln. Ab dem Spinalganglion** wird aus dem Spinalnerv definitionsgemäß der **periphere Nerv** als Bestandteil des PNS. Auch das Ganglion selbst gehört bereits zum PNS, da seine Neurone außerhalb des Rückenmarks liegen.

Zusammenfassung

Rückenmark

- entwickelt sich aus dem Neuralrohr
- reicht vom Foramen magnum bis L1/L2 (beim Kind bis L4)
- Länge beim Erwachsenen ca. 45 cm, Durchmesser ca. 1 cm
- Zentral befindet sich die graue Substanz aus Nervenzellen (Schmetterlingsfigur), umgeben von der weißen Substanz der Nervenbahnen.

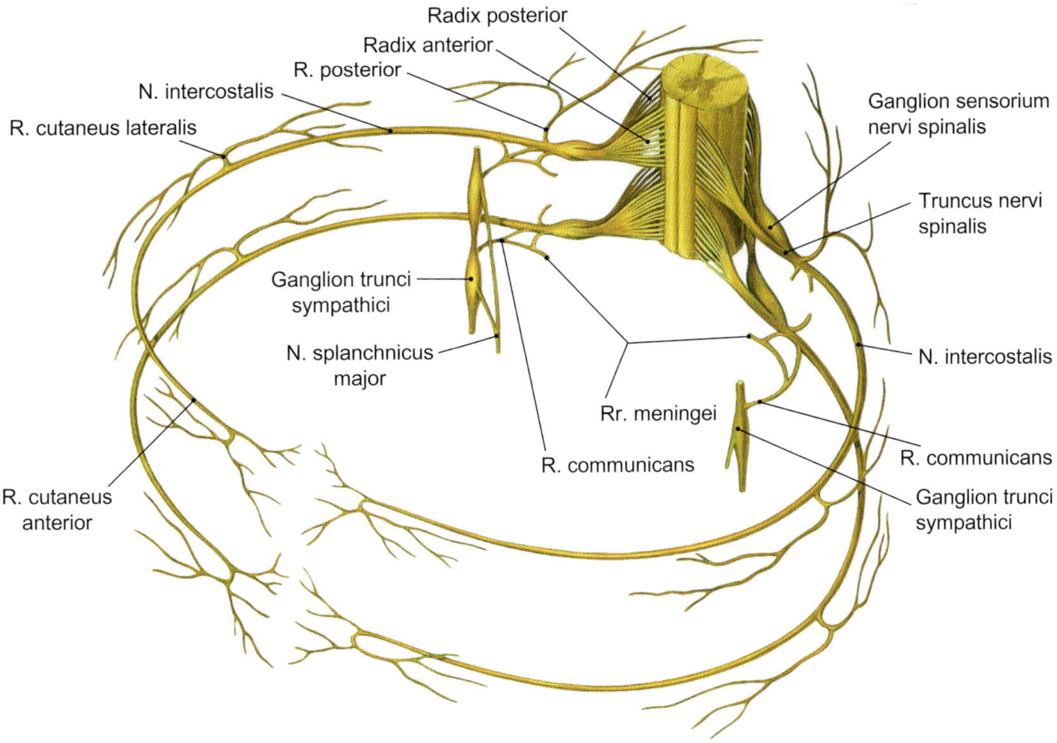

Abb. 1.74 Aufbau eines Spinalnervs [S007-22]

Graue Substanz

- Vorderhorn: enthält die motorischen Neurone zur Versorgung der Skelettmuskulatur; ihre Axone verlassen das Vorderhorn über die Vorderwurzel und ziehen über den Spinalnerven zur Peripherie.
- Hinterhorn: enthält sensibel innervierte Neurone; Zuflüsse über die Hinterwurzel aus den Axonen der Spinalganglien
- Seitenhörner in BWS und direkt angrenzendem Mark von HWS bzw. LWS: enthalten sympathische Neurone, deren Axone über die Vorderwurzel v.a. zum sympathischen Grenzstrang ziehen
- Seitenhörner S2–S4: enthalten parasympathische Neurone überwiegend zur Versorgung der Organe des kleinen Beckens; alle weiteren Organe und Strukturen werden parasympathisch aus dem N. vagus innerviert.

Weiße Substanz

- Die efferenten, zur Peripherie ziehenden Bahnen befinden sich überwiegend in den vorderen und seitlichen Anteilen – z. B. als Vorder- oder Seitenstrangbahn für die Fasern von Pyramidenbahn und extrapyramidalem System.
- Die afferenten (sensiblen), zu Hirnstamm, Thalamus und Gyrus postcentralis ziehenden Bahnen befinden sich überwiegend in seitlichen und dorsalen Anteilen – z. B. als Hinterstrang.
- Kreuzung zur Gegenseite teilweise im Segment der Eintrittsstelle (protopathische Sensibilität) und teilweise erst in der Medulla oblongata (epikritische Sensibilität)

Spinalnerven

- 31 Nervenpaare zwischen HWS und Steißbein
- liegen im Zwischenwirbelloch zwischen Spinalganglion und Vorder- bzw. Hinterwurzel
- bestehen aus den motorischen Axonen der Vorderwurzel und den sensiblen Axonen der Spinalganglien

Rückenmarkshäute

- entsprechen mit Dura mater, Arachnoidea und Pia der zerebralen Situation
- Dura und Periost der Wirbel sind nicht miteinander verwachsen (→ Epiduralraum)
- Subarachnoidalraum bildet eine Einheit mit dem Subarachnoidalraum des Gehirns.
- erstrecken sich bis zu den Spinalganglien (mechanischer Schutz) und bilden den bindegewebigen Anteil der peripheren Nerven (Neurium)
- Duralsack als lockere Umhüllung der Cauda equina ab L2

Blutversorgung des Rückenmarks

- entstehen als Aa. spinalis anterior (unpaar) und posterior (paarig) aus den Aa. vertebrales
- werden segmental über die Zwischenwirbellöcher ergänzt aus der Aorta (über die Interkostal- und Lumbalarterien)

Reflexe

Muskeleigenreflexe

- Reizort und Erfolgsorgan identisch, monosynaptisch
- keine Adaptation an wiederholte Reize (unerschöpflich)
- erlöschen bei Schädigung der motorischen Vorderhornzelle (→ schlaffe Lähmung)
- wichtige Beispiele: BSR, TSR, PSR und ASR

Fremdreflexe

- Reizort (Haut) und Erfolgsorgan (Muskel desselben Segments) sind verschieden, polysynaptisch (über Interneurone).
- schwächen sich bei Wiederholungen ab
- erlöschen bei Schädigung der Pyramidenbahn
- wichtige Beispiele: Bauchhaut- und Cremasterreflex (beim Mann)

1.13 Plexus

Zur Versorgung der motorischen, vegetativen und sensiblen Funktionen einer Extremität sind mehrere Spinalnerven erforderlich. Die daraus entstehenden peripheren Nerven laufen nicht von Beginn an getrennt voneinander zu verschiedenen Bereichen ihrer Extremität, sondern sie bündeln sich zunächst, um gemeinsam in Richtung ihres Ziels zu gelangen. Ein solches **Bündel aus mehreren Nerven** nennt man Plexus (Geflecht) bzw. Plexus nervosus (Nervengeflecht).

1.13.1 Plexus brachialis

Die Spinalnerven zur Versorgung des **Arms** entspringen den Segmenten **C5–Th1** (➤ Abb. 1.75). Die Nerven gelangen aus der seitlichen Halsgegend, zwischen M. scalenus anterior und medius (**Skalenuslücke**; ➤ Fach Bewegungsapparat) gebündelt in Beglei-

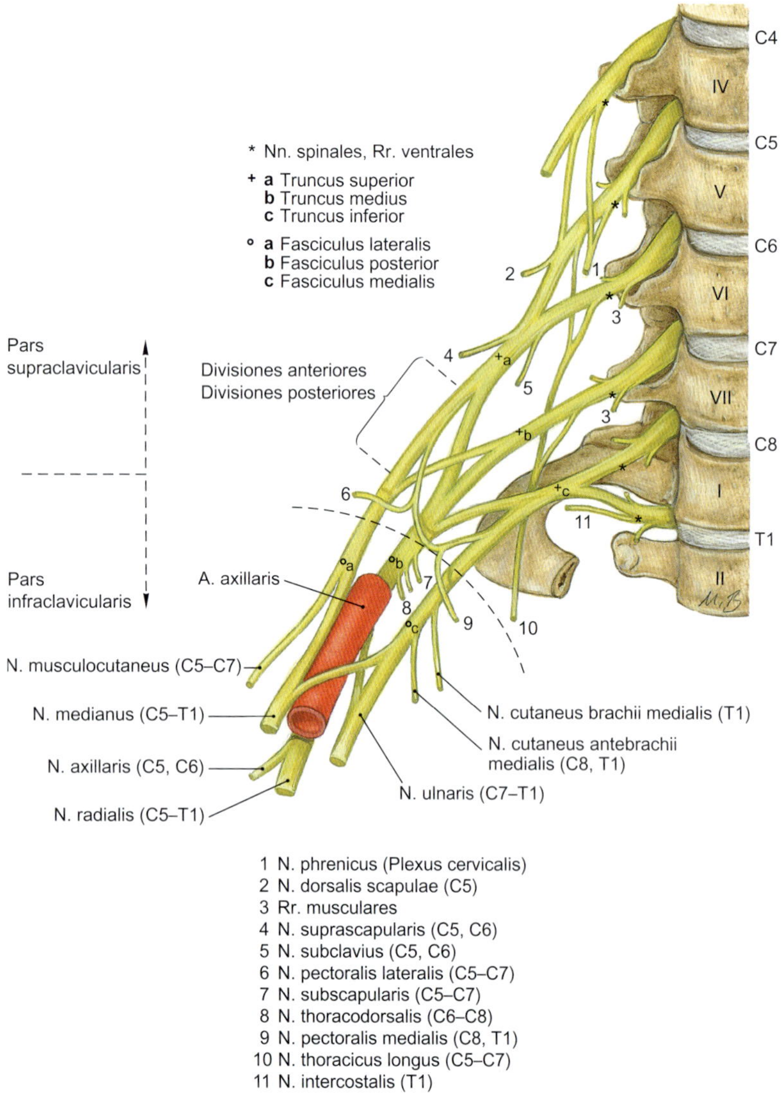

Abb. 1.75 Plexus brachialis [S007-22]

tung der A. axillaris (A. subclavia → A. axillaris → A. brachialis) zur Achselhöhle und von dort auf den Arm. Die aus dem Plexus abgehenden Äste versorgen Teile der Schulter und in Form der **drei Hauptstämme – N. radialis, N. medianus** und **N. ulnaris** – den Arm.

HINWEIS PRÜFUNG

Die drei Hauptnerven des Plexus brachialis mit ihrer sensiblen und motorischen Funktion sind einschließlich der Folgen ihrer Schädigung prüfungsrelevant. Allerdings können Funktionen und Schädigungsfolgen nur in Verbindung mit dem ➤ Fach Bewegungsapparat ganz verstanden werden.

MERKE

Die 3 Hauptnerven des Arms rekrutieren sich aus unterschiedlichen Faseranteilen sämtlicher Spinalnerven des Plexus brachialis, von C5–Th1. Daraus geht hervor, dass man bei der umschriebenen Schädigung im Ausbreitungsgebiet eines einzelnen Nerv, sofern die Schädigungsursache im Bereich der HWS liegt, nicht genau auf das betroffene Segment rückschließen kann. Sofern blockierungsbedingte Störungen bestehen oder bestehen könnten, ist dementsprechend das gesamte gleichseitige Segment zwischen C5 und Th1 zu überprüfen und, nach Ausschluss von z. B. Tumor oder Bandscheibenvorfall, zu deblockieren (➤ Fach Bewegungsapparat). Lediglich bei Störungen im Verlauf des **N. ulnaris** kann relativ spezifisch vom Bereich **C8/Th1** ausgegangen werden.

Nervus radialis

Der N. radialis (aus Fasern von C5–C8) zieht am proximalen Oberarm aus dem Plexus nach dorsal und lateral (= **radial**) und weiter auf den Unterarm. In der Ellenbeuge liegt er ebenfalls lateral, um von dort aus in Begleitung der A. radialis und über dem Radius zum Handgelenk zu ziehen (➤ Abb. 1.76). Der N. radialis versorgt **motorisch** im Wesentlichen die **Streckmuskulatur** von Ober- und Unterarm, Handgelenk und Fingern. Am Oberarm ist dies der **M. triceps brachii**, am Unterarm z. B. der **M. extensor carpi ulnaris** – pauschaliert nahezu alle Muskeln, die streckseitig am Unterarm liegen und damit sowohl die Hand im Handgelenk als auch die Finger nach dorsal extendieren. Der **Daumen** wird daneben auch **abduziert**, die **Hand supiniert**.

Sensibel werden durch den Nerv die radiale Streckseite von Ober-, Unterarm und Handgelenk versorgt, daneben auch die Finger 1 (Daumen) und 2 samt Radialseite des 3. Fingers.

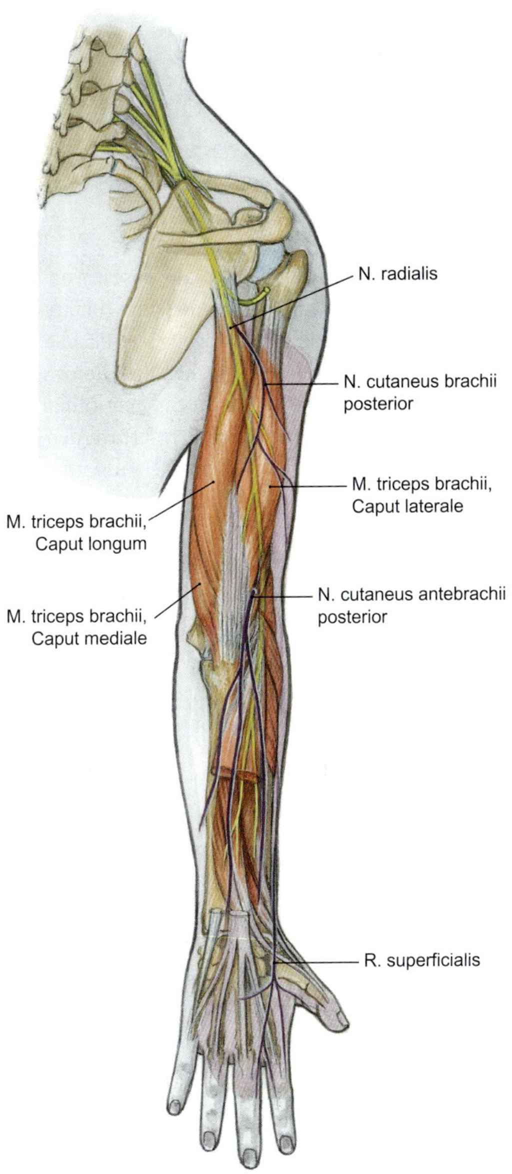

Abb. 1.76 Verlauf des N. radialis [S007-22]

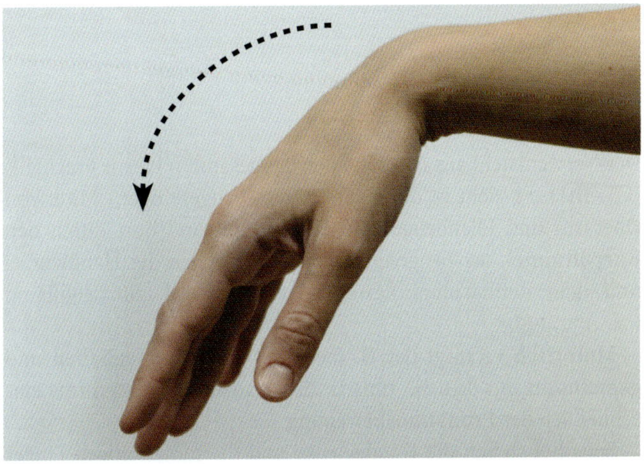

Abb. 1.77 Fallhand bei Radialislähmung [S007-22]

PATHOLOGIE

Radialislähmung

Zu Schädigungen des Nervs kommt es im Rahmen einer **Oberarmfraktur**, durch ein Karzinom der Lungenspitze (sog. **Pancoast-Tumor**), das in die Halsweichteile einwächst, durch **entzündliche** Prozesse oder als Folge eines chronisch **erhöhten Drucks** im Bereich der Axilla oder des Oberarms – z. B. durch Krücken **(Krückenlähmung)** oder Abstützen des Arms an Stuhllehnen oder Parkbänken **(Parkbanklähmung)**.

In Abhängigkeit von der Lokalisation der **Radialislähmung** (proximal, distal) sind die Folgen etwas unterschiedlich. Im Vordergrund steht die Lähmung der Streckmuskulatur, wodurch die Hand in Beugestellung fällt (sog. **Fallhand**; ➤ Abb. 1.77). Eine **Supinationsbewegung** von Unterarm und Hand ist **nicht mehr möglich**. Bei einer Schädigung in der Axilla

kann zusätzlich der Arm im Ellbogengelenk nicht mehr gestreckt werden (Ausfall des M. triceps brachii).
Sensible Störungen entstehen überwiegend an der radialen Streckseite von Arm, Handrücken und den radialseitigen 2½ Fingern.

Nervus ulnaris

Der Nerv rekrutiert sich überwiegend aus Fasern von C8–Th1. Er zieht aus dem Plexus brachialis zum medialen (ulnaren) Oberarm und liegt an der Rückseite des Ellenbogens oberflächlich direkt unter der Haut und wenig geschützt zwischen dem Epicondylus medialis humeri und dem Olecranon im Sulcus nervi ulnaris (➤ Abb. 1.78). Dort kann er durch Druck leicht irritiert werden, woraus ein elektrisierender Schmerz bis zur ulnaren Handseite entsteht. Am Unterarm läuft der N. ulnaris gemeinsam mit der A. ulnaris über der Ulna zum Handgelenk.

Motorisch versorgt der Nerv einen Teil der **Beugemuskulatur** von Unterarm (z. B. **M. flexor carpi ulnaris**) und Fingern einschließlich des gesamten **Kleinfingerballens**. Auch am **Daumen** dient er als Antagonist des N. radialis, indem er den Finger **adduziert**.

Sensibel innerviert der Nerv vom Ellenbogen an die ulnarseitige Haut des Unterarms bis hin zu den ulnarseitigen 2½ Fingern.

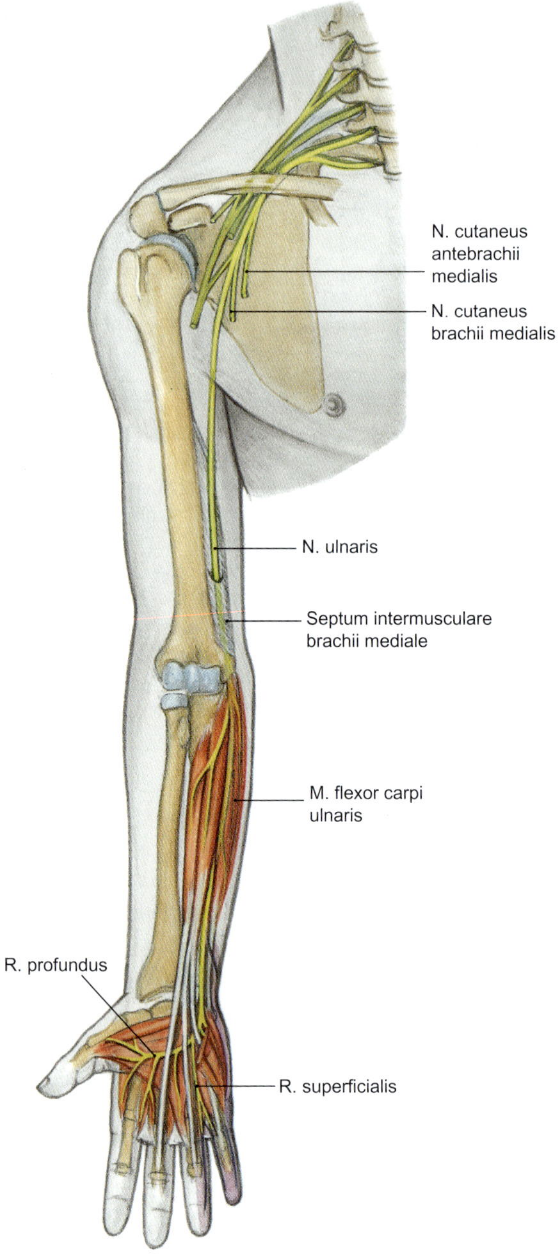

Abb. 1.78 Verlauf des N. ulnaris [S007-22]

PATHOLOGIE

Ulnarislähmung

Die Ulnarislähmung gilt als **häufigste periphere Nervenlähmung** überhaupt. Ursache sind **Frakturen** im Bereich von Oberarm und Ellenbogen, **offene Verletzungen** an Unterarm und Handgelenk, ausgeprägte **arthrotische Deformierungen** im Ellbogengelenk oder das **Ulnaris-Kompressionssyndrom**, bei dem der Nerv in seinem Sulcus nervi ulnaris am Ellenbogen – z. B. durch falsche Lagerung, Subluxation des Nervs, Arthrosen oder Überlastungen – mechanisch geschädigt wird.
Neben ulnarseitigen Sensibilitätsstörungen von Unterarm und Hand ist bei einer **Ulnarislähmung** die Beugung in Handgelenk und Fingergrundgelenken erschwert. Der Kleinfingerballen atrophiert, eine Adduktion des Daumens wird unmöglich. Dies bedeutet, dass zwischen Daumen und Kleinfinger keine Gegenstände mehr gehalten werden können. Die als typisch angesehene **Krallenhand** (➤ Abb. 1.79) entsteht nur bei Mitbeteiligung des N. medianus. Dabei kommt es zur Überstreckung der Fingergrundgelenke unter gleichzeitiger Beugung in Mittel- und Endgelenken.

Nervus medianus

Der Nerv entsteht aus Faseranteilen des gesamten Plexus brachialis (C5–Th1). Er zieht in der volarseitigen (beugeseitigen) Mitte von Oberarm und Ellenbeuge zum Handgelenk und dort durch den **Karpaltunnel**, der beugeseitig von den Knochen der Handwurzel und dem Retinaculum flexorum gebildet wird, zur Hohlhand (➤ Abb. 1.80).

Motorisch versorgt der N. medianus den **Daumenballen** und **gemeinsam** mit dem N. ulnaris die **Flexoren** des Unterarms einschließlich der **Pronationsbewegung**.

Sensibel stehen die Handgelenke und die radialseitigen Finger im Vordergrund.

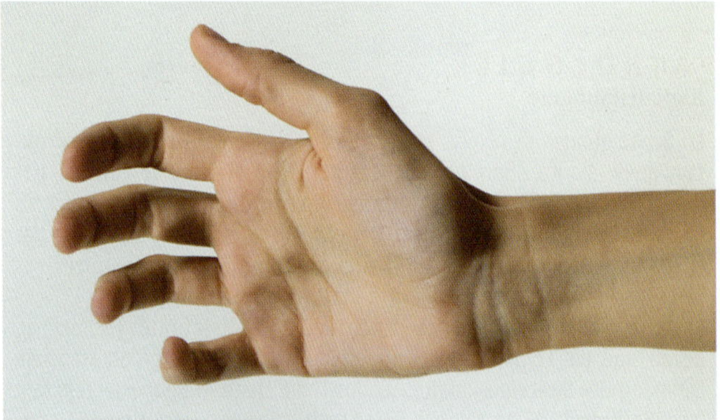

Abb. 1.79 Krallenhand bei Ulnarislähmung [S007-22]

ger. Der feste Griff um eine Flasche wird unmöglich (sog. **Flaschenzeichen**). Die Pronationsbewegung ist aufgehoben. Beim Versuch, die Hand zur Faust zu schließen, bleiben die Finger 1–3 gestreckt. Es entsteht das Bild der **Schwurhand** (➤ Abb. 1.81).

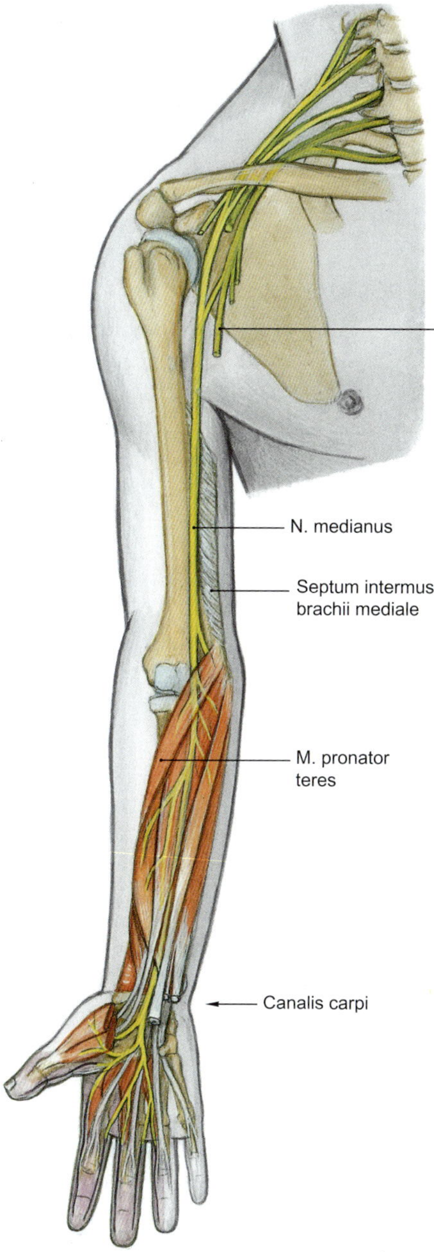

Abb. 1.80 Verlauf des N. medianus [S007-22]

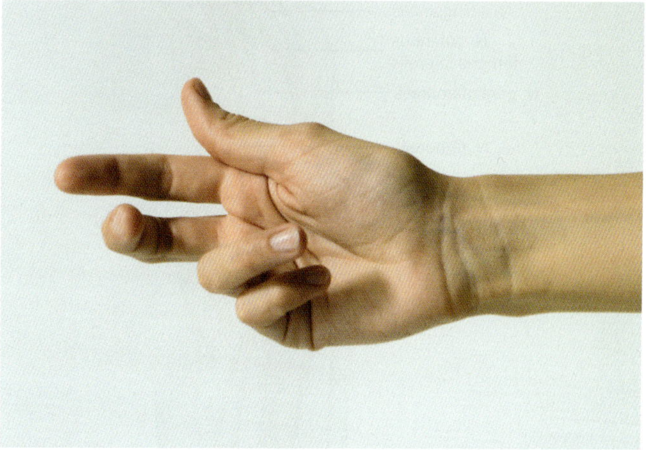

Abb. 1.81 Schwurhand beim Faustschluss bei Medianuslähmung [S007-22]

PATHOLOGIE

Medianuslähmung

Eine Schädigung des Nervs kann durch **Oberarmfraktur**, **Fehlpunktion** in der Ellenbeuge, durch **Druck** (z. B. auf dem Oberarm liegender Kopf des Partners), durch offene **Verletzungen** oder eine Kompression im Bereich des **Karpaltunnels** erfolgen.
Neben Sensibilitätsstörungen der Finger 1–3 kommt es bei der **Medianuslähmung** zur Atrophie der Muskulatur des Daumenballens **(Thenaratrophie)** und zum Ausfall eines Teils der Unterarm- und Fingerbeu-

MERKE

Nerv	Symptom	Merksatz
N. medianus	Schwurhand	Ich schwöre dir beim heiligen Medianus,
N. ulnaris	Krallenhand	dass ich dir die Augen mit der Ulna auskratze,
N. radialis	Fallhand	wenn du vom Rad fällst.

1.13.2 Plexus lumbosacralis

Plexus lumbalis (Th12–L4) und **Plexus sacralis (L5–S3)** stehen miteinander in Verbindung und werden deshalb meist zum Plexus lumbosacralis zusammengefasst. Der Plexus enthält motorische, sensible sowie sympathische Anteile zur Versorgung von Blutgefäßen und Haut.

Plexus lumbalis

Aus dem Plexus lumbalis (➤ Abb. 1.82a, ➤ Abb. 1.83a) werden neben den Bauchmuskeln **Muskeln im Beckenbereich** innerviert. Unterhalb des Leistenbandes tritt gemeinsam mit A. und V. femoralis der **N. femoralis** als Hauptnerv auf den **ventralen Oberschenkel** über und versorgt dort einen Großteil der **Oberschenkelmuskulatur** einschließlich des M. quadriceps femoris und der Adduktoren. Noch im Beckenbereich gibt er Äste zum wichtigsten Beuger im Hüftgelenk (M. psoas major) ab. Der N. femoralis rekrutiert sich hauptsächlich aus Fasern L2–L4.

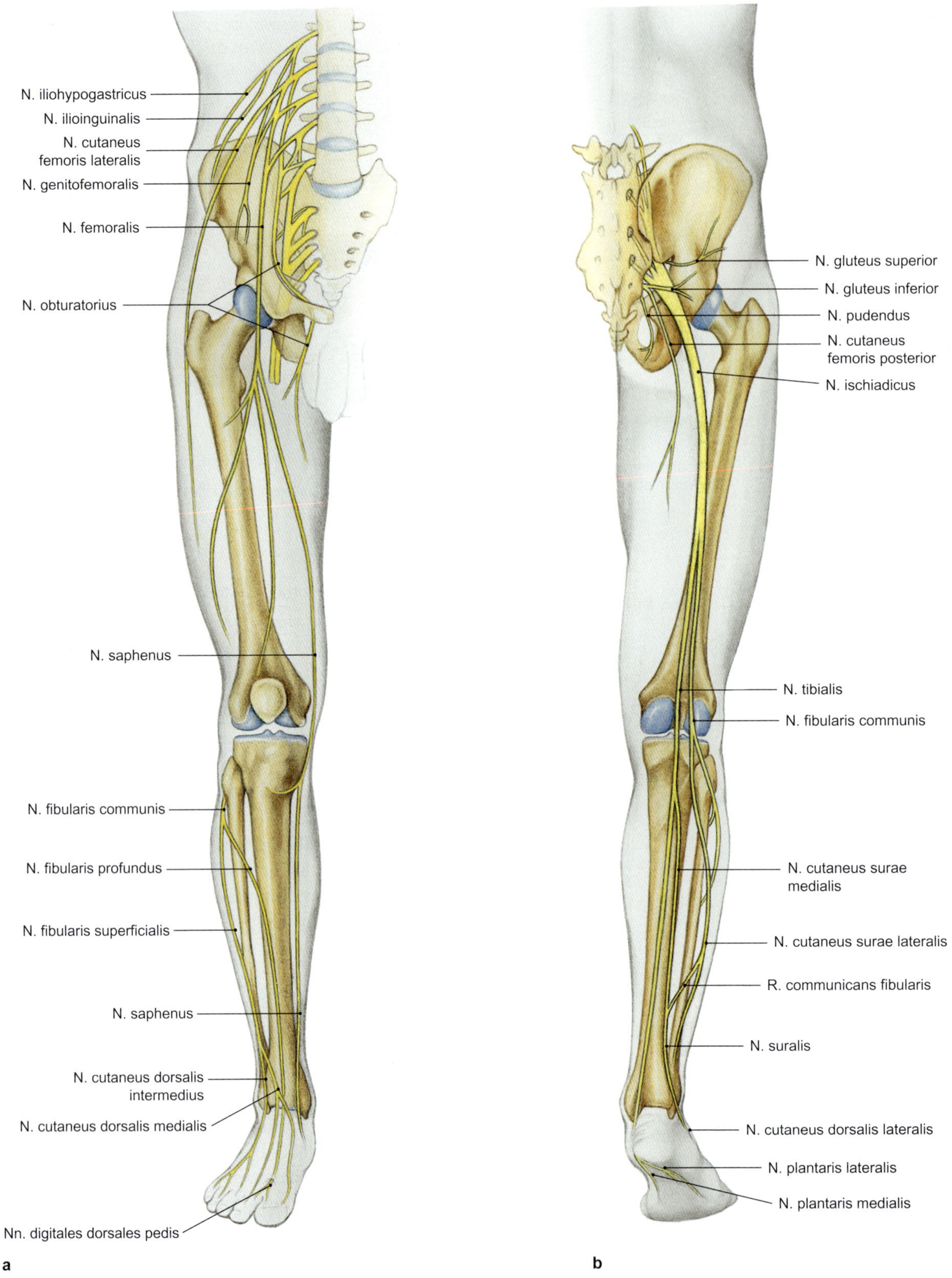

Abb. 1.82 **a** Nerven des Plexus lumbalis. **b** Nerven des Plexus sacralis. [S007-22]

PATHOLOGIE

Femoralislähmung

Eine Schädigung des N. femoralis ist eher selten. Mögliche Ursachen sind **Beckentumoren**, **Operationen** (**TEP** des Hüftgelenks), **Bandscheibenvorfall** oder **Traumen** (Verkehrsunfälle).

Bei einer **Femoralislähmung** kann aufgrund der Lähmung von M. iliopsoas und M. rectus femoris (Teil des M. quadriceps femoris) das Hüftgelenk **nicht mehr angebeugt** werden. Eine Streckung im Kniegelenk ist ebenfalls nicht möglich (M. quadriceps femoris), wodurch das Treppensteigen stark behindert wird. Die Patella steht wegen des fehlenden Muskelzugs (M. quadriceps femoris) tiefer als üblich. Der **Patellarsehnenreflex** (PSR) ist **nicht mehr auslösbar**. Er überprüft die Funktion des M. quadriceps femoris und damit den N. femoralis bzw. das **Segment L2–L4**. **Sensibilitätsstörungen** finden sich an Oberschenkel (außer Rückseite) und medialem Unterschenkel bis zum Fuß.

Plexus sacralis

Der wichtigste Nerv des Plexus sacralis (➤ Abb. 1.82b, ➤ Abb. 1.83b) ist der **Ischiasnerv (N. ischiadicus)**, der dorsal auf den Oberschenkel übertritt, die **dorsale Oberschenkelmuskulatur** (ischiokrurale Muskulatur) sowie **alle Muskeln** von **Unterschenkel** und **Fuß** versorgt. Zur Innervation der Unterschenkelmuskulatur teilt er sich variabel, spätestens knapp oberhalb der Kniekehle in seine Endäste **N. tibialis** und **N. fibularis communis**.

Der **N. fibularis** (peroneus) **communis** innerviert die **Extensoren** des Fußes, bewegt den Fuß also dorsalwärts bzw. hebt die Fußspitze nach oben. Der **N. tibialis** innerviert die **Flexoren** (Plantarextensoren) des Fußes, im Wesentlichen also den **M. triceps surae**, der über die **Achillessehne** am Fersenbein ansetzt. Der **Achillessehnenreflex (ASR)** überprüft die Funktion des M. triceps surae (Wadenmuskulatur) und damit den N. tibialis bzw. das **Segment L5–S1**.

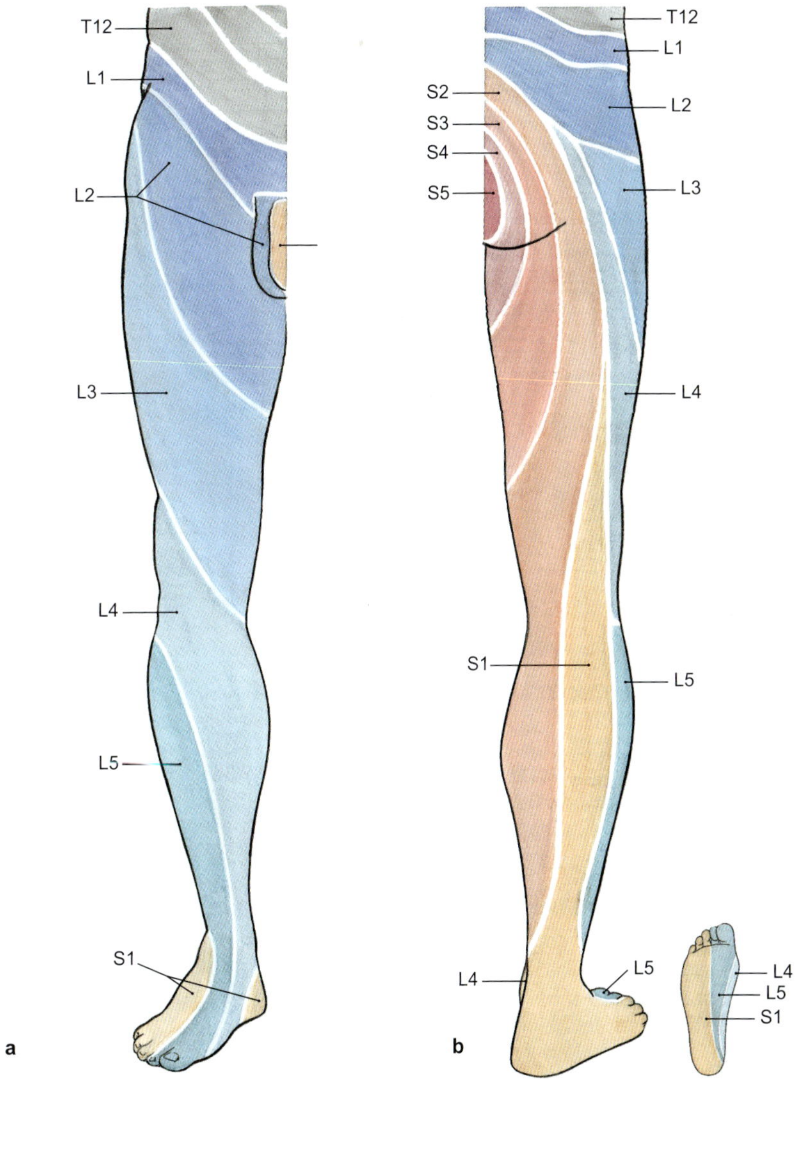

Abb. 1.83 Segmentale Hautinnervation der unteren Extremität. **a** Ansicht von ventral. **b** Ansicht von dorsal. [S007-22]

MERKE

Der **N. ischiadicus** ist mit einem Durchmesser von **1,5 cm** der **stärkste**, gleichzeitig durch seinen Verlauf bis zum Fuß auch der **längste Nerv** des menschlichen Körpers.

Weitere Nerven des Plexus sacralis ziehen zu den Muskeln von Hüfte und Beckenboden. Erwähnenswert ist der **N. gluteus superior** (L4–S1), der die Mm. gluteus medius und minimus sowie den M. tensor fasciae latae versorgt. Die beiden **Gluteus-Muskeln** bewirken eine Abduktion des Oberschenkels im Hüftgelenk oder alternativ, bei festgestelltem Bein, die Neigung des Rumpfes zur Seite der kontrahierten Muskulatur. Die hierdurch bewirkte Verlagerung der Körperachse bzw. des Schwerpunkts über das Standbein ermöglicht das Anheben des kontralateralen sog. Spielbeins und dadurch den **Einbeinstand** (➤ Fach Bewegungsapparat). Bei Schädigungen von Nerv bzw. Muskulatur wird der Einbeinstand unmöglich. Überprüft wird der Ausfall mit dem **Trendelenburg-Zeichen** (➤ Abb. 1.84).

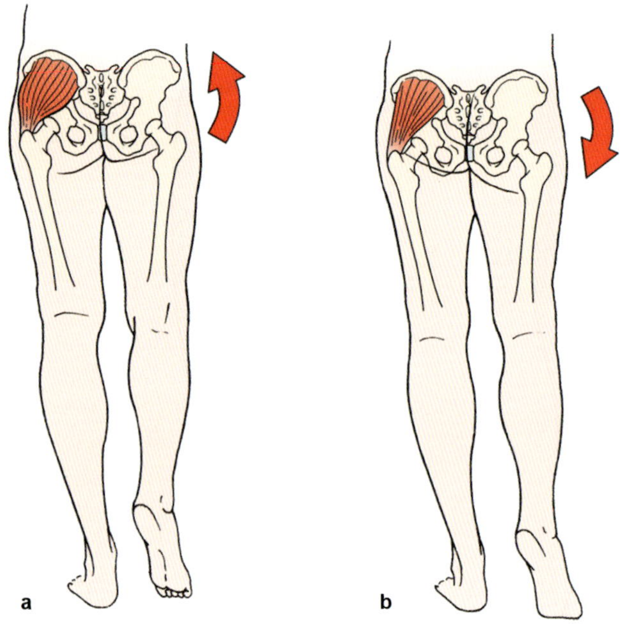

Abb. 1.84 Trendelenburg-Zeichen. **a** Reguläre Funktion der Gluteus-Muskeln: Die leichte Kippung des Beckens nach links ermöglicht den Erhalt des Gleichgewichts trotz Hebung des rechten Beins (sog. Spielbein). **b** Lähmung des M. gluteus medius und M. gluteus minimus links: Das Becken kippt bei Hebung des rechten Beins zur rechten Seite ab, der Einbeinstand wird unmöglich. [E989]

PATHOLOGIE

Fibularis- und Tibialislähmung

Der **N. fibularis** (peroneus) **communis** liegt im Bereich des Fibulaköpfchens direkt unter der Haut und kann dort durch äußerlichen Druck (Gipsverband), durch Fraktur des Fibulaköpfchens oder bei einem Dauerreiz durch Druck der Sehne des M. biceps femoris, häufig bei Bodenlegern, geschädigt werden. Da der Nerv die Dorsalextensoren des Fußes versorgt, kann in solchen Fällen der Fuß nicht mehr gehoben werden. Es kommt zum **Spitzfuß** und zum **Steppergang** (oder Hahnentrittgang), weil das Bein höher als üblich angehoben werden muss, damit die Fußspitze nicht über den Boden schleift. Der **Fersenstand** ist entsprechend **nicht mehr möglich**.

Bei einer Lähmung des **N. tibialis** kann der Fuß nicht mehr nach plantar flektiert werden. Der **Zehenstand** wird **unmöglich**. Ursache einer isolierten Schädigung sind z. B. Tibiafraktur oder Bandscheibenvorfall.

Das **Ischiassyndrom** wird beim Bandscheibenvorfall (➤ Kap. 4.13, ➤ Fach Bewegungsapparat) besprochen.

Zusammenfassung

Plexus brachialis

Nervengeflecht aus C5–Th1, drei Hauptnerven zur motorischen und sensiblen Versorgung des Arms

N. radialis

- **motorisch:** Streckmuskulatur von Oberarm, Unterarm, Handgelenk und Fingern, Abduktion des Daumens, Supination von Unterarm und Hand
- **sensibel:** radiale Streckseite des Armes, Handrücken, radialseitige 2½ Finger

N. ulnaris

- **motorisch:** Beugemuskulatur (teilweise) von Handgelenk und Fingern, Kleinfingerballen, Adduktion des Daumens
- **sensibel:** Ulnarseite von Unterarm und Hand

N. medianus

- **motorisch:** Daumenballen, Unterarmflexoren (gemeinsam mit dem N. ulnaris), Beugung der Finger 1–3, Pronation von Unterarm und Hand
- **sensibel:** Beugeseiten der 3½ radialen Finger, Fingerendglieder streckseitig

Plexus lumbalis (Th12–L4)

Hauptnerv N. femoralis

- **motorisch:** Bauchmuskulatur, M. psoas major, Oberschenkelmuskulatur mit Ausnahme der Rückseite einschließlich des M. quadriceps femoris (N. femoralis)
- **sensibel:** untere Bauch- und Genitalregion, Oberschenkel (außer Rückseite), medialer Unterschenkel

Plexus sacralis (L5–S3)

Hauptnerv N. ischiadicus

- **motorisch:** Hüfte, Beckenboden, dorsaler Oberschenkel, gesamter Unterschenkel mit Fuß
- **sensibel:** Rückseite des Oberschenkels, Unterschenkel und Fuß mit Ausnahme des medialen Unterschenkels (L4 aus dem N. femoralis)

KAPITEL

2 Physiologie

Einführung

In den anatomischen Teil des Lehrbuchs wurden bereits physiologische Aspekte integriert, soweit dies im Zusammenhang sinnvoll war. Im Folgenden sollen lediglich einzelne Zusatzinformationen dargestellt werden, die für ein Gesamtverständnis der Neurologie unumgänglich scheinen.

Nervenzellen müssen auf der Basis einer komplexen Umwelt und unter Berücksichtigung der Bedürfnisse des Gesamtorganismus nicht nur eine unüberschaubare Vielfalt an **Informationen aufnehmen und verarbeiten**, sondern sie müssen all diese Reize auch in ihrer Bedeutung **bewerten** und **abspeichern**, um in einem **Lernprozess** immer noch schneller und angemessener darauf **reagieren** zu können.

Jede Nervenzelle besitzt deshalb Hunderte oder **Tausende von „Eingängen"**, also synaptischen Kontaktstellen an Zellkörper und Dendriten, in die diese Informationsflut hineinläuft und verarbeitet wird. Mit dem Axon der Zelle steht formal nur **ein einziger „Ausgang"** zur Verfügung, der das Ergebnis eigener Schlussfolgerungen auf eine weitere Nervenzelle überträgt und wiederum zum Teil der Informationsflut wird, die dieses Neuron erreicht (➤ Abb. 2.1). Auch das Axon der Zellen vermag allerdings häufig über Kollateralen und Verzweigungen eine größere Anzahl weiterer Neurone zu erreichen, um dort die eigenen Botschaften zu übermitteln. In der Summe ist das Muster an Verschaltungen und gegenseitigen Beeinflussungen der Milliarden zerebraler Neurone selbst für die moderne Medizin vollkommen unüberschaubar und es wird auch in ferner Zukunft kaum in jedem Detail lückenlos verstanden werden können.

2.1 Übermittlung von Informationen

2.1.1 Ruhe- und Aktionspotenzial

Grundsätzlich weist ein jedes Neuron als **Informationseingänge** sowohl **erregende** als auch **hemmende Synapsen** auf. Für beide Typen von Synapsen existiert eine Vielzahl von **Überträgerstoffen** (Neurotransmittern), wobei allerdings in den einzelnen Arealen von Groß- und Zwischenhirn, Hirnstamm, Kleinhirn und Rückenmark eine gewisse Übereinstimmung in der Art des vorherrschenden Transmitters besteht.

Nervenzellen besitzen analog zu allen Zellen eines Organismus ein pseudoelektrisches Potenzial an ihren Zellmembranen. In der **Ruhe** einer Zelle wird es durch einen Überschuss an **positiv** geladenen **Kaliumionen** an der **Außenseite** der Zellmembran und **negativ** geladenen Ionen wie Phosphat, Eiweiß oder Chlorid an der zytosolischen **Innenseite** hervorgerufen. Dem Ruhepotenzial einer Zelle steht ihr **Aktionspotenzial** gegenüber, bei dem das Ruhepotenzial zusammenbricht und sich die Ladungsverhältnisse an der Zellmembran kurzfristig umkehren. Verursacht wird es durch den schnellen Einstrom **positiv** geladener **Natriumionen** ins **Zellinnere**, wodurch dessen negative Ruheladung kurzfristig überkompensiert und ins Positive verkehrt wird (➤ Abb. 2.2).

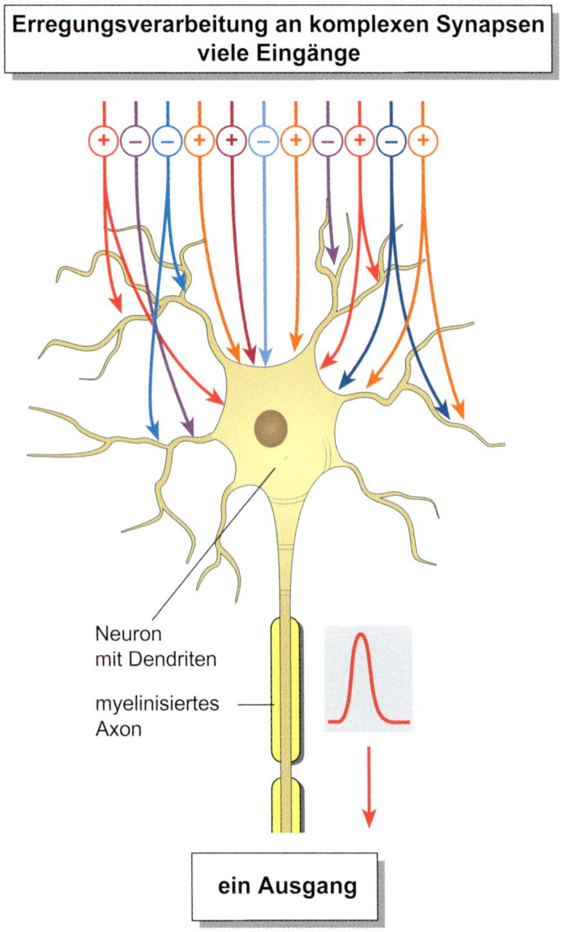

Abb. 2.1 Schema für komplexe Synapsen zerebraler Neurone [L106]

Das Ruhepotenzial an der Membran einer Nervenzelle liegt bei −80 bis −90 mV als Ergebnis der Relation der Kationen außen zu den Anionen innen. Dabei wird das Potenzial grundsätzlich nach den Überschussladungen im Zellinneren definiert. Das Minuszeichen vor dem gemessenen (oder errechneten) Wert soll also kein „Negativpotenzial" anzeigen, sondern lediglich darauf hinweisen, dass innen die Negativladungen (z. B. $Phosphat^-$ und Cl^-) überwiegen und außen demnach die positiven. Wenn beim Aktionspotenzial zahlreiche positiv geladene Natriumionen einströmen, werden die Negativladungen an der Innenseite der Membran nicht nur neutralisiert, sondern sogar kurzfristig überkompensiert. Es entsteht ein Potenzial von etwa +35 mV. Ausführlich besprochen werden die Zusammenhänge v.a. im > Fach Herz-Kreislauf-System.

An den Zellen glatter und quergestreifter **Muskulatur** einschließlich des Myokards dient das Aktionspotenzial dem daran gekoppelten Calciumeinstrom zu den kontraktilen Filamenten (Aktin und Myosin) dieser Zellen, wodurch im Ergebnis eine **Kontraktion** (Verkürzung) der Muskelfaser entsteht, die dem physiologischen Ziel entspricht. Das Ruhepotenzial wird also lediglich deshalb benötigt, damit daraus eine Potenzialumkehr entstehen kann, die wir Aktionspotenzial nennen. Und dieses Potenzial wiederum stellt lediglich die Information für die Calciumkanäle dar – das Signal, in genau diesem Moment zu öffnen und über die in die Zelle strömenden Calciumionen eine Kontraktion zu erzwingen. Wäre evolutionär eine andere Möglichkeit gefunden worden, den Calciumkanälen über die α-Motoneurone des Vorderhorns als Endstrecke der Pyramidenbahn „Bescheid zu sagen", bräuchten die Zellen weder Ruhe- noch Aktionspotenzial.

An der **Nervenzelle** entsteht keine Kontraktion. Hier wird die **Erregungswelle** des Aktionspotenzials in Gestalt der eingeströmten Natriumionen vom Perikaryon ins Axon **fortgeleitet**, erreicht dessen einzelnes oder mehrfaches Ende und bewirkt schließlich an den Synapsen zu weiteren Neuronen oder z. B. den motorischen Endplatten der Skelettmuskulatur die **Freisetzung** der dort gespeicherten **Transmittersubstanzen**. Allerdings besteht auch an den **präsynaptischen Endknöpfchen** der Axone das Ergebnis des Aktionspotenzials im **Einströmen von Calciumionen**, doch besteht deren Wirkung nun darin, die präsynaptischen Vesikel mit der präsynaptischen Membran zu verschmelzen, woraufhin deren Inhalt in den synaptischen Spalt entlassen wird. Im selben Moment pumpen die Calciumpumpen der Endknöpfchen das eingeströmte Calcium bereits wieder in den extrazellulären Raum zurück, sodass der Vorgang beendet wird. Nervenzelle und Axon bauen innerhalb von

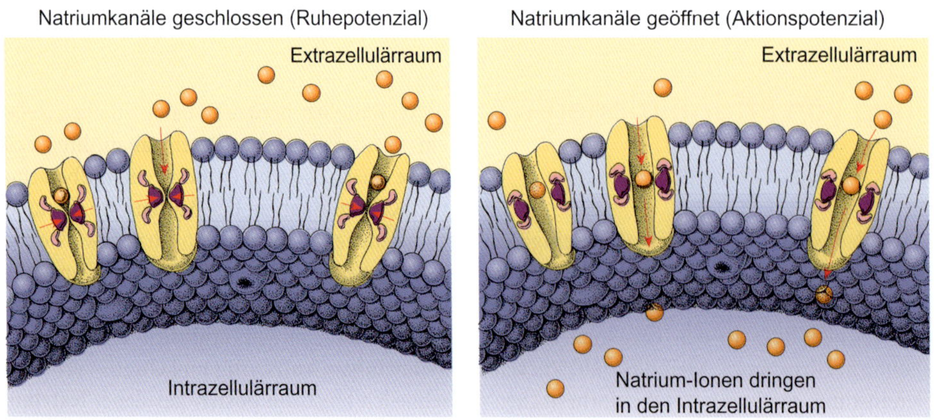

Abb. 2.2 Aktionspotenzial durch Öffnung der Natriumkanäle [L190]

Millisekunden ihr Ruhepotenzial wieder auf und sind dadurch bereit für neuerliche Aktionspotenziale.

An der postsynaptischen Membran bewirkt der Neurotransmitter durch Kopplung seiner Rezeptoren mit Ionenkanälen ebenfalls einen Einstrom von Natriumionen, wodurch sich z. B. die betroffene Muskelzelle kontrahiert oder die erreichte Nervenzelle ihrerseits ein Aktionspotenzial ausbildet und zu weiteren Strukturen leitet.

PATHOLOGIE

Änderungen im Calcium- und Magnesium-Serumspiegel

Ionenkanäle wie diejenigen für Natrium oder Calcium sind rein **passive Transportwege**, die bei ihrer Öffnung sehr spezifisch das hindurchlassen, was in diese Kanäle passt. Dabei ist die Menge hindurchgelangender Ionen abhängig von der jeweiligen (genormten) Öffnungszeit sowie von der Zahl an Ionen, die vor den Eingängen innen und außen gewissermaßen warten, um in der nächsten Öffnungsphase hindurchzugelangen. Bei der **Hyperkalzämie**, die nicht nur das Blut, sondern den gesamten extrazellulären Raum betrifft, ist der **Calciumeinstrom** in die präsynaptischen Knöpfchen der Axone deshalb im Rahmen eines Aktionspotenzials **gesteigert** und – daran gebunden – die **Freisetzung von Transmittersubstanzen erhöht**. Der Calciumgehalt der präsynaptischen Nervenendigung ist aber auch erhöht, wenn in dieser Nervenzelle eine größere Anzahl von Aktionspotenzialen unmittelbar aufeinander folgt, weil die Calciumpumpen das eingeströmte Calcium nicht so schnell hinausbefördern können. Dadurch wird die Effektivität der Transmitterfreisetzung in solchen Fällen weiter gesteigert. Dies nennt man **zeitliche Bahnung**.
Umgekehrt führt ein **hoher Magnesium-Serumspiegel** zu einem verminderten Calciumeinstrom und vermag dadurch die Freisetzung des Neurotransmitters zu begrenzen. Zusätzlich **stabilisiert** Magnesium die **Membran** der präsynaptischen Vesikel, wodurch es insgesamt eine dämpfende bzw. **begrenzende** Wirkung auf die **Übertragung von Nervenimpulsen** ausübt. Dies kann bei einem deutlich **überhöhten Magnesiumspiegel** im Einzelfall zu einer **Blockade** u.a. von zerebralen Synapsen führen. Man spricht von der **Magnesium-Narkose**. Ungleich wichtiger im medizinischen Alltag ist, dass der **Magnesium-Mangel** sowohl an nervalen Synapsen als auch an den glatten Muskelzellen innerer Organe bzw. Strukturen, an Herzmuskelzellen und den motorischen Endplatten der Skelettmuskulatur zur **Destabilisierung der Vesikel** und damit zur **übersteigerten Erregbarkeit** all dieser Strukturen führt, in deren Folge z. B. tetanische Muskelkontraktionen, Parästhesien oder sogar epileptische Anfälle entstehen können. Am Herzen kommt es zu Rhythmusstörungen, an inneren Hohlorganen zu Koliken. Es ist also nicht, wie man allgemein lesen muss, die echte oder scheinbare (bei Alkalose) Hypokalzämie, die zu Störungen wie u.a. tetanischen Krämpfen führt, sondern die an die Hypokalzämie gekoppelte **Hypomagnesiämie** mit ihrer Destabilisierung peripherer und zentraler Synapsen. Ursache der Fehlinterpretation ist die merkwürdige Tatsache, dass der Calcium-Stoffwechsel sehr genau definiert ist, während das ebenfalls 2-wertige Kation Magnesium noch nicht ganz in der Medizin angekommen zu sein scheint. Ergänzend besprochen werden die Zusammenhänge im ➤ Fach Endokrinologie.

Soll eine vom Axon erreichte **Nervenzelle** in ihrer Aktivität **gehemmt** werden, bewirkt der Transmitter an der postsynaptischen Membran z. B. eine Öffnung von Chloridkanälen. Die einströmenden, **negativ** geladenen **Chloridionen** gesellen sich den ohnehin bereits an der Innenseite der Membran befindlichen negativen Überschussladungen hinzu, vergrößern also deren Gesamtzahl und damit auch die Höhe des Ruhepotenzials. Es kommt zur **Hyperpolarisation** von −90 auf z. B. −100 mV. Dies bedeutet, dass erregende Synapsen an anderer Stelle dieser Zelle mit den hemmenden **konkurrieren**, sodass es von der jeweiligen Gesamtmenge einströmender positiv und negativ geladener Ionen abhängt, ob diese Zelle zu ihrem Aktionspotenzial gelangt oder in der Ruhe verbleibt.

An der motorischen Endplatte des **Skelettmuskels** oder am **Herzmuskel** stellt sich lediglich die Frage, ob sich die einzelne Muskelzelle in ihrem Ruhe- oder in ihrem Aktionspotenzial befindet. Wird an der Endplatte einer Skelettmuskelfaser eine zu geringe Menge an Acetylcholin-Molekülen ausgeschüttet, reagiert die postsynaptische Membran nicht auf die Stimulation. Es kommt kein Aktionspotenzial mit nachfolgender Kontraktion zustande. Ist die Menge an Überträgerstoff jedoch ausreichend, findet eine Kontraktion statt. Das Aktionspotenzial mit davon abhängiger Muskelkontraktion ist dabei vollständig und lässt sich durch eine zusätzliche Menge an Transmitter nicht weiter steigern. Es kommt zustande oder eben nicht. Dies bezeichnet man als **Alles-oder-Nichts-Gesetz**.

Diese Verhältnisse gelten für **nervale Synapsen** nicht. Hier bewirken auch in geringem Umfang freigesetzte Neurotransmitter eine Potenzialverschiebung an der postsynaptischen Membran, die für die betroffene Zelle Bedeutung besitzt. **Jede eintreffende Erregung** an einer der ungezählten erregenden oder inhibitorischen Synapsen führt also in geringem Umfang zu **Stabilisierung oder Destabilisierung des Ruhepotenzials**. Erst wenn die exzitatorischen Reize überschwellig werden, entsteht ein Aktionspotenzial, das über den Neuriten fortgeleitet wird. Durch die Summation des Einflusses tausender Synapsen werden feinste Abstufungen und Beeinflussungen möglich. Für diese Summationseffekte zahlreicher Synapsen wurde der Begriff der **räumlichen Bahnung** geprägt. Es gibt auch die Möglichkeit (s. oben), dass dieselbe ankommende Nervenfaser an ihrer Kontaktstelle in kurzen Abständen Erregungen bildet, bis das Ruhepotenzial der erreichten Nervenzelle soweit zusammenbricht, dass ein Aktionspotenzial entsteht. Dies ist die **zeitliche Bahnung**.

2.1.2 Erregungsleitung

Wird eine Nervenzelle an ihren synaptischen Eingängen ausreichend bzw. überschwellig erregt, entsteht ein **Aktionspotenzial**. Die dabei innerhalb einer Millisekunde in das Perikaryon **einströmenden Natriumionen** sind nicht nur in einer riesigen Anzahl von mindestens 30 Mio./Aktionspotenzial in dieser Zelle vertreten, sie strömen nun auch mit unvorstellbar großer Geschwindigkeit in **sämtliche Räume** dieser Zelle und damit teilweise auch in ihr **Axon**. Die dort erfolgende **Potenzialänderung** bewirkt **entlang des Axons** ein neuerliches Öffnen von Natriumkanälen, sodass sich die Erregungswelle kontinuierlich bis zum Axonende ausbreitet. Diese Weiterleitung des Aktionspotenzials über eine Strecke, die bis zu mehr als 1 m betragen kann, erfolgt in myelinisierten und nicht myelinisierten (marklosen) Nervenfortsätzen etwas unterschiedlich.

Marklose Nervenfasern

Die **Natriumkanäle** für den schnellen Einstrom von Natriumionen sind bei diesen Fasern **kontinuierlich** über ihre ganze Länge **ver-**

teilt, allerdings weniger dicht stehend als bei ihrer Konzentrierung auf Ranvier-Schnürringe markhaltiger Axone. Das Aktionspotenzial, das im Perikaryon der Nervenzelle entsteht, führt zu einem Einstrom von Na^+ in das Axon. Dieser Einstrom würde sich im Axonverlauf sehr bald erschöpfen, das Aktionspotenzial versanden, wenn sich nicht durch die Depolarisation in der unmittelbaren Nachbarschaft des Axonkegels weitere Natriumkanäle öffnen würden. Das an dieser Stelle einströmende Na^+ trägt die Erregung weiter in das Axon hinein, worauf sich dort weitere Natriumkanäle öffnen. Im Ergebnis wird die **Erregungswelle** also **kontinuierlich** das gesamte Axon entlanggetragen, bis es am Axonende angekommen ist und dort zum Calciumeinstrom und zur Ausschüttung des Neurotransmitters führt (> Abb. 2.3).

MERKE

Die **Leitungsgeschwindigkeit** markloser Nervenfasern (Axone und Dendriten) liegt bei etwa **1 m/s**.

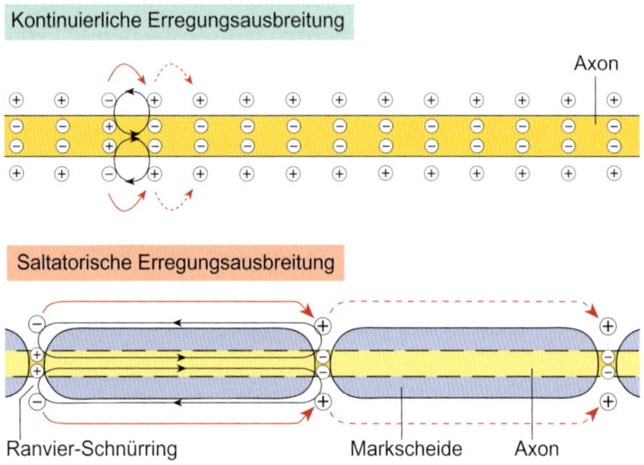

Abb. 2.3 Erregungsausbreitung in marklosen (**a**) und myelinisierten Nervenfasern (**b**) [L190]

Myelinisierte Nervenfasern

Myelinscheiden bestehen aus Zellmembranen von **Schwann-Zellen** (PNS) oder **Oligodendrozyten** (ZNS) und damit aus **Fett**. Fett bildet eine **perfekte Isolierung** gegenüber polarisierenden Ionenströmen, sodass im Bereich der Myelinscheiden keine wesentlichen Potenzialdifferenzen und damit auch kein Aktionspotenzial möglich ist. An der Grenzfläche benachbarter Schwann-Zellen bzw. Oligodendrozyten, dem sog. **Ranvier-Schnürring**, erhält der Neurit allerdings Zugang zum wässrigen Milieu der Umgebung. Außerdem befinden sich hier besonders dicht stehende Natriumkanäle. Die Anzahl einströmender Natriumionen ist dementsprechend weit größer als im Verlauf markloser Nervenfasern, weshalb sie größere Entfernungen überbrücken, die isolierte Zwischenstrecke überspringen und erst am nachfolgenden Schnürring zur neuerlichen Depolarisation führen.

Diese Gegebenheiten führen dazu, dass die sich ausbreitende Erregungswelle einer myelinisierten Nervenfaser mit großer Geschwindigkeit von Schnürring zu Schnürring „springt". Die **Erregungsleitung** ist also nicht kontinuierlich, sondern **saltatorisch** (> Abb. 2.3).

MERKE

Auf diese Weise werden **Leitungsgeschwindigkeiten** von bis zu **120 m/s** erreicht. Das sind umgerechnet mehr als 400 km/h. Umgerechnet auf ein Axon mit einer Länge von **1 m** benötigt die Leitung in einer marklosen Nervenfaser etwa **1 Sekunde**, während die Information bei einer markhaltigen Nervenfaser bereits nach **10 ms** an ihrer Synapse angekommen ist.

EXKURS

Interessant ist die Übertragung dieser Geschwindigkeit auf die Situation, die in sämtlichen **Kompartimenten** des Organismus anzutreffen ist: Ionen und kleine Moleküle schwimmen nicht gemütlich in den Körperflüssigkeiten umher. Sie bewegen sich vielmehr mit unvorstellbar großer Geschwindigkeit und prallen dabei ständig auf die Begrenzungen ihrer Kompartimente bzw. auf weitere Moleküle, mit denen sie dann eventuell reagieren können, sofern es chemisch möglich ist, oder von denen sie abprallen, um danach eine abgeänderte „Flugbahn" zu beschreiben. Dabei ist die tatsächliche Geschwindigkeit nochmals deutlich größer als dies aus der Übertragungsgeschwindigkeit in Nerven (400 km/h) ableitbar ist, weil dort durch das ständig wiederholte Einströmen zusätzlicher Ionen durch ihre Kanäle Zeit verloren geht.

Myelinisierte Neurite sind im Durchmesser in aller Regel **dicker** (bis zu 20 µm) als die nicht myelinisierten Fasern (ca. 1 µm). Myelinisierte Fasern werden in zwei Gruppen A und B eingeteilt, wobei die A-Fasern noch in Untergruppen von α bis δ zerfallen. Die dünnen, marklosen Fasern werden als C-Fasern bezeichnet. Das hat für den angehenden Heilpraktiker keine Bedeutung. Wichtiger ist, dass sämtliche Fasern, bei denen eine besonders schnelle Leitung Vorteile beim Kampf ums Überleben versprach, mit Myelinscheiden versehen sind, während dort, wo es nicht auf $^1/_{10}$ Sekunde ankommt, die Umhüllung eingespart wurde.

Markhaltige A- und B-Fasern

- sämtliche motorischen Neurone des Vorderhorns: Aα-Fasern für die Skelettmuskulatur und Aγ-Fasern für die Muskelspindeln
- präganglionäre vegetative Axone
- Fasern der epikritischen Sensibilität

Marklose C-Fasern

- postganglionäre vegetative Axone
- Fasern der protopathischen Sensibilität

Zusammenfassung

- **zerebrale Neurone:** afferente, synaptische Verschaltung mit Hunderten oder Tausenden weiterer Neurone, efferente Weiterleitung über ein einzelnes Axon („ein Ausgang")
- **Ruhepotenzial:** verursacht durch die positiven Ladungen von Kaliumionen, die über ihre Kanäle zur Zellaußenseite gelangen

und dort hängenbleiben, und negative Ladungen, die sich der Zellmembran innen anlagern
- **Aktionspotenzial:** ausgelöst durch positiv geladene Natriumionen, die durch ihre Kanäle in großer Zahl ins Zellinnere strömen; kontinuierliche Weiterleitung des Aktionspotenzials durch Natriumionen in nicht myelinisierten Axonen, sehr viel schnellere, saltatorische Leitung in myelinisierten Axonen
- am synaptischen **Axonende** exzitatorische (→ Aktionspotenzial) oder hemmende Transmittersubstanzen (→ Hyperpolarisation)
- Stabilisierung der präsynaptischen Vesikel durch Magnesium; bei **Hypomagnesiämie** Destabilisierung → tetanische muskuläre Krämpfe, Koliken innerer Hohlorgane, Parästhesien, kardiale Rhythmusstörungen, zerebrale Krämpfe

2.2 Gedächtnis

MERKE

Situationen, die emotionale Bewertungen erzeugen, prägen sich ungleich deutlicher bzw. tiefer ins Gedächtnis ein als solche, die ohne Assoziationen oder Emotionen betrachtet werden.

Das Gehirn wird über die Sinnesorgane laufend von einer Unmenge an Informationen aus der Außenwelt geradezu überschüttet. Nur ein Bruchteil dieser Reize wird überhaupt zur Kenntnis genommen, ein noch sehr viel kleinerer Teil wird auf eine Weise abgespeichert, dass darauf zu einem späteren Zeitpunkt zugegriffen werden kann. Andererseits kann es sein, dass eine Situation, die überhaupt nicht bewusst wahrgenommen wurde, auf eine Weise ins Gedächtnis gelangt, die eine Erinnerung ermöglicht – und sei es nur als Déjà-vu. Die Filterstation, die darüber entscheidet, was bewusst wahrgenommen wird, ist das **Zwischenhirn** als **„Tor zum Bewusstsein"** – möglicherweise in Kooperation mit der Insula.

Man kann sehr unterschiedliche Arten von Gedächtnis gegeneinander abgrenzen, die z. B. als sensorisches Gedächtnis, Kurz- und Langzeitgedächtnis oder Arbeitsgedächtnis bezeichnet werden. Das Langzeitgedächtnis lässt sich wiederum in ein sekundäres und tertiäres Gedächtnis unterteilen. Die Abgrenzungen sind unscharf und werden nicht immer einheitlich benutzt. Auch die Zuordnung zu bestimmten Regionen des Großhirns gelingt noch nicht zweifelsfrei. Sehr wahrscheinlich sind bei sämtlichen abrufbaren Gedächtnisinhalten stets mehrere Regionen gleichzeitig beteiligt, in jedem Fall wohl **Stirn-** und **Temporallappen**, die dabei miteinander kommunizieren müssen. Dabei werden jedoch abhängig vom hergestellten Bezug bestimmte Hirnregionen bevorzugt. Zum Beispiel scheinen Gedächtnisinhalte, die vorrangig die eigene Biographie, das eigene Erleben betreffen („episodisches Gedächtnis"), ihre Muster schwerpunktmäßig im rechten Temporal- und Frontallappen anzulegen. Neutrale Gedächtnisinhalte, die durch Lernen erworben werden („semantisches" bzw. „Weltgedächtnis") bevorzugen den rechten Temporallappen. Das sog. **Arbeitsgedächtnis**, das nur für rund 30 Sekunden zur Verfügung steht, ist im präfrontalen Cortex angesiedelt. Das sog. **prozedurale Gedächtnis** beschreibt keine eigentliche Erinnerung, sondern eingeübte (automatisierte) **mechanische Fertigkeiten** wie Laufen, Schwimmen, Fahrradfahren oder z. B. den Umgang mit einem Musikinstrument. Die entsprechenden Muster betreffen neben dem prämotorischen Cortex, in dem die Absicht für die motorische Aktivität entsteht, vorrangig das Kleinhirn und seine Fähigkeit, Bewegungsabläufe zu automatisieren, wobei grundsätzlich die Kommunikation mit der extrapyramidalen Motorik notwendig ist.

Erinnerungen entsprechen bestimmten neuronalen Netzwerken, die sich je nach abrufbarer Information sowohl in Bezug auf Art und Menge der benutzten Synapsen verändern als auch hinsichtlich deren Aktivitäten. Eine Erinnerung besteht also darin, dass die Hunderttausende oder Millionen Neurone, die bei ihrer Einprägung aktiv waren, nun auf dieselbe oder sehr ähnliche Weise miteinander kommunizieren und dadurch ein weitgehend identisches, jedenfalls wiedererkennbares Bild erzeugen. So beziehen sensorische, z. B. visuell erzeugte Gedächtnisinhalte die okzipitale Sehrinde mit ein, gehörte Inhalte den Temporallappen mit seinen diesbezüglichen Zentren wie Hörrinde und Wernicke-Zentrum usw.

Grundsätzlich bestehen Erinnerungen aus einer **Summe von Teilaspekten**, aus einem bei ihrem Erleben geknüpften Netzwerk, welches die Gesamtsituation demjenigen Aspekt, an den man sich später erinnern möchte, hinzugefügt hatte. Andersherum formuliert erinnert man sich dann besonders leicht an ein zurückliegendes Ereignis, wenn Teilaspekte der damaligen Situation auftauchen, die nun sozusagen nur noch zum Gesamtbild ergänzt zu werden brauchen. Beispielsweise können bestimmte Gerüche oder Geräusche in Verbindung mit einer besonderen Stimmung Bilder aus der Kindheit entstehen lassen. Oder ein Ort, an dem irgendetwas gelernt wurde, kann die Erinnerung an das Gelernte hervorrufen. Möglicherweise wurde die Gesamtsituation auch gar nicht bewusst wahrgenommen, sodass man sich in einer aktuellen, damit vergleichbaren Situation unscharf an etwas erinnert, das mit der damaligen Situation zu tun hat und abgespeichert wurde, obwohl es nicht bewusst erlebt worden war. Dies kann dann als Déjà-vu empfunden werden.

Gedächtnisinhalte werden also als **„Gesamtpaket"**, als ausgedehntes neuronales Netzwerk abgespeichert, einschließlich des sensorischen Weges über z. B. Auge oder Ohr, auf dem das nun Erinnerte seinen Weg ins Cerebrum bahnte und einschließlich der Emotionen, die damit verbunden waren. Da jedoch dieses „Gesamtpaket" zum Zeitpunkt der Erinnerung daran nicht mehr in allen Details identisch sein kann, werden gleichzeitig bei jeder Erinnerung neue Verknüpfungen angelegt, welche die damaligen Erlebnisse gewissermaßen überschreiben. Auch die synaptischen Aktivitäten innerhalb neuronaler Verschaltungen können sich z. B. in ihren Ansprechschwellen verändern (sog. synaptische Plastizität). **Erinnerungen verfärben und verändern sich** demnach im Lauf der Zeit, bis sie möglicherweise nicht mehr allzu viel mit dem damals Erlebten zu tun haben. Dies bedeutet dann in der Konsequenz beispielsweise, dass man sich auf Augenzeugenberichte (z. B. vor Gericht) verlassen kann oder auch nicht.

Sind Gedächtnisinhalte zwar vorhanden, müssen jedoch erst mühsam sozusagen aus irgendeiner Ecke des Großhirns herausgezogen werden, bezeichnet man dies als **sekundäres Gedächtnis**. Dagegen werden Erinnerungen, die sehr präsent und jederzeit, üblicherweise lebenslang abrufbar sind, als **tertiäres Gedächtnis** bezeichnet. Dabei handelt es sich dann offensichtlich um neuronale Muster, die besonders intensiv gebahnt oder aber in Verbindung mit besonders tiefen Emotionen gelernt bzw. erlebt worden waren. Insgesamt wird das Langzeitgedächtnis aber noch nicht ausreichend verstanden und dies gilt ganz besonders in Bezug darauf, wie man sich konkret den **gezielten Zugriff** auf bestimmte abgespeicherte Muster verschaffen kann.

Das **Kurzzeitgedächtnis** liegt im **limbischen System** und ist **emotional** geprägt. Neben Corpus mamillare, Mandelkern, Gyrus cinguli, Insula und Thalamuskernen scheint die eigentliche Zentrale im **Hippocampus** zu liegen. In diesem System werden beim Lernen synaptische Verbindungen neu geknüpft, andere gelöscht oder in ihren Ansprechschwellen verändert. **Wiederholungen** von Lerninhalten **bahnen** dieses System, sodass die Speicherdauer zwischen Sekunden oder wenigen Minuten und etwa 24 Stunden betragen kann (> Abb. 2.4).

In den **nächtlichen Tiefschlafphasen** werden aus dem Speicher des tagsüber Erlebten diejenigen Inhalte, die emotional besonders bedeutsam erscheinen, mit Assoziationen verbunden sind oder mehrfach wiederholt wurden, in das **Langzeitgedächtnis** der Großhirnrinde übertragen. Wesentlich für diese Übernahme ist neben den **Tiefschlafphasen** der Stadien **3 und 4** (= N3) auch der übliche **niedrige Cortisolspiegel** während der Nachtstunden. Ist der Serumspiegel pathologisch erhöht, wird die Übertragung blockiert und das tagsüber Gelernte wird bis zum Folgetag vergessen.

HINWEIS PRÜFUNG

Daraus kann abgeleitet werden, dass abendliches Lernen, z. B. auf eine bevorstehende Prüfung, möglichst stressfrei ohne Cortisolausschüttung erfolgen sollte, damit die Lerninhalte in den nachfolgenden Nachtstunden ins Langzeitgedächtnis übernommen werden können.

Zusammenfassung

Gedächtnis

- unterscheidbar u.a. in Kurz- und Langzeitgedächtnis, sensorisches Gedächtnis usw.
- wird durch begleitende emotionale Aspekte und Wiederholungen gebahnt (vertieft)
- Kurzzeitgedächtnis mit Schwerpunkt im Hippocampus, Langzeitgedächtnis in der Großhirnrinde (v.a. Frontal- und Temporallappen)
- besteht aus typischen Mustern bzw. Netzwerken synaptischer Verschaltungen zahlreicher Neurone
- nächtliches Übertragen der emotional wichtigsten oder wiederholt erworbenen Informationen des Tages vom Kurzzeit- ins Langzeitgedächtnis, begünstigt durch die niedrigen Cortisol-Serumspiegel der Nachtstunden

2.3 Schlaf

Sämtliche komplexen Organismen stimmen darin überein, dass auf Zeiten körperlicher und neuronaler Aktivität periodische Erholungsphasen folgen, die zumindest teilweise dazu dienen, die Leistungsfähigkeit zu erhalten bzw. wiederherzustellen. Bei tagaktiven Tieren, so auch beim Menschen, werden für diese Regenerationsphasen bevorzugt die Nachtstunden benutzt. Einzelne Organe sind im Schlaf durchschnittlich aktiver als am Tag. Dies gilt z. B. für die Leber, aber auch für das Immunsystem, verbunden mit dem Anstieg des Melatonin- und Abfall des Cortisol-Serumspiegels während des Schlafes. Das Wachstum des Kindesalters findet überwiegend in den Nachtstunden während der Tiefschlafphasen statt. Die

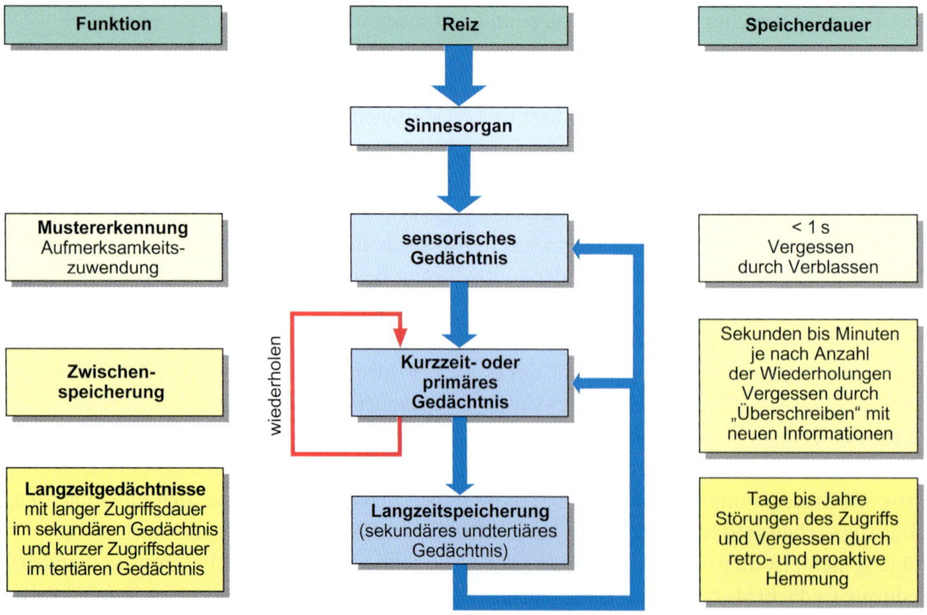

Abb. 2.4 Modellvorstellung über die Organisation von Informationsspeichern im ZNS [L106]

relative Inaktivität der Muskulatur während des Schlafs wird für „Reparaturarbeiten" genutzt. Maßgeblich beeinflusst werden Wachstum und Regeneration vom **Wachstumshormon STH**, dessen Serumspiegel v.a. in den Tiefschlafphasen des Stadiums 4 (E) deutlich erhöht ist.

Auch im Gehirn selbst finden nachts offensichtlich Regenerationen bzw. Reinigungsprozesse statt. So hat man 2014 gemessen, dass der Spiegel der im Liquor vorhandenen Amyloid-Eiweiße, die mit fortschreitendem Lebensalter zunehmend nachzuweisen sind und in größeren Mengen u.a. das Auftreten der Alzheimer-Krankheit begünstigen bzw. verursachen, über Nacht deutlich reduziert wird. Diese Abnahme ist zumindest teilweise an einen ungestörten Schlaf gebunden.

2.3.1 Endogene Rhythmen

Gesteuert werden die **Schlaf-wach-Rhythmen** durch endogene Taktgeber, die in unterschiedliche zerebrale Strukturen integriert sind, u.a. in Hirnstamm, Hypothalamus (z. B. Nucleus suprachiasmaticus) und Thalamus einschließlich Epiphyse (Melatonin). Vom Schlaf-wach-Rhythmus unabhängige Taktgeber existieren für zahlreiche weitere Vorgänge im menschlichen Organismus, u.a. für Nahrungsaufnahme oder die Körpertemperatur. Man kann davon ausgehen, dass sich die endogenen Rhythmen im Verlauf der Jahrmillionen aus exogenen Vorgaben wie der Erdrotation mit ihrem Tag-Nacht-Rhythmus (Taktgeber u.a. Melatonin als Antwort auf nachlassendes Tageslicht) oder der Sonnenumlaufbahn mit den zugehörigen jahreszeitlichen Veränderungen entwickelten, doch haben sie sich zunehmend davon abgekoppelt und verselbstständigt. Beispielsweise erhöht sich die Körpertemperatur durch die arbeitende Skelettmuskulatur. Dieser „externe" Taktgeber führte offensichtlich zu einem biologischen Rhythmus, der auch unabhängig von einer arbeitsbedingten Erwärmung die Einstellung im Temperaturzentrum des Hypothalamus so vornimmt, dass die tiefste Körpertemperatur etwa ab 2 Uhr nachts bis zur üblichen Zeit des Erwachens besteht, und die höchste am späten Nachmittag oder Abend, woran der entsprechende Cortisolspiegel in geringem Umfang beteiligt sein dürfte.

Inzwischen hat man im vorderen Hypothalamus (im Bereich des Nucleus suprachiasmaticus) ein Kerngebiet entdeckt, das mit weiteren Regionen einschließlich Hippocampus verschaltet ist und diese bei seiner eigenen Aktivierung hemmt. Im Ergebnis wird durch diese Hemmung tiefer Schlaf erzwungen, sodass man den Bereich auch als hypothalamisches *Schlafzentrum* bezeichnen könnte. Interessant ist, dass manche Schlafmittel und Sedativa dieses Zentrum aktivieren, ohne wesentliche Beeinflussung weiterer Neurone, woraus man ein physiologisches Schlafmuster ableiten könnte.

Die Übernahme exogener Rhythmen in eigene Stellglieder bietet zusätzliche Vorteile. So wird beispielsweise die Skelettmuskulatur bei ihrer Erwärmung leistungsfähiger. Der Anstieg der Körpertemperatur bereits vor dem Aufstehen (mit weiterer Zunahme bis zum frühen Abend) oder auch das aktive Aufwärmen vor sportlicher Betätigung dienen also nicht nur dem Schutz vor Verletzungen, sondern auch diesem Ziel. Eine weitere Folge der evolutionären Rhythmusanpassung besteht darin, dass wesentliche endogene Rhythmen zumindest für einige Zeit unverändert bleiben, selbst wenn sie in Diskrepanz zu äußeren Einflüssen geraten. Erstaunlich ist, dass bereits sehr alte Lebensformen wie die Algen oder weitere Pflanzen bzw. sogar einzellige Lebewesen einem etwa 24-stündigen Rhythmus unterliegen, der sich durch veränderte äußere Bedingungen wie künstliches Dauerlicht kaum verändern lässt.

Allerdings kann man bei Menschen, die längere Zeit ohne den Einfluss äußerer Rhythmen beispielsweise in Höhlen leben, beobachten, dass sich endogene Rhythmen wie z. B. der Schlaf-wach-Rhythmus allmählich verändern. Aus dem anfänglichen 24-Stunden-Rhythmus entstehen nach Wochen Perioden mit einer Dauer von bis zu > 30 Stunden, wobei aber die Relation zwischen Wachsein und Schlaf annähernd erhalten bleibt. Weitere Rhythmen, z. B. für die Körpertemperatur, verschieben sich nicht oder in geringerem Umfang, sodass sich verschiedene Körperrhythmen im Lauf der Zeit sogar voneinander abkoppeln können, wenn sie keine Synchronisation mehr durch äußere Taktgeber erfahren. In der Summe kann auch die Diskrepanz zwischen inneren und äußeren Taktgebern zu erheblichen Störungen führen, erkennbar z. B. nach Langstreckenflügen (Jetlag) oder bei Schichtarbeitern.

2.3.2 Einfluss des ARAS

Integriert in die Neuronenverbände des Hirnstamms unter Einschluss des Hypothalamus und mit Schwerpunkt im Mittelhirn, lässt sich in den netzartig (retikulär) angeordneten Neuronen der Formatio reticularis eine Gruppe von Nervenzellen definieren, deren **primäre Funktion** darin besteht, kortikale Zentren **unspezifisch zu aktivieren** und sie damit für sensible und sensorische Informationen aus der Umwelt vorzubereiten. Ohne diese Aktivierung ist das Großhirn in weiten Teilen nicht dazu in der Lage, Afferenzen aus der Umgebung bewusst aufzunehmen und zu verarbeiten. Dementsprechend befindet sich das Individuum bei Inaktivität dieses Systems im Schlaf, bei umfangreicheren Schädigungen im Koma.

Das System wird in seiner Gesamtheit als **ARAS** (= aufsteigendes retikuläres aktivierendes System) bezeichnet (➤ Kap. 1.7.3). Verschaltet ist das ARAS nicht direkt mit kortikalen Strukturen, sondern mit **thalamischen Zentren**, in deren Neuronen es durch Depolarisation eine Art von Bereitschaftspotenzial erzeugt, in das wiederholte Aktionspotenziale eingestreut sind. Diese Potenziale werden aus den Axonen der Thalamuskerne diffus auf weite Bereiche von Frontal- und Temporallappen übertragen, woraus in diesen Arealen allerdings keine Informationen entstehen, sondern lediglich die **Bereitschaft**, nachfolgende konkrete Zuflüsse aus der Umwelt überhaupt zu beachten und zu verarbeiten. Die entsprechenden Thalamuskerne dienen gleichzeitig als **Umschaltstationen** für **sensible und sensorische Reize** aus der Umwelt. Werden sie in ihrer Ansprechschwelle durch das ARAS auf diese Reize vorbereitet, werden die Reize gewichtet und in Abhängigkeit von eigenen Schlussfolgerungen aufs Großhirn übertragen. Die Inaktivität des ARAS führt andererseits zur Hyperpolarisation der thalamischen Neurone, wodurch nicht nur die notwendige Vorbereitung des

Großhirns entfällt, sondern bereits auf dieser Ebene eine **Blockade gegenüber Umweltreizen** entsteht. Wenn also das Zwischenhirn als „Tor zum Bewusstsein" bezeichnet wird, müsste das ARAS in diese Definition integriert werden, indem es vorgibt, ob das „Tor" verschlossen ist oder wenigstens prinzipiell geöffnet werden kann.

Das **ARAS** ist wie erwähnt **Teil der Formatio reticularis**. Damit verfügen seine Neurone über T-förmig verzweigte Axone, deren rostraler Anteil die beschriebenen Aufgaben im Thalamus übernimmt, während das kaudale Ende als Bestandteil des extrapyramidalen Systems u.a. die Skelettmuskulatur auf willentliche oder reflexartig ablaufende Kontraktionen vorbereitet. Die Vorbereitung bzw. Vorspannung peripherer Muskulatur ist dementsprechend mit seiner Aktivität und damit Wachheit des Cerebrums verknüpft. Daraus geht hervor, dass der **Muskeltonus** während des **Schlafs reduziert ist**. Interessant ist, dass der absinkende Muskeltonus im Stadium 1 (N1) der Tiefschlafphase von synchronen neuronalen Impulsen begleitet werden kann, die dann an peripheren Muskeln zu Zuckungen führen. Diese Zuckungen, manchmal verbunden mit einer Weckreaktion, kann man als **Einschlaf-Kloni** bezeichnen.

Zeitgleich mit dem beginnenden Ruhezustand des ARAS verschieben sich die Aktivitäten des Vegetativums zu seinem **parasympathischen Anteil**, wovon lediglich einzelne Bereiche wie v.a. dessen Wirkung auf die Peristaltik von Harnblase und Darm ausgenommen werden. Da es in den Wänden dieser beiden Strukturen untereinander vernetzte Neurone gibt, die in weiten Teilen die Peristaltik selbsttätig regeln, wäre es natürlich auch vorstellbar, dass die nächtliche Inaktivität über eigene Taktgeber und gänzlich ohne parasympathische Ausnahmeregelungen erfolgt. Das weite Überwiegen parasympathischer Aktivität gilt für die Tiefschlafphasen der Stadien I–IV (N1–N3). Während der traumreichen **REM-Phasen** ist parallel zu den schnellen Augenbewegungen der **Hirnstoffwechsel gesteigert**, mit einer Durchblutung, die dem Wachsein entspricht, **Atmung** und **Puls** sind **beschleunigt** und der **Blutdruck ist erhöht**, während die **Verminderung des Muskeltonus** in der gesamten Peripherie erhalten bleibt bzw. nochmals **verstärkt wird**. Ausgenommen hiervon sind die Augenmuskeln, innerviert durch Kerne des Hirnstamms.

MERKE

Vegetative Veränderungen im Schlaf

- Abnahme von Blutdruck und Herzfrequenz (Ausnahme REM-Schlaf)
- Verlangsamung und Vertiefung der Atmung (Ausnahme REM-Schlaf)
- Verminderung des Muskeltonus (im REM-Schlaf weiter verstärkt)
- Verengung der Pupillen (Miosis)
- Erektion von Penis und Clitoris überwiegend in den REM-Phasen, evtl. verbunden mit sexuellen Träumen

2.3.3 Veränderungen im EEG

Über das ARAS aktivierte Thalamusneurone erzeugen mit ihren Potenzialen in weiten Bereichen des Großhirns in der Ableitung eines Elektroenzephalogramms (EEG) sehr schnelle (hochfrequente) Ausschläge geringer Höhe (Amplitude). Bei Ausfall des ARAS mit entsprechender Hyperpolarisation, also Inaktivität der thalamischen Neurone gehen weitere thalamische Zentren dazu über, in langsamem Rhythmus synchronisierte Salven von Aktionspotenzialen zu erzeugen. Ausgelöst werden sie von eigenen Schrittmachern. Die Impulse des Zwischenhirns erzeugen im Großhirn entsprechende synchronisierte Oszillationen, die sich im EEG den Tiefschlafphasen (Non-REM-Schlaf) zuordnen lassen. Indem in diesen Phasen die Übertragung von Gedächtnisinhalten aus dem Kurz- ins Langzeitgedächtnis stattfindet, könnte man einen Zusammenhang mit diesen Aktivitäten vermuten.

Insgesamt zeigen die einzelnen Schlafphasen unterscheidbare, jeweils sehr typische Aktivitäten der Hirnareale. Allein hieraus geht bereits hervor, dass das Ziel des Schlafs mit seinen verschiedenen Anteilen nicht nur aus der Regeneration zerebraler Strukturen bestehen kann:

MERKE

Schlaf bedeutet nicht Passivität, sondern eine gegenüber dem Wachsein **veränderte Aktivität des Gehirns** mit unterschiedlichen Zyklen und Mustern, in die große Anteile von Cerebrum, Zwischenhirn und Hirnstamm einbezogen sind.

2.3.4 Schlafphasen

Im EEG lassen sich **vier Schlafphasen** gegeneinander abgrenzen, die jeweils von einer **Traumphase** (REM-Phase) abgelöst bzw. unterbrochen werden (➤ Abb. 2.5). Diese Phasen werden in definierter Reihenfolge insgesamt etwa 4–6-mal/Nacht durchlaufen. Traumphasen und Tiefschlafphasen lassen sich nicht nur bestimmten EEG-Mustern, sondern auch ihren Auswirkungen auf periphere Strukturen zuordnen. So können lebhafte Träume mit einem ebenfalls lebhaften Muster an Augenbewegungen in Verbindung gebracht werden. Weckt man Probanden aus derartigen Phasen heraus, können sie sich mehrheitlich an die gerade erlebten Träume erinnern, während dies beim Erwecken aus Tiefschlafphasen üblicherweise nicht der Fall ist. Als Ausnahme können hier die relativ oberflächlichen Tiefschlafphasen der Stadien I (N1) und II (N2) gelten, in denen überwiegend in den Morgenstunden gehäuft Angstträume aufzutre-

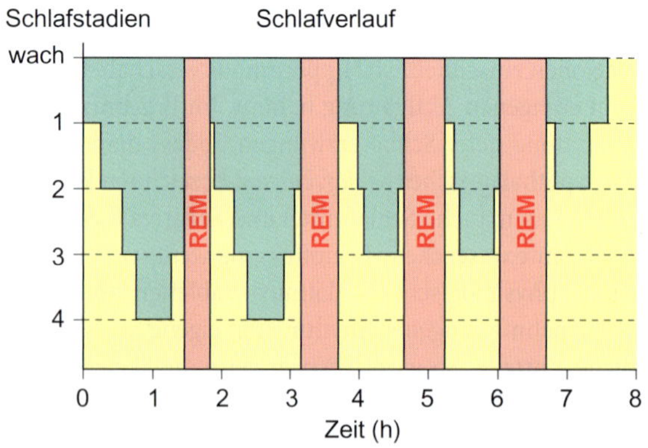

Abb. 2.5 Typischer Schlafverlauf bei einem Erwachsenen. Die Schlaftiefe schwankt zyklisch (Einteilung in vier Stadien der Schlaftiefe), wobei in jedem Zyklus nach einem Tiefschlaf eine REM-Phase folgt. [L106]

ten scheinen. Erstaunlicherweise erfolgen auch bei den Prädisponierten das nächtliche Sprechen oder Schlafwandeln weit überwiegend aus den Phasen des Non-REM-Schlafs.

Im EEG erscheinen in den verschiedenen Stadien relativ regelmäßige Muster, die synchronisierte Aktivitäten von Neuronenverbänden anzeigen, sowie desynchronisierte, hochfrequente Aktivitäten kleiner Amplitude, die sich nicht wesentlich von den Wachphasen unterscheiden. Während dieser Phasen erscheinen auch die lebhaften Augenbewegungen (unter geschlossenen Lidern), weshalb man dieses Stadium als **REM-Phase (Rapid-Eye-Movements-Phase)** oder als **desynchronisierten bzw. paradoxen Schlaf** bezeichnet. Sie stellen gleichzeitig, zumindest überwiegend, auch die **Traumphasen** dar.

Der Schlaf beginnt mit dem Stadium I (A), das nur wenige Minuten dauert und aus dem der Schlafende noch sehr leicht erweckt werden kann. Die folgenden Stadien zeichnen sich durch zunehmende Dauer und zunehmende Schlaftiefe aus. Im EEG werden die Wellen rhythmischer und erhalten größere Amplituden als Hinweis darauf, dass sich immer größere Neuronenverbände synchronisieren. Gleichzeitig erscheinen die Ausschläge in langsamerer Abfolge. So weisen z. B. die hohen δ-Wellen des Stadiums IV (E) nur noch eine Frequenz von ungefähr 1 Hz auf (= 1 Ausschlag/Sek.; Hz als Einheit für Hertz = Anzahl/Sekunde). Im traumlosen Stadium IV, das bis zu > 40 Minuten dauern kann, wird die größte Schlaftiefe erreicht und damit gleichzeitig die höchste Weckschwelle. Allerdings können Schlafende auch aus den REM-Phasen heraus nur schwer aufgeweckt werden. Abschließend werden die einzelnen Phasen in umgekehrter Reihenfolge durchlaufen, auf das Stadium IV und III, neuerdings zu N3 zusammengefasst, folgen also wiederum die Stadien II und I. Insgesamt dauert eine solche **Tiefschlafphase** in der ersten Nachthälfte etwa **90 Minuten**.

Hinsichtlich der Weckschwelle gilt es zu beachten, dass Umweltreize, die subjektiv als bedeutsam empfunden werden, durchaus ins Großhirn gelangen und zum Erwachen aus dem Tief- oder REM-Schlaf führen können. Während z. B. Straßenlärm oder ein Gewitter auf zahlreiche Schläfer keinen erkennbaren Einfluss haben, reicht das leise Weinen eines Kindes für die junge Mutter zur Weckreaktion vollkommen aus.

Sobald die vier Stadien des synchronisierten Non-REM-Schlafs durchlaufen bzw. wieder im Stadium II oder I angelangt sind, erscheint für wenige Minuten die Phase des REM-Schlafs, die nachfolgend erneut von den Stadien I (N1) bis IV (N3) des Non-REM-Schlafs abgelöst wird.

Synonyme Bezeichnungen:
- REM-Schlaf = desynchronisierter Schlaf = paradoxer Schlaf = Traumschlaf
- Non-REM-Schlaf (NREM-) = synchronisierter Schlaf = orthodoxer Schlaf = Tiefschlaf, unterschieden in die Stadien 1–4 bzw. neuerdings N1–N3

2.3.5 Altersabhängige Veränderungen des Schlafprofils

Während Feten weit überwiegend in REM-Phasen schlafen, beträgt die Relation beim Säugling ungefähr 50 %. Bei einer Gesamtschlafdauer von etwa 16 Stunden in den ersten Lebensmonaten entfallen rund 8 Stunden, also 50 %, auf Tiefschlaf- und 50 % auf REM-Phasen. Der prozentuale Anteil des REM-Schlafs nimmt danach kontinuierlich ab und pendelt sich beim **Erwachsenen** konstant bei etwa **25 %** ein. Dabei beträgt die Dauer dieser Phasen in den ersten Nachtstunden nur wenige Minuten, um dann zum Ende der Nachtruhe hin prozentual zuzunehmen. Während also die vier (drei) Stadien des Tiefschlafs in der ersten Nachthälfte weit überwiegen, bestimmen in der zweiten Hälfte zunehmend die REM-Phasen das Schlafgeschehen. Gleichzeitig ändert sich das Profil der zeitlich reduzierten Tiefschlafphasen, weil zunächst das Stadium IV, und nachfolgend auch das Stadium III nicht mehr erreicht wird. Der Schlaf ist also grundsätzlich in den **Morgenstunden weniger tief**, mit leichterer Erweckbarkeit, und **traumreicher**. Er scheint nach verbreiteter Ansicht überwiegend der Verarbeitung emotionaler Geschehnisse zu dienen, im frühen Kindesalter auch der Reifung des Gehirns, während die erste Hälfte des Schlafs mit der besonderen Betonung traumloser Tiefschlafphasen für die Regeneration des Organismus essenziell ist. Zumindest bleiben über Wochen anhaltende Unterbrechungen der Nachtruhe ohne wesentliche Folgen, sofern sie lediglich die zweite Nachthälfte betreffen. Auch das STH der Hypophyse wird überwiegend im Stadium 3–4 (N3) sezerniert.

In Versuchen mit Probanden, die man eine Zeit lang regelmäßig aufweckte, sobald sie in ihre REM-Phasen eintraten, hat man festgestellt, dass die ersten, nun wieder ungestörten Nächte dazu benutzt wurden, Verlorenes nachzuholen. Sie verlängerten ihre REM-Phasen ganz erheblich auf Kosten der Tiefschlafphasen. Trotz der Hinweise, die man aus der mangelnden Schlafqualität alter Menschen erhält (s. unten), ist letztendlich noch nicht geklärt, inwieweit eine anhaltende Beschneidung von REM-Phasen zu körperlichen oder psychischen Störungen führt. Der gegenteilige Effekt ist allerdings gut dokumentiert: Bei zahlreichen depressiven Patienten kann man im Schlaflabor eine deutliche Ausweitung des REM-Schlafs auf Kosten der Tiefschlafphasen nachweisen. Hält man diese Patienten in der zweiten Nachthälfte wach, bessert sich häufig die depressive Stimmungslage. Es scheint möglich, dass eine antidepressive Therapie (➤ Fach Pharmakologie) auch deswegen hilfreich ist, weil die Substanzen die Relation zwischen den Schlafphasen normalisieren.

Im fortgeschrittenen Lebensalter vermindert sich nicht nur die Gesamtschlafdauer in der Regel auf maximal 6 Std./Tag, auch das **Stadium IV** wird zunehmend **nicht mehr erreicht**. Zusätzlich verschieben sich prozentual auch die REM-Phasen zu den oberflächlichen Phasen des Tiefschlafs – die Stadien I und II sind zeitlich ausgedehnt, während die REM-Anteile immer kürzer werden. Zahlreiche ältere Menschen empfinden dadurch ihre Schlafqualität als minderwertig und wenig erquickend. Dieser Zusammenhang lässt sich verallgemeinern und auf jüngere Altersgruppen übertragen:

MERKE

Die Schlafqualität hängt nicht nur von einer ausreichenden, individuell sehr unterschiedlich beanspruchten Schlafdauer ab, sondern auch vom ungestörten Wechselspiel zwischen REM- und NREM-Phasen. Sie kann dementsprechend auch von zerebralen Erkrankungen oder von Schlafmitteln, die diese Balance teilweise stören, empfindlich beeinträchtigt werden.

2.3.6 Schlafstörungen

Wenn man einmal von der durchaus physiologischen Abnahme von Schlafdauer und Schlafqualität mit zunehmendem Lebensalter absieht, beherrschen nach der üblichen Lehrmeinung **psychische Komponenten** das ursächliche Bild eines **gestörten Schlafs**. Dies wird in ➤ Kap. 7.12 besprochen. Als häufigste **organische Störung** und damit körperlich fassbare Ursache einer gestörten Schlafqualität kann das **Schlafapnoe-Syndrom** gelten (➤ Fach Atmungsorgane).

Die sog. **Raphekerne** des Hirnstamms, an der „Naht" (= Raphe) der beiden Hirnstammhälften gelegen, sind mit dem ARAS verbunden. Der von diesen Kerngebieten benutzte Neurotransmitter **Serotonin** scheint für den Tag-Nacht-Rhythmus des ARAS existenziell zu sein; jedenfalls führt ein Serotoninabfall zu Schlaflosigkeit mit Ausbleiben der Traum- und Tiefschlafphasen. Dies war in früheren Jahrzehnten, als Reserpin (z. B. Briserin®) noch häufig zum Senken eines überhöhten Blutdrucks benutzt wurde, eine regelmäßig beobachtete Nebenwirkung dieser Substanzen (Serotoninabfall in den Raphekernen). Im Umkehrschluss kann bei Schlafstörungen die essenzielle Aminosäure **Tryptophan**, als Ausgangssubstanz für Serotonin, evtl. mit gutem Erfolg eingesetzt werden (➤ Fach Pharmakologie). Die manchmal wenig kritischen Anhänger natürlicher bzw. als natürlich empfundener Therapieformen seien in diesem Zusammenhang daran erinnert, dass die Tasse Tee aus Rauwolfia-Zubereitungen (Wirkstoff Reserpin) nicht nur wirkungsärmer, sondern gleichzeitig auch noch nebenwirkungsreicher ist als die modernen chemischen Präparate der Medizin.

Einschlafstörungen im höheren Lebensalter werden nicht so selten durch eine nachlassende Funktion der Epiphyse verursacht, deren Hormon **Melatonin** wahrscheinlich die wichtigste Komponente entstehender Schläfrigkeit darstellt (➤ Fach Endokrinologie). Der Mangel an Melatonin lässt sich in diesen Fällen eventuell mit der abendlichen therapeutischen Zufuhr dieser Substanz kompensieren.

Als weitere „Schlafstörung", die als **Hypersomnie** sozusagen das Gegenteil üblicher Schlafstörungen darstellt, sei die **Narkolepsie** erwähnt. Die Erkrankung kann nach Schädigungen des Hirnstamms auftreten, wird aber weit überwiegend autosomal-dominant als **Chromosomendefekt** vererbt. Betroffen sind Kerngebiete im Hirnstamm, die an der Auslösung des REM-Schlafs beteiligt sind. Die Betroffenen leiden unter zwanghaften Schlafanfällen mit einer Dauer von Sekunden oder wenigen Minuten, häufig entsprechend den Intervallen des REM-Schlafs in einem Abstand von etwa 90 Minuten. In Übereinstimmung mit der physiologischen Verschaltung bei Eintritt der REM-Phasen wird die Schlafattacke häufig von einem muskulären Tonusverlust (= Kataplexie) begleitet, sodass die Patienten stürzen. Analog zum REM-Schlaf ist die Motorik der Augen nicht betroffen.

HINWEIS DES AUTORS

In doppelblind durchgeführten Testreihen mit dem Tensor an zumindest mehreren 100 Patienten ergab sich ein übereinstimmendes Bild in Ursache und durchaus erfolgreicher Therapie von Schlafstörungen, in aller Regel begleitend zu schweren und/oder chronischen Erkrankungen der Betroffenen. Als Quintessenz aus den diesbezüglichen, langjährig bestätigten Erfahrungen des Autors sei festgehalten: Geopathisch belastete Schläfer beklagen in Abhängigkeit von persönlichen Sensibilitäten auffallend häufig eine mangelhafte Schlafqualität, fühlen sich jedoch mehrheitlich selbst dann morgens nicht erholt, wenn der Schlaf nicht beanstandet wird. Dabei sind geopathisch belastete Frauen weit häufiger von Durchschlafstörungen betroffen als Männer. Im Umkehrschluss: Bei geopathisch laut Testampullen unbelastet Schlafenden wurden, abgesehen von den vergleichsweise seltenen, organisch fassbaren Ursachen wie z. B. Schlafapnoe, so gut wie niemals Durchschlafstörungen gefunden.

Es versteht sich von selbst, dass persönliche Erfahrungen in schulmedizinisch anerkanntem Wissen keinen Platz haben und deshalb auch nicht Gegenstand der Heilpraktiker-Prüfung sein können. Sie könnten jedoch Anlass dazu geben, in Abhängigkeit von persönlichen Einstellungen und Erfahrungen später in eigener Praxis darauf zurückzukommen, um Wahrheitsgehalt und Konsequenzen zu überprüfen.

Zusammenfassung

Schlaf

- besteht aus verschiedenen, zyklisch durchlaufenen Stadien unterscheidbarer Hirnaktivität
  - Non-REM-Schlaf (Tiefschlaf): vier Stadien, die nacheinander durchlaufen werden und anschließend zum Stadium I oder II zurückkehren; überwiegt in der ersten Nachthälfte weit gegenüber dem REM-Schlaf
  - REM-Schlaf (Traumschlaf): eingeschoben zwischen die Tiefschlafphasen, prozentualer Anteil beim Erwachsenen rund 25 %, zeitlich zu den Morgenstunden hin immer ausgedehnter; verbunden mit lebhaften Augenbewegungen und gesteigerter Atmung und Herzaktivität
- wird durch endogene Rhythmen induziert und durch Inaktivität des ARAS ausgelöst, begleitet (während der Non-REM-Phasen) von parasympathischer Aktivität
- Taktgeber v.a. in Hypothalamus und Epiphyse (Melatonin)
- ist unter normalen Umweltbedingungen mit zahlreichen weiteren endogenen Rhythmen synchronisiert; Verschiebungen bei Ausfall exogener Taktgeber
- besteht im EEG aus typischen Mustern synaptischer Verschaltungen zahlreicher Neurone
- ändert sich im Lauf der Lebensjahre sowohl hinsichtlich der Gesamtdauer als auch in Bezug auf den relativen Anteil von Tiefschlaf- und Traumphasen
- Schlafstörungen werden mehrheitlich psychischen Ursachen zugeordnet.

2.4 Vegetativum

Der Gyrus precentralis organisiert, unter Mitarbeit von Kleinhirn und extrapyramidalem System, die motorischen, willentlich gesteuerten Antworten auf Reize und Informationen der Umwelt. Die sensiblen Informationen gelangen überwiegend aus den Afferenzen der Haut zum Gyrus postcentralis, werden dort abgebildet und als Tastempfindung, Temperatur, Schmerz oder Juckreiz wahrgenommen. Aus einzelnen Anteilen innerer Organe gelangt lediglich die

Information für Schmerz, wenn auch sehr unscharf, zum Gyrus postcentralis, daneben zur Insula und zum Gyrus cinguli. Weitere, überwiegend sensorisch ins Bewusstsein tretende Wahrnehmungen laufen zur okzipitalen Sehrinde, zur temporalen Hörrinde oder zum limbischen System (Geruch und Geschmack). Sämtliche weiteren Organe und Strukturen des Körpers werden weder afferent zum Gyrus postcentralis verschaltet noch lassen sie sich aktiv steuern oder auf andere Weise beeinflussen. Ihre Steuerung und Anpassung an die jeweiligen Bedürfnisse erfolgt hormonell auf dem Blutweg sowie parallel und weit schneller auf nervalem Wege durch das vegetative Nervensystem.

Der tierische bzw. menschliche Organismus kennt als Eckpunkte gewissermaßen zwei Situationen: Entweder ist er körperlich in Ruhe, nimmt Energie in Form von Nahrung zu sich, ist in keinerlei Hinsicht in Eile oder er schläft sogar. Oder er entwickelt körperlich-muskuläre und/oder geistige Aktivitäten und befindet sich evtl. sogar in einer Situation, die seine Integrität gefährdet.

Das **unwillkürlich** arbeitende **vegetative**, **autonome Nervensystem** besteht deshalb, diesen Situationen angemessen, aus zwei Teilen, die als Gegenspieler (Antagonisten) anzusehen sind. Der **Sympathikus** ist derjenige Anteil, der den Organismus der aktuellen Umwelt anpasst und sein Überleben zu sichern sucht. Der **Parasympathikus** wird aktiv, wenn Nahrungsaufnahme und -ausscheidung, Fortpflanzung oder körperliche und geistige Ruhe im Vordergrund stehen (➤ Abb. 2.6). Natürlich befinden sich die beiden Systeme nie gänzlich bei null, wenn der Antagonist gerade aktiv ist; es kommt mehr zu einem relativen Überwiegen des einen gegenüber dem anderen. Selbst im Schlaf wird der Sympathikus aktiviert, wenn es z. B. in den REM-Phasen gilt, wilde Verfolgungsjagden zu bestehen. Ebenso wird er im Rahmen der Fortpflanzung oder einer gesteigerten Nahrungsaufnahme auf den Plan gerufen – bei der Letzteren allein schon deswegen, weil das in Darmwand und Darmlumen strömende Flüssigkeitsvolumen im restlichen Körper eine Mangelsituation mit Blutdruckabfall bewirkt, dessen Ausgleich nun wiederum in seiner Zuständigkeit liegt. Die beiden Anteile des Vegetativums stellen also nicht nur Antagonisten dar, sie ergänzen sich teilweise auch in ihren Wirkungen.

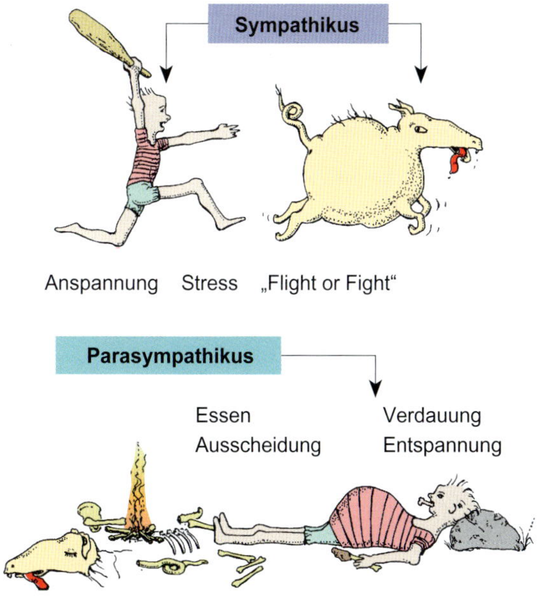

Abb. 2.6 Die Antagonisten des vegetativen Nervensystems, Sympathikus und Parasympathikus, ergänzen sich teilweise auch in ihren Wirkungen. [L190]

Beide Anteile des Vegetativums besitzen ihre **Kerngebiete** im **Hirnstamm**. Der **Parasympathikus** ist in Nerven vertreten, die Teile des Kopfes versorgen (N. oculomotorius, N. facialis und N. glossopharyngeus) und v. a. im **N. vagus**, der außerdem für nahezu die gesamte Peripherie zuständig ist. Zusätzlich existiert in den Seitenhörnern von **S2–S4** ein weiteres parasympathisches Kerngebiet (➤ Abb. 2.8).

Die **sympathischen Zentren** befinden sich in der **Medulla oblongata** und erhalten u.a. auch aus übergeordneten Zentren zahlreiche Afferenzen – mit Schwerpunkt auf Formatio reticularis, limbischem System und Großhirn. Die eigentliche **Kontrollinstanz** des Vegetativums dürfte das **limbische System** darstellen. Angst gehört zu den stärksten Stimuli sympathischer Aktivität. Gleichzeitig erzeugt eine maximale sympathische Aktivierung Angst, sodass man Mandelkern und Sympathikus durchaus als Einheit betrachten kann. Zusätzlich zu den zerebralen Verschaltungen führt jeder periphere Mangelzustand, der Kampf oder Flucht negativ beeinflussen könnte, zu seiner Aktivierung. Efferent dürften kaum Strukturen zu finden sein, mit denen er nicht direkt oder indirekt verschaltet ist bzw. auf die er nicht Einfluss nimmt.

Sympathische Stimuli:
- jede Emotion, Angst als maximaler Stimulus
- Mangel an „Brennstoff" **(Hypoglykämie)**
- Mangel an Blutdruck **(Hypotonie)**, also ein beliebig verursachter Blutdruckabfall
- Mangel an Sauerstoff **(Hypoxämie)**

Die Axone der sympathischen Neurone ziehen zu den **Seitenhörnern** des **Brustmarks** bis hin zu **L2** und werden dort umgeschaltet (➤ Abb. 2.8).

MERKE

Während sich die Kerngebiete des Parasympathikus ausschließlich im Hirnstamm befinden und durch Ganglien des Sakralmarks ergänzt werden, bestehen die Kerngebiete des Sympathikus aus hintereinander geschalteten Neuronen in Hirnstamm und Seitenhörnern des Rückenmarks.

Definitionsgemäß bestehen die vegetativen Strecken aus einem prä- und aus einem postganglionären Axon. Dabei liegt das **präganglionäre Neuron** im Hirnstamm des **ZNS** und das **postganglionäre Neuron** im **PNS** – entweder als Grenzstrang des Sympathikus neben der Wirbelsäule oder in unmittelbarer Nähe der Erfolgsorgane (Parasympathikus). Hinsichtlich des Sympathikus ist die Definition eines 1. (präganglionären) und eines 2. (postganglionären) Neurons nicht so ganz wörtlich zu nehmen, denn die präganglionäre Strecke besteht aus den Neuronen der Medulla **und** den nachgeschalteten Neuronen im Seitenhorn des Brustmarks mit ihren jeweiligen Axonen, sodass das postganglionäre Neuron eigentlich schon das 3. darstellt.

Der Überträgerstoff ist bei beiden Anteilen des Vegetativums **präganglionär** grundsätzlich **Acetylcholin**. Der **Parasympathikus**

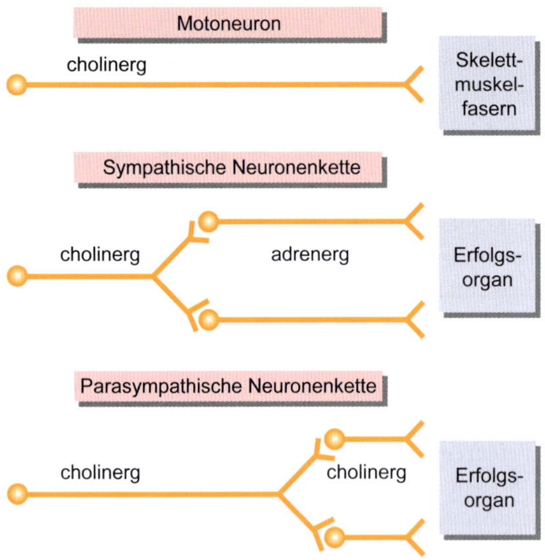

Abb. 2.7 Gegenüberstellung der Neurotransmitter an den peripheren Erfolgsorganen und vegetativen Umschaltstationen: Acetylcholin („cholinerg") an allen parasympathischen und willkürlichen Synapsen sowie präganglionär beim Sympathikus; Noradrenalin („adrenerg") an den peripheren Erfolgsorganen des Sympathikus (Ausnahme: Schweißdrüsen) [L157]

benutzt diesen Transmitter auch **postganglionär** am Erfolgsorgan, während der **Sympathikus** hier **Noradrenalin** in den synaptischen Spalt bzw., in diesem Fall, ins Interstitium ausschüttet (➤ Abb. 2.7). Lediglich bei den sympathisch innervierten Schweißdrüsen besteht der Transmitter als **Ausnahme** ebenfalls aus Acetylcholin.

2.4.1 Parasympathikus

Der parasympathische Teil des Vegetativums innerviert in Gestalt einzelner Hirnnerven den Bereich des Kopfes und als X. Hirnnerv große Teile der thorakalen und abdominellen Organe. Es gibt keinen zweiten Nerven im menschlichen Körper, der so weite Strecken überbrücken und so verschiedenartige Strukturen versorgen würde wie der „vagabundierende" N. vagus. Erst im Bereich des Unterbauchs bzw. kleinen Beckens wird er durch parasympathische Fasern abgelöst, die aus Neuronen des Sakralmarks stammen (➤ Abb. 2.8). Die postganglionären parasympathischen Fasern sind **unmyelinisiert**, weil es bei ihren Funktionen nicht auf winzige Bruchteile von Sekunden ankommt. In der Peripherie lagern sich die parasympathischen Fasern auf ihrem Weg zum Erfolgsorgan meist peripheren Nerven an.

Nerven mit parasympathischen Anteilen bzw. mit nahezu ausschließlich parasympathischer Funktion (peripherer N. vagus, para-

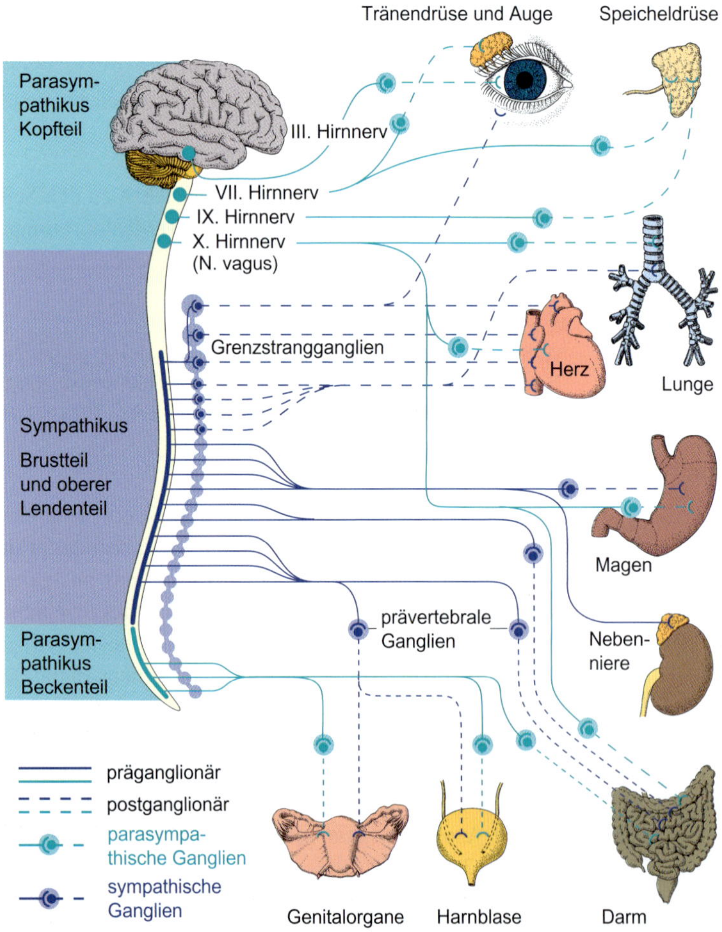

Abb. 2.8 Sympathikus und Parasympathikus [L190]

sympathisches Sakralmark) und die wichtigsten, durch sie innervierten Strukturen:

- **N. oculomotorius (III):**
  - M. sphincter pupillae
  - M. ciliaris
- **N. facialis (VII):**
  - Speicheldrüsen
  - Tränendrüsen
  - Nasendrüsen
- **N. glossopharyngeus (IX):**
  - Parotis (gemeinsam mit VII)
  - Glomus caroticum
- **N. vagus (X) mit seinen Ästen:**
  - Kehlkopf (Muskulatur der Stimmbänder)
  - Herzbasis (Vorhöfe)
  - Atemwege
  - Leber
  - Gallenblase
  - Pankreas
  - gesamter Verdauungsschlauch vom Ösophagus über Magen und Dünndarm bis hin zum rechten Drittel des Quercolon (Muskulatur und Drüsen)
  - wichtige Ausnahmen: Die Milz ist ausschließlich sympathisch innerviert; dasselbe gilt für die sympathisch innervierte Media sämtlicher Blutgefäße, wobei lediglich einzelne Gefäße an Darm und äußerem Genitale zusätzlich parasympathisch versorgt werden.
- **Nerven des Sakralmarks:** Die parasympathischen Fasern ziehen aus den Vorderwurzeln S2–S4 zum Plexus sacralis und von dort aus zu ihren Ganglien im Becken, wo sie auf das postganglionäre Neuron umgeschaltet werden. Deren Axone versorgen:
  - Harnblase und Harnröhre (Entleerung der Harnblase)
  - Kolon ab dem Mittelteil des Colon transversum
  - Mastdarm (Entleerung des Darmes)
  - innere und äußere Genitalorgane (u. a. Erektion bzw. Anfeuchtung)

Funktionen

Der Parasympathikus steuert diejenigen körperlichen Funktionen, die der **Ruhe** und **Erholung**, der **Nahrungsaufnahme** und deren **Verdauung** sowie der **Fortpflanzung** dienen. Herzschlag und Atmung werden verlangsamt, die gesamte Magen-Darm-Tätigkeit einschließlich der dafür benötigten Drüsen Leber und Pankreas werden aktiviert, die Entleerung von Darm und Blase ist nun möglich, nachdem hierfür in der sympathischen Kampf- und Fluchtphase keine Zeit geblieben war.

2.4.2 Sympathikus

Die sympathischen Nervenzellen, die man als eigentliche präganglionäre (erste) Neurone bezeichnen kann, befinden sich in den Seitenhörnern des Rückenmarks **zwischen C8 und L2** (> Abb. 2.8). Ihre Neuriten verlassen das Rückenmark gemeinsam mit den motorischen Fasern über die **Vorderwurzel**, ziehen zu den Spinalnerven und von dort aus zu den postganglionären Neuronen. Diese liegen zum größten Teil als paarige Ganglien auf beiden Seiten entlang der Wirbelsäule, zum kleineren Teil als unpaare Ganglien direkt vor der Wirbelsäule:

- Die **paarig** angelegten Ganglien befinden sich als untereinander verbundene Kette neben HWS, BWS, LWS und Sakrum. Dies ist der sog. **Grenzstrang des Sympathikus** (Truncus sympathicus) (> Abb. 2.9). Der überwiegende Teil des Sympathikus ist in seinem Grenzstrang enthalten.
  - Aus dem **zervikalen** Anteil werden u. a. die (inneren) **Augenmuskeln** innerviert (M. dilatator pupillae, M. tarsalis und M. orbitalis).
  - Der **thorakale** Teil versorgt das gesamte **Herz** und die **Atemwege**.
  - Der **lumbale** und der **sakrale** Anteil des Grenzstrangs ziehen u.a. zu **Harnblase** und **Geschlechtsorganen**.
  - Auch die **Haut** mit ihren Blutgefäßen, Schweißdrüsen und den glatten Muskeln der Haare werden aus den verschiedenen Anteilen des Grenzstrangs innerviert.
- Die wesentlichen **unpaaren** Ganglien sind **Ganglion coeliacum, Ganglion mesentericum superius** und **Ganglion mesentericum inferius**. Diese Ganglien liegen in der Nähe der großen abdominellen Arterien gleichen Namens, die ebenfalls unpaar aus der Bauchaorta entstehen, um die unpaaren Bauchorgane zu versorgen: Truncus coeliacus, A. mesenterica superior und A. mesenterica inferior. Die Ganglien liegen aus demselben Grund **direkt vor der Wirbelsäule**, aus dem auch die Arterien an diesem Ort aus der Aorta entstehen bzw. die Venen der unpaaren Bauchorgane dort in die untere Hohlvene münden: Sämtliche „Leitungsbahnen" (Arterien, Venen, Nerven, Lymphgefäße) müssen, um mechanisch geschützt und doch flexibel ihre gut beweglich am Meso hängenden Strukturen zu erreichen, durch dieses Meso laufen. Und das Meso entsteht eben direkt vor der Wirbelsäule.
  - Aus dem **Ganglion coeliacum** entsteht ein Geflecht um den Truncus coeliacus, das als **Plexus coeliacus** bzw. **Plexus solaris** (Sonnengeflecht, Solarplexus) bezeichnet wird. Aus ihm werden **sämtliche Oberbauchorgane** (Leber, Magen, Milz, Duodenum, Pankreas) sympathisch versorgt, zusätzlich (theoretisch) auch das **Nebennierenmark** als Erweiterung bzw. „hormoneller Teil des Sympathikus" (> Fach Stoffwechsel). Dabei wird das Nebennierenmark allerdings von Fasern erreicht, die ohne Umschaltung im Ganglion coeliacum direkt **aus dem Seitenhorn** stammen, also **präganglionär** über das Ganglion coeliacum zum Nebennierenmark ziehen, um erst dort umgeschaltet zu werden. Ergebnis dieser Umschaltung ist dann anstelle einer sympathischen Innervierung von Strukturen eine **Hormonausschüttung** (Adrenalin und Noradrenalin) ins Blut.
  - Entsprechend der A. mesenterica superior versorgt das **Ganglion mesentericum superius** den gesamten **Dünndarm** sowie den **Dickdarm** bis zum Colon transversum.
  - Das **Ganglion mesentericum inferius** innerviert den restlichen **Dickdarm** ab dem Querkolon sowie den **Mastdarm**.

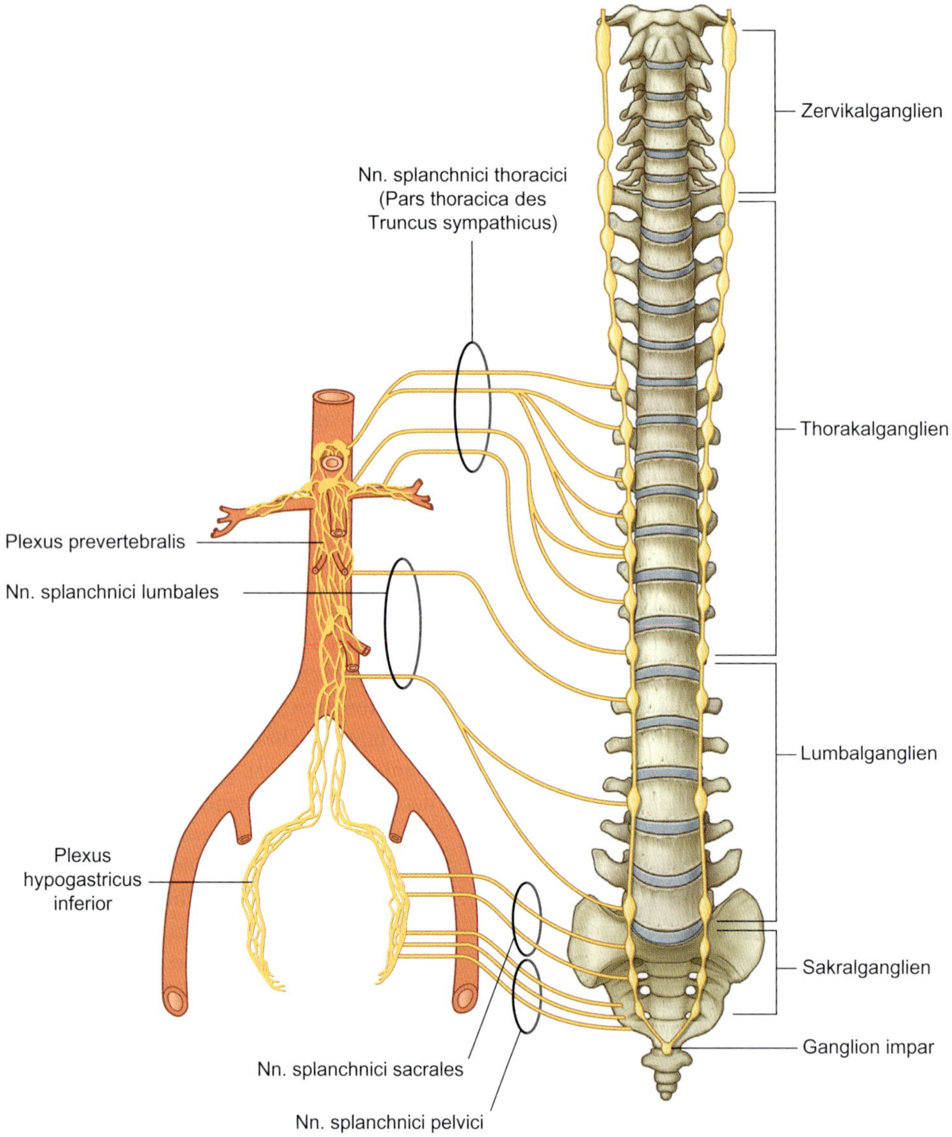

Abb. 2.9 Sympathischer Grenzstrang und vegetative Nerven [E580]

Während also der Parasympathikus in Gestalt des N. vagus und des Sakralmarks gewissermaßen die oberen und unteren vertebralen Begrenzungen bildet, befindet sich der Sympathikus mit seinen Seitenhörnern bzw. als Grenzstrang gerade dazwischen.

Die Axone der präganglionären Neurone im Seitenhorn verlassen das Rückenmark über die **Vorderwurzel** und verlaufen anschließend als **Ramus (communicans) albus** zum segmentalen Ganglion des **Grenzstrangs**, wo sie auf das postganglionäre Neuron umgeschaltet werden (➤ Abb. 2.10 rechts, gelb). Der postganglionäre Neurit zieht aus dem Grenzstrang als Ramus (communicans) griseus zum segmentalen Nerv mit seinen motorischen und sensiblen Fasern, um sich demselben auf seinem Weg zur Peripherie anzuschließen. Als Teil dieser peripheren Nerven gelangen die sympathischen Fasern schließlich zu ihren Zielstrukturen. Die weißliche Farbe (albus) der präganglionären Axone, die aus der Vorderwurzel zum Grenzstrang laufen, entsteht durch deren Myelinisierung. Dagegen sind postganglionäre vegetative Axone grundsätzlich unmyelinisiert und deshalb grau (griseus).

Derartige Details sind weder prüfungsrelevant noch von irgendeiner weiterreichenden Bedeutung, auch wenn Generationen von Medizinstudenten damit gequält wurden und werden. Sie sollen lediglich aufzeigen, dass die sympathischen Nerven sich wie allgemein üblich nach dem Verlassen des Rückenmarks den peripheren Nerven anschließen und lediglich vorübergehend eine kleine Umleitung benötigen, um in ihrem Grenzstrang umgeschaltet zu werden.

Vor allem im Bauchraum läuft ein Teil der präganglionären Fasern zwar ebenfalls über den Ramus albus zum Grenzstrang, wird dort jedoch nicht umgeschaltet, sondern erreicht über Eingeweidenerven (Nn. splanchnici) eines der drei unpaaren abdominellen, vor der Wirbelsäule liegenden (prävertebralen) Ganglien (➤ Abb. 2.10 links, gelb). Dort erfolgt dann die Umschaltung auf die post-

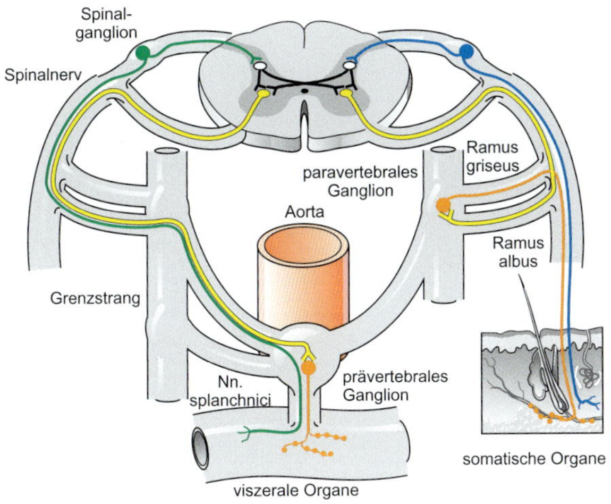

Abb. 2.10 Verschaltungen des Sympathikus [L106]

ganglionären Neurone und schließlich die Innervation der unpaaren Bauchorgane (s. oben).

Funktionen

Grundsätzlich versorgt der Sympathikus nicht nur die **inneren Organe** in Bezug auf deren unterschiedlichste **Funktionen**, sondern auch sämtliche **glatten Muskelzellen** – z. B. die Wandungen innerer Hohlorgane (Gallenblase, Harnblase, Verdauungstrakt) sowie die Media der Blutgefäße. Zerebral wird eine erhöhte **Aufmerksamkeit** provoziert, u. a. durch Aktivierung der Formatio reticularis einschließlich des Anteils, der als ARAS fungiert. Die **Stimulierung des extrapyramidalen Systems** erkennt man z. B. an einem **erhöhten Muskeltonus** und **gesteigerten Reflexen**.

Der Sympathikus vermag seine Wirkungen nicht auf einzelne seiner Funktionen zu beschränken. Er stimuliert **sämtliche** Zielstrukturen oder **keine** davon. Nur das Ausmaß seiner Aktivitäten ist in großem Umfang variabel. Dabei spielt es auch keine Rolle, welches Ereignis ihn zur Aktivität veranlasst hat – körperlicher oder psychischer Stress, Freude oder Angst, Hypoglykämie, Hypotonie und Hypoxämie lassen sich nicht an seinen Reaktionen ablesen bzw. voneinander unterscheiden. Bei seiner maximalen Aktivierung – durch massive Ängste, extremen Blutdruckabfall, ausgeprägten Mangel an Glukose oder Sauerstoff – entsteht deshalb **immer dieselbe Konstellation:**

- „schreckgeweitete" Augen mit großen Pupillen
- Hypertonus und Tachykardie (jedenfalls in Relation zur Ausgangssituation)
- schnelle und vertiefte Atmung
- blasse, kalte, feuchte Haut („Kaltschweißigkeit"), aufgerichtete Haare – zumindest theoretisch (M. arrector pili)
- erhöhter Muskeltonus bis hin zu muskulärem Tremor, Hyperreflexie
- Ruhigstellung von Darm und Blase
- im Blut: Thrombozytose, Leukozytose, Anstieg der beiden Brennstoffe (Glukose und Triglyceride bzw. Fettsäuren)

Zusammenfassung

Vegetatives Nervensystem

- unwillkürlich, nicht beeinflussbar
- innerviert alle inneren Organe und muskulären Strukturen
- besteht aus zwei Anteilen, die antagonistisch wirken, sich teilweise auch ergänzen:

Sympathikus

- organisiert körperliche und geistige Aktivitäten
- Kerngebiet in der Medulla oblongata, projiziert auf Ganglien in den Seitenhörnern, Weiterleitung auf den (paarigen) sympathischen Grenzstrang neben HWS, BWS, LWS und Sakrum sowie einzelne unpaare Ganglien (z. B. Plexus coeliacus bei Th12)
- Neurotransmitter präganglionär Acetylcholin, postganglionär am Erfolgsorgan Noradrenalin (Ausnahme: Schweißdrüsen)

Parasympathikus

- ist zuständig für körperliche Ruhe, Nahrungsaufnahme einschließlich Verdauung und Ausscheidung sowie die Fortpflanzung
- Kerngebiete in Hirnstamm und Sakralmark (S2–S4)
- Hauptnerv ist der N. vagus: versorgt alle thorakalen und die Mehrzahl der abdominellen Organe; kleine parasympathische Anteile in den Hirnnerven III, VII und IX
- Neurotransmitter Acetylcholin an allen Synapsen

2.5 Dermatome und Head-Zonen

2.5.1 Dermatom und Myotom

Die Haut (Derma) wird segmental über den sensiblen Teil der Spinalnerven bzw. über die Dendriten der Spinalganglien versorgt. Das **Hautareal**, das einem **Spinalnerven zugeordnet** ist, nennt man **Dermatom** (➤ Abb. 2.11). Zu einem weit geringeren Anteil wird ein einzelnes Dermatom von Fasern der direkt benachbart liegenden Spinalnerven mitversorgt, sodass selbst beim vollständigen Ausfall eines peripheren Nervs das zugeordnete Dermatom eine geringe Restsensibilität behält (➤ Abb. 2.12).

Auch tiefer liegende Strukturen verfügen über eine Reihe von Sinneswahrnehmungen. So finden sich **Mechanorezeptoren**, die Drücke oder Spannungen aufnehmen, auch in Muskeln, Sehnen, Gelenkkapseln und Bandstrukturen. Damit lassen sich auch bei geschlossenen Augen die Stellung von Körperteilen zueinander, Bewegungen einschließlich des notwendigen Kraftaufwands oder die Lage im Raum kontrollieren. Die Muskel- und Sehnenspindeln werden über das extrapyramidale System in ihren Ansprechschwellen verändert und der Situation angepasst.

Schmerzrezeptoren finden sich nicht nur in der Haut, sondern auch im Periost der Knochen und in den Gefäßwänden. Sie reagieren auf **mechanische Alterationen**, aber auch auf einen **Sauerstoffmangel**, auf **Hitze** oder **Kälte**. Eine **Entzündung** in Muskeln, Periost, Gelenkbinnenraum und Gefäßwänden kann Schmerzen verursachen.

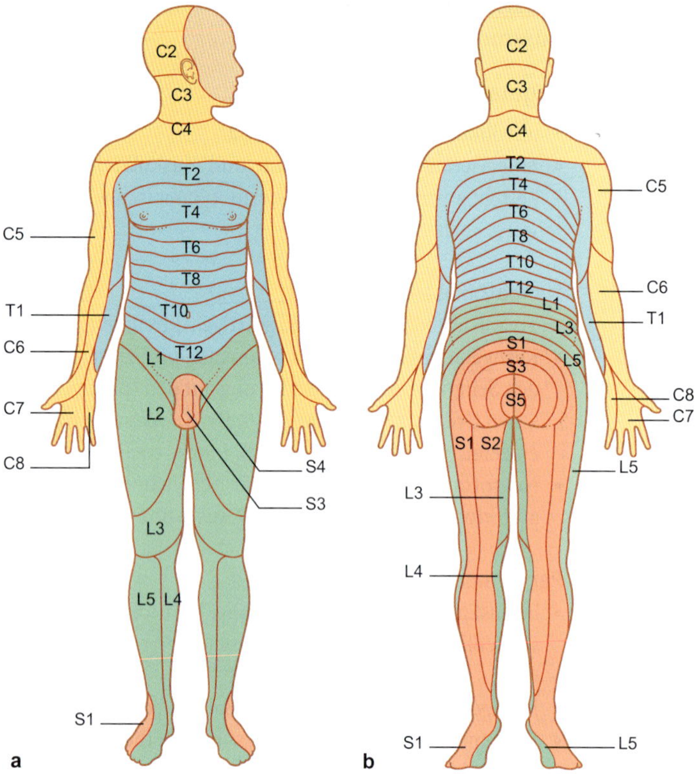

Abb. 2.11 Dermatome: **a** Ansicht von ventral, **b** Ansicht von dorsal [E689]

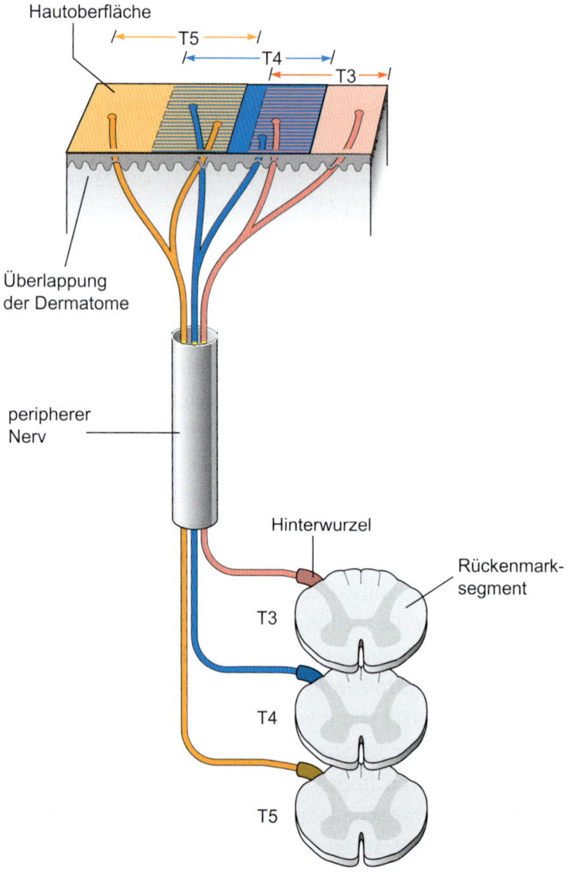

Abb. 2.12 Dermatome und ihre Überlappungen [L106]

Die **Ischämie** eines Muskels führt bei seiner Betätigung zu Schmerzen – in Ruhe bleibt er schmerzfrei, sofern eine geringe Restdurchblutung vorhanden ist.

Entsprechend der Definition der Dermatome nennt man den aus einem **Spinalnerv versorgten Anteil eines Muskels Myotom**. Dermatome und Myotome liegen in der Regel nicht genau übereinander.

2.5.2 Viszerale Sensibilität und Head-Zonen

Die **inneren Organe** werden nicht durch die Spinalnerven, sondern über **vegetative Nerven** versorgt. Dies gilt sowohl für die efferente als auch für die afferente Innervation. Die Neurone liegen also, abgesehen vom N. vagus, in den Seitenhörnern von C8–L2 bzw. S2–S4 und leiten ihre Reize zu den vegetativen Zentren im Hirnstamm.

Die sensiblen Empfindungen besitzen andere Qualitäten als diejenigen der Körperoberfläche. Neben Druck und Schmerzen werden hier auch Dyspnoe (Atemnot), Übelkeit und Erbrechen, Hunger, Stuhl- und Harndrang oder Sexualempfindungen übertragen. Stuhl- und Harndrang entstehen durch Reizung von Druckrezeptoren in der Wandung von Mastdarm oder Blase. Dasselbe gilt für das Völlegefühl, das in Magen oder Darm entstehen kann. Hustenreiz entsteht durch Reizung von Rezeptoren in der Wand der Atemwege bis hinunter zu den Alveolen der Lunge und der Pleura visceralis. Zerebral abgebildet bzw. ins Bewusstsein übernommen werden all diese Sinnesqualitäten in der **Insula**, hinsichtlich der Schmerzen auch im **Gyrus cinguli**.

Vegetative Rezeptoren stehen sehr viel **weniger dicht** als die Rezeptoren der Oberflächensensibilität. Darüber hinaus werden die Empfindungen über die **marklosen Fasern** nicht nur **langsamer** geleitet, sondern auch vergleichsweise **unscharf abgebildet**. Das Vegetativum besitzt **keinen** eigenen **somatosensorischen Homunkulus**, in dem eine Zuordnung fast millimetergenau erfolgen könnte, auch wenn letztendlich Schmerzen doch zum Gyrus postcentralis übertragen werden. Die zugehörigen Gebiete dort sind, der geringen Zahl afferenter Fasern entsprechend, insgesamt sehr klein, sodass auch von daher keine genaue Abbildung erfolgen kann. So wird z. B. der Schmerz einer Appendizitis nicht auf den McBurney-Punkt des rechten Unterbauchs projiziert, sondern lediglich unbestimmt in der Mitte des Abdomens, periumbilikal oder sogar im Epigastrium wahrgenommen. Erst die Weiterleitung der Entzündung vom viszeralen Peritoneum auf den peritonealen Anteil der Bauchwand addiert diesem undefinierbaren Schmerz die über den Spinalnerven geleitete, genau lokalisierbare, im Gyrus postcentralis abgebildete Komponente hinzu, sodass der Schmerz nun ursächlich zugeordnet werden kann. Für diese nun lokalisierte Wahrnehmung werden allerdings die Dermatome benötigt:

Schmerzempfindungen viszeraler Strukturen werden weit überwiegend **sympathisch** übertragen. Die Besonderheit dieser vegetativen Fasern besteht darin, dass sie nach ihrem Eintritt über die Hinterwurzel ins Hinterhorn auf **Zwischenneurone** umgeschaltet werden, die anschließend zu denjenigen sensiblen Neuronen ziehen, die aus den **Dermatomen derselben Segmenthöhe** ihre Informationen erhalten. Nach Leitung über den Tractus spinothalamicus und Umschaltung im Thalamus erreichen diese Informationen den Gyrus postcentralis (> Abb. 2.13). Benutzt werden allerdings die

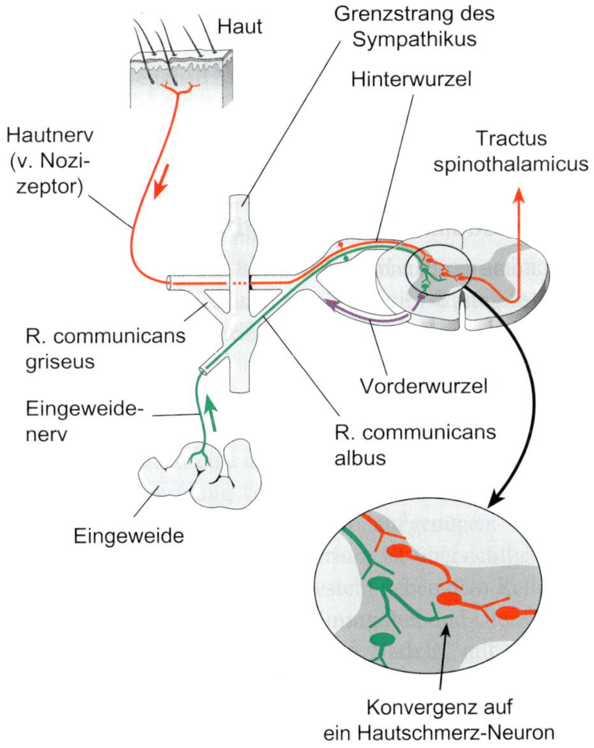

Abb. 2.13 Übertragung eines viszeralen Schmerzes auf die Haut [L106]

Bahnen bzw. Neurone der protopathischen Sensibilität, die aus mehreren sensiblen Dendriten auf einzelne Neurone konvergieren, aus denen dann der Tractus spinothalamicus gebildet wird. Die Unschärfe der Abbildung wird auch hieraus verständlich. Zusätzlich werden diese Schmerzen in Insula und Gyrus cinguli emotional bewertet, sodass sie deren unangenehme, quälende Komponente beinhalten.

Die **gemeinsame Leitung** von **Schmerzen** sowohl von der **Körperoberfläche** als auch aus den **inneren Organen derselben Segmenthöhe** über ein und dieselbe Endstrecke hat zur Folge, dass das Gehirn Schmerzen im Dermatom wahrnimmt, auch wenn eigentlich das zugehörige viszerale Organ betroffen ist. Man spricht hier von **übertragenen Schmerzen**.

Innere Organe werden in der Regel von mehreren sympathischen Nerven des Grenzstrangs efferent versorgt. Entsprechend erfolgt auch die afferente Schmerzleitung in **sämtliche zugehörigen Segmenthöhen** und wird hier auch mit allen Dermatomen verschaltet. In der Konsequenz strahlt der **Schmerz** eines inneren Organs sehr breit in **mehrere benachbart liegende Dermatome**.

MERKE
Die **Gesamtheit dieser Dermatome**, die zu einem definierten inneren Organ gehören, wird als **Head-Zone** dieses Organs bezeichnet.

Schmerzausstrahlung beim Herzinfarkt

So wird z. B. das Herz aus dem Grenzstrang von Th1–Th6 innerviert. Bei einer kardialen Ischämie (KHK, Herzinfarkt) strahlt der entstehende Schmerz aus diesem Grund nicht nur in den thorakalen Bereich über dem Herzen, sondern in den gesamten, überwiegend **linken Thorax** einschließlich **ulnarseitigem linken Arm** (Th1, Th2) und **Oberbauch** (Th6), entsprechend der Head-Zone des Herzens. Kompliziert wird die Situation dadurch, dass das Herz dem Zwerchfell aufsitzt, das aus dem N. phrenicus (v. a. C3–C4) versorgt wird, wodurch sich v. a. beim Hinterwandinfarkt die beiden Dermatome dieses Nervs dazuaddieren, sodass die **Schulter**, evtl. sogar **Hals** und **Kinn** in das Schmerzgeschehen einbezogen werden. Zusätzlich ziehen einzelne Phrenicusfasern auf ihrem Weg zum Zwerchfell ins Perikard, sodass es auch ohne Hinterwandinfarkt zu Schulterschmerzen kommen kann. Die Schmerzempfindung bzw. -ausstrahlung des Herzens ist also sehr breit vom Hals bis zum Oberbauch und setzt sich nicht nur aus der Head-Zone des Organs, sondern zusätzlich aus derjenigen des Zwerchfells zusammen.

Schmerzempfindung der Pankreatitis

Ähnlich komplex stellt sich die Schmerzwahrnehmung der Pankreatitis dar. Das Organ liegt retroperitoneal an der hinteren Bauchwand, überwiegend links auf Höhe L1–L2 und wird deshalb primär durch die **somatischen** Nerven der zugehörigen **Körperoberfläche** (Th7 und Th8) sensibel versorgt – entsprechend dem gesamten **parietalen Peritoneum** bzw. **allen retroperitonealen Strukturen**, die der

chen Schwankungen, ihre Intensität und Abhängigkeit von äußeren oder inneren Einflüssen im Vordergrund. Eine allmähliche Entwicklung ist anders zu bewerten als ein akuter Beginn. Auslösende Ereignisse können (scheinbar) vorhanden sein oder fehlen. **Grunderkrankungen** wie z. B. ein Diabetes mellitus, medikamentöse Therapien z. B. mit Zytostatika, zurückliegende Unfälle oder Krankheiten können im Zusammenhang Bedeutung haben. Nach der **persönlichen und beruflichen Situation**, nach **Risikofaktoren** oder besonderen **Ernährungsgewohnheiten** sollte gefragt werden. Die **Familienanamnese** mit Erkrankungen oder neurologischen Auffälligkeiten naher Verwandter vermag im Einzelfall weitere Hilfestellungen zu geben. Nicht vergessen sollte man auch die Frage nach den bisher durchgeführten Untersuchungen und Therapien und ihren Ergebnissen.

3.2 Untersuchung der Hirnnerven (➤ Abb. 3.1)

3.2.1 N. olfactorius (I)

Der I. Hirnnerv dient dem **Geruchssinn**. Eine grobe Überprüfung seiner Funktion kann mit Fläschchen durchgeführt werden, die unterschiedliche aromatische, süßliche und saure Inhaltsstoffe enthalten und die der Patient, evtl. mit geschlossenen Augen identifizieren sollte. Man kann diese Untersuchung für die beiden Hirnnerven getrennt vornehmen, indem der Patient abwechselnd ein Nasenloch zudrückt.

Wenn man vom Patienten anamnestisch erfahren hat, dass er den Geschmack seiner Nahrung auseinanderhalten kann, kann man auf diese Untersuchung verzichten. Der Geschmackssinn der Zunge umfasst lediglich Rezeptoren für süß, salzig, sauer, bitter, umami und fettig. Dies bedeutet, dass bei deutlich eingeschränktem Geruchssinn die Speisen nicht mehr voneinander unterschieden werden können.

3.2.2 N. opticus (II)

Der II. Hirnnerv überträgt die **Sehinformationen** zur okzipitalen Sehrinde. Auge und Ohr, ihre Funktionen und Erkrankungen werden nebst den zugehörigen **Hirnnerven III, IV und VI** im ➤ Fach Sinnesorgane besprochen.

3.2.3 N. trigeminus (V)

Der V. Hirnnerv versorgt **sensibel** die Haut und Schleimhaut des **Gesichts** einschließlich der **Zähne** sowie die **Dura mater**. **Motorisch** innerviert er die **Kaumuskulatur**. Seine Kerngebiete befinden sich in der Brücke. Die drei peripheren Äste des Nervs sind an ihren **Austrittsstellen** Foramen supraorbitale, Foramen infraorbitale und Foramen mentale einer groben Überprüfung auf Druckschmerzhaftigkeit zugänglich (➤ Abb. 1.55).

Masseterreflex

Die Überprüfung der **motorischen Funktion** kann durch den Masseterreflex erfolgen, den einzigen monosynaptischen Reflex, der im Bereich des Kopfes ausgelöst werden kann. Man legt hierfür einen Finger quer auf das Kinn des Patienten und fordert ihn auf, seine Kaumuskulatur zu entspannen, den Unterkiefer also leicht absinken zu lassen. Der Schlag des Reflexhammers über den Finger auf den Unterkiefer führt bei ungestörter Funktion zu einem kurzen **Anheben des Unterkiefers** bzw. **Schließen des Mundes**.

Man kann den Patienten auch auffordern, kräftig die Zähne zusammenzubeißen. Palpatorisch kann hierbei die Anspannung und Verhärtung von M. masseter und M. temporalis erkannt werden.

Kornealreflex

Zu seiner Auslösung wird ein Wattestäbchen von der Seite zum Auge des gegenüber sitzenden Patienten geführt. Die leichte Berührung der Kornea wird **sensibel** zum Hirnstamm und motorisch über den N. facialis auf den M. orbicularis oculi übertragen. Der Reflexerfolg dieses Fremdreflexes besteht im kräftigen **Lidschluss**.

Ist der Reflex abgeschwächt oder erloschen, sollte zwischen Läsionen von N. trigeminus und N. facialis unterschieden werden. Dafür muss lediglich die Kraftentwicklung eines willkürlich herbeigeführten Lidschlusses (VII) überprüft und der Patient nach der Berührungsempfindung durch das Wattestäbchen gefragt werden (V).

3.2.4 N. facialis (VII)

Der VII. Hirnnerv versorgt **motorisch** mit Ausnahme der Kaumuskulatur sämtliche Muskeln des **Gesichts**, das **Platysma** und den **M. stapedius** des Mittelohrs. Seine Funktion kann aus der **Mimik** abgeleitet werden. Man beobachtet also zunächst die Gleichseitigkeit von Lidspalten und Mundwinkel und fordert den Patienten anschließend auf, die Stirn zu runzeln und die Zähne zu zeigen bzw. zu pfeifen. Dabei achtet man besonders auf die Gleichseitigkeit von Stirnfalten und Mundstellung. Der Lidschluss wird am besten gegen den Widerstand der aufgelegten Therapeutenfinger überprüft. Zur Unterscheidung zwischen peripherer und zentraler Fazialisparese ➤ Kap. 1.10.7.

3.2.5 N. glossopharyngeus (IX)

Der IX. Hirnnerv innerviert **sensibel** und **sensorisch Gaumen** und **Rachen** sowie den hinteren Teil der **Zunge** (Geschmackssinn hauptsächlich für die Qualität bitter). Der **Schluckreflex** wird über seine Fasern eingeleitet.

Seine Untersuchung erfolgt mit einem Watteträger bzw. Spatel, mit dem die Berührungsempfindung überprüft und das reflektorische Heben des Gaumensegels oder der Würgereflex ausgelöst werden. Der ausführende Teil dieser Fremdreflexe ist der N. vagus.

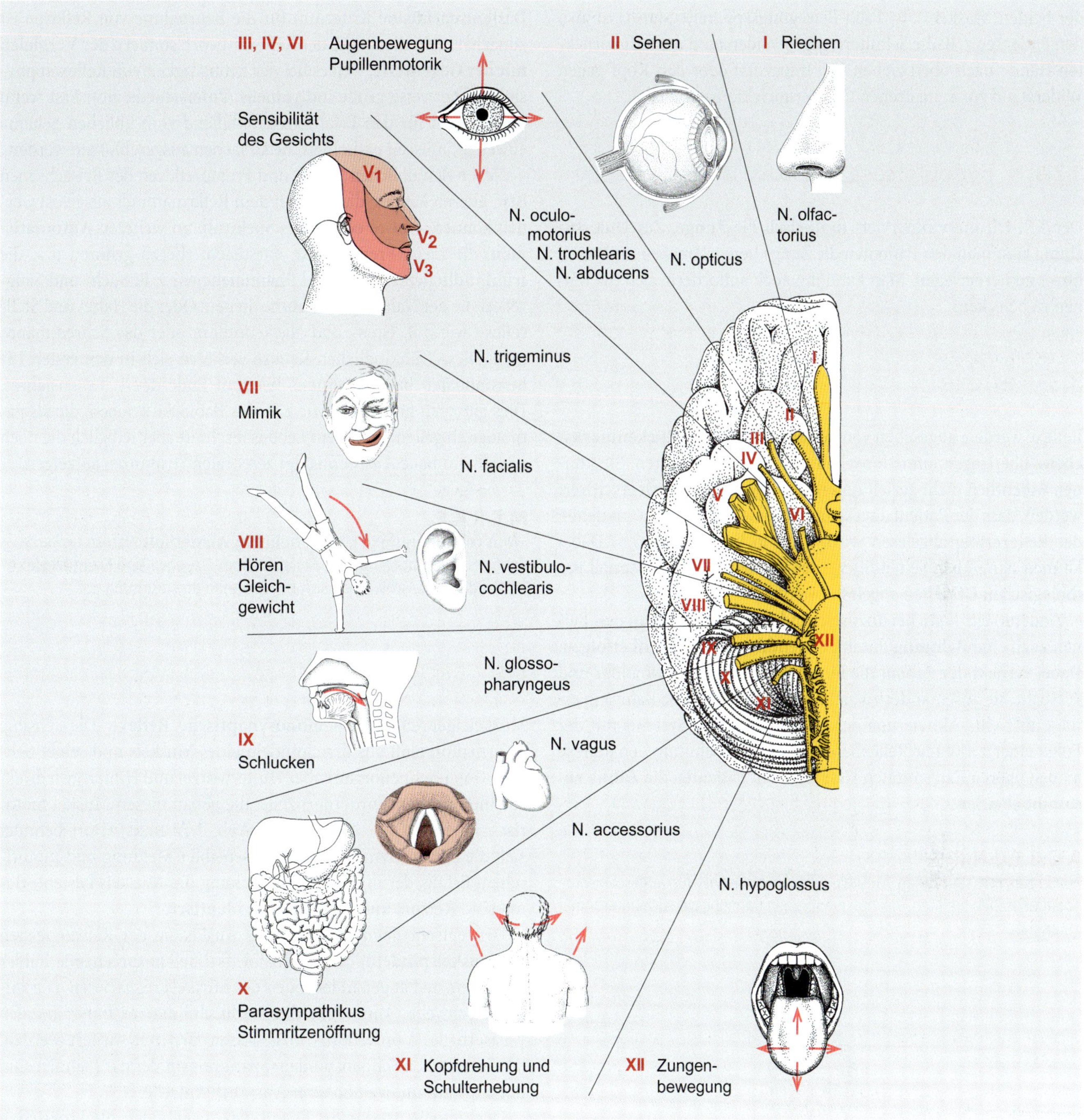

Abb. 3.1 Die Hirnnerven mit ihren wichtigsten Funktionen [L190]

3.2.6 N. vagus (X)

Der X. Hirnnerv ist über die Innervation der Muskeln von **Kehlkopf** und **oberen Speisewegen** der ausführende Teil des **Schluck-** oder auch **Würgereflexes**. Bei einseitigem Ausfall wird das **Zäpfchen** zur gesunden Seite hinübergezogen. Bei seinem Ausfall z. B. im Rahmen einer Diphtherie entsteht infolge einer Gaumensegelparese eine **Regurgitation** aufgenommener Flüssigkeiten durch die Nase. Bei Beteiligung der Kehlkopfmuskulatur kommt es zu Heiserkeit und Dyspnoe. Die Patienten **„verschlucken"** sich häufig. Eine isolierte **Heiserkeit** weist u. a. auf eine Lähmung des N. laryngeus recurrens, einen Ast des N. vagus.

3.2.7 N. accessorius (XI)

Der XI. Hirnnerv versorgt **M. sternocleidomastoideus** und **M. trapezius**. Die Untersuchung entspricht den Funktionsüberprüfungen der beiden Muskeln (➤ Fach Bewegungsapparat). Man lässt also den Patienten z. B. die Schultern gegen Widerstand der aufgedrückten Hände nach oben ziehen (M. trapezius) oder den Kopf gegen Widerstand zur Seite drehen (M. sternocleidomastoideus).

3.2.8 N. hypoglossus (XII)

Der XII. Hirnnerv innerviert **motorisch** die **Zunge**. Zur Untersuchung lässt man den Patienten die Zunge herausstrecken und rasch hin- und herbewegen. Man kann ihn auch auffordern, sich die Lippen zu belecken.

3.3 Reflexe

Reflexe werden, abgesehen von den Hirnnerven, auf **Rückenmarksebene** übertragen, ohne Einschaltung zerebraler Zentren. Sie können willentlich nicht gezielt unterdrückt, jedoch dadurch erschwert werden, dass der Patient angespannt ist bzw. die Muskeln, an denen der Reflexerfolg abgelesen wird, nicht locker lassen kann. Dabei können dann auch Seitendifferenzen entstehen, die vorschnell pathologischen Ursachen angelastet werden.

Andererseits kann bei unzureichender Reflexantwort an den Beinen auch eine **Bahnung** durch den **Jendrassik-Handgriff** erfolgen. Dabei verhakt der Patient die Finger beider Hände ineinander und versucht, sie auseinander zu ziehen (➤ Abb. 3.2). Die Bahnung erfolgt über eine Aktivierung des extrapyramidalen Systems mit der Folge einer erhöhten Reflexbereitschaft. Zur Bahnung der Reflexe an den oberen Extremitäten lässt man den Patienten die **Zähne zusammenbeißen**.

ACHTUNG

Grundsätzlich sollte man Muskeleigenreflexe niemals für abgeschwächt oder erloschen erklären, solange man keinen Bahnungsversuch unternommen hat.

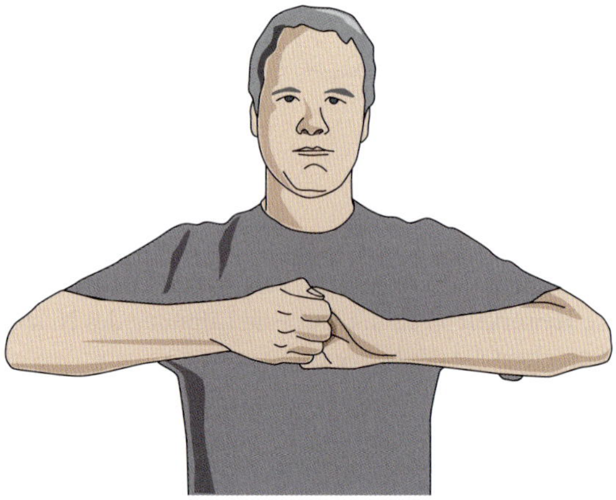

Abb. 3.2 Jendrassik-Handgriff [L157]

Das entscheidende Kriterium für die Beurteilung von Reflexen ist zunächst nicht die Stärke der Reflexantwort, sondern der **Vergleich mit der Gegenseite**, weil es bei der Lebhaftigkeit von Reflexen physiologischerweise große individuelle Unterschiede gibt. Erst wenn die Antwort für den Erfahrenen auffallend vom üblichen Schema abweicht, müssen pathologische Ursachen ausgeschlossen werden.

Neben den üblichen Eigen- und Fremdreflexen des Erwachsenen bzw. älteren Kindes, die z. B. mit dem Reflexhammer ausgelöst werden können, gibt es ein breites Spektrum an weiteren **Automatismen**, die meist Fremdreflexe darstellen. Hierzu gehören u. a. die **frühkindlichen Reflexe** und Phänomene wie z. B. Such- und Saugreflex, die der Nahrungsaufnahme dienen. Oder die Halte- und Stellreflexe wie z. B. Greif- und Nackenreflexe oder das Schreitphänomen. Diese frühkindlichen Reflexe verlieren sich in den ersten Lebensmonaten bzw. spätestens bis zum Ende des 1. Lebensjahres. Dies gilt auch für Reflexe wie z. B. das Babinski-Zeichen, die als pathologisch gelten, in diesem Lebensabschnitt aber lediglich die noch unvollkommene Ausreifung der zerebralen Strukturen aufzeigen.

MERKE

Muskeleigenreflexe können **beliebig wiederholt** werden und erzeugen dabei die immer gleiche Reflexantwort. Dagegen sind **Fremdreflexe ermüdbar**; sie schwächen sich bei wiederholter Auslösung ab.

3.3.1 Muskeleigenreflexe

Muskeleigenreflexe sind **monosynaptische Reflexe**. Die sensible Information läuft aus den Spindeln eines Muskels und seiner Sehnen (Golgi-Sehnenorgan) über Hinterwurzel und Hinterhorn direkt zur motorischen Vorderhornzelle, die genau diesen Muskel motorisch innerviert (➤ Abb. 3.3, ➤ Abb. 1.72 links). Dort befindet sich die einzige Synapse zwischen sensibler Meldung und motorischem Erfolg, der in einer Reflexzuckung des Muskels besteht. Damit sind **Reizort und Erfolgsorgan identisch**.

Den entscheidenden Beitrag zur Auslösung der Reflexe leisten die **Muskelspindeln**, die als sensible, schnell ansprechende Fühler auch kleinste Längenänderungen des Muskels registrieren. Die Ansprechschwelle kann allerdings durch die extrapyramidalen γ-Fasern des Vorderhorns in gewissen Grenzen variiert werden. Dagegen stellen Sehnenspindeln Spannungsfühler dar (Sehnen sind unelastisch), mit weit höherer Ansprechschwelle.

Der biologische Sinn der Eigenreflexe liegt in der **reflektorischen Stabilisierung der Körperlage**. Die Stützmotorik kann damit akute Einwirkungen von außen durch Anpassung ihres Tonus abfangen.

Untersuchung

Eigenreflexe dienen der **Überprüfung verschiedener Rückenmarksegmente** in Bezug auf ihre (ungestörte) Funktion.

Die untersuchte Extremität sollte in eine **Mittenstellung** verbracht und der **Patient** dazu aufgefordert werden, möglichst **locker** zu lassen.

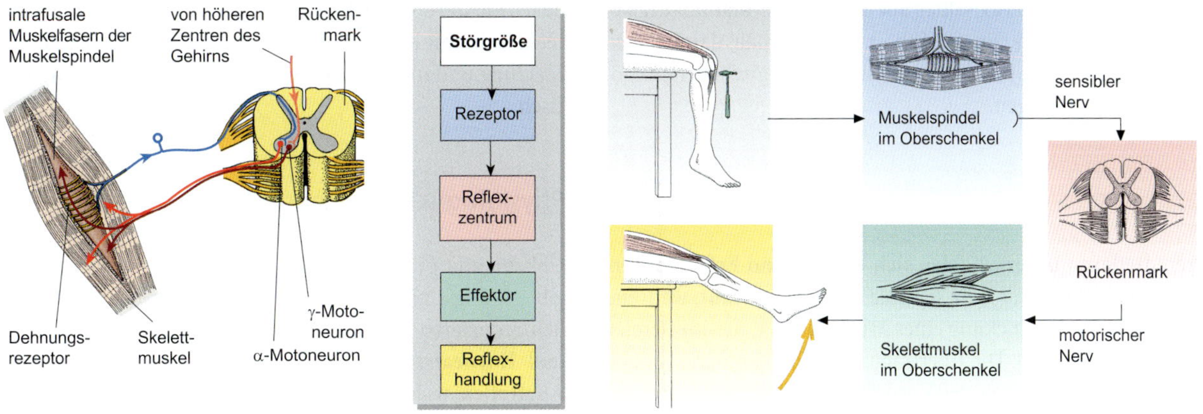

Abb. 3.3 Eigenreflex am Beispiel des Patellarsehnenreflexes [L190]

Bei der Verwendung des **Reflexhammers** beobachtet man häufig denselben Fehler wie bei der Perkussion: Reflexhammer bzw. Perkussionsfinger werden krampfhaft bzw. steif als Verlängerung des Arms eingesetzt anstatt **locker aus dem Handgelenk**. Auf diese Weise erhält man weder eine zuverlässige Reflexzuckung noch ein verwertbares Perkussionsgeräusch. Von Bedeutung sind auch Größe und **Gewicht** des Hammers, der im Wesentlichen aufgrund seiner eigenen Schwere aus dem Handgelenk heraus auf die Sehne fällt. Es ist eine Reihe von Reflexhämmern im Gebrauch, die man besser als „Hämmerlein“ bezeichnen sollte und die als medizinisches Spielzeug für Kinder durchaus geeignet sind, nicht jedoch für ihren eigentlichen therapeutischen Einsatzzweck. Dagegen spielt es keine Rolle, welche gummierte Seite des Hammers benutzt wird; manche besitzen aus diesem Grund auch nur eine einzige.

Der Schlag mit dem Reflexhammer erfolgt also locker und kurz auf die Sehne des überprüften Muskels, direkt vor deren Insertion am Knochen und mit ausreichendem Abstand zum muskulären Übergang. Direkt anschließend erfolgt als Antwort eine ebenso kurze Zuckung des abrupt überdehnten Muskels. Ist die Reaktion ausreichend deutlich und mit der Gegenseite weitgehend übereinstimmend, kann von der Intaktheit dieses Segments ausgegangen werden.

Hyporeflexie

Deutlich abgeschwächte Reflexe in allen Segmenten, besonders auffallend häufig beim **ASR**, finden sich v. a. bei der **Hypothyreose**. Bestehen bei einer generalisierten, symmetrischen Hyporeflexie bei einem sonst unauffälligen Patienten keine diesbezüglichen Hinweise im Serum, kann man von einer individuell abgeschwächten Reflexantwort ohne pathologische Bedeutung ausgehen.

Hyperreflexie

Auffallend lebhafte Reflexe können ebenfalls individuell und physiologisch sein, doch gilt auch hier, dass man vor dieser Einstufung pathologische Ursachen ausschließen sollte:

- Die generalisierte Hyperreflexie bei einem unruhigen, schwitzenden Patienten weist auf eine **Hyperthyreose** hin, würde aber auch zum **Phäochromozytom** passen. Auch hier ist die gesteigerte Reflexantwort besonders deutlich am **ASR** abzulesen.
- Sind einzelne Reflexe im Vergleich zur Gegenseite gesteigert, ist dies ein Hinweis auf **pyramidale motorische Störungen** im Segment.
- Eine **Spastik** als Folge des **Ausfalls der Pyramidenbahn** geht nach einer initialen Übergangsphase stets mit einer Hyperreflexie einher.

Klonus

Entstehen zusätzlich zur Hyperreflexie **mehrfach wiederholte Reflexzuckungen** als Antwort auf einen einzelnen Dehnungsreiz, bezeichnet man dies als Klonus. Ein Klonus kann erschöpflich sein, indem es lediglich zu einigen wenigen Nachzuckungen kommt, oder unerschöpflich, wenn er über längere Zeit bestehen bleibt.

Erschöpfliche Kloni können physiologischerweise durch anhaltende Dehnung einer Sehne ausgelöst werden. Beispielsweise kann man den ASR als erschöpflichen Klonus auslösen, wenn man den Patientenfuß abrupt nach dorsal flektiert. Einen Klonus des PSR (= Patellarklonus) erhält man, wenn man die Patella abrupt und anhaltend nach distal schiebt.

Unerschöpfliche Kloni entstehen dagegen beim Ausfall des 1. motorischen Neurons, sind also pathologisch und stellen ein **Pyramidenbahnzeichen** dar.

Die wichtigsten Eigenreflexe

Es existiert eine Vielzahl von Reflexen, die überprüft werden können (➤ Tab. 3.1), doch ist ein beachtlicher Teil davon entbehrlich, weil er lediglich ein Segment überprüft, das bereits durch einen weiteren Reflex abgedeckt ist. Zum Beispiel überprüfen sowohl der Trizepssehnenreflex (TSR) als auch der Radiusperiostreflex (= Brachioradialisreflex) den N. radialis, wenn auch in unterschiedlichen Anteilen. Der Adduktorenreflex (ADR) des Oberschenkels überprüft ebenso wie der Patellarsehnenreflex (PSR) das Segment L4. Auch hier werden unterschiedliche periphere Zweige differenziert, doch hat dies eigentlich nur für den Facharzt größere Bedeutung.

Man kann sich also im Praxisalltag auf die wesentlichen Reflexe beschränken (fett gedruckt in > Tab. 3.1) und erhält damit einen ausreichend genauen Überblick über die neurologischen Funktionen bzw. deren Störungen.

3.3.2 Fremdreflexe

Bei Fremdreflexen **unterscheiden sich Reizort und Erfolgsorgan.** Üblicherweise betrifft der **Reiz** sensible Nerven der **Haut**, während sich der **Erfolg** in der Zuckung eines **Muskels** zeigt, der im Bereich der gereizten Stelle liegt. Die Übertragung im Rückenmarksegment auf das motorische Neuron des Vorderhorns erfolgt stets über ein oder mehrere **Zwischenneurone** (> Abb. 3.4, > Abb. 1.72 rechts). Damit liegen zwei oder mehr Synapsen zwischen sensibler Meldung und motorischer Antwort: Fremdreflexe sind **polysynaptisch**.

Physiologische Fremdreflexe

Übliche und problemlos überprüfbare Fremdreflexe (> Tab. 3.2) gibt es längst nicht in der großen Zahl der Eigenreflexe. Letztendlich reduzieren sich die Möglichkeiten, abgesehen vom **Pupillen-** und **Kornealreflex**, auf **Bauchhautreflex**, **Cremasterreflex** und **Analreflex**, wobei die beiden letzteren aus verständlichen Gründen

Tab. 3.1 Die wichtigsten Muskeleigenreflexe)

Bezeichnung	Abkürzung	Segment	Durchführung	Reflexerfolg
Masseterreflex		N. trigeminus (V_3)	Der Zeigefinger des Therapeuten liegt quer auf dem Kinn, knapp unterhalb des leicht geöffneten Mundes. Schlag über den Finger auf den Unterkiefer.	Schluss des Mundes
Bizepssehnenreflex	BSR	C5/C6: N. musculocutaneus	Der Untersucher hält den leicht angebeugten Arm des sitzenden Patienten und drückt seinen Daumen in die Ellenbeuge. Schlag auf den Daumen und damit indirekt auf die Bizepssehne.	Beugung im Ellenbogengelenk
Radiusperiostreflex (Brachioradialisreflex)	RPR	C5/C6 (v. a. C6): N. radialis	Schlag auf den distalen Radius, knapp proximal des Proc. styloideus.	Beugung im Ellenbogengelenk
Trizepssehnenreflex	TSR	C6–Th1 (v. a. C7): N. radialis	Der Patientenarm liegt abduziert und im Ellenbogen angebeugt über der Hand des Therapeuten. Schlag auf die Trizepssehne direkt oberhalb des Olekranon.	Streckung im Ellenbogengelenk
Trömner-Reflex (Knips-Reflex, Fingerbeugereflex)		C7/C8: N. medianus und N. ulnaris	Die angebeugten Finger des Patienten werden von den Therapeutenfingern in einer schnellen, schnipsenden Bewegung in Streckstellung geführt.	Beugung der Finger
Patellarsehnenreflex	PSR	L2–L4: N. femoralis	Der Patient lässt seine Unterschenkel von der Liege baumeln. Oder: Der Therapeut hält das angewinkelte Bein des liegenden Patienten in der Kniekehle, damit keine muskuläre Anspannung des M. quadriceps femoris entsteht. Schlag auf die Sehne zwischen Patella und Sehneninsertion am Tibiakopf.	Streckung im Kniegelenk
Adduktorenreflex	ADR	L4: N. obturatorius	Schlag an der Innenseite des Oberschenkels auf den Epikondylus knapp oberhalb des Kniegelenks.	Adduktion des Oberschenkels
Achillessehnenreflex	ASR	L5/S1: N. tibialis	Das Patientenbein liegt schräg auf dem kontralateralen Unterschenkel. Oder: Der Patient kniet entspannt, wobei die Füße nicht aufliegen dürfen. Oder: Der Patient lässt die Unterschenkel von der Liege herabhängen, während der Therapeut (in Hockstellung) auf die Achillessehne schlägt. In jedem Fall muss der Fuß durch den Therapeuten locker nach dorsal flektiert werden. Schlag auf die Achillessehne knapp oberhalb der Insertion am Fersenbeinhöcker.	Plantarflexion des Fußes

Tab. 3.2 Die wichtigsten Fremdreflexe

Bezeichnung	Abkürzung	Segment	Durchführung	Reflexerfolg
Bauchhautreflex	BHR	Th7–Th12	Bestreichen der Bauchhaut in verschiedenen Segmenthöhen mit einem Holzstäbchen. Die Striche erfolgen kurz und zügig von lateral nach medial.	Kontraktion der Bauchmuskulatur v. a. im gereizten Segment, weniger deutlich jedoch auch in den Nachbarsegmenten derselben Seite
Cremasterreflex		L1–L3	Bestreichen der proximalen Oberschenkelinnenseite beim Mann	Der M. cremaster zieht den gleichseitigen Hoden und seine Hüllen minimal in Richtung Leiste.
Analreflex		S3–S5	Der Patient liegt mit angebeugten Beinen auf der Seite. Mit einem Holzstäbchen bestreicht der Untersucher die Perianalregion.	Kontraktion des M. sphincter ani externus

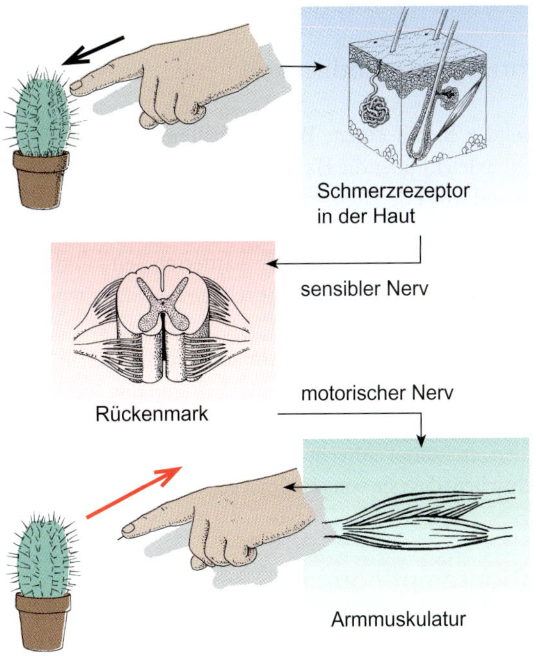

Abb. 3.4 Fluchtreflex als Fremdreflex [L190]

kaum angewendet werden. Der **Bauchhautreflex** kann bei sehr schlaffen und/oder sehr fettreichen Bauchdecken so weit **abgeschwächt** sein, dass die Grenze zum Pathologischen verschwimmt.

Pathologische Fremdreflexe

Neben den physiologischen gibt es auch pathologische Fremdreflexe. Der wichtigste ist der **Babinski-Reflex** (Babinski-Zeichen). Das Bestreichen der lateralen Fußsohle mit einem Holzstäbchen oder Stift, von der Ferse in Richtung Vorfuß, löst beim Gesunden eine tonische Bewegung sämtlicher Zehen nach plantar aus („Greifreflex"). Beim Ausfall der Pyramidenbahn führt dieser Reiz jedoch zu einer **tonischen Dorsalextension der Großzehe**, unter gleichzeitiger **Spreizung und Plantarflexion der weiteren Zehen**. Das Zeichen bedarf häufig einer längeren Reizung der Fußsohle, bis es erscheint. Man kann sein Erscheinen beschleunigen, indem man den Strich an der lateralen Fußsohle, sobald man am Vorfuß angekommen ist, in Richtung der Großzehe (nach medial) verlängert. Sicher verwertbar ist das Zeichen nur, wenn die Dorsalextension tonisch so lange anhält, wie der Reiz andauert.

Ein positives Babinski-Zeichen gehört zu den **Pyramidenbahnzeichen** und ist in der Regel verbunden mit einer **Spastik** und **Hyperreflexie**, evtl. mit **unerschöpflichem Klonus**, der betroffenen Seite. Fremdreflexe wie der BHR sind zumeist nicht mehr auslösbar.

Dagegen ist die **periphere Lähmung** bei Läsion des motorischen Nervs bzw. Schädigung der motorischen Endplatte eine **schlaffe Lähmung**. Jegliche **Eigen- und Fremdreflexe** sind im betroffenen Segment **erloschen**. Pathologische Reflexe sind nicht auslösbar. Die über längere Zeiträume nicht mehr innervierte Muskulatur atrophiert.

EXKURS

Die Ursache dafür, dass eine **Schädigung der Pyramidenbahn** mit einer **spastischen Lähmung, gesteigerten Eigenreflexen** bis hin zum Klonus und dem Auftreten **pathologischer Reflexe** verbunden ist, ist in der Verschaltung der motorischen Hirnrinde begründet: Nur gut 50 % der Fasern, die vom Gyrus precentralis durch die Capsula interna als Pyramidenbahn in Richtung Rückenmark laufen, kommen dort auch tatsächlich an. Die restlichen Fasern ziehen zu zahlreichen Kernen und Strukturen – von den Basalganglien (z. B. Striatum) über extrapyramidale Kerne des Hirnstamms, motorische Kerne der Hirnnerven und Formatio reticularis bis hin zum Kleinhirn.

Zusätzliche Bedeutung besitzt die Aktivierung von **Bereitschaftspotenzialen** in Stirnlappen und weiteren kortikalen Arealen einschließlich der kontralateralen Hemisphäre, die nicht nur für die eigentliche Bewegung aus dem Gyrus precentralis, sondern auch für das „Umfeld" der Bewegung wichtig ist. So wird z. B. parallel bzw. bereits kurz vor der Ausführung von Bewegungen das (extrapyramidale) Gammasystem an die beabsichtigte Bewegung angepasst. Dies führt beim Gesunden zu einer Tonuserhöhung der in Anspruch genommenen Muskulatur, noch bevor deren eigentliche (willkürliche) Aktivität erkennbar wird. Das Kleinhirn koordiniert die Motorik durch Verschaltungen sowohl mit den pyramidalen als auch mit den extrapyramidalen Systemen unter Einschluss der Basalganglien.

Die eigentliche Pyramidenbahn stellt also lediglich einen **Teilaspekt eines umfassenden Systems** dar, das auch dann auf die Muskulatur einwirkt, wenn der Gyrus precentralis z. B. im Rahmen eines Schlaganfalls ausgefallen ist. Zusätzlich kommen dessen Informationen auch von der (nicht geschädigten) Gegenseite zum Skelettmuskel. Schließlich bestehen auch noch Quervernetzungen der sensiblen, motorischen und vegetativen Nerven in den einzelnen Rückenmarksegmenten, wodurch sensible oder vegetative Reize auf die Motorik übertragen werden und dort zu Kontraktionen führen. Im Ergebnis entsteht eine erhebliche „Vorspannung" (Spastik) und „Habt-Acht-Stellung" mit resultierender Hyperreflexie auf Rückenmarksebene, die sogar dann eintritt, wenn infolge eines kompletten Querschnittsyndroms selbst die extrapyramidale Motorik nicht mehr bei der Skelettmuskulatur ankommt.

Allerdings gilt es zu beachten, dass der akute Ausfall der Pyramidenbahn, z. B. bei einem Schlaganfall im Bereich des Gyrus precentralis, direkt nach dem Ereignis eine schlaffe Lähmung erzeugt, weil die an die extrapyramidale Motorik gerichteten Informationen aus dem Gyrus und seinem Umfeld genauso ausgefallen sind wie die Willkürmotorik selbst. Erst nach Stunden, Tagen oder Wochen übernimmt das extrapyramidale System in Eigenregie die muskuläre Stabilisierung der Skelettmuskulatur, wodurch die Spastik entsteht. Noch länger, Wochen bis Monate dauert es, bis sich bei einem akuten Querschnittssyndrom aus der schlaffen Lähmung spastische Kontraktionen bis hin zu muskulären Automatismen entwickeln, weil in diesen Fällen auch das extrapyramidale System nicht mehr stabilisierend zur Verfügung steht. In diesen Fällen wird die Spastik nur noch in den peripheren Segmenten **distal** der vollständigen **Leitungsunterbrechung** aufgrund der dort bestehenden Vernetzungen zwischen Motorik, Sensibilität und Vegetativum verursacht.

3.4 Sensibilität

Sensible Informationen gelangen als **Tastsinn** (Berührung, Druck, Kitzel und Vibration), als **Juckreiz**, **Schmerz**, **Wärme** und **Kälte** ins Bewusstsein. Während der Schmerz der Körperoberfläche von frei liegenden sensiblen Fasern aufgenommen wird, ist dies im Körperinnern, in Organen und Geweben Aufgabe des Vegetativums, hauptsächlich des Sympathikus. Die Untersuchung der sensiblen Qualitäten erfolgt im Praxisalltag lediglich grob orientierend und mit einfachsten Hilfsmitteln.

3.4.1 Varianten gestörter Sensibilität

Parästhesie

Sensible Irritationen, die der Patient schildert, bestehen als Juckreiz oder Schmerz oder in Form von Parästhesien. Dies sind **Missempfindungen**, die als Kribbeln, „Ameisenlaufen", Gefühllosigkeit empfunden werden, teils spontan zu bestimmten Zeiten oder auf Dauer und teilweise auch erst bei Berührungsreizen. Sie können als Teil fassbarer nervaler Störungen wie einer **Mono**- oder **Polyneuropathie** auftreten, stellen aber besonders häufig lediglich das Korrelat von **Gelenkblockaden** dar. In diesen Fällen entstehen sie regelhaft in der Ruhe, um bei beginnender Bewegung in den betroffenen Gelenken nachzulassen oder ganz zu verschwinden. Ein besonders häufig zu beobachtendes Beispiel besteht in Parästhesien in den Fingern beim morgendlichen Erwachen, das nach einigen Bewegungen der Arme wieder abklingt. Ursache sind Blockaden in der mittleren oder unteren HWS (Plexus brachialis), sodass häufig gleichzeitig über Verspannungen im Bereich von Schulter und Hals geklagt wird.

Neuralgie

Dieser Begriff steht für **Schmerzen** (Algos) in einzelnen Nerven oder Nervenplexus, die oft wellenförmig bzw. anfallsartig auftreten. Es handelt sich um reißende, ziehende oder brennende Schmerzen (= **Kausalgie** von Kausis = Brennen) im Versorgungsgebiet eines oder mehrerer Nerven, die wie bei der **Trigeminusneuralgie** nicht immer einer Ursache zuzuordnen sind. Weitere Beispiele bieten die Neuralgie im Segment eines **Herpes Zoster** oder die Wurzelirritation von Nerven, die von einem **Bandscheibenvorfall** bedrängt werden. Hier bestehen dann oft gleichzeitig **Hypästhesien** durch den Ausfall einzelner sensibler Fasern sowie motorische Störungen bei gleichzeitiger Schädigung der Motoneurone.

Phantomschmerzen

Dies sind Schmerzen in einem Phantom, also überwiegend in einer durch Amputation **entfernten Extremität**, wobei zerebral oft noch für längere Zeit nach der Amputation spontan oder bei Berührung des Stumpfes das fehlende Glied schmerzt oder zumindest scheinbar vorhanden ist und sogar noch „bewegt" werden kann. Die Ursache liegt weniger in einer nervalen Irritation im Stumpfbereich, sondern mehr in einer gesteigerten Erregbarkeit derjenigen Areale in Gyrus post- und precentralis, die für das fehlende Glied zuständig waren. Dies bedeutet, dass solche **Phantomempfindungen** auch bei einem **angeborenen Fehlen von Gliedmaßen** beobachtet werden können.

3.4.2 Überprüfung der Sensibilität

Berührungsempfindlichkeit

Sie erfolgt z. B. mit einem **Wattestäbchen**, das in verschiedenen Segmenten leicht über die Haut geführt wird. Der Patient soll angeben, ob und wo er den Reiz wahrnimmt. Man kann zusätzlich in die Qualitäten **spitz** und **stumpf** differenzieren, indem man in unregelmäßigem Wechsel einmal mit der wattierten Seite und einmal mit der Rückseite, die man durch Abbrechen des Stäbchens zugespitzt hat, Berührungsreize setzt.

Mit dem Zeigefinger oder einem stumpfen Stäbchen werden auf verschiedene Areale von Rumpf und Extremitäten Zahlen geschrieben, die der Patient mit geschlossenen Augen erkennen soll. Während die Zahlen am Rumpf aufrecht stehen, werden sie an den Extremitäten so geschrieben, dass sie von proximal gelesen werden könnten.

Vibrationsempfindung

Beim Diabetiker ist der Verlust des Vibrationsempfindens oft ein früher Hinweis auf die beginnende Polyneuropathie. Überprüft wird sie mit einer **Stimmgabel**, die man **auf knöcherne Strukturen** wie z. B. Ellenbogen, distalen Radius, Dornfortsätze, Patella, Tibia oder Knöchel aufsetzt. Der Patient sollte mit geschlossenen Augen angeben, ob und wie lange er die Schwingungen empfindet. Mit den skalierten Stimmgabeln, die für diesen Einsatzzweck zur Verfügung stehen, lässt sich recht genau eine Zuordnung treffen, ob und in welchem Umfang bereits Einschränkungen bestehen.

Temperaturempfindung

Die Untersuchung erfolgt mit zwei Reagenzgläsern, die man mit kaltem bzw. warmem Wasser gefüllt hat und die man in variabler Reihenfolge an verschiedene Körperstellen hält.

Stereognosie

Mit diesem Begriff bezeichnet man die Fähigkeit des Patienten, **Gegenstände** mit geschlossenen Augen durch den **Tastsinn** der Hände zu **erkennen**. Bei eingeschränktem Tastsinn ist in der Regel auch die Motorik der Hände beeinträchtigt.

3.4.3 Meningismus und Dehnungsreize

Die verschiedenen Zeichen, die für diese Untersuchungen zur Verfügung stehen (➤ Abb. 3.5), ergeben sowohl Hinweise auf **Wurzelreizungen** peripherer Nerven als auch auf zerebral-entzündliche Vorgänge wie v. a. eine **Meningitis**. Dies stellt allerdings im medizinischen Alltag kein Problem dar, weil sich Wurzelirritationen hinsichtlich ihrer Gesamtkonstellation leicht von einer Meningitis abgrenzen lassen.

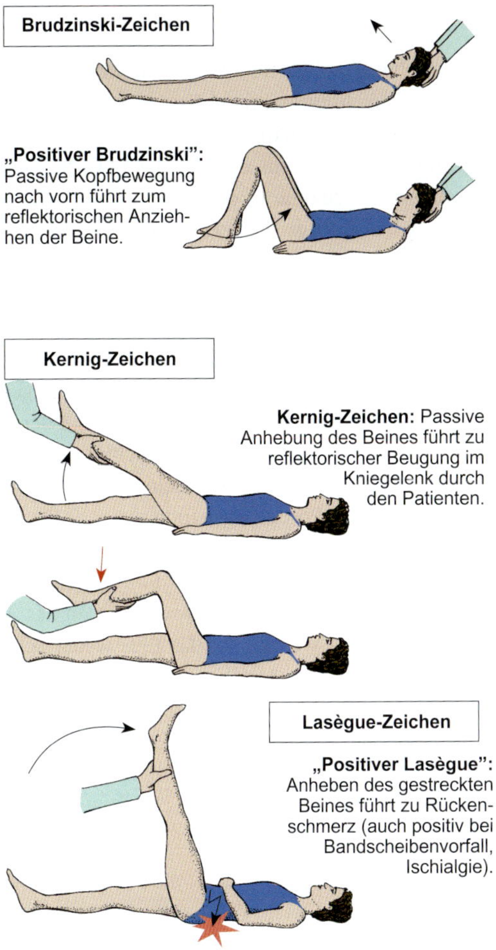

Abb. 3.5 Klinische Meningitis-Zeichen [L157]

Zeichen nach Lasègue

Beim auf dem Rücken liegenden Patienten wird das **gestreckte Bein passiv angehoben**. Besteht eine Wurzelreizung lumbal oder sakral, z. B. durch Bandscheibenvorfall, Osteochondrosis oder Tumor, wird die Bewegung durch den Patienten schmerzbedingt gehemmt. In Abhängigkeit vom noch erzielbaren Bewegungsumfang kann das Ausmaß der Wurzeleinengung abgeschätzt werden. Denselben Hinweis erhält man, wenn der Schmerz durch einen Meningismus ausgelöst wird.

Das Zeichen kann auch **kontralateral** am gesunden Bein durchgeführt werden. Während der Bewegungsumfang bei einer Meningitis demjenigen des anderen Beines entspricht, ist der erreichbare Winkel bei einer Wurzelirritation ungleich größer. Wenn es dann doch zu Schmerzen kommt, entstehen sie auf der erkrankten Seite.

Als **umgekehrten Lasègue** bezeichnet man die Untersuchung in Bauchlage des Patienten. Dabei wird das Bein passiv im Kniegelenk gebeugt und im Hüftgelenk überstreckt. Schmerzen entstehen dabei überwiegend bei Wurzelreizungen der Segmente L2–L4.

Kernig-Zeichen

Der Untersucher beugt das Bein des auf dem Rücken liegenden Patienten sowohl im Hüft- als auch im Kniegelenk (90°) und versucht aus dieser Ausgangslage heraus, das Bein im Kniegelenk zu strecken. Sollte das vollständig gelingen und vom Patienten nicht schmerzbedingt unterbunden werden, ist diese Endstellung keine andere als diejenige eines gestreckten Beins, das beim Lasègue-Versuch in 90° Hüftbeugung gebracht wurde. Insofern kann der Kernig auch als Teilaspekt des Lasègue angesehen werden.

Brudzinski-Zeichen

Dieses Zeichen steht bei positivem Ausfall primär für einen Meningismus, könnte jedoch ebenfalls (angedeutet) bei einer sensiblen Wurzelreizung entstehen. Der Untersucher beugt (inkliniert) den Kopf des auf dem Rücken liegenden Patienten. Bei Reizung der Hirnhäute beugt der Patient bei diesem Versuch zur Druckentlastung die Beine in Hüft- und Kniegelenk.

Als positives **Lhermitte-Zeichen (Nackenbeugezeichen)** wird bei diesem Versuch gewertet, wenn der Patient während der Inklination Parästhesien verspürt, die sich über die Wirbelsäule nach kaudal erstrecken. Dieses Zeichen ist bei entzündlichen oder tumorösen Veränderungen des Rückenmarks häufig positiv, u. a. bei Multipler Sklerose.

3.5 Apparative Diagnostik

Neurologische Störungen erfordern in Abhängigkeit von den Symptomen des Patienten, der Anamnese und dem Ergebnis einer ersten klinischen Untersuchung häufig eine weiterführende Diagnostik. Die wichtigsten Maßnahmen im Sinne einer abschließenden Diagnostik bestehen in EEG, CT (evtl. mit Angiographie), MRT und Lumbalpunktion. Die Dopplersonographie der zuführenden Gefäße wird bei entsprechenden Fragestellungen durchgeführt. Auffallende Serumparameter sind dagegen bei neurologischen Erkrankungen eher selten aussagekräftig bzw. wegweisend, wenn man einmal von spezifischen Antikörpern oder der Blutkultur beim Verdacht auf infektiöse Veränderungen absieht.

3.5.1 Liquordiagnostik

Der Liquor cerebrospinalis wird üblicherweise mit einer **Lumbalpunktion** entnommen. Vor allem bei infektiösen Erkrankungen des ZNS kann dadurch über die Zellzahl, Eiweiß- und Glukosegehalt oder Blutbeimischungen, im Idealfall auch über Kultur oder PCR auf den Erreger geschlossen werden.

Lumbalpunktionen haben unter **äußerst sterilen Bedingungen** zu erfolgen, weil eine Einschleppung geringster Erregerzahlen zur Meningitis oder Enzephalitis mit unsicheren Behandlungsmöglichkeiten bzw. unklarem Ausgang führen würde. Man kann vor der

Punktion eine Lokalanästhesie durchführen, doch ist die Punktion selbst nicht allzu schmerzhaft, während die Lokalanästhesie ihrerseits geringe Schmerzen verursacht.

Das Rückenmark endet mit dem Conus medullaris beim Erwachsenen spätestens auf Höhe L2. Eine Punktion **zwischen L3 und L4**, alternativ bei L2/L3 oder L4/L5 kann also keine Schädigung verursachen (➤ Abb. 3.6). Der Cauda equina steht im Spinalkanal sehr viel Platz zur Verfügung, sodass ihre Fasern nicht „punktiert" werden können. Sie weichen vielmehr der Nadelspitze aus. Der Liquor wird nicht wie bei einer Blutentnahme mit der Spritze entnommen, sondern tropft durch die Punktionsnadel in ein darunter gehaltenes Behältnis. Entnommen werden 1 bis maximal 2 ml Liquor.

Komplikationen

Bei einer ausgeprägten intrakraniellen Drucksteigerung kann es durch die plötzliche Druckentlastung durch den abfließenden Liquor zu **Einklemmungen des Hirnstamms** kommen. Bei unklaren Bedingungen erfolgt deshalb zunächst eine Abklärung durch CT oder Spiegelung des Augenhintergrunds, bei der die Papille beurteilt wird.

Im Gegensatz zu früheren Jahren entsteht heute eher selten das **postpunktionelle Liquorunterdrucksyndrom**. Dabei entstehen **heftige Kopfschmerzen**, evtl. verbunden mit Schwindel, Übelkeit und Kollapsneigung über Stunden oder Tage. Ursache ist nicht die geringe Menge entnommenen Liquors, sondern ein anschließendes Nachlaufen in den Stichkanal. Man verwendet deshalb inzwischen möglichst dünne bzw. atraumatische Nadeln, mit denen dieses Risiko gering geworden ist. Trotzdem wird – zumindest bei Punktionen in der Klinik – empfohlen, dass der Patient im Anschluss an die Punktion über Stunden (bis zu 24 Stunden) flach auf dem Rücken liegen bleibt.

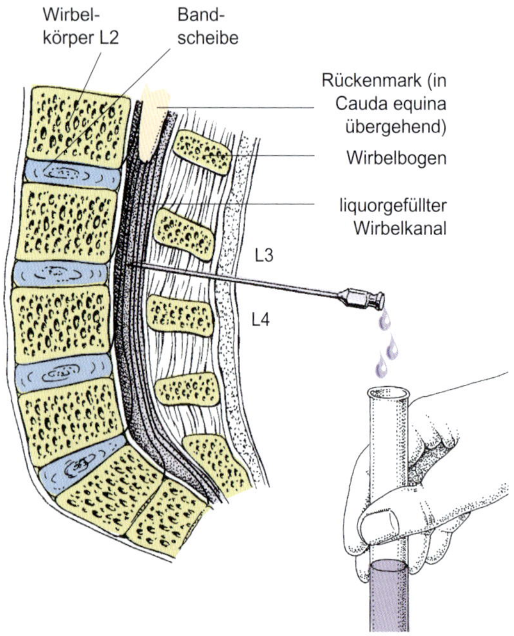

Abb. 3.6 Lumbalpunktion [L190]

3.5.2 EEG

Die Elektroenzephalographie (EEG) stellt eine wertvolle Ergänzung der weiteren Untersuchungsmöglichkeiten dar. Für die **Epilepsiediagnostik** ist sie ohne Alternative.

Analog zum EKG des Herzens zeichnet das EEG die **pseudoelektrischen (ionalen) Potenziale** in den verschiedenen **Hirnarealen** auf. Dies kann sich allerdings, wiederum analog zu den ableitbaren Potenzialen des Herzens, nicht auf einzelne Zellen oder umschriebene Zellverbände beziehen, denn dazu müssten Nadeln durch Kopfschwarte und Schädel hindurch in die einzelnen zerebralen Anteile eingebracht werden. Man erhält also im EEG lediglich **Summenpotenziale großer Neuronenverbände**, wobei eine genaue Zuordnung der verschiedenen Wellen zu den Arealen oder auch nur zur Art der Aktionspotenziale noch immer nicht gelungen ist. Man vermutet jedoch, dass es sich um Potenziale erregter Nervenzellen, also um **postsynaptische Potenziale** handelt.

Abgenommen wird das EEG standardisiert über mindestens 16 Elektroden, die der Kopfhaut anliegen (➤ Abb. 3.7). Da lediglich Summenpotenziale abgegriffen und verstärkt an das Aufzeichnungsgerät weitergeleitet werden, ist das EEG weder schmerzhaft noch potenziell schädlich noch mit sonstigen Risiken verbunden. Der Zeitaufwand beträgt etwa 30 Minuten. Es kann je nach Fragestellung beliebig oft wiederholt werden.

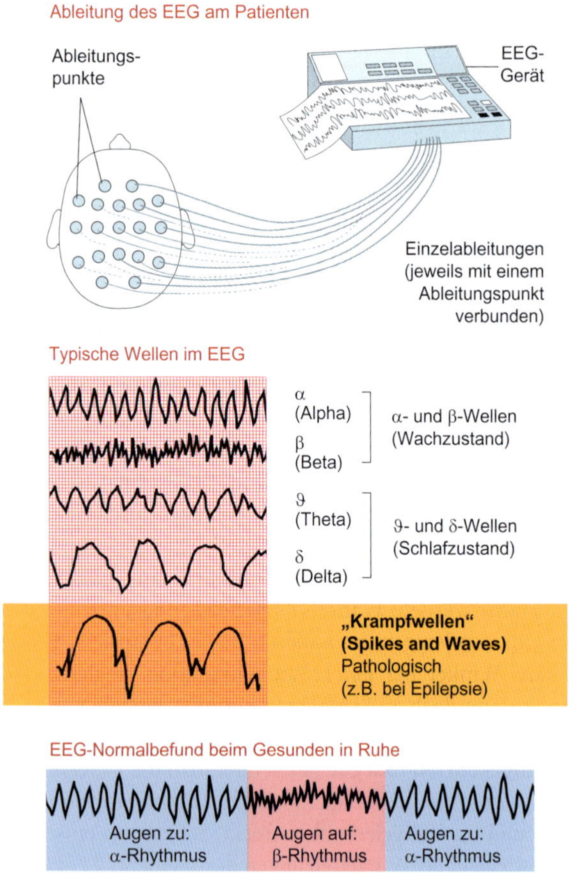

Abb. 3.7 Technik des EEG, physiologische und pathologische Wellen [L190]

HINWEIS PRÜFUNG

Das EEG ist im Detail weder für den Praxisalltag des Nicht-Neurologen noch für die Heilpraktikerprüfung von Bedeutung. Es braucht nicht weiter besprochen zu werden.

3.5.3 CT und MRT

Die Technik von Computertomographie (CT) und Magnetresonanztomographie (MRT; ➤ Abb. 3.8) braucht nicht besprochen zu werden. Beide Verfahren liefern mit den modernen Geräten, vom Computer aufbereitet und in **dreidimensionale Bilder** übersetzt, Bilder zerebraler oder spinaler Strukturen in bestechender Qualität. Während das CT letztendlich nichts anderes darstellt als eine Serie von Röntgenaufnahmen, einschließlich der resultierenden Strahlenbelastung, ist das MRT frei von radioaktiven Strahlen. Da die Qualität seiner Aufnahmen eher noch höher einzuschätzen ist, stellt es die bevorzugte Untersuchungsmethode dar.

3.5.4 PET

Die Positronenemissionstomographie (PET) stellt ein modernes Verfahren dar, mit dem die **metabolische Aktivität** verschiedener Körperareale gemessen werden kann. Man injiziert dem Patienten eine geringe Menge **radioaktiv markierte**, also elektronenartige Teilchen (Positronen) abstrahlende **Glukose** (Fluor-Desoxyglukose). Glukose stellt für **jedes Gewebe** einschließlich Tumorgewebe den **Hauptbrennstoff** dar. Die Fluor-Desoxyglukose wird sich also auf dem Blutweg in sämtliche Organe verteilen und dort entsprechend der Aktivität der Gewebe aus dem Blut entnommen werden.

Mit dem Verfahren lassen sich präzise Aussagen über die regionale **Durchblutung** und aktuelle **Aktivität** gesunder Gewebe treffen. Besonders aktiv ist in der Regel Tumorgewebe, sodass die vermehrte Entnahme aus dem Blut auch zu einer verstärkten Anreicherung in diesem Gewebe führen muss.

Gemessen wird die geringe Strahlung mit hochempfindlichen Detektoren, verarbeitet und übersetzt werden die Bilder wiederum vom Computer (➤ Abb. 3.9). Um sie den verschiedenen Körperarealen korrekt und detailgetreu zuordnen zu können, werden die Aufnahmen einem parallel durchgeführten CT zugeordnet (PET-CT).

Große Bedeutung besitzt die PET bei neurologischen Erkrankungen wie **Morbus Parkinson** oder **Morbus Alzheimer** und ganz pauschal bei der Suche nach **Tumoren** und **Tumormetastasen**, die sich mit der allgemeinen Routinediagnostik nicht zuverlässig darstellen lassen.

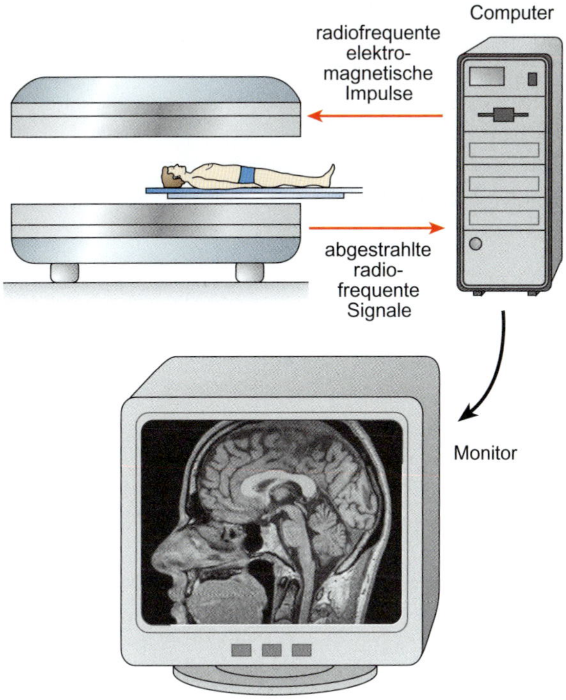

Abb. 3.8 MRT [L106]

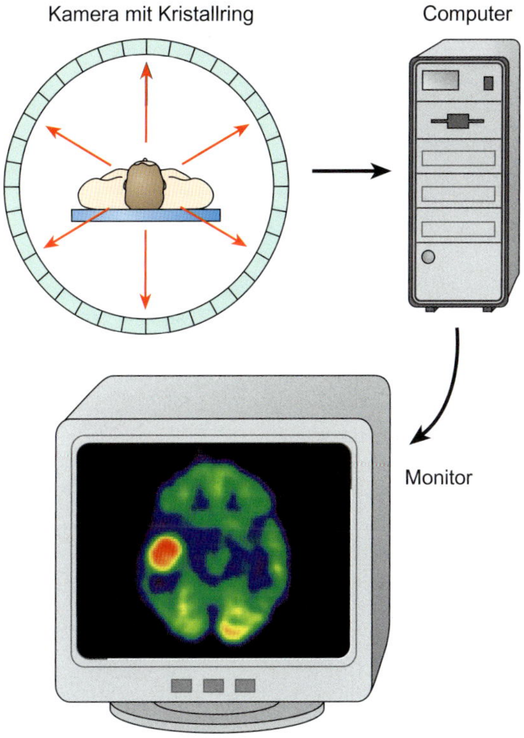

Abb. 3.9 Positronenemissionstomogramm (PET). Nach Injektion von Fluor-Desoxyglukose kann sich z. B. bei einem Patienten mit Hirntumor ein runder Bezirk nachweisen lassen, der die verstärkte Anreicherung der markierten Glukose im Tumor anzeigt. [L106]

- Übelkeit, Erbrechen (evtl. schwallartig)
- Mydriasis mit Lichtscheu (Photophobie), Stauungspapille
- Geräuschempfindlichkeit
- evtl. epileptische Anfälle oder Hirnnervenausfälle
- Hypertonie, Bradykardie
- Exanthem, Einblutungen (bei begleitender Sepsis, z. B. durch Meningokokken)
- Kahnbauch (selten)

Liquordiagnostik bei bakterieller Meningitis

- Nachweis der Erreger (Mikroskop, Kultur, PCR)
- Pleozytose durch neutrophile Granulozyten
- Vermehrung von Eiweiß und Laktat (Milchsäure)
- Erniedrigung der Glukose auf < 40 mg/dl

Liquordiagnostik bei viraler Meningitis

- kein mikroskopischer Erregernachweis möglich, aber evtl. PCR-Diagnostik und Bestimmung spezifischer Antikörper aus dem Liquor
- Pleozytose durch Lymphozyten
- Eiweiß und Glukose im Wesentlichen unverändert

Therapie

- bakterielle Meningitis: Antibiotikagabe ohne Zeitverzögerung, Glukokortikoide, Oberkörperhochlagerung, Mannitol-Infusionen, bei Sinus-cavernosus-Thrombose zusätzlich Lysetherapie
- Meningokokken-Meningitis: zusätzlich Behandlung der Kontaktpersonen mit Antibiotika und Aktivimpfung; Meldepflicht nach § 6 IfSG bereits bei Verdacht mit resultierendem Behandlungsverbot
- virale Meningitis: Bettruhe, symptomatische Therapie (Fieber, Kopfschmerzen)

Prognose

- bei bakteriellen Meningitiden hohe Letalität oder bleibende Störungen

4.1.2 Enzephalitis und Hirnabszess

Krankheitsentstehung

Greift der Prozess einer **eitrigen Meningitis** umfangreicher als üblich auf das **Hirngewebe** über, entsteht die bakterielle **Enzephalitis** bzw. **Meningoenzephalitis**.

Hirnabszesse entstehen dagegen primär und ohne Beteiligung der Meningen aus einem peripheren, **septisch streuenden Herd** oder, sehr viel häufiger, aus einer **Otitis media**, **Mastoiditis** oder **Sinusitis** unter Durchbrechen der dünnen Knochenlamellen und Übergreifen auf das angrenzende Hirngewebe. Es ist deshalb wichtig, eine bakterielle Otitis media zügig, möglichst vor ihrem Übergreifen aufs Mastoid auszuheilen bzw. eine bakterielle, evtl. chronifizierte Sinusitis sphenoidalis oder ethmoidalis konsequent zu therapieren, bevor der eitrige Prozess die knöchernen Membranen durchbrechen kann.

Eine **primäre Enzephalitis** wird in der Mehrzahl der Fälle durch **Viren** verursacht. Bakterien oder weitere Erreger sind eher selten. Dagegen entstehen Abszesse niemals durch Viren, sondern mehrheitlich durch Bakterien und selten durch Protozoen oder Pilze.

Verursachende Bakterien einer Enzephalitis oder Abszessbildung sind überwiegend **Streptokokken**, daneben auch Enterobakterien, Pseudomonas, Haemophilus und Staphylokokken. Bei immuninsuffizienten Patienten (AIDS, Zytostatikatherapie) kommen auch **Toxoplasmen** in Frage. In Südamerika ist die Infektion durch den **Schweinebandwurm (Neurozystizerkose)** die häufigste Ursache von Hirnabszessen.

Symptomatik

Die wesentlichen Symptome gleichen mit **Kopfschmerzen**, **Fieber**, **Hirnnervenausfällen** oder **epileptischen Anfällen** der bakteriellen Meningitis. Bei einem Abszess im hinteren Teil des Frontallappens kommt es zur **Hemiplegie**, bei Abszessen im Kleinhirn entstehen **Nystagmus** und **Ataxie**. Allerdings **fehlt der Meningismus** als Zeichen der Reizung der Hirnhäute und auch das Fieber muss in frühen Stadien keineswegs vorhanden sein. Daneben entwickeln sich die Symptome in aller Regel nicht hochakut, sondern **allmählich über Tage und Wochen**.

Wichtigster Hinweis auf die erfolgte Abszessbildung neben Kopfschmerzen und neurologischen Symptomen ist der entzündliche Prozess im Bereich von Mittelohr und Mastoid bzw. die eitrige Sinusitis, sofern die Abszessbildung nicht, in diesem Fall häufig multipel, hämatogen aus einem entfernten Herd entstanden ist.

Therapie

Die Therapie bakterieller Formen entspricht grundsätzlich derjenigen der eitrigen Meningitis. Allerdings bedürfen Abszesse häufig einer zusätzlichen **Drainage**, damit sich der Eiter nach außen entleeren kann. Letalität oder Folgeschäden sind nochmals deutlich häufiger.

Die Mehrzahl viraler Enzephalitiden kann nur symptomatisch behandelt werden. Lediglich bei einzelnen viralen Formen wie z. B. einer Enzephalitis durch Herpesviren werden Virustatika eingesetzt.

Zusammenfassung

Enzephalitis

Infektiöse Entzündung des Hirngewebes

- **Ursachen:** meist Viren, selten Bakterien oder weitere Erreger
- **Symptome:** wie bei der bakteriellen Meningitis Kopfschmerzen, Fieber, Hirnnervenausfälle, epileptische Anfälle. Das Fieber kann fehlen, die weiteren Symptome entwickeln sich weniger dramatisch.
- **Diagnostik:** Meningismus (falls vorhanden), MRT, Suche nach Sinusitis und Mastoiditis
- **Therapie:** Bettruhe, bei bakteriellen Ursachen Antibiotika, virale Formen können meist nur symptomatisch behandelt werden.

Hirnabszess

Umschriebene, in der Regel bakteriell verursachte Eiteransammlung in zerebralen Strukturen

- **Ursachen:** septisch streuender Herd in der Peripherie, Mastoiditis, Sinusitis
- **Erreger:** meist Streptokokken oder Staphylokokken
- **Symptome:**
  - Kopfschmerzen
  - neurologische Symptome je nach Lokalisation – z. B. Hemiplegie, Nystagmus, Ataxie, epileptische Anfälle
- **Diagnostik:** MRT, Lumbalpunktion
- **Therapie:** Antibiotika, Drainage

4.2 Multiple Sklerose

Die Multiple Sklerose (MS) wird als **Autoimmunkrankheit** verstanden. Der Angriff des Immunsystems richtet sich gegen die **Myelinscheiden** des zentralen Nervensystems (Cerebrum und Rückenmark) und führt zu ihrer Entzündung, letztendlich zur **Demyelinisierung** (Entmarkung). In geringerem Umfang werden auch die Axone selbst geschädigt bzw. schließlich zerstört. Der Verlauf ist in der Mehrzahl der Fälle, wie bei Autoimmunkrankheiten üblich, **schubweise** und im Einzelfall nicht vorhersehbar. Zwischen gutartigen Verläufen über Jahrzehnte mit kaum erkennbaren Symptomen und einer progredienten hochakuten Verschlechterung bis hin zur vollständigen Invalidität oder sogar zum Tod innerhalb weniger Jahre sind alle Ausprägungen möglich.

Epidemiologie

Die Inzidenz (Zahl an Neuerkrankungen) liegt in Europa und Nordamerika bei etwa 1 Fall auf 1.000 Einwohner/Jahr. Allerdings gibt es erhebliche Abweichungen nach oben und unten. Die geringste Rate beobachtet man im asiatischen Raum und bei den Inuit. So liegt die Inzidenz in Japan nur bei 2 Fällen pro 100.000 Einwohnern und Jahr. In Nordeuropa ist die Erkrankung sehr viel häufiger als im Süden. Weltweit rechnet man mit etwa 2,5 Millionen Betroffenen – rund ein Drittel davon entfällt auf Nordamerikaner und Europäer. In **Deutschland** geht man von rund **130.000 Erkrankten** aus, was nicht so ganz zur definierten Inzidenz von 1 Fall auf 1.000 Einwohner und Jahr passt.

Das **bevorzugte Lebensalter** beim Erkrankungsbeginn liegt wie so oft bei Autoimmunkrankheiten zwischen **20 und 40 Jahren**, in 10 % der Fälle bereits vor dem 20. Lebensjahr. Neuerkrankungen in früher Kindheit oder im hohen Lebensalter sind außerordentlich selten. **Frauen** waren bisher (s. unten) 2–3-mal so häufig betroffen wie Männer. In etwa 15 % der Fälle findet man **familiäre Häufungen**. So liegt die Übereinstimmung bei eineiigen Zwillingen im Bereich von 25 %. Das im Vordergrund stehende HLA-Gen ist DR 2. Weitere Gene, die nicht auf Chromosom 6 liegen, können zur Krankheitsentstehung beitragen.

Interessant ist die Beobachtung, dass Personen, die bereits im Kindesalter in ein anderes Land ausgewandert sind, nicht das Risiko ihrer Herkunftsregion beibehalten, sondern dasjenige des Gastlandes annehmen. Daraus kann abgeleitet werden, dass Umweltfaktoren wie z. B. landesspezifische **Erreger** sehr viel bedeutsamer für die MS-Entstehung sind als völkerspezifische Erbanlagen. In dieselbe Richtung weisen Berichte über einzelne epidemische Häufungen – z. B. auf den Faröer Inseln nach der britischen Besetzung im 2. Weltkrieg. Dieser Zusammenhang macht die außerordentlich geringe Erkrankungsrate unter den Inuit verständlich: Im ewigen Eis gibt es keine Zecken oder weitere Vektoren, die für die Übertragung von Borrelien in Frage kommen (s. unten). Es können also von vornherein nur Personen erkranken, die sich als Reisende infizieren und zusätzlich über die geeignete HLA-Konstellation verfügen.

Zusammenfassend lässt sich festhalten, dass die MS wie letztlich jede Autoimmunkrankheit einer **ererbten Bereitschaft** bedarf (z. B. DR 2), dass aber ohne **zusätzliche Infektion** eine Kreuzreaktivität und damit die Erkrankung selbst nicht möglich ist.

Als wichtigsten **unspezifischen Risikofaktor** sowohl für die **Entstehung** als auch im Hinblick auf einen **ungünstigen Verlauf** der Multiplen Sklerose hat man neuerdings einen **Mangel an Vitamin D** identifiziert. Dies mag ursächlich dafür sein, dass die MS in Nordeuropa häufiger ist als im Süden. Interessant ist in diesem Zusammenhang, dass die Erkrankung in den vergangenen Jahrzehnten insgesamt zugenommen hat. Dies gilt bevorzugt für das weibliche Geschlecht, sodass sich die Relation inzwischen auf **3:1** (w:m) verschoben hat. Man geht davon aus, dass die „Angst vor der Sonne" parallel zu diesem Anstieg zugenommen hat, dass die Zeiten der Insolationen also abgenommen haben und zusätzlich durch Verwendung von Lichtschutzcremes die D-Synthese in der Haut immer noch weiter zurückgegangen ist. Ein Großteil der Bevölkerung befindet sich heutzutage in einem latenten oder manifesten Vitamin-D-Mangelzustand. Man kann davon ausgehen, dass bei Verwendung eines **Lichtschutzfaktors** von lediglich **15** die Synthese der Haut um **mehr als 90 % gemindert** ist. Und indem Frauen sich zumindest im Durchschnitt sehr viel bereitwilliger eincremen als Männer, könnte damit auch das weiter zunehmende Geschlechterungleichgewicht erklärt sein.

Krankheitsentstehung

Wie bei Autoimmunkrankheiten üblich (> Fach Immunologie) wird ein **infektiöser Erreger** (Virus oder Bakterium) **vermutet**, der in Teilen seiner Oberflächenantigene mit einem körpereigenen Antigen kreuzreagiert und so zu **Verwechslungen des Immunsystems** führt. Bei der chronischen Polyarthritis liegt dieses Antigen in der Membrana synovialis der Gelenkkapseln, beim Morbus Bechterew im kollagenen Bereich der Membrana fibrosa und weiteren bindegewebigen Strukturen. Bei der MS werden in die nervalen **Myelinscheiden** integrierte **Eiweißstrukturen** vom Immunsystem verwechselt und **angegriffen**, sodass es hier zu entzündlichen Veränderungen kommt. Die Proteine müssen spezifisch für die **Oligodendrozyten** des Cerebrums sein, weil **periphere** Myelinscheiden **nicht betroffen** sind.

EXKURS

Inzwischen wurde die wesentliche **antigene Struktur**, die an der Wicklung der Myelinscheiden beteiligt scheint, als **basisches Eiweiß** identifiziert und mit dem Namen **MBP** (myelinbasisches Protein) belegt. Auch die spezifisch damit reagierenden T-Helferzellen lassen sich nun in Blut und Liquor sowie in den Plaques betroffener Patienten isolieren. Dabei scheinen neben den üblichen T_H1-Zellen auch **T_H17-Helferzellen** mit korrespondierendem **IL-17** eine besondere Rolle bei Auslösung und Unterhaltung der Entzündung zu spielen. Diese Zellen findet man besonders bei der **Abwehr von Bakterien**, wodurch ein Hinweis auf die Art des Erregers gegeben ist. Zusätzlich dürfte diese neue Erkenntnis mittelfristig zur Entwicklung wirksamerer Medikamente beitragen, z. B. in Form von Antikörpern gegen IL-17.

Noch als Zukunftsmusik, aber mittelfristig erreichbar, erscheint als Option der Aufbau einer Datenbank, in der die Oberflächenstrukturen menschenpathogener Erreger sequenziert abgelegt sind und die dann „nur noch" mit den Sequenzen von autoimmunologisch wirksamen Proteinen wie MBP abgeglichen zu werden bräuchten, um eine bestimmte Autoimmunerkrankung mit „ihrem" Erreger unter einen Hut zu bringen. Denn bisher besteht bei nahezu sämtlichen Autoimmunkrankheiten das größte Manko darin, dass die Medizin trotz aller Fortschritte der vergangenen Jahrzehnte die verursachenden Erreger nicht findet. Es verwundert schon, dass nur bei einer einzigen aus Hunderten Autoimmunkrankheiten der Erreger mit Sicherheit feststeht (Streptokokken beim rheumatischen Fieber). Beispielsweise kann man aktuell die bei der MS lokal im ZNS gebildeten Antikörper, abgesehen von körpereigenen Strukturen wie MBP, noch nicht zuordnen.

Die entzündlichen Veränderungen der Myelinscheiden entstehen in der Regel **herdförmig**. Dies dürfte in erster Linie daran liegen, dass die betroffenen Proteine nicht gleichmäßig auf die einzelnen Wicklungen der Scheiden verteilt sind, für das spezifische Immunsystem also nicht überall erkennbar werden. In den einzelnen Herden findet man die Faktoren des Immunsystems – zunächst v. a. Makrophagen und T-Lymphozyten, Interleukine (IL-2, TNF-α, γ-Interferon, IL-17) und aktivierte Faktoren des Komplementsystems, später auch Plasmazellen und **Autoantikörper** z. B. gegen **MBP**. Beteiligte Faktoren und jeweilige Ausprägung können sich allerdings von Patient zu Patient, aber auch zwischen den einzelnen Herden eines Patienten unterscheiden. Vor allem eingewanderte Makrophagen sowie die stationären Makrophagen (= Mikroglia) des Gehirns beseitigen mit dem entzündeten Gewebe auch die Myelinscheiden. Beteiligt sind Astrozyten als Vertreter der Makroglia, deren Proliferation das Bild der **Gliose** (Glia-Narben) entstehen lässt. Die einzelnen Herde weisen eine Ausdehnung zwischen etwa 1 mm und mehreren Zentimetern auf. Betroffen sind überwiegend **Gewebebereiche neben Kapillaren und v.a. Venolen**, wobei die **Gefäße selbst** allerdings **intakt** bleiben. Eine Vaskulitis, z. B. durch eingelagerte Antigen-Antikörper-Komplexe wie bei manch anderer chronisch-entzündlichen Erkrankung, findet bei der MS nicht statt.

Die Nervenleitung in myelinisierten Axonen erfolgt nicht kontinuierlich, sondern sprunghaft (saltatorisch) von Schnürring zu Schnürring (➤ Kap. 2.1.2). Dies ist der Grund für die nur schwer vorstellbare Leitungsgeschwindigkeit im Bereich von bis zu > 100 m in einer einzigen Sekunde. Aufgrund dieses Modus sind die schnellen Natriumkanäle hauptsächlich auf den Bereich der Schnürringe konzentriert, während sich in den **myelinisierten Bereichen** dazwischen im Wesentlichen nur Kaliumkanäle befinden. Kommt es dort zum Verlust der Myelinscheide, entsteht über diese Kaliumkanäle eine **Hyperpolarisation**, welche die **Erregungsausbreitung behindert**. Zusätzlich dauert es einige Zeit, bis sich die Natriumkanäle der Ranvier-Schnürringe gleichmäßig auf der Axonmembran verteilt haben, sodass im Zuge der Demyelinisierung eine **Blockade des Nervenimpulses** entsteht.

Diese Blockade kann unvollständig sein und z. B. durch die Körpertemperatur und zusätzliche metabolische Störungen beeinflusst werden. Dies erklärt die häufig bei MS-Patienten gemachte Beobachtung, dass sich die **Symptome in kurzen Zeitintervallen**, u. a. bei Fieberschüben **verändern,** in diesem Fall meist **verschlimmern können**. Bei einer Aufhebung der Blockaden während regenerativer Phasen kommt es zwar zu einer stark verlangsamten Nervenleitung im Bereich eines einzigen Meters pro Sekunde, doch wird das Erfolgsorgan dann immerhin wieder erreicht.

Bei einem **Nachlassen entzündlicher Aktivitäten** im Bereich der Herde ist eine teilweise **Remyelinisierung** durch überlebende Oligodendrozyten, selten auch aus Vorläuferzellen möglich, wodurch sich die Symptomatik bessern oder sogar normalisieren kann. Häufiger jedoch kommt es in den Herden zu einem **Untergang** der betroffenen **Axone**. Herde, in denen die **Axone zerstört** sind, **vernarben**. In diesen Bereichen ist eine Rückbildung entstandener Symptome ausgeschlossen. Zusätzlich gehen auch Neurone der Hirnrinde zugrunde, weil der Prozess nicht nur die weiße, sondern eben auch die graue Substanz betrifft. Im Bereich der **Meningen** entstehen bei der chronisch voranschreitenden MS umschriebene Infiltrate aus B- und T-Lymphozyten, die an **Lymphfollikel** erinnern und in denen eine Produktion von Antikörpern stattfindet. Schließlich kommt es neben multiplen Leitungsdefiziten der weißen Substanz auch zur umfangreicheren **Neurodegeneration** im Bereich der **Hirnrinde**.

MERKE

Im Verlauf der Erkrankung entsteht makroskopisch das Bild einer über das gesamte ZNS verteilten („multiplen"), **fleck-** bzw. **herdförmigen Sklerosierung** mit grauweißen Narben unterschiedlicher Größe („multiple Sklerose").

Symptomatik

Die Erkrankung beginnt **hochakut** *oder* **schleichend** mit kaum wahrnehmbaren Symptomen – in Abhängigkeit von den jeweils betroffenen ZNS-Regionen und vom Ausmaß der Entzündung. Nicht so selten wird bei asymptomatischen Personen in CT oder MRT, die z. B. nach einem Verkehrsunfall oder zur Abklärung von Kopfschmerzen angefertigt werden, rein zufällig eine MS entdeckt. Andersherum kann es bereits zu Symptomen kommen, ohne dass bei diesen apparativen Untersuchungen Herde gefunden werden. Entsprechendes gilt für klinische Untersuchungen, bei denen man z. B. bei asymptomatischen Patienten pathologische Befunde in der Peripherie erheben kann.

Demyelinisierung (Entmarkung) und Blockaden der Nervenleitung betreffen bei Befall **motorischer** Bahnen das **1. Motoneuron** als Teil der **Pyramidenbahn**. Dieser **zentralen Parese** entsprechend kommt es zu **Spastik**, **Hyperreflexie** und weiteren **Pyrami-**

denbahnzeichen wie einem **positiven Babinski-Zeichen** und **aufgehobenen Fremdreflexen**. Wenn die **sensiblen**, **afferenten** Rückenmarksneurone befallen sind, können die **Muskeleigenreflexe** im Einzelfall auch einmal **fehlen**.

In der Mehrzahl der Fälle **beginnt** die Erkrankung mit einer **Schwäche der Extremitäten**, die zunächst unter Belastung auffällig wird. Ursächlich dürfte ein Teilausfall der versorgenden Nerven zugrunde liegen, sodass die verbleibenden motorischen Einheiten keine ausreichende Kraftentwicklung mehr zulassen. Besonders häufig entstehen als **Erstsymptom** auch **Sensibilitätsstörungen**, z. B. Parästhesien, oder es kommt zu Symptomen einer **Optikusneuritis**.

Häufigste Erstsymptome der MS:
- Symptome der Optikusneuritis, z. B. verschwommenes Sehen
- muskuläre Schwäche, bevorzugt in den Beinen
- Sensibilitätsstörungen der Extremitäten

Weitere, ebenfalls häufig initial – isoliert oder zusätzlich – entstehende Symptome sind:
- Doppelbilder
- zerebellare Ataxie
- Schwindel

Die nachfolgende muskuläre **Spastik** entsteht ebenfalls überwiegend an den Beinen. Sie kann spontan oder im Rahmen von Bewegungen auftreten. Sensible Störungen können sich neben den üblichen **Parästhesien** auch in **brennenden Schmerzen** oder in einem **Taubheits**- bzw. „**Absterbegefühl**" äußern. Teilweise entstehen auffällige sensible Sensationen – z. B. das Gefühl, dass einzelne Körperbereiche nass oder angeschwollen sind. Nicht so selten kommt es zu einem **gürtelförmigen Engegefühl des Rumpfes**. **Schmerzen**, zum Teil in erheblichem Umfang, entstehen bei der **Mehrzahl der Patienten**.

Die Beteiligung des **Kleinhirns** äußert sich in einer **Ataxie**, welche die Extremitäten, aber auch den restlichen Körper und die Sprache betreffen kann. Im typischen Fall kommt es zu **Gangunsicherheit**, zerebellarem Tremor (= **Intentionstremor**) und zur **skandierenden** (abgehackten) **Sprache** (Dysarthrie). Ein **Nystagmus** wird regelhaft gefunden.

Die Mitbeteiligung der Hirnnerven zeigt sich u. a. in einer **Fazialisparese** oder an den Augen. Neben **Doppelbildern** (N. abducens u. a.) kommt es zu **verschwommenem Sehen** (Optikusneuritis) bis hin zu **Gesichtsfeldausfällen**, selten auch zur Erblindung.

Praktisch alle Patienten klagen früher oder später über eine **Blasendysfunktion**, häufig mit **Harndrang**, **Nykturie** und episodenhafter **Inkontinenz**. Seltener entstehen entsprechende **Mastdarmstörungen** mit Stuhldrang oder sogar **Stuhlinkontinenz**. Eine **Obstipation** ist wesentlich häufiger als eine **Diarrhö**.

Sexuelle Dysfunktionen werden bei beiden Geschlechtern beobachtet. Neben verminderter Libido oder Impotenz kommt es zu Taubheitsgefühlen, Orgasmusunfähigkeit oder trockener Scheide. Eine weitere Einschränkung kann bei Patientinnen durch die Spastik der Adduktoren entstehen.

Zerebral ist ein buntes Bild an Symptomen zu erwarten. Neben primären oder reaktiven **Depressionen** und **Schwindelattacken** können **Konzentrations**- und **Gedächtnisstörungen**, Schwierigkeiten bei Problemlösungen, **Ermüdungs**- bzw. **Erschöpfungszustände**, manchmal auch **euphorische Episoden** entstehen. Die **Suizidrate** ist deutlich **gesteigert**.

Krankheitsverlauf

Man kann ganz grob **4 Verlaufsformen** unterscheiden:

1. Mit einem Anteil von ca. **85 %** ist die **schubförmig remittierende MS** zumindest in den ersten Jahren der Erkrankung weitaus am häufigsten. Charakteristisch sind Krankheitsverschlechterungen, die sich über Tage oder Wochen entwickeln. In den Zwischenphasen kommt es jedoch zu mehr oder weniger vollständigen Remissionen.
2. Die **sekundär chronisch progrediente MS** beginnt als die unter „1." beschriebene Form, um sich dann irgendwann im Verlauf **kontinuierlich** zu verschlimmern. Grundsätzlich kann diese Verlaufsform als **Spätstadium der ersten Form** verstanden werden, weil pro Jahr etwa 2 % der schubförmig remittierenden MS in die zweite Form übergehen. Letztendlich entwickelt ein Großteil aller Patienten, deren Krankheitsverlauf schubförmig beginnt, irgendwann später (*sekundär*) ein chronisch progredientes Stadium.
3. Die **primär chronisch progrediente MS** umfasst etwa **10–15 %** der Erkrankten. Sie entwickelt sich von Anfang an zunächst schleichend, jedenfalls aber progredient ohne Schübe, aber auch ohne Remissionen, sodass die neurologischen Behinderungen letztendlich frühzeitiger entstehen.
4. Bei knapp **5 %** der Patienten entwickelt sich eine **progressiv schubförmige MS**. Einer kontinuierlich voranschreitenden Krankheitsprogression pfropfen sich gelegentlich und zusätzlich schubförmige Verschlechterungen auf.

Selbstverständlich sind derlei Feinheiten nicht prüfungsrelevant. Vielleicht könnte man jedoch versuchen, sich die Quintessenz zu merken: Die Multiple Sklerose verläuft **überwiegend** über Jahre **in Schüben**, um bei nicht ausreichender Therapie schließlich in ein chronisch voranschreitendes Finalstadium einzutreten, an dessen Ende die **vollständige Invalidität** droht. In einem vergleichsweise kleinen Teil der Fälle kann es ebenfalls zu Schüben kommen, doch steht mehr ein **chronisch progredienter Krankheitsverlauf** im Vordergrund.

Diagnostik

Es existieren keine Einzelparameter, die eine MS beweisen würden. In Frühstadien bei noch unspezifischen Symptomen bleibt deshalb die Diagnose häufig so lange unklar, wie in Kernspin oder CT noch keine Herde nachweisbar werden. Grundsätzlich wird deshalb für eine Diagnosestellung gefordert, dass **mindestens zwei typische Symptome** vorliegen, die Nervenbahnen unterschiedlicher Regionen betreffen, also z. B. den Befall von Hirnnerven und gleichzeitig denjenigen der unteren Extremitäten anzeigen.

Das wichtigste Instrument zur Diagnosefindung ist die **Magnetresonanztomographie** (MRT, Kernspin). Damit lassen sich Herde in Großhirn, Hirnstamm und Rückenmark bis in den Bereich weniger Millimeter darstellen (➤ Abb. 4.2). **Multiple Herde**, die über das ZNS verstreut sind, stellen dann den sichersten Hinweis auf die Erkrankung dar.

Im **Liquor** findet sich häufig eine milde **Pleozytose** von > 5 Zellen/µl, die weit überwiegend Makrophagen und Lymphozyten be-

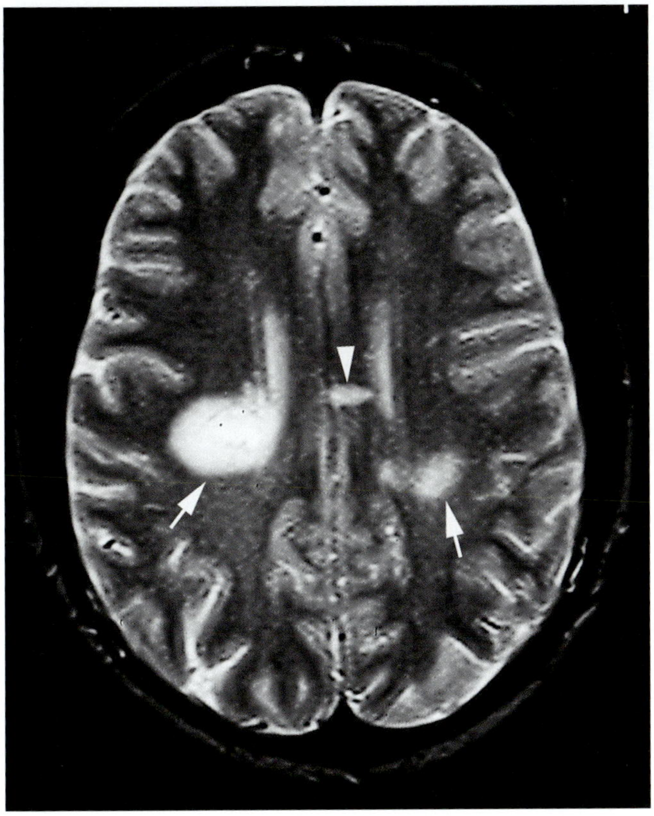

Abb. 4.2 Mehrere Läsionen mit erhöhter Signalintensität in der MRT-Aufnahme (Pfeile) bei Multipler Sklerose [M443]

trifft, wie dies für **virale** Infektionen *oder* **intrazellulär überlebende Bakterien** typisch ist. Dieser Zusammenhang gilt u.a. auch für Borrelien (s. unten). Das IgG (mit monoklonalen Banden) ist im Liquor häufig leicht erhöht. Das im ZNS selbst entstehende IgG sollte eigentlich die Möglichkeit eröffnen, einem spezifischen Erreger zugeordnet zu werden, doch muss dafür erst eine Idee hinsichtlich der in Frage kommenden Erreger entwickelt werden.

HINWEIS DES AUTORS

In Testungen des Autors bei einem runden Dutzend MS-Patienten zeigte sich ein gemeinsamer Nenner, der eine ursächliche und teilweise sehr erfolgreiche Therapie ermöglichte. Zum einen ergab sich eine ungewöhnliche und eher seltene geopathische Konstellation: Die Patienten lagen in ihrem Schlafplatzbereich ausnahmslos auf einer Doppelkreuzung aus zwei Wasseradern oder aus einer Wasserader und einem Benkerstreifen (sog. Doppelzone nach Dr. Hartmann). Dabei fand sich der eine Kreuzungspunkt üblicherweise im Bereich der HWS, der zweite im Bereich der LWS, soweit ein Rutengänger mit ausreichender Kompetenz die ergänzende häusliche Untersuchung durchführte. Zum anderen wiesen sämtliche Patienten eine chronische Infektion durch Borrelien auf, die eher selten bereits anamnestisch bekannt war.

Testungen werden vom Autor mit dem **Biotensor** nach Dr. Oberbach grundsätzlich und ohne Ausnahme **doppelblind** durchgeführt. Testteller (Rotatest®) à 180 Testnosoden, die immer wieder neu einsortiert werden und dadurch ihre Position laufend verändern, werden auf eine Weise direkt am Patienten getestet, dass weder Patient noch Therapeut während der Testung Kenntnis von den gerade im Schwingkreis befindlichen Nosoden haben. Zufallsergebnisse oder Beeinflussungsmöglichkeiten scheiden dadurch aus. Zusätzlich ändern sich die Nosoden-Potenzen der gefundenen Erreger im Verlauf der Therapie auf typische und vorhersehbare Weise (➤ Fach Pharmakologie), wodurch eine jede Doppelblindtestung die Korrektheit der vorangegangenen bestätigt – gemeinsam mit dem Heilungsfortschritt.

Es ist also aufgrund hundertfach durchgeführter, reproduzierbarer Testergebnisse davon auszugehen, dass die MS sowohl der **Borrelien** als auch der besonderen **geopathischen Konstellation** bedarf, sehr wahrscheinlich zusätzlich auch der Voraussetzung einer ererbten **HLA-Konstellation** (DR 2). Dies entspricht der allgemein bei Autoimmunkrankheiten zu beobachtenden Trias aus ererbter Anlage, infektiösem Agens und geopathischer Belastung, wobei die Verursachung durch HLA-Konstellation und infektiösem Erreger auch offiziell anerkannt ist bzw. zumindest diskutiert wird (➤ Fach Immunologie).

Therapie

Die Therapie der MS lässt sich in drei Kategorien unterteilen:

- **Basistherapie** zur Unterdrückung der entzündlichen Vorgänge
- **Therapie akuter Schübe**
- **symptomatische Maßnahmen** in Bezug auf die vorherrschenden Symptome wie Schmerzen, Spastik, vegetative Symptome oder Depressionen

Akute Schübe werden unverändert mit **Glukokortikoiden** behandelt. Durch Infektionen bzw. Fieber ausgelöste Pseudoschübe zählen allerdings nicht dazu. Basistherapien erfolgen mit **Beta-Interferon** (IFN-β), **monoklonalen Antikörpern** wie Natalizumab und **Immunsuppressiva** (Zytostatika) wie Methotrexat und Cyclophosphamid. **Natalizumab** bindet an bestimmte Strukturen von Endothelien und behindert dadurch die Migration der Leukozyten ins ZNS, wodurch die entzündlichen Prozesse gehemmt werden. IFN-β besitzt verschiedene immunmodulierende Eigenschaften, die in ihrer Summe eine gewisse Wirksamkeit erzeugen. So unterdrückt es den Einbau von MHC-Molekülen in antigenpräsentierenden Zellen und verschiebt das Zytokin-Muster von den entzündungsfördernden in Richtung regulatorischer Zytokine. Leukozyten werden an ihrem Einwandern ins ZNS gehemmt. Alternativ ist neuerdings mit **Glatirameracetat** ein Oligopeptid aus 4 Aminosäuren auf dem Markt, das eine gegenüber IFN-β vergleichbar gute Wirkung aufweist, aber ohne dessen potenziell erhebliche Nebenwirkungen. Es bindet u.a. an MHC-Komplexe und induziert die Bildung regulatorischer T-Zellen und regulatorischer Zytokine. Weitere Antikörper oder Medikamente wie **Dimethylfumarat** sind entweder bereits auf dem Markt oder in abschließenden klinischen Studien.

Klar ist, dass sämtliche Therapieformen im besten Fall eine statistisch signifikante Reduzierung der Schübe bewirken, die Erkrankung selbst jedoch nicht wesentlich beeinflussen oder gar zu heilen vermögen. Wegen der häufigen, allerdings vorübergehenden Spontanremissionen ist der aktuelle Nutzen durchgeführter Therapien ohnehin schwer einzuschätzen. Insgesamt zeigt sich aber unter den modernen Therapieformen doch eine zeitlich gestreckte Krankheitsprogression – zumindest nach offizieller Lesart, die von etlichen Betroffenen nicht unbedingt geteilt wird. Dabei ist auch zu berücksichtigen, dass die eingesetzten Medikamente erhebliche Nebenwirkungen aufweisen können. So wurde beispielsweise 2014 hinsichtlich Beta-Interferon vor einer zunehmenden Zahl an Nierenschäden infolge thrombotischer Mikroangiopathie gewarnt.

Begleitend ist eine regelmäßig durchgeführte **Physiotherapie** von großer Bedeutung, um u. a. die Spastik und deren Folgen abzumildern. Triggernde Einflüsse wie Fieberschübe sollten unterdrückt bzw. vermieden werden.

Prognose

Bei etwa 80 % der Betroffenen verläuft die Erkrankung **kontinuierlich** oder **schubweise progredient** mit **zunehmenden funktionellen Defiziten**. Nach rund 20–25 Jahren wird ein Stadium erreicht, in dem ohne Gehhilfen bzw. Rollstuhl eine Fortbewegung unmöglich wird. Im Einzelfall kommt es bereits nach kurzer Krankheitsdauer von wenigen Jahren zur vollständigen Invalidität. Weniger als 15 % aller Patienten leiden lediglich an einer milden Variante ohne nennenswerte neurologische Ausfälle. Andererseits führt die MS bei bis zu 10 % der Erkrankten innerhalb weniger Jahre zum Tod.

Insgesamt hat sich die Prognose unter den modernen Therapiekonzepten deutlich gebessert, ist jedoch derzeit sehr im Fluss, sodass momentan keine gültige Definition möglich ist.

HINWEIS DES AUTORS

Es sei darauf hingewiesen, dass die Therapie mit jeweils doppelblind ausgetesteten Borrelien-Nosoden – nach der notwendigen Schlafplatzsanierung – außerordentlich erfolgreich sein kann. Begleitende, im Idealfall ebenfalls ausgetestete homöopathische Therapien vermögen den Heilungsfortschritt zu beschleunigen. Allerdings sind die Folgen bereits entstandener Glia-Narben nicht mehr zu beeinflussen.

Zusammenfassung

Multiple Sklerose

Schubweise verlaufende Autoimmunkrankheit, die zur Demyelinisierung zentraler Nerven führt; Erkrankungsalter meist zwischen 20 und 40 Jahren; v.a. Frauen betroffen

Ursachen

- zerebrale Infektion (Borrelien?) auf dem Boden einer ererbten Bereitschaft (HLA-DR 2)

Symptome

- muskuläre Schwäche der Extremitäten
- Parästhesien
- Schmerzen
- spastische Lähmungen mit Hyperreflexie
- Hirnnervenbeteiligung häufig als Optikusneuritis und Fazialisparese
- zerebellare Symptome: Ataxie, Intentionstremor, Nystagmus und skandierende Sprache
- vegetative Symptome: z. B. Blasendysfunktion, sexuelle Störungen, Obstipation und Stuhlinkontinenz
- multiple zerebrale Auffälligkeiten bis hin zur Suizidalität

Diagnostik

- typisches Muster neurologischer Symptome
- Pyramidenbahnzeichen (z. B. Babinski-Zeichen, Ausfall der Fremdreflexe)
- Lumbalpunktion
- MRT als wesentlicher Standard

Therapie

- symptomatische Therapie bei Schmerzen, Spastik, vegetativen Symptomen, Depressionen
- Physiotherapie
- Basistherapie mit Beta-Interferon, monoklonalen Antikörpern, Immunsuppressiva
- Glukokortikoide im akuten Schub

4.3 Guillain-Barré-Syndrom (GBS)

Das GBS ist eine **autoimmune Polyneuritis**, die sich überwiegend auf die spinalen Nervenwurzeln (= **Polyradikulitis**) und proximale periphere Nervenabschnitte beschränkt. Sie kann in jedem Lebensalter auftreten, besitzt aber zwei kleinere **Altersgipfel** – zum einen im jungen Erwachsenenalter und zum anderen etwa um das 50. Lebensjahr herum. Männer sind etwas häufiger betroffen als Frauen. Das GBS ist vergleichsweise selten. Man rechnet in **Deutschland** mit lediglich rund **1.500 Neuerkrankungen**/Jahr.

Krankheitsentstehung

Weit überwiegend (> 70 % der Fälle) entstehen die Symptome etwa **1–3 Wochen** nach einer **Infektion** der oberen Atemwege oder des Magen-Darm-Trakts. In **jeweils 25 %** dieser Fälle lassen sich **ursächlich Herpesviren** (Zytomegalie- und Epstein-Barr-Viren) oder **Campylobacter-jejuni-Bakterien** nachweisen. Seltener findet man im Zusammenhang **Hepatitisviren** (v.a. C und E), **Mykoplasmen** und **HIV**. Weitere Erreger werden verdächtigt. Entsprechend dieser doch sehr unterschiedlichen Erregerspezies kommen auch vorausgehende **Impfungen** als mögliche Ursache in Frage. Im Vordergrund standen in früheren Jahren Influenza-Impfstoffe sowie der ältere Tollwut-Impfstoff, der in Entwicklungsländern aus Kostengründen auch heute noch eingesetzt wird. Passend zur Herpesvirus-Ätiologie entwickelt sich das GBS auch manchmal begleitend zu **Lymphomen**, die einen Bezug zum **Epstein-Barr-Virus** aufweisen.

Der entscheidende Bestandteil als Teil der infektiösen Erreger, der zur Kreuzreaktivität und damit zur **Autoimmunreaktion** in den Nervenwurzeln führt, wird in den **Gangliosiden** der nervalen Zellmembranen vermutet, wo sie in hoher Konzentration v.a. im Bereich der Ranvier-Schnürringe nachgewiesen werden können. So findet man beispielsweise an der Oberfläche von **Campylobacter jejuni** Strukturen, die weitgehend **identisch mit Gangliosiden** menschlicher Nervenzellen sind. Auf **Mykoplasmen** scheinen vergleichbare Strukturen zu existieren. In einzelnen Untersuchungen wurden auch Antikörper gegen Schwann-Zellen sowie Ursprungskegel von Nervenzellen nachgewiesen. Dies bestätigt sowohl die vergleichsweise große Zahl in Frage kommender Erreger als auch das relativ bunte Bild des GBS, das etliche Abweichungen vom vorherrschenden Krankheitsbild zeigen kann. Im Vordergrund stehen pauschal **entzündliche Demyelinisierungen** einer Vielzahl von Nervenwurzeln.

Symptomatik

Es gibt also etliche Unterformen mit abweichender Symptomatik, entsprechend auch zahlreiche Differenzialdiagnosen, die in Betracht gezogen werden müssen. Überwiegend jedoch und beinahe schon beweisend ist ein **akuter Beginn** innerhalb von Stunden oder wenigen Tagen, der mit **schlaffen Lähmungen** der Beine, nachfolgend der Arme samt zugehöriger **Areflexie** beginnt, begleitet von **Kribbelparästhesien** und ziehenden Schmerzen in der Art eines **Muskelkaters** in der betroffenen Muskulatur. Auch **Rückenschmerzen** sind häufig. Diese aufsteigenden, meist **symmetrischen** Lähmungen können auf den **Hirnstamm** übergreifen und zu Hirnnervenausfällen führen, sodass **Schluckstörungen**, **Atemnot** und ein **Ausfall des Hustenreflexes** beobachtet werden. In 50 % der Fälle kommt es zur beidseitigen **Fazialisparese**. In aller Regel besteht **kein Fieber**. Auch sonstige Allgemeinsymptome fehlen.

Im Verlauf kommt es mehrheitlich zur Beteiligung des **Vegetativums** mit Verlust der Gefäßregulation, sodass **Blutdruckschwankungen**, eine orthostatische Dysregulation oder **Rhythmusstörungen** entstehen. **Blasen- und Darmstörungen** sind möglich. Die Symptome entwickeln sich mehrheitlich über mehrere Wochen, mit lang andauernder Rückbildungsphase, teilweise bis zu 1 Jahr.

Diagnostik

Typisch für das GBS sind deutlich vermehrte **Liquoreiweiße**, überwiegend ohne begleitende Pleozytose. Im Serum lassen sich in etlichen Fällen **Autoantikörper** z. B. gegen Ganglioside nachweisen.

Therapie

Der Faktor Zeit besitzt bei der Behandlung des Guillain-Barré-Syndroms eine besondere Bedeutung, weil die Lähmungen bei zu spätem Therapiebeginn nicht mehr erfolgversprechend therapiert werden können. Man beginnt deshalb direkt im Anschluss an eine erste Diagnose entweder mit einer intravenösen, hochdosierten Gabe von **Immunglobulinen** oder, mit gleichwertigen Erfolgsaussichten, mit einer **Plasmapherese**, bei der es vorrangig darauf ankommt, die Antikörper aus dem Plasma zu entfernen. Beide alternative Verfahren werden 5 Tage lang durchgeführt und führen in weit mehr als der Hälfte aller Fälle zur vollständigen Heilung, die allerdings Monate auf sich warten lassen kann. Erste Besserungen sind frühestens ab der zweiten Woche zu erwarten. **Glukokortikoide** besitzen bei dieser Autoimmunerkrankung erstaunlicherweise **keine Wirksamkeit**.

Begleitend werden die Patienten intensivmedizinisch betreut. Häufig muss intubiert und beatmet werden. Wichtig sind regelmäßige Umlagerungen und tägliche Physiotherapie. Insgesamt besitzt das GBS eine gute Prognose wenigstens insofern, als auch bei nicht vollständiger Heilung eine weitgehende Wiederherstellung wahrscheinlich ist. Einzelne Ausfälle bleiben bei etwa einem Fünftel der Patienten, die Letalität liegt bei wenigen Prozent.

Zusammenfassung

Guillain-Barré-Syndrom

Autoimmune Polyradikulitis, die mit verschiedenen Erregern in Verbindung gebracht wird – besonders mit Herpes-Viren, Campylobakter-Bakterien und Mykoplasmen

Symptome

- aufsteigende schlaffe Lähmungen mit Beginn in den Beinen, Areflexie
- ziehende Muskelschmerzen, Rückenschmerzen
- Parästhesien
- Beteiligung von Hirnnerven, u.a. Fazialisparese und Schluckstörungen
- vegetative Symptome, z. B. Blutdruckschwankungen, Rhythmusstörungen, Blasen- und Mastdarmbeteiligung

Diagnostik

- Eiweißvermehrung im Liquor
- spezifische Autoantikörper im Serum

Therapie

- intensivmedizinische Betreuung
- Plasmapherese oder alternativ
- Gabe von Immunglobulinen
- mehrheitlich gute Prognose, Residuen in etwa 20 % der Fälle

4.4 Parkinson-Krankheit

Der englische Arzt James Parkinson beschrieb vor gut 200 Jahren einige Fälle von extrapyramidalen Störungen, die mit der typischen Trias **Akinese** (Hypokinese), **Rigor** und **Tremor** einhergingen. Der Morbus Parkinson wird meist als Parkinson-Syndrom bezeichnet, weil es keine einheitliche Ursache der Störungen gibt.

Es handelt sich um eine **degenerative Erkrankung** mit Schwerpunkt in der **Substantia nigra** des Mittelhirns. Zumindest steht diese Ansicht noch sehr im Vordergrund. Der zunehmende **Verlust von Zellen** und damit auch **Überträgersubstanz** (Dopamin) ihrer Axone (➤ Abb. 4.3) führt zu einer mangelhaften Regulierung v. a. des **Striatums**, sodass dasselbe seinen **hemmenden Einfluss** auf die Motorik bzw. auf **Bewegungsimpulse** nun ohne Rückkopplung und Abstimmung mit der Substantia nigra **verstärken** kann (➤ Abb. 4.4). Die vielfältige Verschaltung der beiden Zentren mit multiplen Strukturen bis hin zu Kleinhirn und motorischem Cortex erklärt die Vielzahl an motorischen Symptomen des Parkinsonkranken (➤ Abb. 4.5). Allerdings wird die eigentliche Vielzahl an Symptomen erst durch die Einbeziehung zahlreicher weiterer Neuronenverbände in den Krankheitsprozess erreicht bzw. verständlich.

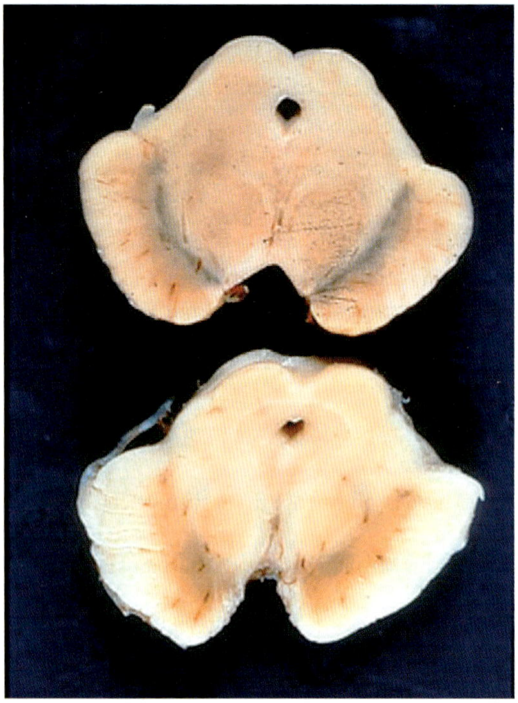

Abb. 4.3 Substantia nigra (oben) und ihr Verlust beim Parkinson-Syndrom (unten) [E432]

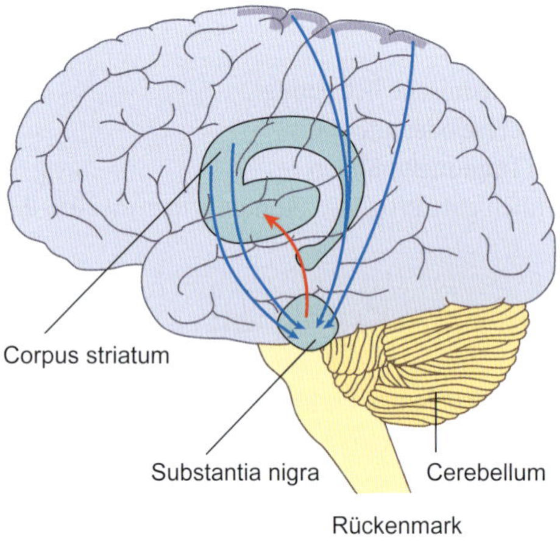

Abb. 4.4 Mittelhirn mit Substantia nigra. Sie erhält Afferenzen vom motorischen und vom prämotorischen Großhirnkortex sowie vom Striatum. Der Hauptteil der Efferenzen ist ins Striatum gerichtet. [L157]

Epidemiologie

Betroffen sind fast immer Menschen im **höheren Lebensalter**, zumindest aber in der zweiten Lebenshälfte, nur sporadisch auch junge Erwachsene. Besonders häufig beginnt die Erkrankung um das **60. Lebensjahr** herum. Es handelt sich um die nach Alzheimer-Krankheit und Epilepsie **häufigste neurologische Störung**, an der rund 1 % aller über 60-Jährigen und bis zu 2 % der 80-Jährigen leiden. Man rechnet in Deutschland mit etwa **300.000 Betroffenen** (weltweit > 5 Mio.). Bei **Männern** ist die Erkrankung **häufiger** als bei Frauen.

Krankheitsentstehung

In den meisten Fällen (85 %) wird **keine Ursache** gefunden. Diese Form wird als **idiopathisches** bzw. **sporadisches** bzw. **primäres Parkinson-Syndrom** bezeichnet. Rund 10 % aller Fälle sind **genetisch** verursacht bzw. wohl eher mitverursacht, wobei inzwischen zahlreiche Defekte v.a. auf den Chromosomen 1, 2, 4 und 22 bekannt sind, die teils autosomal dominant und teilweise rezessiv vererbt werden. Allerdings geht man davon aus, dass auch die idiopathische Form durch ererbte Faktoren begünstigt wird, jedenfalls bei einem Erkrankungsalter vor dem 45. Lebensjahr.

Fassbare Ursachen eines Parkinson-Syndroms (5 % der Fälle) sind z. B. Ablagerungen von Kupferionen bei der **Wilson-Krankheit** (➢ Fach Stoffwechsel), eine **Enzephalitis** oder wiederholte **Schädel-Hirn-Traumen** in der Vorgeschichte (sog. Boxerenzephalopathie), Vergiftungen u. a. mit **Kohlenmonoxid** oder **Mangan** sowie Medikamente – v. a. **Neuroleptika** wegen deren Beeinflussung des Dopamin-Stoffwechsels. Auch eine chronische **Pestizid-Exposition** scheint zum Krankheitsausbruch zumindest beizutragen. Jedenfalls ist die Erkrankung bei Landwirten deutlich häufiger als im Durchschnitt der Bevölkerung.

Erkrankungsfälle, die man auf diese Weise zuordnen kann, werden als **sekundäre Parkinson-Syndrome** bezeichnet und den idiopathischen, primären Formen gegenübergestellt. Die sekundären Formen zeigen häufig eine **abweichende Symptomatik**, z. B. mit **fehlendem Ruhetremor** oder **symmetrischem** statt asymmetrischem Beginn, weshalb sie manchmal auch als **atypische** Parkinson-Syndrome von den primären Formen abgetrennt werden.
Mögliche **Ursachen** eines **sekundären Parkinson-Syndroms:**

- Wilson-Krankheit
- Trauma, Einblutung
- Schlaganfall
- Tumor
- Infektionen
- Intoxikationen (Zyanid, CO, Mangan, Methanol, Pestizide und andere)
- Medikamente (v.a. Neuroleptika)
- Überschneidungen mit Chorea Huntington (juvenile Form), Alzheimer-Krankheit, Demenz mit Lewy-Körperchen und weiteren Demenzformen

Das im Vordergrund stehende pathologische Substrat in den zugrunde gehenden Neuronen besteht beim **primären** Parkinson-Syndrom aus den sog. **Lewy-Körperchen**, Aggregaten **fehlgefalteter Proteine**. Die Ursache dieser intrazellulären Ablagerungen ist in der Veränderung eines kleinen Proteins zu sehen, das als **α-Synuclein** bezeichnet wird und **Hauptbestandteil** dieser Ablagerungen ist. In seiner physiologischen, löslichen Form ist α-Synuclein an der Dopaminausschüttung in den synaptischen Spalt beteiligt, indem es dort die **Kanäle** für den Neurotransmitter bildet. Man geht davon aus, dass v. a. sog. **oxidativer Stress** in Form von freien Radikalen sowie toxisch wirkende Stoffe zu den Fehlfaltungen des α-Synuclein führen. Regelmäßig findet man in den betroffenen Zellen **Störungen in der Atmungskette** der Mitochondrien. Der oxidative Stress entsteht u. a. aus der reichlichen Biosynthese des Dopamins. Dafür wird die Aminosäure **Tyrosin** (oder deren Vorläufer

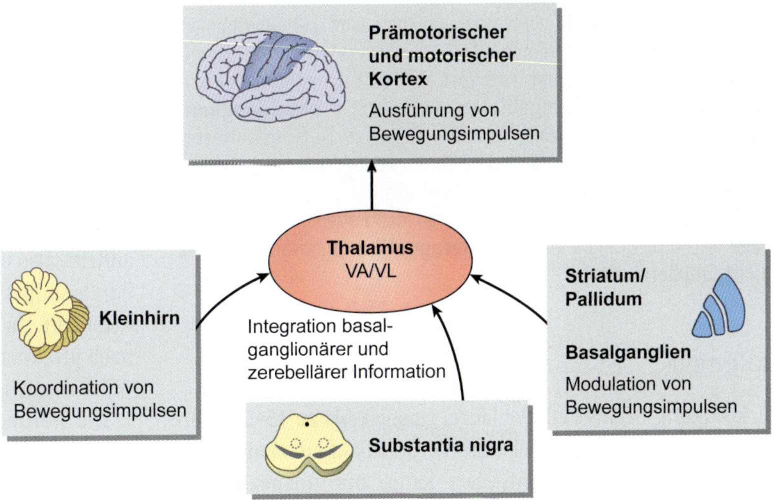

Abb. 4.5 Verschaltung von Basalganglien und Kleinhirn im Rahmen der zentralen Regulation der Motorik [L157]

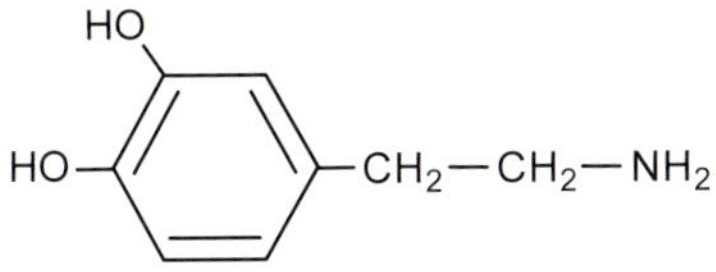

Abb. 4.6 Dopamin [L252]

Phenylalanin) zunächst zum **Dopa** (L-Dopa = Levodopa) hydroxyliert (zweite OH-Gruppe am Benzolring) und anschließend zum **Dopamin** decarboxyliert (➤ Abb. 4.6). **Noradrenalin** entsteht auf demselben Weg. Im Zuge solcher Oxidationen entstehen häufig **Sauerstoffradikale**, die von der Zelle unschädlich gemacht werden müssen bzw. bei Defiziten im Zellstoffwechsel zu Strukturschäden führen.

Die **Degeneration** von Zellen findet man nicht nur in den Zellen der **Substantia nigra** des Mittelhirns, sondern auch in **dopaminergen Zellen** weiterer Kerne des Hirnstamms, in limbischen und frontalen Regionen. Während über Substantia nigra und Striatum hauptsächlich die **extrapyramidale Motorik** gesteuert wird, entstehen bei Störungen der dopaminergen Zellen in limbischem System und Frontallappen weitere Symptome des Parkinsonpatienten wie u. a. **Psychosen, Depressionen** und eine **Demenz**.

EXKURS

Früher standen die degenerativen Veränderungen der Substantia nigra mit dem daraus abgeleiteten Mangel an Dopamin im Striatum sowohl im Zentrum der Krankheitsdefinitionen als auch am vermuteten Beginn des Krankheitsprozesses. Neuerdings hat man durch umfassendere Untersuchungen erkannt, dass der Prozess, der schließlich zum manifesten Syndrom führt, nicht im Mittelhirn, sondern in **basalen Abschnitten des Hirnstamms** beginnt, unter Kommunikation mit **peripheren vegetativen Neuronen**. Betroffen sind u.a. **parasympathische Zentren** der Medulla, der Locus caeruleus (Neurotransmitter Noradrenalin) am Boden des 4. Ventrikels sowie weitere Strukturen bis hinunter ins Rückenmark. Von diesen Zentren aus erstreckt sich der Prozess schließlich zu Mittelhirn und Basalganglien und im weiteren Verlauf auch in die Hemisphären. Da die Neurotransmitter dieser Strukturen überwiegend nicht aus Dopamin, sondern z. B. aus Acetylcholin, Serotonin oder Noradrenalin bestehen, lassen sich die **Symptome** des Parkinsonkranken grundsätzlich in **dopaminerge** und **nicht dopaminerge** differenzieren. Parallel zu diesen Forschungsergebnissen zeigen tatsächlich aktuelle Studien, dass Symptome, die **nicht** an die Substantia nigra gebunden sind, wie **Obstipation**, **kardiale Störungen**, **Depressionen**, **Schlafstörungen** mit Veränderungen des **Schlafmusters** v.a. der REM-Phasen oder Einschränkungen des **Geruchssinns** (Hyp- bis Anosmie), den klassischen Parkinson-Syndromen in aller Regel **um Jahre vorausgehen**.

Hinsichtlich Depressionen und Hyposmie besteht allerdings eine Parallele zur Substantia nigra insofern, als ein im Mittelhirn der Substantia nigra benachbart liegendes Kerngebiet, das efferent mit dem **limbischen System** einschließlich **Hippocampus und Riechhirn** verschaltet ist, als Neurotransmitter ebenfalls **Dopamin** verwendet, sodass seine degenerative Rückbildung möglicherweise zeitgleich zur Substantia nigra beginnt, um dann jedoch schneller voranzuschreiten.

2014 wurde an der Uni Wien ein interessanter Zusammenhang entdeckt. Danach scheint sich pathogenes **α-Synuclein** von erkrankten Zellen aus **infektionsartig** auf benachbarte Zellen und Gewebe auszubreiten, woraus man die Progression und zunehmend schlechtere Therapierbarkeit der Symptome ableiten kann. Andererseits entsteht hieraus ein neuer Therapieansatz insoweit, als es möglicherweise in Zukunft gelingen könnte, diesen Übertragungsweg z. B. über spezifische Antikörper zu blockieren. Interessant ist die **Parallele zu Prion-Erkrankungen**, wonach sich fehlgefaltetes α-Synuclein ähnlich wie Prionen auf benachbarte Gewebe ausbreitet und dort seine pathologische Struktur auf gesunde Proteine zu übertragen vermag. Dabei scheint allerdings nicht das abgelagerte Protein selbst zum Absterben der „infizierten" Nervenzellen zu führen. Die Zellen markieren die Unregelmäßigkeit lediglich durch den Einbau bestimmter Signalmoleküle (CD95) in ihre Zellmembranen. Dies wird als Stimulus für Zellen des Immunsystems verstanden, sodass in der Folge u.a. **Makrophagen** ins Gehirn einwandern und über Bindung an CD95 die **Apoptose** der Zellen induzieren. Ein weiterer künftiger Therapieansatz könnte also entsprechend der MS darin bestehen, das Einwandern der Immunzellen ins Gehirn zu behindern oder auch darin, den CD95-Rezeptor der Nervenzellen für die Makrophagen zu blockieren. Diesem Zusammenhang wird seit 2015 im Krebsforschungszentrum Heidelberg nachgegangen.

MERKE

Der eigentliche **Beginn** der Parkinson-Krankheit wird den autonomen **Plexus der Darmwand** zugeordnet bzw. dort vermutet. Parallel hierzu steigt der Prozess im Hirnstamm nach rostral, mit Beginn möglicherweise in **parasympathischen Kerngebieten**, um schließlich **Basalganglien**, **limbisches** und **olfaktorisches** System und zuletzt die **Hemisphären** zu erreichen. Limbisches System und Riechhirn können allerdings bereits sehr frühzeitig beteiligt sein. Jedenfalls folgt aus der breiten Beteiligung unterschiedlichster Strukturen, dass ein Teil der Patientensymptomatik von den im Vordergrund stehenden **Therapeutika** grundsätzlich **nicht erreicht werden kann**.

Symptomatik

4

Die Erkrankung beginnt etliche Jahre, genauer bis zu 15–20 Jahre vor dem Zeitpunkt, an dem der erste Verdacht auf eine Parkinson-Krankheit überhaupt erst entstehen kann, mit **unspezifischen Symptomen**. Neben **Verdauungsstörungen**, einer langsam zunehmenden **Einschränkung des Riechvermögens** und **Depressionen** entsteht eine Veränderung des **Schlafverhaltens**, die in Kombination oder auch isoliert betrachtet bereits auf die drohende Erkrankung hinweist, sofern sie beachtet wird. Die Veränderung betrifft die **REM-Phasen** mit Schwerpunkt in der zweiten Nachthälfte und äußert sich in **aggressiven** oder direkt **gewalttätigen Trauminhalten**, begleitendem Sprechen oder Schreien und auffälligen Bewegungen – z. B. um sich schlagen bzw. Tritte verteilen. Dabei verletzen die Betroffenen nicht so selten den Partner oder sich selbst. Die Patienten sollten im Schlaflabor diagnostiziert werden und eine Therapie mit Benzodiazepinen bzw. (besser) Melatonin erhalten.

Die lange Dauer des Prodromalstadiums bis zum Auftreten der klassischen Symptome mag damit zusammenhängen, dass die Degeneration der Substantia nigra sehr langsam voranschreitet und dass mehr als 50 % der Neurone zugrunde gehen müssen, bis das Defizit allmählich manifest bzw. symptomatisch wird. Dies entspricht grundsätzlich der Situation peripherer Organe. Das lange Intervall mag aber auch als Hinweis darauf zu werten sein, dass den Veränderungen in der Substantia nigra Störungen u.a. in der Formatio reticularis mit Schwerpunkt im System des ARAS möglicherweise um etliche Jahre vorausgehen.

MERKE

Das besondere **Schlafmuster** scheint derart **spezifisch** auf die später nachfolgende Erkrankung hinzuweisen, dass es im Zusammenhang mit Darmstörungen, Depressionen und ganz besonders dem Beginn einer Hyposmie bereits eine **frühe Diagnose erlaubt** und lediglich noch durch eine Hautbiopsie (s. später) ergänzt werden sollte.

In Bezug auf die eigentlichen, **klassischen Symptome** kann man das Parkinson-Syndrom und seinen Verlauf in **5 Stadien** einteilen, wobei das Stadium I die mildeste Ausprägung einseitiger Symptome und das Stadium V Patienten beschreibt, die auf den Rollstuhl angewiesen bzw. bettlägerig sind.

Feinmotorik: Tremor

Im typischen Fall beginnt die klassische, **pathognomonisch erkennbare** Krankheitsausprägung **schleichend, einseitig** und **distal** an den **oberen Extremitäten**. Das erste Symptom ist häufig ein **kleinamplitudiger (feinschlägiger) Ruhetremor** in Fingern und Hand, der aufgrund seiner Form als **Pillendrehertremor** bezeichnet wird. Seine Frequenz beträgt **4–6/s** (4–6 Hz). Diese Frequenz lässt eine Unterscheidung zum sog. **essenziellen Tremor** zu, einer im Initialstadium wichtigen Differenzialdiagnose, der eine Frequenz von etwa 8–10 Hz aufweist, also doppelt so schnell ist und in der Regel auch **symmetrisch** und überwiegend als **Haltetremor** auftritt, also bei Haltearbeit gegen die Schwerkraft. Der Tremor des Parkinsonpatienten wird häufig durch **emotionale Belastungen verstärkt**. In fortgeschrittenen Krankheitsstadien breitet er sich nach proximal aus, häufig auch auf die **Gegenseite** und erfasst teilweise zusätzlich die Beine sowie selten (!) den Bereich des Kopfes.

Die Störung der Feinmotorik zeigt sich auch in einer **Schrift**, die während des Schreibens immer kleiner wird, sozusagen versandet **(Mikrographie)**.

EXKURS

Tremor

Grundsätzlich entsteht ein Tremor in der Folge von unwillkürlichen, rhythmisch wechselnden Kontraktionen agonistischer und antagonistischer Muskelgruppen – entweder in der Ruhe, unter Haltearbeit gegen die Schwerkraft bzw. beim Einnehmen bestimmter Haltungen (z. B. ausgestreckten Armen) oder bei der Durchführung aktiver Bewegungen. Der Tremor des Parkinsonpatienten ist in aller Regel ein **Ruhetremor**, der bei Bewegungen nachlässt, während sich der essenzielle Tremor als **Haltetremor** und derjenige bei Läsionen des Kleinhirns unter Willkürbewegungen als **Intentionstremor** manifestiert. Abgesehen vom Tremor des Parkinson-Syndroms, des zerebellaren (Intentions-)Tremors und der Hyperthyreose lassen sich die ursächlich erkrankten anatomischen Strukturen meist nicht eindeutig identifizieren.

Der **physiologische Tremor**, der sich in milder Ausprägung bei zahlreichen **gesunden Menschen** zeigen kann, z. B. im Zusammenhang mit Müdigkeit oder Angst, aber auch bei der Hyperthyreose oder unter Alkoholeinfluss, imponiert meist als **Halte- oder Aktionstremor**. Durch seine sehr viel höhere Frequenz lässt er sich auch dann vom Tremor des Parkinsonpatienten abgrenzen, wenn er bereits in der Ruhe auftritt.

Bei dem bei alten Menschen (> 70) überaus häufigen, manchmal bereits in der Kindheit beginnenden **essenziellen Tremor** geht man inzwischen in 50 % aller Fälle von einer familiären Komponente mit autosomal-dominantem Erbgang aus. Einzelne Gene wurden bereits identifiziert. Obwohl die anatomischen Zusammenhänge noch nicht zweifelsfrei erkannt sind, denkt man an eine Beteiligung des Kleinhirns. Ein Merkmal dieser Form besteht darin, dass sie sich vom Halte- zu einem Intentionstremor ausweiten sowie grundsätzlich neben den oberen Extremitäten auch weitere Strukturen erfassen kann. Beispielsweise werden Kopf, Stimme oder Zunge in bis zu 30 % in das Geschehen einbezogen, selten auch die unteren Extremitäten.

Als weitere Differenzialdiagnose des Tremors ist die **Dystonie** zu erwähnen. Dabei handelt es sich um eine Art **Sammelbezeichnung** für sehr verschiedenartige muskuläre Störungen, die unterschiedliche Muskelgruppen betreffen können und sich häufig u.a. auch als Tremor manifestieren. Es gibt familiäre Formen, bei denen man inzwischen mehrere Gene identifiziert hat, und isoliert erscheinende. Manche vermuten das anatomische Substrat im Bereich der Basalganglien, doch sind die Zusammenhänge weit überwiegend unklar. Der Tremor ähnelt dem essenziellen Tremor und erstreckt sich ebenfalls häufig auf weitere Strukturen wie z. B. Stimmbänder oder Augenlider (bis hin zum Blepharospasmus). Abzugrenzen ist diese ebenfalls hochfrequente Tremorvariante meist dadurch, dass sie **in**

Verbindung mit unwillkürlichen, „dystonen" **Bewegungen einzelner Muskeln** oder **Muskelgruppen** erscheint. Wie allgemein üblich werden auch Tremor bzw. Bewegungsstörungen der Dystonie durch Stress oder Müdigkeit verstärkt.
Diagnostisch von Bedeutung ist, dass sich z. B. der üblicherweise symmetrische Haltetremor mit seiner Frequenz um 10 Hz, der als **essenzieller Tremor** definiert ist, auch **einseitig** und/oder als **Ruhetremor** zeigen kann. Gleichzeitig besteht beim **Parkinsonkranken** nicht so selten der Ruhetremor zusätzlich auch als **Haltetremor**. Immerhin jedoch lässt sich der Parkinsontremor meist durch seine vergleichsweise langsame Frequenz von ca. 5 Hz gegen die anderen Formen abgrenzen. In Zweifelsfällen erhalten dann die weiteren Symptome der Parkinson-Krankheit Bedeutung im Sinne der Differenzialdiagnose.
Abschließend sei noch eine sehr seltene Form eines Tremors erwähnt, die man nahezu ausschließlich bei **metabolisch** verursachten Hirnschädigungen beobachtet, den sog. **Flattertremor (flapping tremor)**, der auch als **Asterixis** bezeichnet wird. Es handelt sich ungeachtet der Namensgebung um keinen eigentlichen Tremor, sondern um kurzfristige Ausfallserscheinungen der **Streckmuskulatur** der (distalen) Extremitäten, die von den Betroffenen im selben Moment korrigiert werden. Man erkennt sie v.a. bei ausgestreckten Armen des Patienten, bei denen die Hände im Handgelenk absinken und umgehend wieder gestreckt werden. Dies kann sich in einem sehr schnellen Rhythmus beständig wiederholen und sieht bei seitlich gestreckten Armen aus, als würde der Patient „mit den Flügeln schlagen". Sind die Beine ebenfalls betroffen, kann dies zu Stürzen führen. Man findet die Asterixis v.a. bei **Urämie** und **ammoniakalischer Enzephalopathie**, selten bei einem zu spät erkannten Morbus Wilson.

Grobmotorik: Akinese (Bradykinese, Hypokinese)

Die Störung der Grobmotorik erfasst sämtliche Bereiche des Alltags. Sie beinhaltet eine Verlangsamung der Willkürbewegungen **(Bradykinese)**, eine leise und monotone Sprache **(Hypophonie)**, eine **Fallneigung** beim Stehen oder Gehen v. a. nach vorne oder hinten (Propulsion, Retropulsion) und eine verminderte Mimik mit seltenem Lidschlag **(Hypomimie, Maskengesicht)**. Begleitend ist die Aktivität der Talgdrüsen gesteigert **(Salbengesicht)**.

Besonders auffallend und typisch ist das **Gangbild** der Patienten. Es ist **kleinschrittig** und **schlurfend**. Die **Arme** werden zunächst weniger, schließlich **nicht mehr mitbewegt**, sondern meist angebeugt an den Körper gepresst. Bei Richtungsänderungen wird in Trippelschritten der gesamte Körper gedreht. Die **nach vorn gebeugte Haltung** verschiebt den Schwerpunkt, sodass der Parkinsonpatient gewissermaßen ständig beschleunigt, um ihn einzuholen (➤ Abb. 4.7). Im Krankheitsverlauf kommt es dann meist zusätzlich zu einer **Starthemmung** für Bewegungen oder Richtungsänderungen. Der Patient hat Probleme, eine Bewegung sowohl **zu beginnen** als auch wieder **zu beenden**. Die Bradykinese (Akinese) erschwert sämtliche Alltagsverrichtungen wie das Aufstehen aus einem Stuhl, Umdrehen im Bett oder An- und Auskleiden.

Rigor

Der Rigor entsteht durch eine gleichzeitige Aktivierung agonistischer und antagonistischer Muskeln, gewissermaßen eine extrapyramidal erzwungene **Vorspannung** der gesamten **Willkürmuskulatur**. **Passive** Bewegungen zeigen einen gleichmäßigen „wächsernen" Widerstand, der jeweils für kurze Momente unterbrochen wird. Dadurch entsteht das sog. **Zahnradphänomen**, regelmäßig wiederholte „Einrastungen" im Verlauf einer passiven Bewegung. Verstärkt wird der Rigor durch aktive Bewegungen der Gegenseite. In frühen Krankheitsstadien können die **Schmerzen** in der angespannten Muskulatur dazu führen, dass der Orthopäde zur ersten ärztlichen Anlaufstation wird.

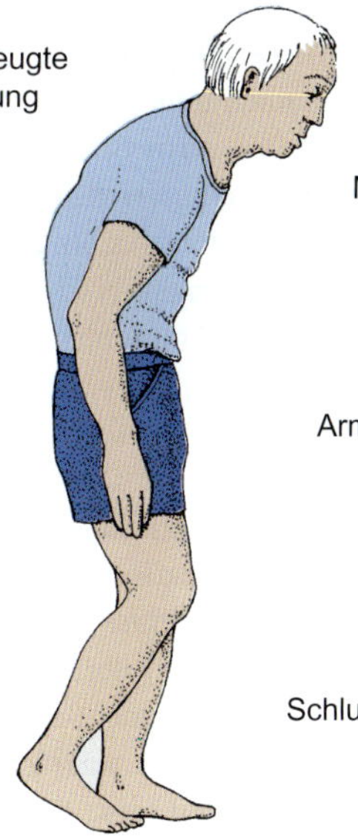

Abb. 4.7 Charakteristische Haltung bei Morbus Parkinson [L190]

MERKE

Die **Trias** aus **Akinese** (Brady-, Hypokinese), **Rigor** und **Tremor** ist typisch für das Parkinson-Syndrom, jedoch nicht ausnahmslos anzutreffen. Beispielsweise findet man den Tremor nur in etwa 90 % der Fälle.

EXKURS

Die **Spastik**, die bei einer Schädigung der Pyramidenbahn entsteht, kann scheinbar leicht mit einem **Rigor verwechselt werden**, weil sie einer passiven Bewegung ebenfalls einen muskulären Widerstand entgegensetzt. Allerdings ist das Ausmaß dieses Widerstands bei der Spastik abhängig von der **Geschwindigkeit** der passiv erzwungenen Bewegung, ist z. B. bei einer langsamen Bewegung nur gering ausgeprägt, während der Widerstand des Rigor durch die Geschwindigkeit nicht beeinflusst wird.
Verursacht wird der erhöhte Muskeltonus in beiden Fällen durch **Aktivierung des extrapyramidalen Systems**. Während diese Aktivierung beim Rigor des Parkinson-Patienten jedoch durch die pathologische Aktivität des **Striatums vorgegeben wird** und peripher (passiv) nicht verändert werden kann, passt sich das unversehrte extrapyramidale System des spastischen Patienten dem Bewegungsmuster an. Dies entspricht seiner physiologischen, unwillkürlichen Funktionsweise, die z. B. bei einem abrupten Verlust des Gleichgewichts sehr viel schneller und intensiver gegensteuern muss als bei einer langsam und gleichmäßig durchgeführten Willkürbewegung. Der Rigor des Parkinson-Patienten sollte also weder ursächlich noch in seiner motorischen Konsequenz der Spastik gleichgestellt werden.

Nichtmotorische Symptome

Häufig bestehen bei den Patienten **Depressionen**, **Schlafstörungen** mit auffallend lebhaften Träumen und Tagesmüdigkeit, **Sensibilitätsstörungen**, innere Unruhe, vermehrter **Speichelfluss** oder Schmerzen. Ein besonders frühzeitig erscheinendes Symptom ist eine **Störung des Geruchsempfindens** bis hin zur **Anosmie**. Auch Depressionen und v.a. **Schlafstörungen** erscheinen üblicherweise etliche Jahre **vor** den motorischen Symptomen (s. oben).

Die Einbeziehung des vegetativen Nervensystems zeigt sich in **autonomen Störungen**. Die nervale Versorgung von Darm, Herz, Gefäßen und weiteren Strukturen kann unterbrochen oder verändert sein und führt dann zur **orthostatischen Hypotonie** – vereinzelt bis hin zu **Synkopen**, zu **Obstipation**, **Harndrang**, **Seborrhö** (Salbengesicht), vermehrtem **Speichelfluss** und **Schwitzattacken**.

Die **Denkabläufe** sind entsprechend der Bradykinese **verlangsamt**. Weit häufiger als im Durchschnitt der Bevölkerung kommt es im Krankheitsverlauf zur **Demenz**. Als wahrscheinliche Ursache werden **Ablagerungen aus Amyloid**, also dem α-Synuclein der Lewy-Körperchen, in zahlreichen zerebralen Strukturen angesehen – mit Schwerpunkt im Frontallappen. Demenz und Depressionen erleichtern daneben auch die häufige Entwicklung **psychotischer Symptome** einschließlich v. a. **optischer Halluzinationen** oder Pseudohalluzinationen (vom Patienten selbst als Halluzination erkannt).

Weitere Symptome entstehen als **Nebenwirkungen** der **medikamentösen Therapie**.

Diagnostik

In frühen Stadien bereitet die Diagnose der Erkrankung häufig Probleme. Man geht davon aus, dass es selbst bei erfahrenen Ärzten in bis zu 25 % der Fälle zu **Fehldiagnosen** kommt. Weil es keine veränderten serologischen Parameter gibt, muss die Diagnose **allein** aus **Anamnese** und **neurologischer Untersuchung** gestellt werden. Nicht so selten klärt sich die Diagnose erst im weiteren Verlauf. Zur differenzialdiagnostischen Abgrenzung sonstiger Störungen wie z. B. zerebralen Raumforderungen werden **CT** bzw. **MRT** empfohlen. Im PET-CT (Positronen-Emissionstomographie mit radioaktiv markierter Glukose oder alternativen Substanzen) erkennt man die verminderte Anreicherung von Substantia nigra und Striatum.

Bei Patienten < 45 Jahren mit gleichzeitigen Symptomen von Seiten der **Leber** sollte man an einen **Morbus Wilson** denken. Labormedizinisch müssen eine **Hypothyreose** oder ein **Mangel an Vitamin B_{12}** ausgeschlossen werden.

EXKURS

Im Jahr 2017 wurde das Ergebnis einer umfangreichen Studie vorgestellt, die zunächst die Diagnostik und mittelfristig auch die Therapie der Parkinson-Krankheit geradezu revolutionieren könnte: In dopaminergen Neuronen bilden α-Synuclein-Proteine an der präsynaptischen Membran die Kanäle für den Neurotransmitter Dopamin. Die Proteine werden im Zellkörper (Perikaryon) synthetisiert und zum Axonende transportiert, sind also in großen Teilen der Zellen aufzufinden. Dasselbe gilt allerdings im Krankheitsverlauf auch für die fehlgefalteten α-Synuclein-Proteine in nicht-dopaminergen Neuronen, weil sie dorthin übertragen werden. Von diesem Prozess sind offensichtlich auch periphere Nerven betroffen, denn die Proteine können sogar aus den **Nervenfasern der Haut** nachgewiesen werden.

Einer Forschergruppe der Universitäten Würzburg und Marburg gelang der Nachweis von fehlgefaltetem α-Synuclein nicht nur aus Hautbiopsien von Parkinson-Patienten, sondern auch aus einem beachtlichen Anteil (> 50 %) von **Hautproben gesunder Probanden**, die lediglich in die Studie einbezogen worden waren, weil sie die für die Parkinson-Krankheit typische Veränderung des **REM-Schlafs** aufwiesen, die dem eigentlichen Parkinson-Syndrom um Jahre oder Jahrzehnte vorausgehen kann. Dagegen wurde bei einer weiteren gesunden Patientengruppe ohne Schlafstörungen kein α-Synuclein nachgewiesen. Damit ist also nun ein sehr früher bzw. bereits in Prodromalstadien durchführbarer Nachweis der Erkrankung möglich geworden, der mittelfristig dazu benutzt werden kann, prophylaktisch wirksame Therapien zu entwickeln.

Therapie

Die Therapie vermag weder an den Ursachen eines Parkinson-Syndroms etwas zu verändern noch irgendeine Art von Heilung zu bewirken. Es kann also lediglich darum gehen, Funktionen und Lebensqualität der Betroffenen möglichst lange und soweit zu erhalten, wie dies möglich ist. Im Vordergrund stehen dabei Medikamente, die den **Dopaminverlust** an den Neuronen des Striatum aus der zugrunde gehenden Substantia nigra **ersetzen**. Daneben hat man auf der Basis umfangreicher Studien die Bedeutung begleitender sportlicher, jedenfalls **körperlicher Aktivitäten** der Patienten erkannt. Körperliche Betätigung scheint eine Schutzfunktion hinsichtlich der noch erhaltenen Neurone auszuüben. Sie stabilisiert die Alltagsfunktionen und spart Medikamente ein.

Medikamente gegen die Symptome der Parkinson-Krankheit verlieren im Verlauf der Therapie allmählich an Wirkung. Es bringt allerdings keine Vorteile, die Therapie aus diesem Grund hinauszuzögern. Man beginnt, sobald die Symptome des Patienten zu Funktionseinschränkungen führen. Zur Auswahl stehen Medikamente, welche die Dopaminrezeptoren des Striatum **direkt stimulieren (Agonisten)**, Medikamente wie **Levodopa** (L-Dopa), die das Ausgangssubstrat für die Synthese des Dopamin zu den noch verbliebenen Neuronen der Substantia nigra transportieren sowie Medikamente wie **MAO-B-Hemmer**, die den Abbau des Dopamin im synaptischen Spalt hemmen, sodass der Neurotransmitter seinen Rezeptoren länger zur Verfügung steht. **Biperiden** (Akineton®) aus der Präparategruppe der **Anticholinergika** (Parasympathikolytika) wirkt besonders effektiv auf den **Ruhetremor** der Patienten.

In klinischen Studien zeigte sich ein Zusatznutzen durch hoch dosierte Substitution des „Vitamins" **Coenzym Q10** (Bestandteil der mitochondrialen Atmungskette). Kreatin blieb ohne deutliche Wirkung, wobei man sich durchaus darüber wundern darf, dass es überhaupt versucht wurde.

HINWEIS DES AUTORS

Die Substitution antioxidativ wirksamer Faktoren wie u. a. **Zink**, **Selen** und **Vitamin C** ergibt evtl. ebenfalls einen Zusatznutzen – auch im Hinblick auf die angeschuldigte Hauptursache des idiopathischen Parkinson-Syndroms (→ oxidativer Stress). Vitamin E scheint ohne Wirkung.

Hinsichtlich einer **Prophylaxe** der Parkinsonerkrankung kam man zu ungewöhnlichen Ergebnissen: Nichtsteroidale **Antiphlogistika** (NSAID) bzw. **Antirheumatika** (NSAR) vom Typ ASS, Ibuprofen oder Diclofenac sowie die etwas in Verruf geratene **Östrogentherapie** in der Menopause scheinen vor dem Ausbruch einer Parkinson-Krankheit zu schützen. Dies gilt erstaunlicherweise auch für den langjährigen Konsum von **Coffein** und **Nikotin**!

Dopaminagonisten

Dopaminagonisten wie **Bromocriptin** oder **Cabergolin** stimulieren die Dopaminrezeptoren u. a. im Striatum und kompensieren dadurch teilweise den Ausfall der eigentlichen Überträgersubstanz Dopamin. Sie sind Mittel der Wahl beim idiopathischen Parkinson-Syndrom, entweder als Monotherapie oder (meist) in Kombination mit Levodopa und weiteren Substanzen.

Während die **motorischen Funktionen** und Behinderungen der Patienten in aller Regel ausreichend **gebessert** werden, kommt es häufig zur **Verstärkung** der **depressiven** oder **psychotischen Symptome** mit Halluzinationen, zu **innerer Unruhe**, weiter zunehmenden **Schlafstörungen** und **Kopfschmerzen**. Das **Orthostase-Syndrom** wird verstärkt. Teilweise entstehen **Fibrosierungen** an Herzklappen, Lunge oder im Retroperitoneum, wie dies auch beim Karzinoid-Syndrom mit seinem erhöhten Serumspiegel an biogenen Aminen gesehen werden kann (➤ Fach Endokrinologie). Häufige Nebenwirkungen betreffen den **Verdauungstrakt** (Übelkeit, Appetitlosigkeit, Diarrhö) oder zeigen sich in sog. **Dyskinesien** und **motorischen Fluktuationen**. Dyskinesien sind unwillkürliche Bewegungen einzelner Muskeln und Muskelgruppen. Motorische Fluktuationen sind zeitweilig, in Abhängigkeit von den Medikamentengaben auftretende extrapyramidale Bewegungsstörungen. Einige Medikamente lassen sich in retardierter Form bzw. inzwischen auch als Pflaster applizieren, wodurch bei gleichmäßigeren Serumspiegeln solche Störungen gemindert werden.

Bei einer Monotherapie mit Dopaminagonisten schwächt sich die Wirkung in der Regel innerhalb von 3–5 Jahren soweit ab, dass zusätzlich Levodopa gegeben werden muss.

Levodopa

Dopamin vermag die Blut-Hirn-Schranke nicht zu überwinden, während seine Vorstufe L-Dopa (z. B. Nacom®) problemlos zu den dopaminergen Neuronen gelangt und die Dopaminsynthese verstärkt. Wirkung und Nebenwirkungen entsprechen weitgehend den Agonisten. **Dyskinesien** sind allerdings nochmals deutlich häufiger als unter einer Monotherapie mit Dopaminagonisten. Dafür ist seine Wirkung hinsichtlich der motorischen Symptome ebenfalls gesteigert. Auch Levodopa wird zur Monotherapie oder (weit überwiegend) in Kombination mit weiteren Medikamenten eingesetzt.

L-Dopa ist ein Zwischenprodukt in der Biosynthese des Dopamin, doch gilt dies auch für weitere biogene Amine wie Noradrenalin (Neurotransmitter des peripheren Sympathikus) oder Adrenalin (Hormon des Nebennierenmarks NNM). Grundsätzlich läuft die Synthese dieser Substanzen aus Phenylalanin oder Tyrosin über Dopa entweder zum Dopamin oder zu Adrenalin und Noradrenalin. Oral zugeführtes L-Dopa wird damit teilweise, noch bevor es die Blut-Hirn-Schranke erreichen kann, von Strukturen des Magen-Darm-Trakts, dem NNM und dem Sympathikus aus dem Blut entnommen, sodass höher dosiert werden muss als es dem zerebralen Bedarf entspricht. Das periphere Überangebot führt allerdings zu Nebenwirkungen. Man verabreicht deshalb L-Dopa in der Therapie des Parkinson-Patienten grundsätzlich in Kombination mit **Hemmstoffen der Decarboxylase**, die eine periphere Verstoffwechselung des L-Dopa verhindern, sodass die verabfolgte Menge ihr eigentliches Ziel ungeschmälert erreichen kann. Die in den Kombipräparaten enthaltenen **Decarboxylasehemmer** sind überwiegend **Benserazid** oder **Carbidopa**. Die beiden Hemmstoffe sind nicht liquorgängig, wirken nur peripher und damit dort, wo sie wirken sollen.

So ein wenig wird allerdings mit den beiden Hemmstoffen der Teufel mit dem Beelzebub ausgetrieben, denn ihre periphere Enzymhemmung macht sich neben biogenen Aminen wie den Katecholaminen auch bei weiteren Decarboxylierungen bemerkbar (z. B. Histidin → Histamin; Tryptophan → Serotonin) und kann entsprechend zu Nebenwirkungen führen.

MAO-B-Hemmer

Präparate dieser Gruppe sind u.a. **Selegilin** (Movergan®) und **Rasagilin**. Die Substanzen **hemmen** irreversibel das Enzym **Monoaminoxidase** (MAO) **B**, das im synaptischen Spalt den Neurotransmitter Dopamin (= „Monoamin“) oxidiert und damit unwirksam macht. Durch die Enzymhemmung bleibt Dopamin länger in wirksamer Form an der Synapse erhalten. Letztendlich ist die Wirkung der MAO-Hemmer also mit derjenigen von Levodopa oder den Agonisten gleichzusetzen. Immer werden in der Konsequenz die Dopaminrezeptoren in Striatum und weiteren Zentren vermehrt stimuliert.

MAO-B-Hemmer werden in der Regel mit Levodopa und/oder Agonisten **kombiniert**. Solche Kombinationen bieten durch die gleichgerichteten Wirkungen den Vorteil, dass die einzelnen Substanzen niedriger dosiert werden können. MAO-Hemmer sind recht **gut verträglich**. Ihre Nebenwirkungen entsprechen prinzipiell weitgehend den beiden anderen Substanzen.

Weitere Therapieformen

Symptome wie verstärkter Ruhetremor oder die Dyskinesien als Nebenwirkung der Hauptmedikation können mit zusätzlich gegebenen Medikamenten wie **Biperiden (Akineton®)** oder **Amantadin** gemildert werden. Depressive Symptome werden mit **Antidepressiva** behandelt. Zur Therapie psychotischer Phasen stehen weitere Medikamente zur Verfügung. Es bedarf großer Erfahrung und mancher Versuche, Wirkungen und Nebenwirkungen der Präparate individuell so aufeinander abzustimmen, dass die eigentlichen Parkinsonsymptome möglichst gut abgemildert und nicht durch die etwaige Begleitmedikation, z. B. Neuroleptika, wieder akzentuiert werden.

Ergänzend zu jeder Form der Therapie führt man **Bewegungstherapien** durch, u.a. auch im Hinblick auf das Trainieren von Ausfallschritten zum Abfangen drohender Stürze.

Die bisherigen Versuche mit der Transplantation fetalen Gewebes, z. B. in die Substantia nigra, erbrachten keine positiven Ergebnisse.

Tiefe Hirnstimulation

Nach etwa 5-jähriger Therapie zeigt die medikamentöse Behandlung zumeist nicht mehr dieselbe Effektivität wie in den ersten Jahren. Phasen, in denen die Therapie anspricht, wechseln sich mit Phasen ab, in denen kaum noch Wirkungen zu verzeichnen sind („Wirkungsfluktuationen"). Zusätzlich sind dann die Nebenwirkungen, v. a. Dyskinesien und motorische Fluktuationen, häufig sehr viel schwieriger zu beherrschen. Aus diesem Grund werden heute verstärkt **operative Verfahren** gewählt, aufgrund durchaus vorhandener Risiken (z. B. Blutungen und Infektionen) allerdings meist erst in Stadien, in denen von einer nennenswerten Lebensqualität nicht mehr gesprochen werden kann. Das weit im Vordergrund stehende Verfahren bezeichnet man als **Tiefenhirnstimulation** bzw. **tiefe Hirnstimulation**. Dabei werden in einer überaus aufwendigen Operation mit einer **Dauer** von (mindestens) **6–8 Stunden** feine **Elektroden** im Bereich der Basalganglien, genauer im beidseitigen **Nucleus subthalamicus** (alternativ im **Pallidum**) platziert. Der Zugang führt in jedem Fall durch Hirngewebe, doch hat man inzwischen gelernt, dabei weder größere Blutgefäße noch wichtige Strukturen zu verletzen, zumindest nicht irreversibel. Um dies zu erreichen, wird der Schädel des Patienten streng fixiert, während die Elektroden unter dreidimensional vermessendem MRT und spezifischer Computer-Software in die korrekte Position gebracht werden. Die feinen Zuleitungen führt man subkutan, also nicht sicht-, aber durchaus tastbar, über Nacken und Schulter zu einem am Thorax implantierten **Impulsgeber**, vergleichbar mit dem Taktgeber eines Herzschrittmachers. In den darauf folgenden Wochen wird die Taktrate mit einer Frequenz von etwa 130/s individuell an den Patienten angepasst. Diese Anpassung wie auch die Aufladung des verwendeten Akkus kann über eine Fernbedienung durch die intakte Haut erfolgen.

Das Kerngebiet des Nucleus subthalamicus (STN) befindet sich im vorderen unteren Teil des Thalamus, medial der Capsula interna und nur durch diese vom Pallidum abgetrennt. Die beiden Kerne gehören damit zwar entwicklungsgeschichtlich und anatomisch zum Zwischenhirn, können jedoch **funktionell** als Teil der **Basalganglien** angesehen werden. Sie sind afferent und efferent mit dem **Pallidum** verbunden und erfüllen regulatorische Aufgaben im **extrapyramidalen System**. Afferent werden die Kerne von dem Teil des Pallidum erreicht (informiert), der die Motorik fördert, efferent stimulieren die beiden Kerne Areale im Pallidum, die eine überschießende Aktivierung der motorischen Hirnrinde begrenzen. Damit passt der STN die **Bewegungsimpulse** des Pallidum **den Erfordernissen an**. Die Nuclei subthalamici benutzen als Überträgerstoff **Dopamin** und werden dadurch ohnehin in das Krankheitsgeschehen des Parkinson-Syndroms einbezogen. Die Minderfunktion des Regelkreises mit dem Pallidum verstärkt dessen motorische Impulse und ist wohl hauptverantwortlich für den **Tremor** und mitbeteiligt am **Rigor** der Patienten. Wird durch die Impulse der implantierten Elektroden die Funktion des STN nachgeahmt, kann die Koordinierung der motorischen Hirnrinde durch des Pallidum zumindest soweit wiederhergestellt werden, dass der Tremor sich abschwächt oder verschwindet und der Rigor sich bessert.

PATHOLOGIE

Dass der **Ausfall des Nucleus subthalamicus** nicht ursächlich für den Tremor des Parkinson-Patienten ist, erkennt man daran, dass beim isolierten Ausfall des Kerns ohne begleitende Defekte in Substantia nigra und weiteren Zentren kein Tremor, sondern das eigene (extrapyramidale) Krankheitsbild des **Ballismus** entsteht (ballein = werfen). Es besteht in unwillkürlichen und plötzlichen **Schleuderbewegungen von Armen oder Beinen**, also Bewegungsmustern, die keine Gemeinsamkeiten mit einem Tremor aufweisen.

Der Nutzen der elektrischen Impulse besteht also in einer Minderung bzw. Normalisierung der pathologisch gesteigerten neuronalen Aktivität, mit positiven Effekten auf Rigor und Tremor. Der große Vorteil des Verfahrens besteht zum einen in der individuell anpassbaren Steuerungsmöglichkeit und zum anderen darin, dass es, abgesehen vom Operationsrisiko selbst, nicht zu irreversiblen Zerstörungen von Hirngewebe kommt. Neben den (bei erfahrenen Neurochirurgen durchaus überschaubaren) Risiken der Operation besteht der größte Nachteil in ihren horrenden Kosten von insgesamt ca. 30.000 EUR, die von den gesetzlichen Kassen „selbstverständlich" nicht übernommen werden. In der Folgezeit gilt das Gleiche wie bei anderen Schrittmacherimplantaten auch: Magnetische Felder wie z. B. von MRT, Reizstromgeräten oder beim Einchecken am Flughafen müssen vermieden werden, weil sie die Geräte abschalten können.

Zusammenfassung

Parkinson-Krankheit

Degenerative Erkrankung mit Beginn in der Darmwand, unter Einbeziehung des Hirnstamms, erst im weiteren Verlauf mit Schwerpunkt in der Substantia nigra des Mittelhirns → Verlust von Zellen und ihrer Überträgersubstanz Dopamin führt zur mangelhaften Regulierung v. a. des Striatums und verstärkt dadurch dessen hemmenden Einfluss auf die Motorik bzw. auf Bewegungsimpulse; beginnt meist um das 60. Lebensjahr herum; Männer sind etwas häufiger betroffen.

Ursachen

- primäre Form (85 %): unbekannt
- sekundäre Form: Wilson-Krankheit, Enzephalitis, Tumor, Schlaganfall, wiederholte Schädel-Hirn-Traumen, chronische Pestizidexposition, Kohlenmonoxid- oder Manganvergiftung, Medikamente (Neuroleptika)

Symptome

- unspezifischer Beginn mit Veränderungen des REM-Schlafs, Darmstörungen (z. B. Obstipation), Hyposmie, Depressionen und weitere; erst Jahre später die als spezifisch angesehenen Symptome:
- **Akinese (Bradykinese, Hypokinese)** mit kleinschrittigem, schlurfendem Gang und der Schwierigkeit, Bewegungen zu beginnen und wieder zu beenden; Fallneigung, Maskengesicht, Mikrographie, fehlende Mitbewegung der Arme beim Gehen, Schluckstörung

- **Rigor** (Zahnradphänomen bei passiv erzwungenen Bewegungen)
- **Tremor** (feinschlägiger „Pillendrehertremor")
- zerebrale Symptome: neben vorausgehenden und begleitenden Symptomen wie Depressionen und Schlafstörungen (REM-Phasen) zunehmende Einschränkung des Intellekts, Psychosen, Halluzinationen
- vegetative Symptome wie vermehrte Talgproduktion („Salbengesicht"), Speichel- und Schweißbildung, Orthostase-Syndrom, Obstipation

Diagnostik

- Anamnese, neurologische Untersuchung, CT, MRT, PET-CT
- mittelfristig Hautbiopsie

Differenzialdiagnose Tremor

- Parkinson-Tremor: mehrheitlich zunächst einseitiger, distaler, kleinamplitudiger Ruhetremor (4–6 Hz)
- physiologischer Tremor: überwiegend Halte- und Aktionstremor hoher Frequenz, getriggert durch psychische Faktoren, Müdigkeit oder Alkohol
- essenzieller Tremor: meist symmetrischer Haltetremor (ca. 10 Hz)
- zerebellarer Tremor: Intentionstremor mit zunehmender Amplitude
- Tremor bei Dystonie: ähnlich wie essenzieller Tremor, aber in Verbindung mit muskulären Zuckungen

Therapie

- Dopaminagonisten: stimulieren Dopaminrezeptoren und kompensieren dadurch teilweise den Ausfall der Überträgersubstanz
- Levodopa (L-Dopa): gelangt zu dopaminergen Neuronen und verstärkt die Dopaminsynthese
- MAO-B-Hemmer, hemmen irreversibel das Enzym Monoaminoxidase B, sodass Dopamin länger in wirksamer Form an der Synapse erhalten bleibt
- zusätzlich Akineton® oder Amantadin gegen den Ruhetremor
- Antidepressiva
- Coenzym Q10
- körperliche Aktivität
- operative Verfahren (Tiefenhirnstimulation) bei nachlassender Wirkung der Medikation

4.5 Chorea

Chorea bedeutet **Veitstanz**. Es handelt sich um eine kleine Gruppe von Erkrankungen, deren übereinstimmendes Merkmal in extrapyramidalen Störungen mit **plötzlich einschießenden, unkontrollierbaren, regellosen Bewegungen** besteht, die im Schlaf üblicherweise sistieren. Teilweise sind lediglich umschriebene Muskelgruppen betroffen, manchmal erfasst die Störung auch weite Bereiche des Körpers. Typisch ist eine **Verminderung des Muskeltonus** zwischen den hyperkinetischen Episoden. Die beiden wichtigsten Formen sind die **Chorea Huntington** und die **Chorea Sydenham**.

4.5.1 Chorea Huntington (Chorea major)

Der Arzt George Huntington beschrieb im 19. Jahrhundert einige Fälle der nach ihm benannten Krankheit. Es handelt sich um eine **autosomal dominant** vererbte Störung, die mehrheitlich zwischen dem 25. und dem 50. Lebensjahr erste Symptome zeigt und unter progredientem Verlauf zum Tod führt. Kinder und alte Menschen sind nur sporadisch betroffen. Man rechnet in Europa mit 1 Fall auf 20.000 Einwohner. Die Chorea ist demnach mit insgesamt lediglich 4.000 Erkrankten in Deutschland relativ selten.

Krankheitsentstehung

Der Chromosomendefekt liegt auf dem kurzen Arm von **Chromosom 4** und besteht darin, dass ein bestimmtes **Gen repetitiv**, also in großer Zahl, erscheint. Je öfter sich die Sequenz wiederholt, desto frühzeitiger erfolgt der Krankheitsausbruch. Man könnte also in betroffenen Familien durch eine Chromosomenanalyse bei den Kindern oder jungen Erwachsenen die Wahrscheinlichkeit für das Auftreten der Chorea definieren, doch ergibt sich daraus keine therapeutische Konsequenz.

Das Gen codiert für ein Protein des Zytoplasmas, das sinnigerweise Huntingtin genannt wird. Dieses Eiweiß ist auch physiologischerweise in den meisten zerebralen Nervenzellen zu finden, wenn auch in sehr viel geringerem Umfang. Seine Funktion ist unbekannt.

Die Schäden in den betroffenen Neuronen entstehen wahrscheinlich durch **Ablagerungen des Huntingtin**, teilweise wohl in mutierter Form. Außerdem kommt es zu **Störungen der Mitochondrien**, woraus ein Mangel an ATP in den Zellen resultiert. Die **Neurone gehen zugrunde**, sodass schließlich ganze Gewebebereiche atrophieren – mit Beginn im **Striatum**, schließlich zunehmend und diffus im **gesamten Großhirn**.

Symptomatik

Die **anfallsweise** auftretenden, **asymmetrischen hyperkinetischen Bewegungen** beginnen umschrieben in einzelnen Muskelgruppen, besonders häufig an den distalen Extremitäten, um sich im Krankheitsverlauf auf weite Bereiche des Körpers auszudehnen. Es entsteht dann das Bild eines unkoordinierten, „fremdartigen Tanzes". Beginn und Ende der hyperkinetischen Episoden sind nicht vorhersehbar. Auch das **Muster wechselt** ständig, auch wenn sich bestimmte Grundcharakteristika wiederholen (➤ Abb. 4.8a). Daneben sieht man **Dysarthrie**, **Gangstörungen** und **unkoordinierte Augenbewegungen**.

EXKURS

An Parkinson-Syndrom und Chorea Huntington wird die **zentrale Stellung des Striatum** in der gesamten Motorik erkennbar. Die unzureichende Rückkopplung und Feinabstimmung mit der Substantia nigra führt beim Parkinson gewissermaßen zu einer „Enthemmung" des Striatum und damit zur verstärkten Unterdrückung von Bewegungsimpulsen, also zur Akinese bzw. Hypokinese. Durch Degeneration des Striatum (➤ Abb. 4.8b) dagegen entfällt bei der Chorea die Unterdrückung und Koordinierung motorischer Impulse, sodass Bewegungen überschießend werden bzw. von selbst entstehen und nicht mehr kontrolliert werden können.

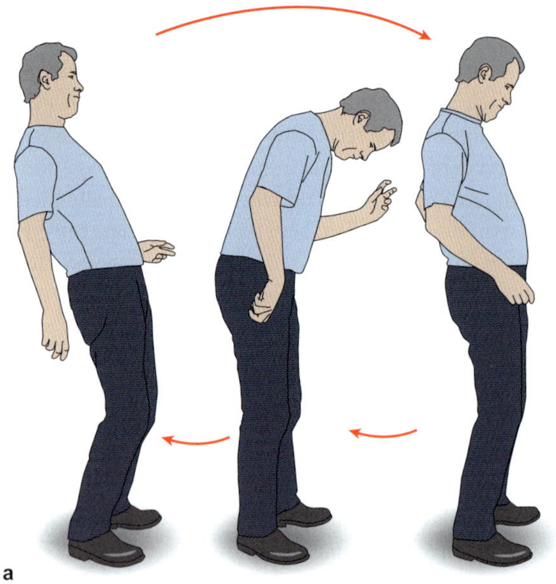

a

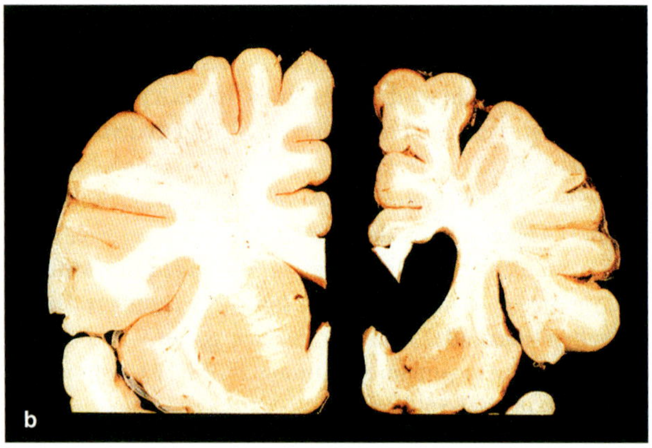

b

Abb. 4.8 **a** Hyperkinese bei Chorea Huntington .Die zum Teil bizarr anmutenden Haltungs- und Bewegungsveränderungen vollziehen sich oft innerhalb von Sekunden. **b** Gesunder Patient (links) und ausgeprägte Atrophie von Putamen und Nucleus caudatus bei Chorea Huntington (rechts). Die Atrophie des Nucleus caudatus führt zu einer sekundären Aufweitung des Seitenventrikels. [L157; E688]

Im Krankheitsverlauf dehnt sich die Atrophie vom Striatum auf weite Bereiche der Großhirnrinde aus. Aus dem zunächst vorherrschenden Bild überschießender, unkontrollierter und unbeabsichtigter Bewegungen entsteht zunehmend ein parkinsonähnliches Bild mit **Akinese** und **Rigor**. Weitere Symptome bestehen in **Wahrnehmungs-** und **Verhaltensstörungen** und in der Entwicklung einer **Demenz**, die sich aus dem Verlust an Hirnsubstanz ableiten lassen. **Psychosen**, **Affektlabilität** und **Depressionen** mit gesteigerter **Suizidalität** begleiten das Spätstadium.

Diagnostik

Entsprechend zahlreicher neurologischer Krankheitsbilder kann die Chorea lediglich aus dem **klinischen Aspekt** heraus diagnostiziert werden, weil es keine veränderten Serumparameter oder sonstige diagnostische Hilfen gibt. In fortgeschrittenen Stadien wird die Atrophie zunächst des Striatum im MRT erkennbar. Allerdings besteht bei der Chorea Huntington schon in frühen Stadien die Möglichkeit einer korrekten Zuordnung aus der **Chromosomenanalyse**.

Therapie

Eine Therapie, wie sie z. B. bei der Parkinson-Krankheit wenigstens symptomatisch erfolgen kann, gibt es bei der Chorea **nicht**. Begleitend werden die Depressionen mit **Antidepressiva**, Psychosen mit **Neuroleptika** behandelt. Natürlich sollten die Patienten medizinisch und v. a. sozial betreut, die Angehörigen genetisch beraten werden.

4.5.2 Chorea Sydenham (Chorea minor)

Die Chorea Sydenham wird synonym auch als **Chorea minor** bezeichnet, weil sie sozusagen als Minimalvariante einer Chorea Huntington (= Chorea major) erscheint. Sie stellt in der Regel ein **Begleitsymptom des rheumatischen Fiebers** dar und zeigt sich bei bis zu 10 % der Betroffenen. Da das rheumatische Fieber nicht immer unzweideutig erkennbar wird, wurden im Sinne der Diagnostik nach Jones Haupt- und Nebenkriterien entwickelt, welche die Diagnose sichern bzw. erleichtern sollen. Die Chorea minor stellt, gemeinsam mit der Arthritis saltans, der Herzbeteiligung, dem Erythema anulare centrifugum (Erythema marginatum) und den Rheumaknoten eines von fünf Hauptkriterien dar. Besprochen wird das rheumatische Fieber im > Fach Bewegungsapparat.

Von der Chorea minor betroffen sind, entsprechend dem Auftreten des rheumatischen Fiebers, überwiegend Kinder, **Mädchen** häufiger als Jungen. Die Erkrankung ist in den Entwicklungsländern unverändert häufig, in den westlichen Ländern dagegen wegen der konsequenten Behandlung von Streptokokkenerkrankungen wie Angina tonsillaris und Scharlach kaum noch zu sehen.

Symptomatik

Diese Minimalvariante einer Chorea zeigt **unwillkürliche, schnelle Bewegungen** einzelner Muskeln und Muskelgruppen – häufig an den distalen Extremitäten, teilweise auch im Gesicht (**Grimassieren**). Wie bei der Chorea major ist der Muskeltonus außerhalb der Zuckungen herabgesetzt. Häufig bestehen gleichzeitig milde psychische Veränderungen wie **Antriebsminderung** oder **Reizbarkeit**.

Diagnostik, Therapie und Prognose

Die Chorea minor stellt eine **Ausschlussdiagnose** dar, weil es keine diagnostischen Kriterien gibt, die sie beweisen würden. Hilfreich ist natürlich ein begleitendes oder kurz zurückliegendes **rheumatisches Fieber**. Ebenso wenig existiert eine Therapiemöglichkeit, doch ist die Erkrankung gewöhnlich **selbstlimitierend**, rezidiviert höchstens (nicht so selten) v. a. im mittleren Trimenon der ersten Schwangerschaft als sog. **Chorea gravidarum**.

Zusammenfassung

Chorea

Extrapyramidale Störungen mit plötzlich einschießenden, unkontrollierbaren, regellosen Bewegungen, die im Schlaf üblicherweise sistieren; man unterscheidet die Chorea Huntington (Chorea major) und die Chorea Sydenham (Chorea minor).

Ursachen

- Chorea major: autosomal dominant vererbte Störung
- Chorea minor: mögliches Begleitsymptom des rheumatischen Fiebers

Symptome der Chorea major

- hyperkinetische Bewegungsmuster („Veitstanz") mit Gang- und Sprechstörungen
- zerebrale Symptome – u.a. Psychosen, Depressionen, Demenz und Suizidalität
- muskulärer Hypotonus zwischen den hyperkinetischen Episoden
- Akinese, Rigor (Spätstadien)

Symptome der Chorea minor

- Minimalvariante mit lediglich umschriebenen Muskelzuckungen an den Extremitäten oder „Grimassieren"

Diagnostik

- klinischer Aspekt, MRT, Chromosomenanalyse

Therapie

- nicht möglich

Prognose

- Chorea major: progredienter Verlauf, Tod innerhalb weniger Jahre
- Chorea minor: gute Prognose (selbstlimitierend)

4.6 Restless-Legs-Syndrom (RLS)

Das **Syndrom der ruhelosen Beine** (restless = ruhelos, legs = Beine) beschreibt einen Zustand, der die Patienten in der **Ruhe**, ganz besonders **abends** und im nächtlichen **Schlaf**, dazu zwingt, die Lage ihrer Beine ständig zu verändern. Betroffen, zumindest in milder Form, sind in den westlichen Ländern bis zu **10 % der Erwachsenen**, **Frauen** deutlich häufiger als Männer. Das Syndrom wird international nach den Erstbeschreibern auch als Wittmaack-Ekbom-Syndrom oder als Willis-Ekbom-Krankheit bezeichnet, doch hat sich dies im deutschen Sprachraum nicht durchgesetzt.
Als **Leitsymptome** des RLS gelten

- ein **unwiderstehlicher Bewegungsdrang** der Beine (seltener der Arme), ausgelöst oder zumindest begleitet von Parästhesien (Kribbeln, Brennen) oder Schmerzen
- Auftreten nahezu ausschließlich in der **Ruhe** mit Linderung durch Bewegung
- Verschlimmerung abends und im nächtlichen **Schlaf**

Krankheitsentstehung

Man kann den primären (familiären) sekundäre Formen gegenüberstellen. Den **sekundären** Formen liegt auffallend häufig ein **Eisenmangel** zugrunde. Die eigentlichen Zusammenhänge sind nach wie vor unklar. Aufgrund der Möglichkeit, die Symptomatik mit Medikamenten, die als Dopamin-Agonisten wirken, vorübergehend deutlich abzumildern, denkt man an einen zentral oder peripher **gestörten Dopamin-Stoffwechsel**, weshalb man das Syndrom als neurologische Erkrankung eingestuft hat. Belege oder auch nur ernst zu nehmende Hinweise für dieses Modell existieren bisher nicht, denn es gibt weder erkennbare pathologische Veränderungen der Achse Mittelhirn/Striatum noch einen Bezug zu Parkinson-Syndrom oder Chorea. Aus Studien lässt sich beispielsweise ableiten, dass das RLS bei Parkinsonpatienten nicht häufiger auftritt als im Durchschnitt der Bevölkerung. Auch der zunächst naheliegende Bezug zu einer Chorea minor, einschließlich deren Rezidiv in der Schwangerschaft, lässt sich aufgrund konträrer Begleitsymptome ausschließen. Zum Beispiel sistieren die **muskulären Zuckungen** der Chorea im Schlaf, während dieses Symptom für das **RLS** geradezu **pathognomonisch** ist.

Grobschematisch lassen sich drei Formen ursächlich voneinander abgrenzen:

- Formen mit **autosomal-dominantem Vererbungsmodus**, wobei 4 unterschiedliche Gene betroffen sein können. Die molekularen Auswirkungen der Genveränderungen wurden bisher nicht identifiziert.
- **sekundäre Formen**, die sich definierten **Begleitumständen** bzw. Erkrankungen zuordnen lassen
- **idiopathische Formen** ohne familiäre Hinweise und ohne erkennbare Zuordnungen

Sekundäre Formen

Die sekundären Formen treten insbesondere in der **Schwangerschaft**, bei **Eisenmangel** mit oder ohne **Anämie**, einer fortgeschrittenen **Niereninsuffizienz** sowie bei der **peripheren Polyneuropathie** des **Diabetikers** und der **Alkoholkrankheit** auf. Auch **Kältereize** scheinen bei manchen Patienten einen begünstigenden Faktor darzustellen, wobei man diese Begünstigung auch darin sehen kann, dass Kälte bei Eisenmangel durch die dabei bestehende Beeinträchtigung der Atmungskette überproportionale Auswirkungen zeigt. Ursache ist die essenzielle Integration des Eisens in die Enzymkomplexe (Cytochrome) der Atmungskette, die ohne dieses Ion ihre Wirksamkeit verlieren. Im Ergebnis entsteht neben einem Mangel an ATP (→ Müdigkeit, muskuläre Schwäche) auch eine unzureichende Produktion von Körperwärme, in der Konsequenz eine **Hypothermie** mit **Kälteintoleranz**.

Wenn man bei den sekundären Formen nach einem **gemeinsamen Nenner** sucht, und denselben möglichst auch noch in Bezug

des ZNS beschränkte Schädigungen finden, während bei generalisierten Anfällen meist weite Hirnbereiche einschließlich der Gegenseite betroffen sind.

Die **Klassifikation** der Epilepsien wurde in den Jahren bis 2009 überarbeitet, ist allerdings immer noch im Fluss, weil das Verständnis um die pathophysiologischen Zusammenhänge noch längst nicht abgeschlossen ist. Derzeit kann man das folgende (vereinfachte) **Einteilungsschema** verwenden:

Fokale Anfälle:
- **ohne Bewusstseinsstörung**
  - mit motorischen Symptomen (Unterform Jackson-Anfall)
  - mit sensibel-sensorischen Symptomen (Parästhesien, Lichtblitze usw.)
  - mit vegetativen Symptomen
  - mit psychischen Symptomen
- **mit Bewusstseinsstörung**
- mit sekundärer **Generalisierung**

Primär generalisierte Anfälle:
- Absencen (Bewusstseinsstörungen) ohne deutliche Symptome (Petit mal)
- Absencen mit muskulären Störungen und vegetativen Begleitsymptomen
  - atonische Anfälle
  - tonische Anfälle
  - klonische Anfälle
  - tonisch-klonische Anfälle (Grand mal)

Nicht klassifizierte Anfälle:
- nicht eindeutig fokal oder generalisiert, z. B. in der Form epileptischer Spasmen bei Säuglingen

Symptomatik

Fokale Anfälle

Fokale Anfälle ohne Bewusstseinsstörung zeigen z. B. umschriebene **Bewegungen** einer Extremität, sofern der Herd den motorischen Cortex betrifft. Die Bewegung kann **tonisch** in eine bestimmte Richtung oder, mehrheitlich, **klonisch** als abwechselnde Aktivität der Beuger und Strecker erfolgen. Ist die Hand betroffen, beteiligt sich häufig die Gesichtsmuskulatur an dem Anfall, weil die Areale im Gyrus precentralis direkt benachbart liegen. Bei einzelnen Patienten beginnt ein fokaler Anfall sehr umschrieben z. B. in den Fingern und breitet sich anschließend auf proximale Muskelgruppen des Arms oder sogar auf die gesamte Körperhälfte aus. Ein solcher Anfall wird als **Jackson-Anfall** bezeichnet. Seine Dauer beträgt Sekunden bis wenige Minuten, kann aber sehr selten auch einmal über Stunden bestehen bleiben. Manchmal kommt es im Anschluss zu einer vorübergehenden Parese (Lähmung) in der betroffenen Muskulatur, die über Stunden oder Tage anhalten kann.

Fokale Anfälle können sich auch ohne motorische Störungen als **Parästhesien** zeigen, oder sensorisch in der Form von **Lichtblitzen** oder **optischen Halluzinationen**. Weitere sensorische Eindrücke wie Veränderungen des **Hörens** mit Auftreten komplexer Geräusche, des **Riechens** mit der Wahrnehmung intensiver spezifischer Gerüche, des **Gleichgewichts** oder der **Geschmacksempfindung** sind möglich, ebenso **vegetative Symptome** wie plötzliches Erröten, Schweißausbrüche oder epigastrische Sensationen. Einzelne Patienten empfinden Angst oder haben das Gefühl bevorstehender Veränderungen oder berichten von Déjà-vu-Erlebnissen. Wenn derartige Eindrücke einer Ausbreitung des Anfalls bis hin zum generalisierten Anfall vorausgehen, werden sie als **Aura** bezeichnet. Eine besonders häufig zu beobachtende Form ist die **epigastrische Aura**, bei der ein als unangenehm empfundenes Gefühl aus der Magengegend in den Thorax oder in den Kopf aufsteigt.

Manche **fokalen Anfälle** zeigen umschriebene, z. B. motorische Auffälligkeiten, gehen jedoch mit mehr oder weniger ausgeprägten **Störungen des Bewusstseins** einher. Die Patienten vermögen während der Episoden keinen Kontakt zur Umgebung aufzunehmen oder erinnern sich nicht an das Ereignis. Solche Anfälle beginnen meist mit einer Aura, die stereotyp, also auf die immer gleiche Weise, abläuft. Am Beginn des Anfalls und gleichzeitig auch als Beginn der Zeitspanne, an die sich der Patient nicht mehr erinnert, steht häufig eine plötzliche Verhaltensänderung oder z. B. eine bewegungslose Starre.

Fokale Anfälle mit sekundärer Generalisierung sind häufig mit **Störungen des Frontallappens** verknüpft. Für den Beobachter sind die fokalen Störungen, die dem generalisierten Anfall vorausgehen, häufig nicht erkennbar oder abzugrenzen. Die Unterscheidung solcher Anfälle von den primär generalisierten ist allerdings wichtig, da sie Auswirkungen auf die Therapie besitzen kann.

Generalisierte Anfälle

Generalisierte Anfälle betreffen **beide Hemisphären**, wobei der Anfall in der Regel aus einem umschriebenen Fokus heraus beginnt, um sich unmittelbar anschließend über das Corpus callosum auf die andere Seite auszudehnen. Generalisierte Anfälle können als isolierte **Minimalvariante** einer **Absence** erscheinen oder als generalisierter, tonisch-klonischer Anfall.

Absencen (Petit mal) sind akut einsetzende, **kurz** (10–30 s) dauernde **Bewusstseinsstörungen** ohne Verlust der muskulären Kontrolle über den Körper. Milde Begleitsymptome wie Tonusänderungen, Zuckungen der Augenlider oder Kaubewegungen sind möglich. Für den Zeitraum der Absence besteht eine **Amnesie**. Weitere Nachwirkungen wie z. B. Verwirrtheit bestehen nicht.

Absencen beginnen regelhaft in der **frühen Kindheit oder Jugend** und können **mehrmals am Tag** erscheinen, teilweise bis zu > 100 Mal. Wegen der retrograden Amnesie werden sie von den Kindern nicht zur Kenntnis genommen. Auch Eltern oder Lehrer deuten die kurzen „Abwesenheiten" häufig nur als Tagträumerei. Wichtig im Sinne der Diagnose ist, dass Absencen z. B. durch eine **Hyperventilation provozierbar sind**. Obwohl diese *typischen* Absencen mehrheitlich genetisch verursacht sind, verlieren sich die Anfälle bei einem Teil der betroffenen Kinder spontan im Jugendalter.

Atypische Absencen beginnen und enden weniger abrupt und halten für gewöhnlich auch länger an. Motorische Begleitphänomene werden deutlicher erkennbar.

Generalisierte, tonisch-klonische Anfälle (Grand mal) findet man bei etwa **10 % aller Patienten** mit Epilepsie. Die Anfälle beginnen abrupt und ohne Vorzeichen, auch wenn einzelne Patienten unbestimmte Vorahnungen aufweisen können. Am Anfang stehen generalisierte tonische Krämpfe, von denen auch die Atemmuskulatur, die Bronchien und die Kaumuskulatur betroffen sind. In deren Folge kommt es zu **Zungen-**, **Lippen**- oder **Wangenbissen** und zur Behinderung der Atmung mit lautem **Stöhnen** und zur **Zyanose**. Der aktivierte Sympathikus führt zu **Blutdruckanstieg**, **Tachykardie** und **Mydriasis**. Nach etwa 10–20 Sekunden geht die tonische Muskelanspannung in die klonische Phase über, verursacht von einem Wechsel zwischen Muskelanspannung und Relaxation. Zumeist bereits innerhalb 1 Minute lassen die Tonuserhöhung und damit der eigentliche Anfall nach. Die Muskulatur erschlafft und der Patient fällt in den **postiktalen Nachschlaf** oder er ist **verwirrt**. Das Bewusstsein kann nach Minuten oder auch erst nach Stunden wiederkehren. Begleitend bestehen häufig bzw. beinahe regelhaft **Harn**- und **Stuhlinkontinenz** sowie eine stark vermehrte Speichelbildung **(Hypersalivation)**, die zur behinderten stridorösen Atmung führt, weil der Schluckreflex ausgefallen ist. Hinterher bestehen häufig Kopf- und Muskelschmerzen sowie Müdigkeit.

Es gibt etliche Abweichungen von diesem typischen Muster. So kann die Muskelanspannung auch rein tonisch *oder* klonisch auftreten, aber auch **atonisch** mit kurzzeitigem Verlust der Funktion der Haltemuskulatur und **sturzbedingter Verletzungsgefahr**. Bei einem sehr kurz dauernden Anfall kommt es manchmal nur zu einem Nicken des Kopfes.

Status epilepticus

Epileptische Anfälle sind selbstlimitierend und weisen gewöhnlich eine Dauer von Sekunden bis hin zu wenigen Minuten auf. Vereinzelt kommt es jedoch zu zeitlich ausgedehnten Anfällen. Dauert ein solcher Anfall > **20 Minuten**, wird er als Status epilepticus bezeichnet. In der Regel handelt es sich dabei um einen Grand-mal-Anfall, doch ist er definitionsgemäß bei **allen Anfallstypen möglich**.

Mögliche **Ursachen** sind

- Fieber
- Hirntumoren
- zerebrale Infektionen
- Hypoglykämie
- das Absetzen einer antiepileptischen Therapie

Ein Status epilepticus ist als **Notfall** anzusehen, der möglichst umgehend behandelt werden sollte, weil es dabei zu zunehmenden zerebralen Schädigungen, zur respiratorischen Insuffizienz, Hyperthermie oder metabolischen Entgleisungen kommen kann. Der Notarzt wird mit Diazepam i.v. oder verwandten Substanzen therapieren.

Fieberkrämpfe

Fieberkrämpfe sind regelrechte **Grand-mal-Anfälle**. Man beobachtet sie fast ausschließlich bei **Kleinkindern** etwa zwischen 0,5 und 5 Jahren und einer besonderen Häufung kurz vor Vollendung des zweiten Lebensjahres – weit überwiegend **im Fieberanstieg**. Rund 3–5 % aller Kinder sind davon betroffen. Die Krampfschwelle ist in diesem Lebensabschnitt deutlich herabgesetzt. Zusätzlich geht man von einer **familiären Disposition** aus, doch entwickeln nur 4 % der Betroffenen später eine Epilepsie, während die Anfälle bei allen anderen spätestens nach dem 5. Lebensjahr sistieren. Nach dem erstmaligen Auftreten eines Fieberkrampfes wird man meist versuchen, die Kinder im Rahmen von Infekten durch frühzeitige Gabe von Paracetamol oder Ibuprofen fieberfrei zu halten. Inwieweit es im Einzelfall sinnvoll ist, dem Immunsystem das überaus wertvolle Fieber vorzuenthalten, könnte theoretisch ausprobiert werden, denn nur jedes 3. Kind erleidet überhaupt ein Rezidiv und bei weniger als 10 % der Betroffenen kommt es zu einem dritten oder weiteren Anfällen. Natürlich steht diesen statistischen Unwahrscheinlichkeiten die Angst der Eltern gegenüber.

Diagnostik

Im Hinblick auf die Frage, ob es sich bei dem neurologischen Ereignis eines Patienten wirklich um einen Anfall gehandelt hat, steht die **Anamnese** zentral **im Mittelpunkt**. Oft bleibt sie bei ein- oder erstmaligen Störungen das einzige Instrument zur Diagnosefindung, weil weitere Möglichkeiten nicht zur Verfügung stehen. Neurologische Untersuchungen **einschließlich EEG**, bildgebender Verfahren oder Laborparameter sind in solchen Fällen grundsätzlich **ohne** jegliche **Auffälligkeiten**, sofern es sich nicht um die Erstmanifestation eines Tumors gehandelt hat. Es geht also um eine möglichst exakte Eruierung der Symptomatik des möglichen Anfalls, daneben um Risikofaktoren und prädisponierende Faktoren wie frühkindliche Fieberkrämpfe, Alkohol- oder Drogenmissbrauch, Schlafentzug oder erlittene Schädel-Hirn-Traumen einschließlich einer etwaigen positiven Familienanamnese.

Neben der **neurologischen** ist eine gewissenhafte **Ganzkörperuntersuchung** unumgänglich, um Grunderkrankungen wie eine Neurofibromatose, Infektionen, Störungen von Seiten der Leber oder Niere oder des Herzens (Endokarditis oder Vorhofflimmern mit möglichen Thrombenbildungen?) nicht zu übersehen. Bei den **Laborwerten** sind neben dem großen Blutbild v. a. Elektrolyte, Leber- und Nierenfunktion, Gerinnungsstatus, CRP und der Glukosespiegel von Bedeutung.

In **CT** bzw. **MRT** lassen sich auslösende Faktoren wie Tumoren, Einblutungen, Fehlbildungen oder Entzündungen erkennen. Besonders bedeutsam in der Diagnostik eines Anfallsleidens ist das **EEG**. Das Elektroenzephalogramm ist für die Diagnose des Anfalls unverzichtbar, zeigt aber bei rezidivierenden Anfällen häufig auch in den **anfallsfreien Zeiten** typische Veränderungen. Man findet im Bereich der einzelnen Herde u. a. spitze, steil ansteigende und wieder abfallende Wellen (spikes) oder langsamer abfallende Wellen (sharp waves) oder eine Kombination aus beidem (spikes and waves) (➤ Abb. 4.9).

Differenzialdiagnose

Die differenzialdiagnostisch wichtigsten und nicht immer klar abgrenzbaren Ereignisse sind **TIA**, manche Formen der **Migräne**, **Synkopen** und die sog. psychogenen Anfälle, die den epileptischen zum Verwechseln ähnlich sehen können.

Psychogene Anfälle treten hauptsächlich bei Menschen auf, die sich unlösbaren Problemen bzw. Konflikten ausgesetzt sehen und bestehen in sporadisch erscheinenden, über Minuten anhaltenden Verhaltensmustern wie rhythmischen Kopfbewegungen, Schütteln oder Zuckungen der Extremitäten oder einem besonders typischen

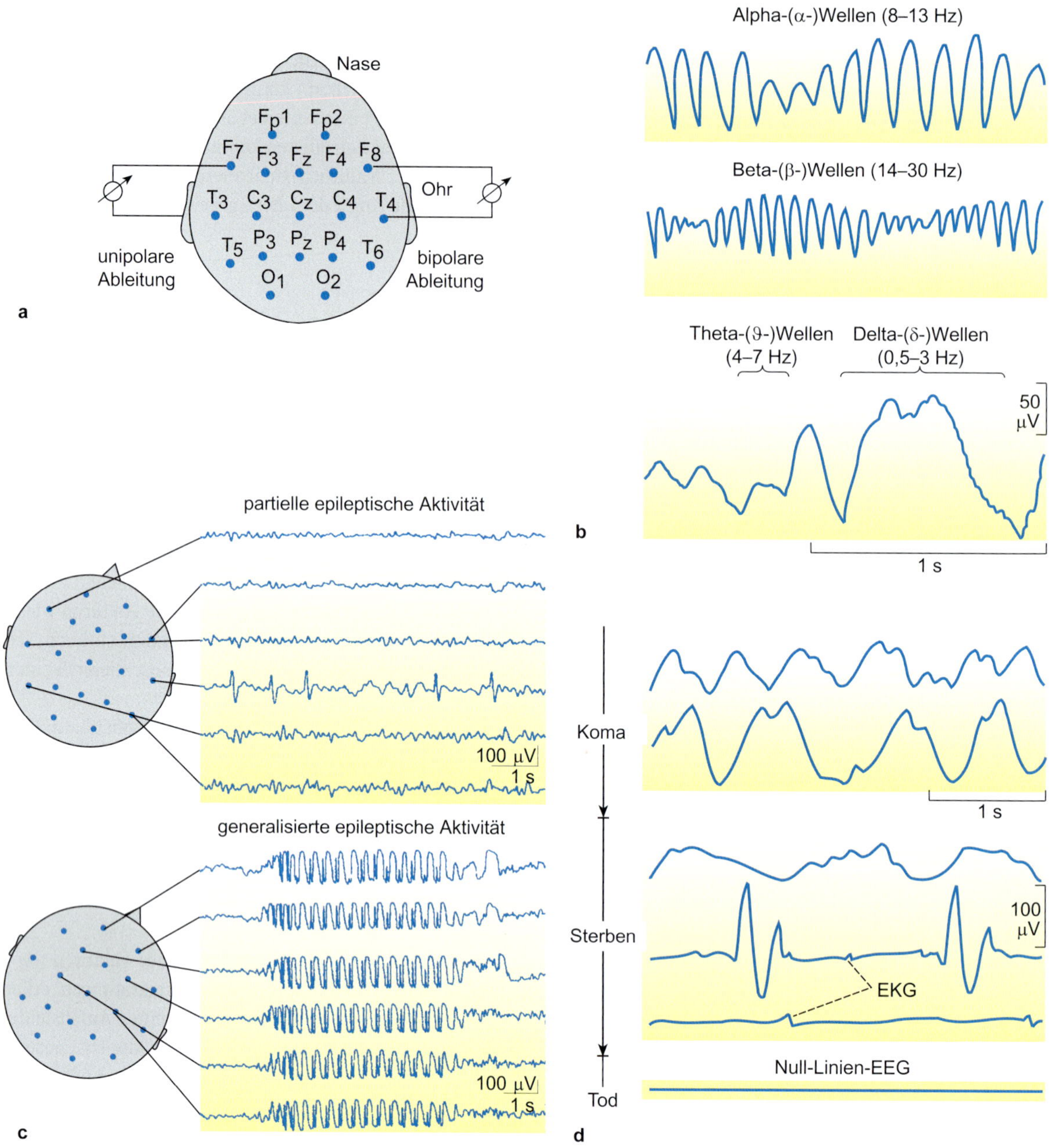

Abb. 4.9 Elektroenzephalogramm (EEG). **a** Ableitungsschema. **b** Frequenzbänder des EEG. **c** EEG bei epileptischer Aktivität; oben = scharfe Wellen, unten = spikes and waves. **d** Erlöschen der EEG-Tätigkeit beim Sterben. [L106]

Vorschieben des Beckens, dem **Arc de cercle**. Auffallend sind der oft **theatralische Ablauf** dieser Anfälle, das **ungestörte Bewusstsein** und das strenge Achten auf die **Vermeidung von Verletzungen**.

Therapie

Die Therapie einer Epilepsie ist daran ausgerichtet, verursachende **zerebrale Schäden zu behandeln**, soweit dies z. B. durch Entfernen eines Tumors gelingen mag, **auslösende Faktoren** eines Anfalls wie Schlafentzug, Fieber oder Flackerlicht zu **vermeiden** sowie durch **Antiepileptika** die Krampfschwelle heraufzusetzen. Bei Unwirksamkeit medikamentöser Therapien kommen im Einzelfall auch **operative Verfahren** in Betracht, bei denen die verursachenden Herde neurochirurgisch entfernt werden. Teilweise sind umfangreiche Operationen notwendig, bei denen man z. B. große Teile eines Temporallappens einschließlich Hippocampus und Mandelkern entnimmt.

Beim **Akutfall** eines epileptischen Anfalls steht für den Heilpraktiker, abgesehen von der Verständigung des **Notarztes**, der **Schutz des Patienten** in Bezug auf Gegenstände oder Möbelstücke in seinem unmittelbaren Bereich im Vordergrund.

MERKE

In den Mund geschobene **Gegenstände** (Zungenkeil) werden **nicht empfohlen**, weil sich Zungen- oder Wangenbisse in der Regel bereits zu Beginn des Anfalls ereignen, anschließend also nicht mehr verhindert werden können, und weil diese Gegenstände u. a. eine Gefährdung durch Aspiration beinhalten. Außerdem kann sich der Helfer dabei erheblich verletzen. Allerdings gilt dies auch im Hinblick auf die manchmal immer noch empfohlene Entfernung losen Zahnersatzes.

Antiepileptika

Die ersten Antiepileptika waren die Barbiturate, die bis heute im Gebrauch sind, obwohl es inzwischen eine reichliche Auswahl an wirksameren und nebenwirkungsärmeren Alternativen gibt. Die einzelnen Medikamentenklassen weisen hinsichtlich der Formen einer Epilepsie etwas unterschiedliche Wirkungen auf, sodass man sehr viel gezielter therapieren kann als in früheren Jahren. Andererseits reagieren die Patienten sehr unterschiedlich auf die Substanzen, auch im Hinblick auf subjektiv empfundene Nebenwirkungen, sodass häufig erst nach mehreren Versuchen das „Idealmedikament" gefunden wird. Auch die Höhe der Dosierung, die gerade noch wirksam ist, ist individuell unterschiedlich und muss regelrecht ausprobiert werden. Das gewählte Medikament sollte einerseits prophylaktisch die Anfallsfrequenz möglichst auf null senken und andererseits den Arbeitsalltag des Patienten möglichst wenig beeinträchtigen. **Vollständige Anfallsfreiheit** wird bei etwa **75 %** der Patienten erreicht.

Zur Auswahl stehen neben den **Barbituraten** (Phenobarbital) Medikamente wie **Carbamazepin**, **Phenytoin**, **Valproinsäure**, **Gabapentin**, **Benzodiazepine** und viele weitere. Die Medikamente werden je nach Wirkung und Verträglichkeit als Monotherapie oder in Kombination gegeben. Vor allem die Benzodiazepine werden auch im Akutfall eingesetzt, z. B. um einen Status epilepticus zu beenden. Für kindliche **Fieberkrämpfe** stehen sie als rektale Applikation in der Form von **Klysmen** zur Verfügung.

Die **Nebenwirkungen** bestehen neben eher seltenen Symptomen wie Hautausschlägen, einer Knochenmarksuppression oder Störungen der Leberfunktion hauptsächlich und übereinstimmend in einer **Sedierung** des Patienten bis hin zur Benommenheit, in **Kopfschmerzen**, **Doppelbildern** oder einer **Ataxie**. Dies bedeutet, dass z. B. Autofahren trotz Anfallsfreiheit im Einzelfall unmöglich wird. Diese Nebenwirkungen resultieren aus dem Wirkprinzip der Substanzen, denn das Ziel besteht gerade darin, die übersteigerte Aktivität zerebraler Anteile herabzusetzen und dies kann eben nicht isoliert nur an einzelnen Herden geschehen.

Patienten, die unter der Therapie über Jahre anfallsfrei werden, bleiben dies in einem großen Prozentsatz (ca. 60 %) auch nach dem Absetzen der Medikamente! Für diese Weglassversuche müssen die Medikamente grundsätzlich **langsam** über mehrere Monate **ausgeschlichen werden**. Autofahren oder ähnliche Tätigkeiten mit Gefährdungspotenzial sollten in dieser Phase unterlassen werden.

Zusammenfassung

Epilepsie

Wiederholte epileptische Anfälle aufgrund einer genetischen Prädisposition oder infolge einer chronifizierten Schädigung des ZNS; im Gegensatz dazu steht der epileptische Anfall, der ein einzelnes Ereignis darstellt.

Ursachen

- Schädigung zerebralen Gewebes durch z. B. Einblutung, Ischämie, Entzündung oder Tumor
- familiäre Formen
- zerebrale Fehlbildungen
- toxische Einwirkungen durch Medikamente, bei Hypoglykämie, im Alkoholentzug, bei terminaler Niereninsuffizienz (Urämie)

Symptome

Fokale (partielle) Anfälle: umschriebene Anfälle einer Hemisphäre

- fokale Anfälle mit motorischen und/oder sensibel-sensorischen und/oder vegetativen und/oder psychischen Symptomen, aber *ohne* Bewusstseinsstörung; z. B. Jackson-Anfall
- fokale Anfälle *mit* Bewusstseinsstörung
- fokale Anfälle mit sekundärer Generalisierung

Generalisierte Anfälle: betreffen beide Hemisphären

- Absencen (Bewusstseinsstörungen) ohne weitere Symptome (Petit mal)
- Absencen mit atonischen oder tonischen, klonischen oder tonisch-klonischen (Grand mal) oder vegetativen Begleiterscheinungen
- typische Symptome des Grand mal:
  - generalisierte tonisch-klonische Krämpfe
  - Sympathikusaktivierung (Blutdruckanstieg, Tachykardie, Mydriasis)
  - Behinderung der Atmung mit Hypersalivation und Stridor, evtl. Aufhebung des Schluckreflexes (→ Aspirationsgefahr)
  - Stuhl- und Harninkontinenz
- atypische Absencen mit ausgeprägten Tonusänderungen, aber ohne abrupten Beginn
- Fieberkrämpfe: Kleinkinder im Alter von 0,5– 5 Jahren; Auftreten v.a. im Fieberanstieg; nach erstmaligem Auftreten Fieberprophylaxe bei Infekten mit Paracetamol oder Ibuprofen, rektale Diazepam-Klysmen als Notfallmedikament

Nicht klassifizierte Anfälle: alle epileptischen Anfälle, die sich nicht zuordnen lassen, besonders häufig im frühen Säuglingsalter

Status epilepticus: Dauer > 20 Minuten → Notfall

Diagnostik

- Anamnese
- neurologische und allgemeinmedizinische Untersuchung
- Laborparameter zum Erkennen oder zum Ausschluss fassbarer Störungen – u.a. Blutbild, Leber-, Nierenwerte
- EEG
- bei jedem Erstereignis CT oder MRT (Ausschluss Tumor oder Einblutung)

Therapie

- Therapie des Anfalls: Schutz des Patienten vor Verletzungen, nach Möglichkeit Seitenlagerung zur Aspirationsprophylaxe und Entfernung von losem Zahnersatz (falls ohne Gefährdung des Helfers möglich), bei prolongiertem Anfall Diazepam (Notarzt)
- Antiepileptika (Barbiturate, Carbamazepin, Phenytoin, Valproinsäure, Gabapentin, Benzodiazepine), wichtigste Nebenwirkung: Müdigkeit

4.8 Migräne

Kopfschmerzen sind im Alltag ein häufiges Ereignis. Die Mehrzahl der Formen lässt sich auf Erkrankungen zurückführen, die u.a. **auch** Kopfschmerzen hervorrufen. Diese **sekundären Kopfschmerzerkrankungen** stellen die Folge bzw. das Begleitsymptom einer anderweitigen Grunderkrankung dar. Weitaus am häufigsten entstehen die sekundären Formen im Rahmen **systemischer Infekte**. Deutlich seltener findet man ursächlich ein **Schädeltrauma** und am Ende der Skala stehen **Hirntumoren**.

Einige wenige Arten manifestieren sich dagegen ausschließlich und deswegen **primär** als Kopfschmerz: Der Kopfschmerz **ist** die Erkrankung. Zu diesen **primären Kopfschmerzerkrankungen** gehören v. a. der **Spannungskopfschmerz** als häufigste Form (Anteil etwa 70 %), die **Migräne** und der **Cluster-Kopfschmerz** (0,1 %). Auch weltweit stellt der Spannungskopfschmerz mit **1,5 Milliarden Betroffener** die häufigste Kopfschmerzart dar. An zweiter Stelle folgt mit knapp 1 Milliarde Erkrankter bereits die Migräne. Die Tragweite dieses chronischen Krankheitsbildes lässt sich an diesen aktuellen Daten (2015) gut erkennen. Im ➢ Fach Leitsymptome werden die verschiedenen Kopfschmerzformen einander gegenübergestellt.

Kopfschwarte und Schädelknochen einschließlich A. meningea media sind schmerzempfindlich. Dagegen können nur wenige Strukturen im Schädelinneren auf Alterationen mit Schmerzen reagieren. Dies sind v. a. die **Dura mater** einschließlich ihrer Duplikaturen (z. B. Falx cerebri) und die von ihr eingeschlossenen **venösen Sinus** sowie die großen zuführenden **Arterien**. Die Schmerzempfindlichkeit der intrakraniellen Arterien schließt den Anfangsteil der Gefäße, die in die Hirnsubstanz hineinziehen, mit ein. Dura und Gefäße werden vom **N. trigeminus** versorgt. Tatsächlich ist der V. Hirnnerv in all seinen Anteilen schmerzempfindlich. Dies gilt nicht nur für die Faseranteile, die aus dem Ganglion trigeminale zum Gesicht oder zur Dura ziehen, sondern auch für seine Kerngebiete im Hirnstamm. Alle weiteren intrakraniellen Anteile einschließlich der gesamten Hirnsubstanz sind **schmerzunempfindlich**.

Definition

Die Migräne ist so alt wie die Menschheit, wie Zeugnisse aus dem Altertum belegen. Sie gilt heute als zweithäufigste Ursache primärer Kopfschmerzen. Rund **15 % der Frauen** und **6 % der Männer** sind davon betroffen. Häufig beginnt sie bereits im Kindesalter, zumindest aber in der Pubertät. Die Bevorzugung des weiblichen Geschlechts ist in der hormonellen Situation begründet.

Typischerweise handelt es sich um einen **anfallsartig** auftretenden, **halbseitigen**, sehr heftigen und teilweise **pulsierenden** Kopfschmerz, der häufig von zusätzlichen Symptomen wie **Übelkeit** oder **Licht**- und **Lärmempfindlichkeit** begleitet wird und in kleineren oder größeren Abständen rezidiviert. Die Kopfschmerzattacken können bei wiederholten Anfällen die Seite wechseln, manchmal sogar innerhalb eines Anfalls. Der Schmerz kann sich auf den Bereich der Schläfe oder auf den Hinterkopf konzentrieren. In bis zu 30 % der Fälle ist er auch nicht deutlich seitenbetont und wird z. B. diffus in der Stirn empfunden.

Typisch ist der **frühmorgendliche Beginn** und sein häufiges Abklingen bis zum Morgen des Folgetages, wobei die Zeitdauer allerdings zwischen wenigen Stunden und einigen Tagen schwanken kann (4–72 Stunden). Oft lassen sich bestimmte **Triggerfaktoren** ausmachen, die zum Anfall führen oder zumindest dazu beitragen.

Bei einzelnen Patienten erscheinen die Attacken nur ein- oder zweimal im Jahr, bei anderen wiederholen sie sich allmonatlich, im Extremfall auch deutlich häufiger (chronische Migräne), evtl. mit jahreszeitlichen Schwankungen. Im Verlauf der Jahre treten die Anfälle manchmal in zunehmender Häufigkeit auf, häufiger verlieren sie sich aber auch, ohne dass Ursachen gefunden würden.

Krankheitsentstehung

Die Mechanismen der Anfallsentstehung sind noch nicht vollständig geklärt, doch wurden inzwischen zahlreiche Details zusammengetragen. Genetische Faktoren scheinen eine Schlüsselrolle zu spielen, weil es fast regelhaft zu **familiären Häufungen** kommt. Inzwischen hat man die im Vordergrund stehenden Gene identifiziert, deren **Mutationen** sich weit überwiegend auf **nervale Ionenkanäle** und **Pumpen** auswirken und damit zu Potenzialänderungen an den Neuronen führen.

Folgende **Triggerfaktoren** können zur Anfallsentstehung beitragen:

- grelles Licht und laute Geräusche
- körperlicher oder psychischer Stress
- hormoneller Zyklus, hormonelle Kontrazeptiva
- klimatische Veränderungen
- Schlafmangel
- Nahrungsfaktoren (Käse, Schokolade, Rotwein)
- Hunger
- Medikamente
- Alkohol (auch jenseits von Rotwein)
- Nach einer aktuellen (2017) finnischen Studie scheinen Kopfschmerzen (u.a. Migräne) bei niedrigen Vitamin-D-Serumspiegeln signifikant häufiger aufzutreten.

MERKE

Das Gehirn des Migränepatienten reagiert besonders **empfindlich** auf **sensorische Reize** wie Licht, Geräusche oder Gerüche – ohne Möglichkeit, sich daran anzupassen. Bei Frauen ist diese Empfindlichkeit in Abhängigkeit vom Menstruationszyklus häufig noch weiter gesteigert. Die Überempfindlichkeit besteht ganz besonders zum Zeitpunkt der Anfälle, doch können andersherum Anfälle auch durch sensorische Reize getriggert werden.

Zugrunde liegt eine Störung in **sensorischen Kontrollsystemen** von Hirnstamm, Thalamus und Hypothalamus, die sich v. a. auf eine veränderte Empfindlichkeit der Rezeptoren für die Neurotransmitter **Serotonin** (5-HT) und **Dopamin** auswirkt (> Abb. 4.10). Während es bei den Dopaminrezeptoren zu einer gesteigerten Empfindlichkeit kommt, die man therapeutisch durch **Dopaminantagonisten** ausgleichen kann, gibt es bei den zahlreichen **Serotoninrezeptoren** einzelne Subtypen mit abgeschwächter Empfindlichkeit. Die Medikamentenklasse der **Triptane** (s. unten) stimuliert diese Subtypen (= **Agonisten**) und besitzt deshalb eine gute Wirksamkeit. Im Zusammenhang mit den genetisch bedingten Störungen bei Neurotransmittern bzw. ihren Rezeptoren verändern sich bei einzelnen Ionenkanälen für Calcium und Natrium die Durchlässigkeit und damit auch Membranerregbarkeit. Die Überreaktion auf übliche Alltagsreize (Stress, Schlafmangel usw.) lässt sich ebenfalls mit den labileren Ruhepotenzialen erklären.

Als sog. **Migränegenerator** werden die **Trigeminuskerne** und weitere Kerngebiete in der Brücke (Locus caeruleus) angenommen. Beteiligt ist das periaquäduktale Grau der Formatio reticularis. Dieses Kerngebiet umgibt den Aquaeductus cerebri des Mittelhirns und ist efferent mit serotoninergen Kernen (Raphe-Kerne) verschaltet. Eine wesentliche **Funktion** dieses Systems besteht in der Unterdrückung bzw. **Begrenzung von Schmerzen**.

Die **Trigeminuskerne** erhalten sensible Zuflüsse aus der **Dura** und **ihren Gefäßen**. Efferente Neurone projizieren zu Thalamus- und Hypothalamuskernen und werden dort umgeschaltet. Weitere Fasern erreichen efferent über das Ganglion trigeminale wiederum die Dura mater und ihre arteriellen Gefäße und führen dort nach einer anfänglichen Engstellung mit Minderdurchblutung zur nachfolgenden **Mehrdurchblutung mit erhöhter Gefäßpermeabilität** und damit zum **Serumaustritt**. Man kennt inzwischen auch die hierfür verantwortlichen vasoaktiven Vermittlersubstanzen (CGRP, NO, Substanz P), die infolge der Serotonin-Stimulation des Endothels freigesetzt werden. Die Erweiterung der Blutgefäße durch NO vermag die **pulssynchrone Schmerzcharakteristik** zu erklären.

Das perivaskuläre Ödem schließlich löst eine aseptische (nichtinfektiöse) **Entzündungsreaktion** mit Reizung der sensiblen Trigeminusfasern aus, wodurch der **Kopfschmerz** entsteht. Die zahlreichen Verschaltungen der Thalamuskerne mit weiteren Hirnstrukturen u.a. im Hirnstamm könnten die Begleitsymptome des Migräneanfalls wie z. B. **Übelkeit und Erbrechen** erklären.

Symptomatik

Es lassen sich **zwei Formen** der Migräne unterscheiden:

- Migräne **ohne Aura** oder **einfache** bzw. **gewöhnliche** Migräne (Anteil 85–90 %). Die Symptome bestehen neben den zumeist halbseitigen, pulsierenden **Kopfschmerzen** in der Mehrzahl der Fälle aus **Übelkeit**, in jedem zweiten Fall mit **Erbrechen**, aus vollständiger **Appetitlosigkeit**, **Licht**- und **Geräuschüberempfindlichkeit**. Die Dauer der (unbehandelten) Attacken liegt zwischen **4** und **72 Stunden** und wird durch **körperliche Aktivitäten verschlimmert**.

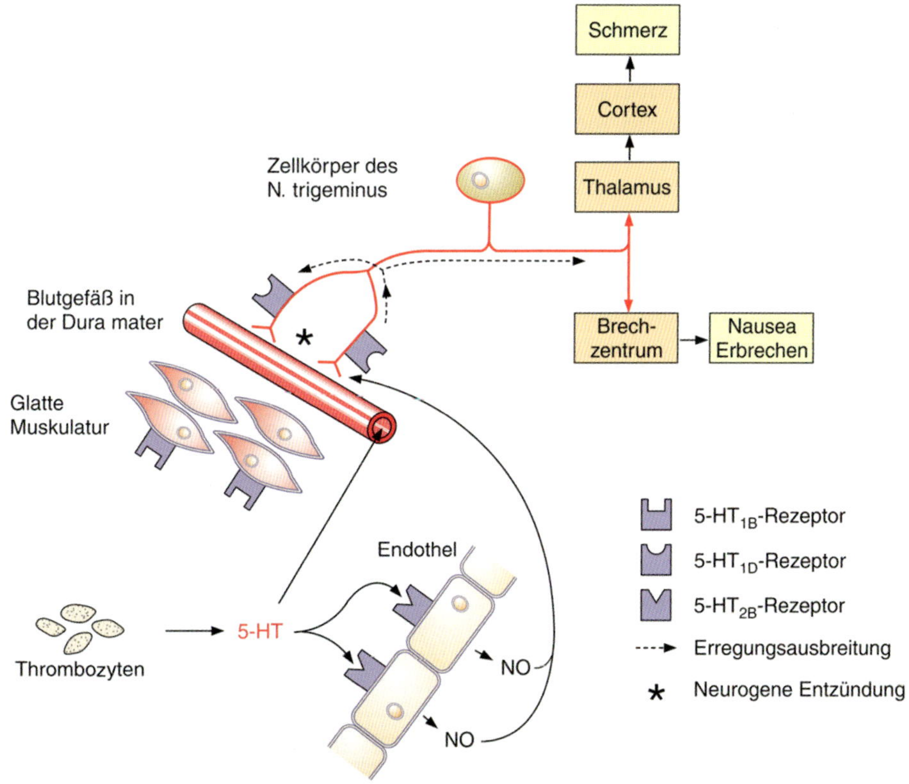

Abb. 4.10 Hypothese zur Entstehung der Migräne [L253]

- Migräne **mit Aura** oder **klassische** Migräne (10–15 %), bei der unterschiedliche neurologische Symptome erscheinen; die Bezeichnung einer Migräne mit Aura und prolongierter Symptomatik als Migraine accompagnée ist inzwischen ungebräuchlich geworden. Die klassische Migräne beginnt **vor** dem eigentlichen **Migräneanfall** mit einer Aura, also **neurologischen Symptomen**. Diese sind am häufigsten visuell (**Flimmerskotome** mit zickzackförmigen Linien oder Lichtblitzen, halbseitige **Gesichtsfeldausfälle**), gefolgt von **Sensibilitätsstörungen**, können aber auch **Sprachstörungen** oder kurzzeitige **Lähmungen** bis hin zur **Halbseitenlähmung** beinhalten. Bei der Sonderform der **Basilarismigräne** stehen Schwindel, Tinnitus, Hörminderung und Doppelbilder im Vordergrund, bei der **retinalen Migräne** kann es kurzfristig zur Erblindung kommen. Der Aura folgt nach etwa 30 Minuten, **spätestens nach 1 Stunde** die typische halbseitige **Schmerzattacke**. Vor allem bei älteren Patienten ist die neurologische Symptomatik einer Aura **ohne** nachfolgende **Kopfschmerzen** nicht so selten, wodurch die Abgrenzung gegenüber einer TIA sehr schwierig werden kann.

Bei beiden Formen beobachten manche Patienten ein **Prodromalstadium** allgemeiner Veränderungen wie Reizbarkeit, Muskelschwäche oder Änderung der Stuhlgewohnheiten, das dem eigentlichen Anfall vorausgeht, sodass bereits hier im Idealfall eine Therapie eingeleitet werden kann.

Diagnostik

Im Zentrum der Diagnose steht die **Anamnese**, weil es keine fassbaren Parameter gibt, die eine Migräne beweisen würden. Man fragt also nach der Symptomatik, die in typischen Fällen zur Diagnosestellung ausreicht. Hilfreich sind familiäre Häufungen sowie wiederkehrende **triggernde Faktoren** wie Zyklusabhängigkeit (v. a. die Menses), Disstress, bestimmte Nahrungsmittel wie Rotwein oder Käse, Schlafentzug oder typische Wetterlagen. Ein **Kopfschmerzkalender** kann in unklaren Fällen die Diagnose erleichtern.

Die gegenseitige Abgrenzung der beiden mit weitem Abstand häufigsten primären Kopfschmerzformen, Spannungskopfschmerz und Migräne, gelingt nicht immer auf Anhieb, sofern beispielsweise die Einseitigkeit oder der pulsierende, pochende Charakter fehlen. Hilfreich kann dann die Verallgemeinerung sein, dass die **Migräne** der Kopfschmerz **mit Begleitsymptomen** ist, während dieselben beim **Spannungskopfschmerz fehlen**.

Beim erstmaligen Auftreten einer Migräne **mit Aura** sollte vorsichtshalber eine neurologische Abklärung einschließlich **MRT** erfolgen, v. a. wenn die Symptomatik Alternativen offen lässt oder wenn es z. B. zur vorübergehenden Halbseitenlähmung gekommen ist. Gerade die **Aura mit Halbseitensymptomatik** ohne begleitende oder nachfolgende Kopfschmerzen kann besondere diagnostische Probleme bereiten, weil davon meist dieselbe Patientengruppe betroffen ist, die man auch bei TIA und Schlaganfall erwartet (Alter > 65). Während aber die Symptomatik des Hirninfarkts **hochakut** erscheint, **wandern** die sensiblen und motorischen Symptome der Aura **langsam** im Verlauf mehrerer Minuten über den Körper.

EXKURS

Besonders interessant sind in diesem Zusammenhang neue Forschungsergebnisse, nach denen die **Aura** bei den hiervon Betroffenen von umschriebenen **Ischämien der Hirnrinde** verursacht wird. Diese Mangeldurchblutung, erzeugt von der anfänglichen Gefäßverengung, wandert in einer **sehr langsamen Welle** über Teile des Gehirns. Die Ausbreitungsgeschwindigkeit beträgt nach den durchgeführten Messungen lediglich **3 mm/Minute**. Ausgangspunkt ist meist die **okzipitale Sehrinde**, woraus die im Vordergrund stehenden **Lichterscheinungen** der Aura resultieren. Wird in seltenen Fällen der Bereich von Gyrus post- oder sogar precentralis erreicht, resultieren hieraus sensible oder motorische Phänomene bis hin zur **Halbseitenlähmung**. Bei einem Auftreten der „ischämischen Welle" (cortical spreading depression) im Bereich des Hirnstamms entstehen Symptome wie Schwindel oder Doppelbilder oder weitere Störungen. Dies bezeichnete man früher und teilweise immer noch als **Basilarismigräne**, weil Folgegefäße der A. vertebralis/basilaris betroffen sind. Nach offizieller Lesart nennt man das neuerdings *„Migräne mit Hirnstammaura"*. Man darf gespannt darauf warten, ob sich das durchsetzen wird. Eine Aura, die überwiegend nur als **Schwindel** in Erscheinung tritt, wird bisher noch als vestibuläre Migräne bezeichnet. Indem oft gerade bei einer Aura im Hirnstammbereich die nachfolgenden Kopfschmerzen ausbleiben oder lediglich als Druck im Hinterkopf erscheinen, können derartige Schwindelattacken leicht fehldiagnostiziert werden. Nach Schätzungen geschieht dies bei Schwindelpatienten etwa in jedem dritten Fall.

Eine häufige **Ursache** eines **Schlaganfalls** besteht im zumeist fortgeschrittenen Lebensalter in einer kritischen Mangeldurchblutung unterschiedlicher Hirnareale. Trifft die Ischämie einer Migräne-Aura auf ein bereits grenzwertig mangeldurchblutetes Hirnareal, könnte dies einen Schlaganfall auslösen. Von daher wird verständlich, dass auch tatsächlich das **Risiko** für einen Schlaganfall bei Patienten mit klassischer Migräne auf das Doppelte **erhöht ist**.

HINWEIS DES AUTORS

Das Zusammentreffen einer chronischen Migräne mit meist ausgeprägten Blockaden der oberen HWS, bevorzugt Atlas und Axis, stellt nach den Erfahrungen des Autors ein nahezu regelhaftes Ereignis dar. Diese Erfahrung stellt jedoch kein medizinisches Allgemeingut dar, denn es würde zum einen voraussetzen, dass man überhaupt nach solchen Blockaden sucht, und zum anderen die Fähigkeit unterstellen, Blockaden der HWS diagnostizieren zu können. Dies dürfte für Leser ohne Kenntnis medizinischer Gegebenheiten arrogant klingen, doch entspricht es den Erfahrungen aus 20 Jahren praktischer Umsetzung. Die wesentliche Ursache für die verbreiteten diagnostischen Lücken dürfte darin bestehen, dass ausschließlich Orthopäden und einzelne Allgemeinmediziner eine leidlich ausreichende chirotherapeutische Ausbildung erfahren. Jenseits von Chirotherapie oder Osteopathie gibt es dagegen gewissermaßen keine Blockaden, mithin auch nicht deren Folgen. Die Zusammenhänge werden dann eben versuchsweise anders erklärt, unter Zugrundelegen unterschiedlichster Modelle.

Die Auswirkungen chronisch blockierter Halswirbel im Hinblick auf Migräneattacken (bei den Disponierten) oder Spannungskopfschmerzen (mehrheitlich), oder auch nur auf v.a. morgendliche Sensibilitätsstörungen in den Fingern bis hin zum Karpaltunnel-Syndrom (➤ Fach Bewegungsapparat), ist in den „Verschaltungen" bzw. Fernwirkungen blockierter Halswirbel zu sehen. So führen blockierte Kopfgelenke u.a. zu einer messbaren Minderdurchblutung der gleichseitigen A. vertebralis. Die resultierende Ischämie von Hirnstamm (einschließlich der Vestibulariskerne) und Vestibularorgan (Schwindel) bzw. Cochlea (Tinnitus auf der Seite der Blockade) führt auch bei Patienten ohne Migräne zu entsprechenden Störungen. Ausführlicher dargestellt werden die Zusammenhänge im ➤ Fach Chirotherapie.

Therapie (➢ Abb. 4.11)

Etlichen Patienten gelingt es, durch **Vermeiden auslösender Faktoren** und durch **Entspannungsverfahren**, die zur besseren Stressbewältigung führen, ihre Anfälle zu verlieren oder sie so weit einzuschränken, dass eine medikamentöse Therapie überflüssig wird oder zumindest eingeschränkt werden kann. Für den akuten Anfall geeignet sind **nichtsteroidale Antiphlogistika** (NSAID, NSAR) wie Paracetamol, ASS oder Ibuprofen und weitere Substanzen, die auch dem Heilpraktiker zur Verfügung stehen. Dies gilt auch für die begleitende Medikation der Übelkeit durch Antihistaminika wie **Dimenhydrinat** (Vomex®). Wirksamer ist das verschreibungspflichtige **Metoclopramid** (Paspertin® und Generika).

Seit etlichen Jahren gibt es die Medikamentenklasse der **Triptane** (Sumatriptan u. a.), die als Subtypen-spezifische **Serotoninagonisten** wirken (s. oben) und zumeist eine sehr gute Wirksamkeit bei der Anfallskupierung aufweisen, sofern sie rechtzeitig gegeben werden. Die Triptane haben die in früheren Jahrzehnten mangels geeigneter Alternativen im Vordergrund der Behandlung stehenden **Mutterkornalkaloide** (Ergotamintartrat) abgelöst, auch wenn dieselben immer noch vereinzelt eingesetzt werden. **Sumatriptan** wurde vor einigen Jahren bei bestimmten Dosierungen aus der Rezeptpflicht herausgenommen und steht damit auch dem Heilpraktiker zur Verfügung. Allerdings wird für die Anwendung eine vorausgehende, unzweideutige Diagnose gefordert.

Mögliche **Nebenwirkungen** bestehen in Sensibilitätsstörungen sowie aufgrund der gefäßverengenden Eigenschaften in Blutdruckerhöhungen bis hin zu **pektanginösen Beschwerden**, weshalb sie z. B. bei Hypertonie und KHK **kontraindiziert** sind. Das Nebenwirkungsprofil moderner (verschreibungspflichtiger) Präparate wie Naratriptan, Almotriptan oder Frovatriptan scheint insgesamt günstiger, bei nochmals gesteigerter Wirksamkeit. Auch in der Kombination mit NSAR wie Ibuprofen wird die Wirksamkeit erhöht.

Für Patienten mit gehäuften Anfällen bietet sich eine medikamentöse **Prophylaxe** an, die u. a. mit **Betablockern** (bevorzugt Metoprolol oder Propranolol) und einzelnen **Antiepileptika** wie Valproinsäure durchgeführt werden kann. Allerdings sind gerade die prinzipiell gut wirksamen Betablocker bei den mehrheitlich eher hypotonen Patientinnen problematisch. Das Nebenwirkungsprofil der Antiepileptika kann den Alltag im Einzelfall erheblich stören. Zumindest in diesen Fällen sollte zuvorderst eine Prophylaxe mittels **Entspannungsübungen** bzw. **verbesserter Stressbewältigung** versucht werden. Ideal geeignet für Patienten mit diesbezüglicher Akzeptanz ist die Integration der **Meditation** in den persönlichen Alltag.

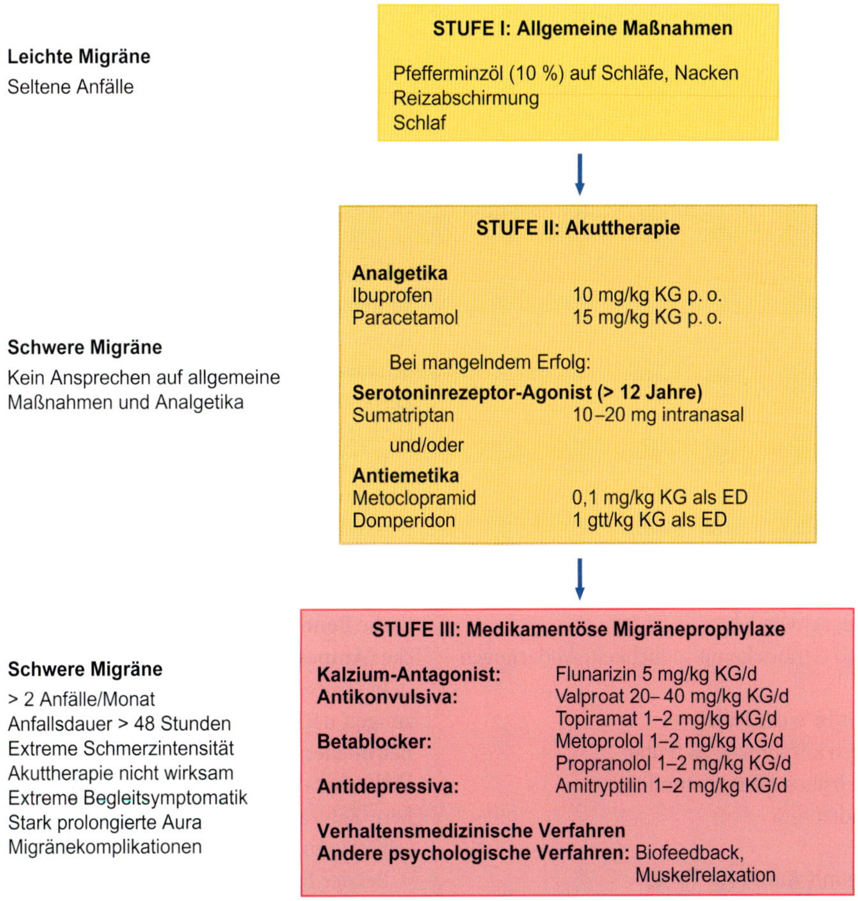

Abb. 4.11 Stufentherapie der Migräne [L141]

HINWEIS DES AUTORS

In einem Teil der Fälle gelingt es, durch chirotherapeutische Behandlung **blockierter Halswirbel** anhaltende Besserungen zu erreichen. Teilweise lässt sich dadurch sogar ein akuter Anfall unterbrechen, sofern der Patient in dieser Situation locker lassen kann. Bei der Schläfenmigräne sollte immer an die **5. Rippe** gedacht werden (➤ Fach Bewegungsapparat). Bei Patientinnen führt nicht so selten die erfolgreiche Therapie einer **chronischen Adnexitis** zur Anfallsfreiheit, was auf deren Lage im Blasenmeridian oder auch auf begleitende Hormonstörungen zurückgeführt werden kann. Bei Formen der Migräne, die mit einer Halbseitensymptomatik des ganzen Körpers einhergehen, von Parästhesien bis hin zu kurzfristigen Hemiplegien, evtl. sogar selbst bei jüngeren Patienten ohne nachfolgende Kopfschmerzen, könnten nach Nosoden-Testungen **Borrelien** eine entscheidende, ursächlich-infektiöse Rolle zu spielen. Ausreichende **Magnesiumspiegel** scheinen aufgrund der calciumantagonistischen und Synapsen stabilisierenden Wirkungen des Ions in gewissem Umfang prophylaktisch wirksam zu sein, auch wenn man damit selbstverständlich keine chromosomalen Defekte ausgleichen kann.

4

Zusammenfassung

Migräne

Anfallsartig auftretender, meist halbseitiger, sehr heftiger und teilweise pulsierender Kopfschmerz, der häufig von zusätzlichen Symptomen wie Übelkeit, Licht- und Lärmempfindlichkeit begleitet wird und in kleineren oder größeren Abständen rezidiviert

Ursachen
- familiäre Gendefekte mit Auswirkung auf das Ruhepotenzial von Kerngebieten im Hirnstamm (v.a. N. trigeminus), resultierende Überempfindlichkeit gegenüber üblichen Umweltreizen; beteiligt sind Neurone mit Rezeptoren für die Neurotransmitter Serotonin und Dopamin

Triggernde Faktoren
- Disstress
- hormonelle Zyklusphase
- klimatische Veränderungen
- Schlafmangel
- Nahrungsfaktoren, Hunger, Medikamente, Alkohol

Symptome der Migräne ohne Aura (85–90 %)
- zumeist halbseitige, pulsierende bzw. pochende, zum Teil sehr heftige Kopfschmerzen
- Übelkeit mit Erbrechen, Schwindel
- übersteigerte Licht- und Geräuschempfindlichkeit, Änderungen des Geruchssinns
- begleitende Diarrhö (in 16 % der Fälle)
- Verschlimmerung durch körperliche Aktivität
- Beginn zumeist in den frühen Morgenstunden, Dauer (4–)12–72 Stunden

Symptome der Migräne mit Aura (10–15 %)
- Beginn mit neurologischen Symptomen über 30 bis maximal 60 Minuten:
  - Flimmerskotome, halbseitige Gesichtsfeldausfälle
  - Sensibilitätsstörungen
  - Sprachstörungen
  - kurzzeitige Lähmungen einzelner Nerven bis hin zur Halbseitensymptomatik
  - Bewusstseinsstörungen, Schwindel
  - Synkopen
- nachfolgend sämtliche Symptome der Migräne ohne Aura

Diagnostik
- Anamnese (Symptomatik)
- MRT bei erstmaligem Auftreten einer Migräne mit Aura oder zur Abklärung von Differenzialdiagnosen

Therapie
- Vermeiden auslösender Faktoren, ausreichend Schlaf, Reizabschirmung
- Akuttherapie mit nichtsteroidalen Antiphlogistika, Antihistaminika wie Dimenhydrinat, Metoclopramid, Triptanen (Sumatriptan u. a.), die als Serotoninagonisten wirken
- Prophylaxe mit Betablockern, einzelnen Antiepileptika, Calciumantagonisten oder Antidepressiva
- alternative Therapie: Behandlung der HWS durch einen erfahrenen Chirotherapeuten bzw. durch gleichwertige Methoden, Magnesium als „Calciumantagonist“, Ausheilung einer chronischen Adnexitis (➤ Fach Gynäkologie)

4.9 Schädel-Hirn-Trauma

Das Schädel-Hirn-Trauma (SHT) stellt den zusammenfassenden Oberbegriff für **sämtliche Verletzungen des Schädels** dar, mit oder ohne Fraktur und unabhängig von Verletzungen der Kopfschwarte, bei denen es zur **Beteiligung der Hirnmasse** gekommen ist. Erkennbar wird diese Beteiligung an einer **posttraumatischen Funktionsstörung** oder **Schädigung des Gehirns**. Kommt es zu einer Schädelfraktur und unter Verletzung der Weichteile zusätzlich zur Zerreißung der Dura, spricht man von einem **offenen** Schädel-Hirn-Trauma.

Es lassen sich drei Schweregrade unterscheiden, die nach der **Glasgow Koma Skala** oder nach der Dauer der **begleitenden Bewusstlosigkeit** differenziert werden können. Dabei muss allerdings die Bewusstlosigkeit nicht vollständig ausgeprägt sein; zur Definition eines *milden* SHT (SHT I) ausreichend ist auch eine posttraumatische **Benommenheit oder Verwirrtheit** mit einer Erinnerungslücke **(Amnesie)** für das Ereignis.

In Deutschland entstehen alljährlich rund 250.000 Schädelverletzungen nach der Definition eines SHT, an denen knapp 3.000 der Betroffenen versterben. Die Zahl an Defektheilungen beträgt ein Vielfaches davon. Nicht mit eingerechnet ist die nochmals weit größere Zahl an Schädelprellungen, bei denen es nicht zu Bewusstseinsstörungen kommt.

Bei der Erstversorgung sollte immer daran gedacht werden, dass ein beachtlicher Teil der Patienten mit einem schweren SHT **gleichzeitig** eine **Wirbelsäulenverletzung** z. B. im Bereich der Halswirbelsäule aufweist. Dies ist v. a. hinsichtlich Lagerung und Transport bewusstloser Patienten zu beachten, um nicht sekundär eine Querschnittsverletzung zu erzeugen. Professionelle Helfer stabilisieren die Halswirbelsäule der Verletzten deshalb bei entsprechendem Verdacht zunächst und vor weiteren Maßnahmen durch eine HWS-Schiene. Ungeachtet der daraus resultierenden Gefährdung gilt allerdings auch für den Laienhelfer die Regel, dass bei verunglückten **Zweiradfahrern** in jedem Fall der **Helm abzunehmen** ist. Idealerweise wird dabei durch einen anwesenden Zweithelfer die HWS mit den Händen stabilisiert.

Einteilung

Bei einer Gewalteinwirkung auf den knöchernen Schädel kommt es unabhängig von einer etwaigen Fraktur zu **Relativbewegungen** der weichen Hirnsubstanz. Dabei kann das Gehirn an der **Stelle der Gewalteinwirkung** gegen knöcherne Strukturen gedrückt werden, aber wegen des Nachschwingens der Hirnmasse ebenso auf der **kontralateralen Seite**. Selbst **Drehbewegungen** sind möglich, die u. a. zum **Abriss von Gefäßen** führen können. Dies gilt ganz besonders für ältere Patienten.

Ist der Aufprall der Hirnmasse gegen knöcherne Strukturen relativ milde ausgeprägt und führt zwar zu neurologischen Symptomen, aber nicht zu erkennbaren Kompressionen, spricht man von der **Gehirnerschütterung (Commotio cerebri)**. Die Commotio entspricht gleichzeitig dem **SHT I**. Bei stärkeren Gewalteinwirkungen werden Anteile der Hirnmasse gequetscht. Es entsteht die **Gehirnquetschung (Contusio cerebri)**, die nach ihren Folgen in **SHT II** und **SHT III** unterteilt wird. Allerdings wird der Begriff *Contusio* heutzutage oft fälschlicherweise mit *Prellung* anstatt *Quetschung* übersetzt und der **Grad III** deshalb als **Compressio** bezeichnet:

- **Schädelprellung:** Kopfschmerzen, aber keine Bewusstseinsstörungen oder sonstige neurologischen Symptome, demnach auch keine Amnesie
- **SHT I (Commotio cerebri):** Bewusstlosigkeit oder Bewusstseinstrübung < 30 min, Amnesie zumindest für das Ereignis selbst
- **SHT II (Contusio cerebri):** Bewusstlosigkeit zwischen 30 und 60 min
- **SHT III (Contusio** oder **Compressio cerebri):** Bewusstlosigkeit von > 60 min

Nach der **Glasgow Koma Skala** erfolgt die Einteilung in die Schweregrade **leicht**, **mittelschwer** und **schwer**. Beide Einteilungsvarianten sind im Gebrauch, jedoch nicht völlig deckungsgleich.

Symptomatik und Folgen

SHT I

Als Ursache der Bewusstlosigkeit bei einer Commotio cerebri, die **ohne erkennbare Schäden der Hirnsubstanz** einhergeht, wird angenommen, dass es zu kurzfristigen Störungen der Formatio reticularis im oberen Hirnstamm kommt, weil bei Gewalteinwirkungen auf den Schädel Relativbewegungen zwischen den gut beweglichen Hemisphären und dem vergleichsweise fixierten Hirnstamm entstehen. Eine Minderfunktion der Formatio reticularis jedoch führt, unabhängig von möglichen Ursachen, zum Bewusstseinsverlust. Zusätzlich scheint es an unterschiedlicher Lokalisation zu einer Störung der Blut-Hirn-Schranke zu kommen.

Die **Störung des Bewusstseins** beim SHT I kann Sekunden oder Minuten andauern – als **Koma** oder als **Benommenheit** bzw. **Verwirrtheit mit Orientierungsstörungen**. In aller Regel entsteht begleitend eine **Amnesie** für das Ereignis selbst, die sich auf die Zeitspanne vor dem Trauma (**retrograde** Amnesie) und auf einige Zeit danach (**anterograde** Amnesie) ausdehnen kann. Die Erinnerung kehrt zumeist innerhalb der folgenden Tage zurück, doch kann die Amnesie auch über Monate bestehen bleiben.

Begleitend entstehen bei den Betroffenen häufig **Übelkeit** und **Schwindel**, **vegetative Symptome** wie Blässe, Bradykardie und Hypotonie, **träge Pupillenreaktionen** oder sogar (extrem selten) ein kurzzeitiger (und einmaliger!) **Krampfanfall**. Die **Kopfschmerzen** können über Tage und Wochen anhalten. Bleibende neurologische Folgen stellen allerdings die Ausnahme dar. Lediglich geringfügige Konzentrations- oder Gedächtnisstörungen werden des Öfteren geklagt.

SHT II und III

Bei einer Quetschung der Gehirnoberfläche entstehen **Mikroblutungen** und **Ödeme**, evtl. auch umfangreichere **Gewebedefekte**. Die Relativbeschleunigung der Hirnmasse führt bei der Contusio (Compressio) häufig zu Gefäßzerreißungen, in deren Folge **Einblutungen** zumeist in den **Subdural**- oder **Subarachnoidalraum** entstehen. Diese Einblutungen können bei gleichzeitiger **Schädelfraktur** auch als **Epiduralblutung** auftreten. Aufgrund der Scherkräfte, und unabhängig von der Kontusion der Hirnoberfläche, treten bei schweren Schädel-Hirn-Traumen auch häufig **intrazerebrale Blutungen**, u. a. in die Basalganglien auf.

Bei einer Gewalteinwirkung von vorne, z. B. beim Sturz auf den Boden oder Aufprall des Kopfes auf Lenkrad oder Armaturenbrett, entstehen Quetschungen hauptsächlich am Frontallappen sowie im vorderen und unteren Bereich des Temporallappens, weil diese Hirnanteile dabei gegen hervorstehende Knochenstrukturen gepresst werden. Bei der bevorzugten Schädigung des **Frontallappens** ist eine **Antriebslosigkeit** des Patienten eine mögliche Folge, bei Kontusionen des **Temporallappens** kommt es evtl. zu einem **aggressiven Verhalten**. Bei seitlich auftreffenden Kräften kommt es bevorzugt zu Schädigungen der seitlichen Hemisphären, was z. B. zur **Halbseitenlähmung** führen kann. Ein Teil der Folgeschäden ist auf Zerreißungen von Axonen des Corpus callosum zurückzuführen. In der weiteren Folge narbiger Verziehungen der Hirnoberfläche entsteht häufig eine **Epilepsie**. Weitere mögliche Folgen eines SHT III sind **Hirnnervenausfälle** (I–IV, VII). Begleitend kommt es zu Schädelfrakturen, akuten, subakuten oder chronischen Blutungen.

Subduralhämatom

Akute subdurale Blutungen treten in aller Regel im Rahmen einer Contusio bzw. Compressio cerebri auf **(SHT II–III)**. Dabei kommt es zu Ab- oder Einrissen der sog. **Brückenvenen**, die das venöse Blut aus den oberflächlichen Hirnanteilen in die venösen Sinus ab-

- SHT II (Contusio cerebri): Bewusstlosigkeit zwischen 30 und 60 min
- SHT III (Contusio oder Compressio cerebri): Bewusstlosigkeit von > 60 min

- Schädelprellung: keine Bewusstseinsstörungen oder sonstigen neurologischen Symptome
- Symptome SHT I: Bewusstlosigkeit oder Benommenheit bzw. Verwirrtheit mit Orientierungsstörungen, evtl. zusätzlich retrograde oder anterograde Amnesie, Übelkeit, Schwindel, vegetative Symptome, träge Pupillenreaktion
- SHT II und SHT III:
  - umfangreichere, evtl. irreversible Hirnschädigungen, Lähmungen, Entwicklung einer Epilepsie, mögliche Einblutungen
  - Epi- und Subduralhämatom: zurückliegendes Schädelhirntrauma oder Schleudertrauma → einseitige Kopfschmerzen und meist einseitige Pupillenerweiterung, sekundäre Bewusstseinsstörung bis hin zum Koma, evtl. kontralaterale Hemiplegie
  - Subarachnoidalblutung: evtl. vorausgehendes SHT, aber mehrheitlich Ruptur eines Aneurysmas als Folge eines Blutdruckanstiegs durch körperliche oder psychische Belastungen, v. a. bei vorbestehender Hypertonie, bei Gerinnungsstörungen oder Marcumarisierung → akuter, heftiger Kopfschmerz, Meningismus (ohne Fieber), Bewusstseinsstörungen

Postkommotionelles Syndrom

- Allgemeinsymptome, die im Einzelfall über Monate nach einem SHT I bestehen bleiben können

Apallisches Syndrom (Wachkoma)

- Bewusstseinsverlust (Koma) bei ausgefallenen Großhirnfunktionen, verbunden mit geöffneten Augen aufgrund funktionell erhaltenem Zwischenhirn und Hirnstamm
- periphere Spastik aufgrund ausgefallener Pyramidenbahn

Diagnostik

- CT, MRT, Lumbalpunktion, Angiographie

4.10 Schlaganfall

Der Schlaganfall stellt die folgenreichste Ausprägung zerebrovaskulärer Erkrankungen dar. Er wird auch als **Hirninfarkt**, **ischämischer Insult** oder (selten) Hirninsult bezeichnet. Die Begriffe „Hirnschlag" oder „Apoplex" gelten als obsolet (veraltet) und sollten nicht mehr benutzt werden.

Der Schlaganfall stellt eine klinische Diagnose dar, d. h. er wird nach den **erkennbaren Symptomen** definiert, gefolgt und ergänzt durch **apparative Untersuchungen**. In aller Regel handelt es sich um ein **Akutereignis**, bei dem sich sämtliche neurologischen Symptome innerhalb von Sekunden oder wenigen Minuten entwickeln. Als Ausnahme ist lediglich der Übergang der zunächst schlaffen Lähmung peripherer Muskulatur in die endgültige **Spastik** zu erwähnen, der erst **nach Tagen oder Wochen** stattfindet.

Epidemiologie

In der **Todesursachenstatistik** belegt der Schlaganfall weltweit mit mehr als 6 Millionen Sterbefällen/Jahr den **zweiten Platz**, bei uns nach dem Herztod (Herzinfarkt, Herzversagen) und malignen Erkrankungen den **dritten**. In **Deutschland** kommt es alljährlich zu rund **200.000** erstmaligen und zusätzlich > **60.000** Rezidivschlaganfällen – mit einer **Letalität** von insgesamt etwa **25 %**. Das sind aktuell ca. **63.000 Todesfälle**. Die Prävalenz, also der Bestand in der deutschen Bevölkerung, liegt bei über 600.000 Betroffenen – mit enormen sozialen und finanziellen Auswirkungen für die Kranken und für die Allgemeinheit. Immerhin stellt der Schlaganfall die **häufigste Ursache einer Invalidität** dar.

Da der Schlaganfall überwiegend alte Menschen betrifft, mit einem Altersgipfel **nach dem 65. Lebensjahr**, nehmen Inzidenz und Prävalenz aufgrund der sich verändernden Alterspyramide ständig weiter zu. Männer sind zunächst häufiger betroffen als Frauen, doch gleichen sich die Zahlen mit fortschreitendem Lebensalter aneinander an, wie dies auch beim Herzinfarkt zu beobachten ist.

Bei einem systemischen Sauerstoffmangel, wie er z. B. bei Herzrhythmusstörungen oder im Schock entsteht, kommt es lediglich zu Synkopen oder einem Koma, doch vermag das Gehirn dabei in der Regel seine Struktur zu erhalten, sodass die Ausfälle prinzipiell reversibel sind. Die Ischämie des Hirninfarkts geht also umschrieben noch einmal deutlich über solche Mangeldurchblutungen hinaus.

Krankheitsentstehung

Es lassen sich **zwei Hauptformen** des Schlaganfalls ursächlich voneinander abgrenzen:

- ischämischer Schlaganfall (Anteil etwa 85 %)
- Schlaganfall aufgrund zerebraler Einblutungen (15 %)

Ischämisch bedingter Schlaganfall

Der ischämische Infarkt kann auch als **Enzephalomalazie** charakterisiert werden, weil sich in der Regel wenige Wochen nach dem Ereignis eine **Kolliquationsnekrose** (Erweichung von Hirngewebe) ausbildet. Diese besondere Form einer Nekrose entsteht hauptsächlich in fettreichen Geweben, die gleichzeitig arm an Bindegewebe sind. Das Fett der Myelinscheiden wird von den lysosomalen Enzymen der Mikroglia offensichtlich nicht zerlegt und bedingt die Gewebeverflüssigung. Allerdings wandern schließlich Astrozyten in den nekrotischen Bereich ein, sodass im Verlauf mehrerer Monate eine **Glianarbe** entsteht.

Die Hauptursache der Ischämie besteht in einer **arteriellen Embolie** – zumeist aus dem **linken Herzen** oder aus einem **arteriosklerotischen Beet** hirnversorgender Arterien. Seltener wird der ischämische Infarkt durch **arteriosklerotische Gefäßstenosierungen** verursacht, aus denen sich in diesen Fällen kein Embolus löst, sondern bei denen die Stenose eine kritische Grenze der zerebralen Durchblutung erreicht hat, sodass es in unterversorgten Randgebieten zu Nekrosen kommt. Die Gefäße, die ursächlich im Vordergrund stehen, sind die **A. carotis communis** – überwiegend an der Aufteilung in A. carotis externa und A. carotis interna – sowie die

A. cerebri media. Emboli der linken Herzseite entstehen überwiegend bei **Vorhofflimmern** (VHF) im linken Vorhof. **VHF** ist die Ursache jedes fünften ischämischen Schlaganfalls, auf Stenosen der A. carotis entfallen rund 5 %.

Schließlich ist als weitere Hauptursache ischämischer Infarkte noch die **Arteriosklerose** größerer und kleinerer **Folgegefäße** von A. carotis und A. vertebralis zu nennen, mit Beeten u.a. im Karotissiphon und im Circulus arteriosus Willisii, bis hin zur **zerebralen Mikroangiopathie**, bei der es aufgrund einer langjährigen Hypertonie über die Arteriosklerose hinaus zur **Arteriolosklerose** und damit zur kritischen zerebralen Unterversorgung kommen kann.

EXKURS

Die zerebrale Arteriolosklerose wurde früher teilweise als Binswanger-Krankheit bezeichnet; inzwischen steht der Name Binswanger nur noch für eine Unterform mit subkortikalen Demyelinisierungen und offensichtlich eher seltenen Mikroinfarkten bzw. TIA-Ereignissen der weißen Substanz in der Umgebung der Ventrikel. Sehr viel häufiger resultiert aus dieser Form eine vaskuläre Demenz (s. dort).

Es ist zu beachten, dass die **Mikroangiopathie** des **Diabetikers** im Wesentlichen nur **peripher** entsteht. Das bedeutet aber nicht, dass nicht auch ein Diabetiker zerebrale Gefäßerkrankungen entwickeln könnte – nur eben dann als Folge von Hypertonie und Arteriosklerose (Makroangiopathie) und nicht wegen seiner Stoffwechselsituation mit dem Bezug Mikroangiopathie und (periphere) Polyneuropathie. Der ischämische Schlaganfall ist beim Diabetiker sogar **weit häufiger** als im Durchschnitt der Bevölkerung.

Hämorrhagischer Schlaganfall

Ursächlich stehen bei zerebralen Einblutungen mit der Folge eines Schlaganfalls hypertoniebedingte **Gefäßschäden** und **Gefäßanomalien** wie v.a. ein (angeborenes) **Aneurysma** im Vordergrund. Seltener werden sie durch ein **SHT** oder eine **hämorrhagische Diathese** verursacht.

Risikofaktoren

Risikofaktoren des Schlaganfalls sind aufgrund der häufigsten Ursachen gleichzeitig Risikofaktoren von Arteriosklerose und Arteriolosklerose sowie Gerinnungsstörungen, soweit sie die arterielle Seite betreffen.

Risikofaktoren von **Arteriosklerose** und **Arteriolosklerose:**
- arterielle Hypertonie
- Hyperlipidämie, v. a. als Hypercholesterinämie
- Rauchen
- Diabetes mellitus (diabetische Makroangiopathie)
- Adipositas
- erhöhte Serumspiegel an Homocystein
- erhöhte Serumspiegel an Lipoprotein (a)
- Disstress-Syndrom
- Gefäßstenosierung bei entzündlichen Gefäßerkrankungen wie z. B. der Arteriitis temporalis

Risikofaktoren **arterieller Embolien:**
- Vorhofflimmern
- Endokarditis
- Herzinfarkt
- arteriosklerotische Beete
- nephrotisches Syndrom (Verlust von u. a. AT III)

Ursachen der **hämorrhagischen Diathese:**
- Hemmung der Blutgerinnung (Marcumar®, Heparin, moderne Hemmstoffe von Thrombin oder Faktor Xa)
- angeborene Mangelzustände an Gerinnungsfaktoren (z. B. bei Hämophilie A oder B)
- Leberzirrhose (erworbener Mangel an Gerinnungsfaktoren)

Symptomatik

Der Schlaganfall wird an den **hochakut** beginnenden **neurologischen Ausfällen** erkannt. Diese Ausfälle entstehen durch den ischämisch bedingten Mangel an **Sauerstoff und Glukose**. Aus dem resultierenden Mangel an ATP folgen eine Insuffizienz der Pumpen und Enzyme sowie ein Zusammenbruch des Ruhepotenzials mit unkontrolliertem Einströmen von Natrium- und Calciumionen. Schließlich erlöschen alle Lebensprozesse der betroffenen Zellen. Weil sehr unterschiedliche Hirnregionen in Frage kommen und gleichzeitig die entstehenden Schäden umschrieben entstehen, aber auch umfangreiche Bezirke erfassen können, kann es hinsichtlich der entstehenden Symptome kein einheitliches Muster geben. Allerdings lassen sich die Auswirkungen aufgrund der **vorherrschenden Ursache** einer Ischämie von **A. carotis interna** und **A. cerebri media** in häufige und seltenere Symptome unterteilen.

Die **häufigste Manifestation** überhaupt (**85 %** aller ischämischen Infarkte), gleichzeitig der **entscheidende Hinweis** auf den Zusammenhang, besteht in einer **Hemiparese** (Halbseitenlähmung). Diese Lähmung wird nach Tagen oder Wochen, im Anschluss an die zunächst **schlaffe** Phase, **spastisch**, weil das 1. Motoneuron (Pyramidenbahn) betroffen ist. Im typischen Fall ist nach Erreichen dieses Stadiums der Arm im Ellbogengelenk angebeugt, Hand und Finger sind adduziert bzw. flektiert und das Bein wird im Kniegelenk gestreckt, sodass ein (mühsames) Gehen unter **Zirkumduktion des Beines** möglich bleibt (➤ Abb. 4.13). Dieser Lähmungstyp wird als **Wernicke-Mann-Lähmung** bezeichnet.

Zur **Spastik** gesellen sich die weiteren Zeichen der gestörten Pyramidenbahn:
- hypertone Muskulatur (Spastik)
- Hyperreflexie der Eigenreflexe, evtl. mit unerschöpflichen Kloni
- Ausfall der Fremdreflexe (z. B. Bauchhautreflex)
- pathologische Mitbewegungen (z. B. Babinski-Zeichen)

MERKE

Es ist zu beachten, dass bei einem akuten Ausfall der Pyramidenbahn durch zerebrale oder spinale Schädigung (z. B. Querschnittsläsion) die Lähmung während der ersten Tage oder Wochen **schlaff** ist, um erst im Anschluss daran die typische **Spastik**, **Hyperreflexie** mit Kloni sowie weitere Pyramidenbahnzeichen einschließlich des Babinski-Zeichens zu entwickeln.

Bei Beteiligung der okzipitalen Sehrinde oder der Sehnervenkreuzung steht oftmals eine **Hemianopsie** im Vordergrund (bis zu 30 % aller Schlaganfälle). **Schwindel** und **Übelkeit**, **Doppelbilder**, **Ataxie**

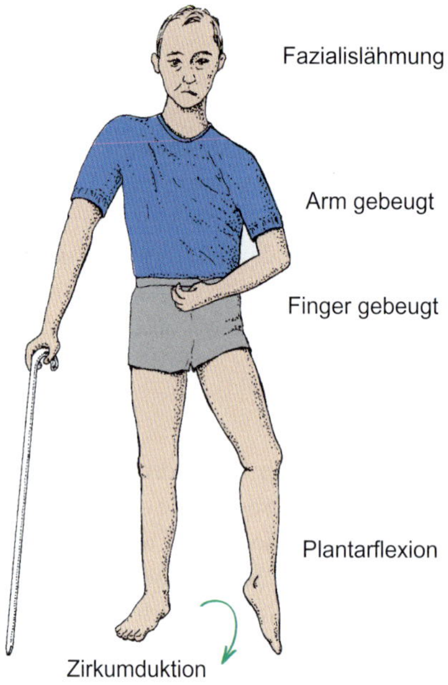

Abb. 4.13 Hemiparese links nach Schlaganfall: Wernicke-Mann-Lähmung bei Läsion der absteigenden motorischen Bahnen in der rechten Großhirnhemisphäre. Es besteht eine Überaktivität (Spastik) der Beugermuskeln an der oberen Extremität und der Streckermuskeln an der unteren Extremität. Letztere führt dazu, dass die Kranken das betroffene Bein beim Gehen zunächst abduzieren müssen, um es anschließend nach vorne zu führen (Zirkumduktion). [L190]

und **okzipitale Kopfschmerzen** treten v.a. bei Infarkten im Ausbreitungsgebiet der **A. vertebralis** bzw. **A. basilaris** auf, weil dabei Nekrosen und Mangelsituationen im Bereich von Kleinhirn, Hirnstamm, Hinterhauptlappen oder Innenohr entstehen. Dabei kommt es auch zu sog. **drop attacks**, also unvermittelt auftretenden Stürzen „aus heiterem Himmel" und meist ohne begleitende Bewusstlosigkeit, sozusagen der Super-GAU einer **zerebellaren Ataxie**.
Weitere möglichen Symptome und Folgen eines Schlaganfalls:

- Paresen einzelner Nerven, besonders häufig als **Fazialisparese**
- Doppelbilder
- Hemianopsie
- Sensibilitätsstörungen
- Schluckstörungen
- Sprachstörungen (motorische oder sensorische Aphasie)
- Gangunsicherheit (zerebellare Ataxie) bis hin zu drop attacks
- Kopfschmerzen
- Schwindel, Übelkeit
- epileptische Anfälle
- Demenz, v.a. nach Rezidiven (= Multiinfarktdemenz)
- Depressionen

TIA

Ischämische Infarkte von Hirngewebe besitzen nicht so selten **Vorboten** in Gestalt sog. **t**ransitorischer **i**schämischer **A**ttacken (TIA). Die Definition der TIA ist im Fluss. Üblicherweise versteht man darunter eine **zerebrale Ischämie**, die lediglich zu **kurzfristigen** und **vollständig reversiblen** neurologischen Störungen führt, weil sich der verursachende Thrombus von selbst wieder auflöst. Dabei kann dem eigentlichen Schlaganfall entsprechend **jedes Hirnareal** betroffen sein. Nicht so selten verschließt z.B. ein kleiner, von einem arteriosklerotischen Beet der A. carotis entstammender Thrombus die A. centralis retinae (Folgegefäß der A. ophtalmica) einer Seite und führt am betroffenen Auge zur vorübergehenden **Blindheit (Amaurosis fugax)**. Oder es kommt für wenige Minuten zur akuten **Halbseitenlähmung**.

Die Grenze für die vollständige Wiederherstellung des Patienten liegt nach der üblichen Definition bei 24 Stunden, doch bestehen die Symptome meist nur **wenige Minuten** bis zu maximal eine Stunde. Halten sie länger als 24 Stunden an, wird die TIA zum Schlaganfall. Die Abgrenzung ist damit etwas willkürlich. Zusätzlich kommt es auch bei der TIA nicht so selten zu diagnostisch (CT, MRT) erkennbaren zerebralen Herden, die lediglich (noch) keine deutlichen Symptome hervorrufen. Genau genommen ist eine TIA also **kein Vorbote**, sondern ein **„kleiner Schlaganfall"** mit geringsten Auswirkungen, dem in 10–15 % der Fälle bereits innerhalb der nächsten 14 Tage ein weiterer Schlaganfall mit dann zumeist bleibenden Schäden nachfolgt. In den übrigen Fällen ist das zeitliche Intervall lediglich gedehnter. Demnach sollte man das Auftreten einer TIA dringend dazu nutzen, beim Betroffenen ab diesem Zeitpunkt eine effektive Prophylaxe vor dem drohenden „richtigen" Schlaganfall zu betreiben.

Diagnostik

MERKE
Grundsätzlich lassen sich ischämischer und hämorrhagischer Schlaganfall anhand der Symptome **nicht voneinander unterscheiden**. Erst bildgebende Verfahren wie CT und MRT lassen eine Diagnose zu.

Es ist vor allem im Hinblick auf mögliche Therapien von allergrößter Bedeutung, direkt nach der klinischen Diagnose oder dem Verdacht auf einen Schlaganfall bildgebende Verfahren einzusetzen. Geeignet sind **CT** und **MRT**. Damit gelingt es in aller Regel, Ursache (ischämisch/hämorrhagisch?), Lage und Ausdehnung des Hirninfarkts nachzuweisen, sodass im direkten Anschluss eine geeignete Therapie möglich wird. Nur bei einer Subarachnoidalblutung benötigt man eventuell eine **Liquorpunktion**.

Erst im Anschluss an die umgehend durchzuführende Primärtherapie wird versucht, über Ganzkörperstatus, neurologische Abklärung und umfassende Laborparameter die tiefere Ursache des Schlaganfalls herauszufinden. Selbstverständlich werden u.a. auch Echokardiographie oder Doppler-Sonographie der hirnversorgenden Gefäße benötigt. Für die Akuttherapie allerdings wird, z.B. vor einer möglichen Lysetherapie, parallel zu CT bzw. MRT lediglich der **Gerinnungsstatus** (z.B. INR) erhoben, weil für eine gewissenhaftere Untersuchung **keine Zeit zur Verfügung steht**.

Therapie

Ähnlich wie beim Herzinfarkt und weiteren Notfallerkrankungen spielt das **Zeitfenster** eine entscheidende Rolle. Mittels einer Lysetherapie ist **nur** in den ersten **maximal 4,5 Stunden** nach dem Ereignis eine Abmilderung der Folgen möglich, indem z. B. Gehirngewebe gerettet werden kann, das im Randbereich des Infarktgebiets liegt und noch eine gewisse Restdurchblutung erhält.

ACHTUNG

Therapieversuche akuter Notfallsituationen erfolgen grundsätzlich auf Intensivstationen. Große Kliniken verfügen zur Diagnostik und Behandlung von Schlaganfallpatienten meist über spezialisierte Ärzte und Einrichtungen (sog. **Stroke Units**), die eine **bessere Prognose** für den Patienten versprechen. Man sollte sich als praktizierender Therapeut nach der Erreichbarkeit solcher Einrichtungen erkundigen.

Inzwischen sind vereinzelt bereits Rettungswagen als **mobile Stroke Units** im Einsatz, die mit **CT** und **Gerinnungsdiagnostik** ausgestattet sind und damit unter erheblichem Zeitgewinn bereits ambulant mit der Therapie beginnen können.

Erhöhte Körpertemperatur **verschlechtert die Prognose** eines Schlaganfalls, was wohl auf den gesteigerten Zellstoffwechsel zurückzuführen sein dürfte. Unklar ist, warum dies auch für eine Hyperglykämie (> 200 mg/dl) gilt. Jedenfalls ist es begleitend zur eigentlichen Therapie von Bedeutung, evtl. vorhandenes **Fieber** zu **senken** und die **Hyperglykämie** eines schlecht eingestellten Diabetikers durch angepasste Insulininfusionen zu **normalisieren** (maximal 140 mg/dl).

Für **erhöhte arterielle Drücke** gilt, dass sie **belassen** werden sollten, weil eine Absenkung die ohnehin geringe Restdurchblutung ischämischer Bereiche nochmals vermindern würde. Man tolerierte deshalb beim **ischämischen** Hirninfarkt, solange nicht begleitend z. B. eine Herz- oder Niereninsuffizienz bestand, sogar einen Blutdruck bis zu einem Grenzwert von **RR 220/120 mmHg**. Als **optimal** gelten allerdings systolische Drücke zwischen 150 und 180 mmHg und angestrebt wird inzwischen im Hinblick auf die Akuttherapie eine **Obergrenze** von **systolisch 180 mmHg**. Dagegen soll beim **hämorrhagischen Infarkt** ein systolischer Blutdruck von **140 mmHg unterschritten** werden.

Das häufig vom ischämischen Bereich ausgehende **Hirnödem** mit entsprechender Hirndruckerhöhung versucht man durch Infusion **hyperosmolarer Lösungen** (z. B. Mannit = Mannitol) abzuschwächen. Grundsätzlich werden die **Vitalfunktionen** überwacht und die Atemwege gesichert. Im weiteren Verlauf der Intensivtherapie muss besonders auf die Vermeidung eines Dekubitus und das rechtzeitige Erkennen von Infektionen z. B. von Atem- und Harnwegen geachtet werden. Die Thromboseprophylaxe der immobilen Patienten mittels subkutanem Heparin kann unmittelbar (ab dem Folgetag) an eine etwaige Lysetherapie angeschlossen werden.

Ein vollständiges Sistieren der Durchblutung hinter einem verschlossenen Gefäß führt innerhalb von **4–6 Minuten** zum **Absterben** des betroffenen **Hirngewebes**. Ein erfolgreiches therapeutisches Einschreiten kann in diesen Fällen nicht möglich sein. Es gibt Grenzdurchblutungen von etwa 20 ml/min je 100 g Hirngewebe, die bereits zu neurologischen Symptomen führen, jedoch dem betroffenen Gewebe über mehrere Stunden Zeit geben, sich zu erholen, sobald die Durchblutung wieder zunimmt. Solche Grenzsituationen liegen häufig einer TIA zugrunde, bestehen aber auch in den ischämischen **Randbereichen** des Infarkts. Das wesentliche **Ziel** einer jeden Therapie eines ischämischen Infarkts besteht im **Erhalt dieser Randbereiche** (ischämische Penumbra = Halbmond), um die Auswirkungen des Infarkts möglichst zu begrenzen.

Aus diesem Zusammenhang heraus hat eine **Lysetherapie** mit gentechnologisch hergestelltem **Gewebeplasminogenaktivator (t-PA** = Alteplase®) innerhalb der ersten **4–5 Stunden** nach dem Schlaganfall positive Auswirkungen auf die Sterblichkeit sowie das Ausmaß der Schäden, die entstehen. Wie beim Herzinfarkt so gilt auch hier, dass die Erfolge umso größer sind, je frühzeitiger mit der Therapie begonnen werden kann. Allzu große Erwartungen sollte man allerdings nicht an diese Therapien knüpfen – auch deshalb, weil sie mit einer gewissen **Blutungsgefahr** verbunden sind. Außerdem können damit nur gut 50 % etwas voluminöserer Thromben vollständig aufgelöst werden.

Eine weitere Therapiemöglichkeit, die in großen Zentren vorübergehend eingesetzt wurde, war die **intraarterielle Lyse**, bei der über einen Zugangsweg in der Nähe des verschlossenen Gefäßes höhere Konzentrationen von t-PA erreichbar wurden, unter gleichzeitig geringerem Blutungsrisiko in der Peripherie. Die Methode wird inzwischen wegen der mechanischen Alternativen kaum noch eingesetzt.

Einen weiteren Fortschritt und auch bei Patienten einsetzbar, bei denen eine Lysetherapie wegen verschiedener Kontraindikationen nicht in Frage kommt, brachte eine **neu entwickelte Methode**, die nun 2016 auch in die Leitlinien aufgenommen wurde. Bei dieser **mechanischen Gefäßeröffnung (mechanische Thrombektomie)** schieben spezialisierte Neuroradiologen einen **Katheter** (sog. Stent-Retriever) über die A. femoralis der Leiste (→ A. iliaca → Aorta → A. carotis) bis zum Gefäßverschluss vor (➤ Abb. 4.14). Nach dem Durchstoßen des Thrombus legt sich ein drahtgeflecht-

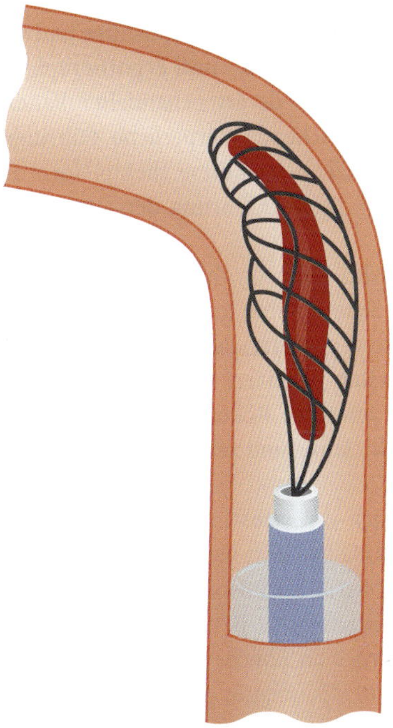

Abb. 4.14 Mechanische Gefäßeröffnung mittels Stent-Retriever (mechanische Thrombektomie) [L231]

artiger Stent um das Blutgerinnsel, das anschließend über einen implementierten Hohlkatheter angesaugt und damit zusätzlich fixiert und schließlich gemeinsam mit dem Katheter entfernt wird. Die Wiedereröffnungsrate der Gefäße beträgt mit dieser Methode annähernd 90 %, nach den bisher vorliegenden Studien mit Nachbeobachtungen bis zu 1 Jahr haben sich auch die Langzeitergebnisse erheblich verbessert. Damit gilt nun die **mechanische Thrombektomie** als **Therapie der Wahl**, die isoliert oder (nach Möglichkeit) **zusätzlich zur Lysetherapie** eingesetzt wird. Dies geht so weit, dass man in der nächsterreichbaren Stroke Unit, in der diese Option aufgrund ihrer Ausstattung noch nicht zur Verfügung steht, die intravenöse Lyse durchführt, um den Patienten im direkten Anschluss in ein entsprechend ausgestattetes Zentrum zu verlegen. Als **Zeitfenster** für die mechanische Thrombektomie gelten **6–8 Stunden** nach dem Ereignis.

MERKE

Die aktuelle **Therapiemethode der Wahl** bei ischämischen Infarkten ist
1. intravenöse Thrombolyse mit t-PA (Zeitfenster 4,5 Stunden), möglichst direkt nachfolgend
2. mechanische Thrombektomie (Zeitfenster 6, maximal 8 Stunden)
3. dasselbe Vorgehen gilt bei einem Verschluss der A. vertebralis/basilaris/cerebri posterior

Die beiden Methoden dürfen keine gegenseitige Zeitverzögerung verursachen. Bei einer Kontraindikation gegenüber der Thrombolyse soll nur die mechanische Thrombektomie eingesetzt werden.

Bei **hämorrhagischen Infarkten** hängen die Therapiemöglichkeiten von Art und Lokalisation der Blutung ab. **Operativ** besonders gut behandelbar sind subdurale Einblutungen.

Nachbehandlung

Ganz im Vordergrund stehen die frühzeitige und möglichst umfassende und anhaltende **Physio- und Ergotherapie**. Die Unterschiede im Heilungsprozess derart behandelter Patienten gegenüber solchen ohne ausreichende körperliche Führung und Aktivität sind gewaltig. Tatsächlich ist diese Therapieform auch die einzige, die in Bezug auf die Rückführung der Symptomatik Erfolg verspricht.

Inzwischen wird versucht, durch anhaltende **Immobilisierung** der **gesunden** Seite (!) eine gewisse Rekrutierung „ungenutzter" neuronaler Reserven zu erreichen. Tatsächlich scheint das Nervensystem nach ersten positiven Erfahrungen adaptationsfähiger zu sein als bisher vermutet. Robotergesteuerte Verfahren sind ebenfalls in der Entwicklung und zeigen erste vielversprechende Ergebnisse.

Es versteht sich von selbst, dass daneben sämtliche **Ursachen**, die zum Schlaganfall geführt hatten, von der Hypertonie bis hin zu erhöhten Cholesterin-Serumspiegeln, penibel eingestellt werden müssen. Dabei hat es sich z. B. bewährt, hinsichtlich LDL oder systolischem Blutdruck die üblichen Grenzwerte nochmals deutlich zu unterschreiten. Medikamentös ganz im Vordergrund stehen **ACE-Hemmer** und **Statine**, deren positive Wirkungen deutlich über die reine LDL-Senkung hinausgehen.

Prophylaxe

Sämtliche Faktoren, die zur **Prophylaxe einer Arteriosklerose** geeignet sind, stellen gleichzeitig schützende Faktoren vor TIA und Schlaganfall dar. Es geht also um die Absenkung erhöhter Blutfette und -drücke, gute Einstellung eines Diabetes mellitus, Gewichtsreduktion, angemessene Lebensweise in Bezug auf Ernährung (einschließlich antioxidativ wirksamer Bestandteile) und körperliche Aktivität, Nikotinabstinenz, Vermeidung von Disstress usw.

Medikamentös bieten ca. **100 mg ASS/Tag** einen nachgewiesenen Nutzen. Die Tabletten sind ungewöhnlich preiswert und nahezu frei von Nebenwirkungen – abgesehen von Patienten mit Asthma oder gastrischen Alterationen. Notfalls kann hier auf modernere, aber auch sehr viel teurere Alternativen ausgewichen werden (z. B. Clopidogrel). Bei einem ursächlich zugrunde liegenden Vorhofflimmern allerdings reicht diese Prophylaxe nicht aus (→ Antikoagulanzien).

Bei bereits bestehenden, fortgeschrittenen **Gefäßverschlüssen** im Ausbreitungsgebiet von A. carotis interna oder A. vertebralis sind **operative Maßnahmen** bzw. eine Stent-Versorgung angezeigt.

Zusammenfassung

Schlaganfall (Hirninfarkt, ischämischer Insult)

Akute Durchblutungsstörung des Gehirns mit neurologischen Symptomen; Hauptformen sind ischämischer Schlaganfall (ca. 85 %) und Schlaganfall aufgrund zerebraler Einblutungen (15 %)

Ursachen ischämischer Infarkte

- arterielle Embolie zerebraler Gefäße, z. B. aus dem linken Herzen
- Mangelversorgung in Folge von Gefäßstenosen der A. carotis oder A. vertebralis und deren Folgegefäße
- zerebrale Arteriolosklerose nach langjähriger arterieller Hypertonie

Ursachen eines Schlaganfalls durch zerebrale Einblutungen

- Gefäßschäden durch Hypertonie, Arteriolosklerose oder Amyloidablagerungen in der Wandung zerebraler Gefäße
- (meist angeborene) Fehlbildungen zerebraler Gefäße (v. a. Aneurysmen)
- hämorrhagische Diathese, angeboren oder z. B. bei marcumarisierten Patienten

Symptome

- spastische Hemiparese (nach anfänglich schlaffer Phase)
- Paresen einzelner Nerven, besonders häufig als Fazialisparese
- Gangunsicherheit (Ataxie)
- Sensibilitätsstörungen
- Schluckstörungen
- Sprachstörungen (Aphasie)
- Sehstörungen (z. B. Hemianopsie)
- Kopfschmerzen
- epileptische Anfälle
- Demenz

- Depressionen als häufigste Komplikation in der Nachsorge
- bei Infarkt im Ausbreitungsgebiet von A. vertebralis bzw. A. basilaris Auftreten von Hirnstammsyndromen, Beteiligung des Okzipitallappens oder des Kleinhirns mit
  - Schwindel
  - Übelkeit
  - Doppelbildern
  - okzipitalen Kopfschmerzen
  - Hemianopsie
  - zerebellarer Ataxie bis hin zu drop attacks

Diagnostik

- CT, MRT, Angiographie

Therapie

- Behandlung in spezialisierten Einrichtungen (Stroke Units)
- Überwachung der Vitalfunktionen und Sicherung der Atemwege
- Fiebersenkung
- Absenkung erhöhter Zuckerspiegel
- Blutdruckstabilisierung auf hohem Niveau (Ausnahme: hämorrhagischer Infarkt)
- hyperosmolare Lösungen bei Hirnödem
- Lysetherapie bzw. intraarterielle Lyse mit t-PA
- mechanische Thrombektomie als Therapie der Wahl
- operative Versorgung hämorrhagischer Infarkte

Nachbehandlung

- Physio- und Ergotherapie (besonders wichtig)
- Prophylaxe einer Arteriosklerose
- 100 mg ASS/Tag bzw. Antikoagulanzien bei embolischen Ursachen

TIA (transitorische ischämische Attacke)

Vorbote eines Schlaganfalls bzw. bereits „kleiner Schlaganfall" mit kurzfristigen und vollständig reversiblen neurologischen Störungen (maximale Dauer bis zur Rückbildung: 24 Stunden)

4.11 Demenz

Mit dem Begriff der Demenz belegt man eine **sekundäre**, also im Verlauf des Lebens **erworbene Intelligenzminderung**, die mit Einschränkungen in der Bewältigung des Alltagslebens verbunden ist. Im ICD-10, dem aktuell gültigen Register, das sämtliche medizinischen Diagnosen in verschlüsselter, standardisierter Form enthält, ist sie definiert als *„erworbene Störung bzw. Minderung kortikaler Funktionen, einschließlich des Gedächtnisses, der Auffassung, der Lernfähigkeit, des Urteilsvermögens sowie Funktionen wie Rechnen und Sprache"*.

Davon betroffen sind in den westlichen Ländern 1–2 % der Bevölkerung. In **Deutschland** rechnet man mit **1,3 Millionen** Menschen, wobei der relative Anteil in der Bevölkerung im **höheren Lebensalter** rapide ansteigt, während Demenzen in der ersten Lebenshälfte eher selten sind. Von den über 70-Jährigen sind bis zu 10 % betroffen, von den über 85-Jährigen annähernd 30 %. Die ersten Symptome findet man allerdings besonders häufig bereits zwischen dem 65. und 75. Lebensjahr. Die prozentuale Zunahme der Betroffenen mit steigendem Lebensalter geht mit einer unaufhaltsamen Krankheitsprogression einher. Ganz allgemein gilt das höhere Lebensalter als **entscheidender Risikofaktor** für das Auftreten einer Demenz. Dies ist allerdings keine Gesetzmäßigkeit, denn es gibt auch 100-Jährige ohne jegliche Einschränkung zerebraler Funktionen. Eher selten kann eine Demenz auch einmal bei jüngeren Menschen in Erscheinung treten. Pflegeaufwand und emotionale Belastung der Angehörigen sind im fortgeschrittenen Krankheitsverlauf enorm, entsprechend auch die Bedeutung für die Gesellschaft.

Krankheitsentstehung

Es existieren einige wenige besonders häufige Formen einer Demenz, und eine große Anzahl seltenerer Erkrankungen. Im Vordergrund stehen neben der Alzheimer-Krankheit (> 50 %) **ischämisch bedingte Atrophien** (zweithäufigste Ursache) als Folge einer zerebralen Arterio- und Arteriolosklerose. Bei diesen auch als **vaskuläre Demenzen** bezeichneten Formen lassen sich **zwei Kategorien** unterscheiden:

- Multiinfarktdemenz (besonders häufig)
- subkortikale atherosklerotische Enzephalopathie (Binswanger-Krankheit)

Bei der **Multiinfarktdemenz** entstehen aus rezidivierenden kleinen oder auch größeren Infarkten atrophische Bereiche in unterschiedlichsten Hirnarealen. Dabei ist das Ausmaß der sich zunehmend mit der Zahl an Rezidiven entwickelnden Demenz nicht unbedingt abhängig vom Umfang der Herde. Sie erscheint also bei invaliden, beispielsweise halbseitig gelähmten Patienten mit zusätzlichen Infarkt-Residuen in ähnlichem Umfang wie bei Patienten, die vergleichsweise geringe körperliche Einschränkungen aufweisen. Die Mehrzahl dieser Patienten leidet an einer chronischen **arteriellen Hypertonie** in Verbindung z. B. mit einem Diabetes mellitus sowie peripherer Arteriosklerose wie KHK oder Ischämie der Extremitäten.

Die **subkortikale atherosklerotische Demenz** zeigt im MRT herdförmige Atrophien der **weißen Substanz** mit Schwerpunkt im Bereich nahe der Basalganglien und der Ventrikel. Die wesentliche **Ursache** dieser meist noch als **Binswanger-Krankheit** bezeichneten Demenz ist eine **zerebrale Mikroangiopathie**, die sich allerdings ebenfalls aus einer chronischen **arteriellen Hypertonie** entwickelt, nur eben ohne begleitende Infarkte. Während sich die Demenz-Symptomatik bei der *Multiinfaktdemenz* meist **schubweise** analog zu den rezidivierenden Infarkten entwickelt, entstehen die Symptome bei der *subkortikalen Binswanger-Demenz* meist **schleichend**. Am Beginn stehen häufig Symptome wie Verwirrtheit, Apathie, Psychosen oder mangelndes Urteilsvermögen.

Es sei daran erinnert, dass die Mikroangiopathie des Diabetikers ausschließlich peripher entsteht, demnach mit der zerebralen Mikroangiopathie der subkortikalen und weiterer Demenzformen nichts zu tun hat. Kommt es demnach bei einem langjährigen Diabetiker zu einer subkortikalen oder Multiinfarktdemenz, so ist dies Folge seiner Blutdrucksituation mit resultierender Arteriosklerose (Makroangiopathie) und der einem unzureichend behandelten

Hochdruck immer irgendwann nachfolgenden **Arteriolosklerose** (Mikroangiopathie).

Deutlich seltener entstehen **begleitende Demenzen** bei Erkrankungen wie Multipler Sklerose (➤ Kap. 4.2) und v.a. Morbus Parkinson (➤ Kap. 4.4) oder (sporadisch) bei Chorea Huntington (➤ Kap. 4.5), Creutzfeldt-Jakob-Krankheit, Tumoren, Tumormetastasen, AIDS oder bei Vitamin-B_{12}- oder -B_1-Mangel (➤ Abb. 4.15). Während die zerebrale Mangelversorgung bei einzelnen Demenzformen ursächlich im Vordergrund steht, gilt sie für die Alzheimer-Krankheit als **zusätzlicher Risikofaktor**, sodass man gar nicht so selten auch **Mischformen** zwischen vaskulären und Alzheimer-Demenzen diagnostizieren kann. Des Weiteren sind toxische Schäden durch Schwermetalle oder Drogen (einschließlich Alkohol) mögliche Demenzursachen. Die nicht so seltenen Demenzen nach langjähriger Alkohol- oder Drogenabhängigkeit zeichnen sich dadurch aus, dass sie nach Beendigung des Abusus zumindest potenziell und **teilweise reversibel** sind. Die überaus seltenen Demenzen im Kindesalter entstehen durch zerebrale Schädigungen bei **angeborenen Stoffwechselstörungen** wie Phenylketonurie, bei Heller-Syndrom und Leukodystrophie oder frühkindlicher Epilepsie. Als Heller-Syndrom bezeichnet man eine Demenz, die bereits im Kleinkindesalter aus (noch) unklarer Ursache heraus entsteht, jedenfalls mit üblichen Stoffwechselstörungen nichts zu tun hat.

Grundsätzlich entwickeln sich Demenzen auf dem Boden eines **quantitativen Verlustes von Neuronen** und den daraus folgenden Störungen zerebraler Schaltkreise. Dabei sind der Untergang von Nervenzellen und die hierbei im Vordergrund stehenden Hirnareale zumeist recht typisch für einzelne Demenzformen. Bei der Alzheimer-Krankheit entstehen häufig zunächst Atrophien im **medialen Schläfenlappen** mit Schwerpunkt in **Riechhirn** und **Hippocampus**, die sich später auf **laterale** Anteile des Schläfenlappens sowie parietale Rindenanteile ausbreiten und schließlich auch den Frontallappen bzw. diffus die **gesamte Großhirnrinde** erfassen. Bei der sog. **frontotemporalen Demenz** sind überwiegend nur Atrophien in Frontal- und Temporallappen nachzuweisen und bei der **subkortikalen Demenz** (Binswanger) in der weißen Substanz rund um die Seitenventrikel.

Abzugrenzen von den Formen der Demenz ist die sog. **Pseudodemenz**, bei der im Rahmen schwerer Depressionen, traumatischer Verarbeitung zurückliegender Ereignisse oder allgemeiner Überforderung demenzielle Symptome zu bestehen scheinen oder im Einzelfall vorgetäuscht werden („Rentenneurose"). Auch eine **Hypothyreose** kann aufgrund der mentalen Verlangsamung und Interesselosigkeit eine Demenz vortäuschen.

Krankheitsentstehung der Alzheimer-Krankheit (➤ Abb. 4.16)

Die bekannteste und für Alltag und Prüfung wichtigste unter den verschiedenen Demenzformen ist die **Alzheimer-Krankheit**, die ihren Namen nach ihrem Erstbeschreiber, dem Neurologen Alzheimer erhielt. In den westlichen Ländern stellt sie mit einem Anteil von **mindestens 50 %** an allen Demenzen deren **häufigste Form** dar. Eher noch deutlicher als bei weiteren Formen ist sie eine Erkrankung des **weit fortgeschrittenen Lebensalters**, zumindest jenseits des 60., mehrheitlich eher des 70. oder 80. Lebensjahres – jedenfalls im Hinblick auf eine fortgeschrittene Symptomatik. Bei **Frauen** ist die Erkrankung etwa **doppelt so häufig** wie bei Männern, was nur teilweise mit der höheren Lebenserwartung erklärt werden kann.

Das morphologische Substrat besteht in der **Ablagerung von Amyloid und Fibrillen** aus Eiweiß in und außerhalb der zerebralen Nervenzellen, sog. **senilen Plaques**, in deren Folge eine **diffuse Atrophie des Großhirns** mit **sekundärer Vergrößerung der Liquorräume** entsteht (➤ Abb. 4.17). Bevorzugt von der Atrophie betroffen ist die Hirnrinde zunächst temporal und parietal, meist mit Beginn im limbischen Systems (s. oben).

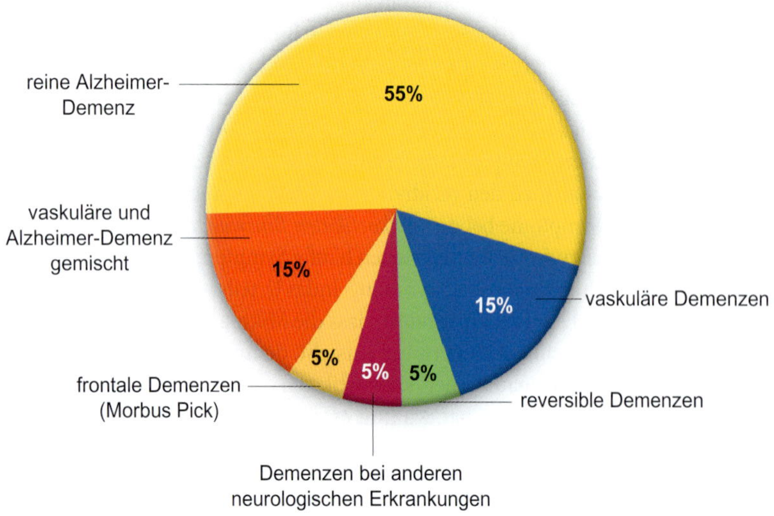

Abb. 4.15 Häufigste Ursachen der Demenz [L141]

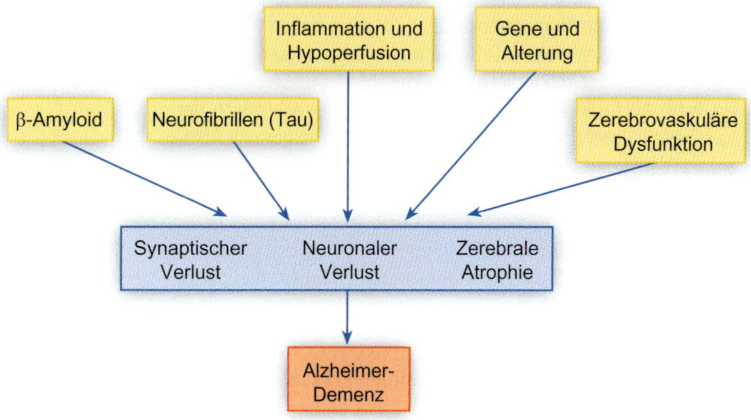

Abb. 4.16 Pathogenese der Alzheimer-Demenz [L141]

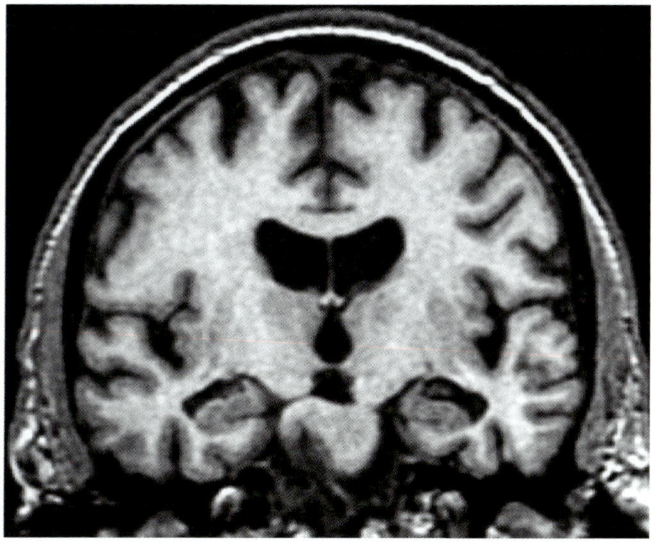

Abb. 4.17 Kernspin eines Gehirns bei Morbus Alzheimer. Auffallend sind multiple Atrophien, u.a. auch im Bereich der Rinde. [E355]

EXKURS

Die intra- und extrazellulären Ablagerungen bestehen aus sog. **Aβ-Amyloid** (➤ Fach Allgemeine Pathologie), das sich zusätzlich auch in den **Wänden der Hirnarterien** anreichert. Die Ursache für die Ablagerungen beruht in einem kleinen Teil der Fälle auf **familiären Faktoren**. Man kennt bisher vier **Gene**, die für familiäre Häufungen verantwortlich scheinen. Eines dieser Gene (sog. APP-Gen) liegt auf dem **Chromosom 21**. Patienten mit einer Trisomie 21 (Down-Syndrom) entwickeln regelhaft eine Alzheimer-Krankheit, sofern sie älter als 40 Jahre werden. Es führen also sowohl ein überzähliges Chromosom 21 als auch Punktmutationen auf dem APP-Gen zum Ausbruch der Erkrankung.

Das APP-Gen scheint nicht nur dann, wenn es bei den insgesamt seltenen familiären Fällen mutiert ist, eine wesentliche Krankheitsursache darzustellen, sondern auch in seiner **physiologischen Form** bei der üblichen sporadischen Alzheimer-Krankheit. Aus diesem Gen entsteht die Vorstufe der Amyloid-Plaques, das sog. **Amyloid-Precursor-Protein** (= **APP**). Dieses Protein ist ein physiologischer Bestandteil der **Zellmembran** von Nervenzellen und wird dort durch unterschiedliche Enzyme (Sekretasen) in kleinere Peptide mit ca. 40 Aminosäuren gespalten. Während das gebildete **$A\beta_{40}$**-Peptid **physiologische Funktionen** erfüllt, ist das ebenfalls entstehende **$A\beta_{42}$**-Peptid **toxisch**. Seine exzessive Produktion bildet den Kern der Amyloid-Plaques und führt damit zur **Degeneration** der betroffenen Zellen.

Zusätzlich kann seine Einlagerung in die Wandungen zerebraler **Arteriolen** (sog. Amyloidangiopathie) zur **Ischämie** führen. Aus diesem Zusammenhang heraus bestehen die aktuell wichtigsten Ansätze bei der Entwicklung wirksamer Medikamente in Hemmstoffen der „falschen" Sekretase (→ $A\beta_{42}$-Peptid) sowie in Antikörpern gegen $A\beta_{42}$-Peptid, wodurch man sich eine Auflösung der Amyloid-Plaques erhofft. Ein weiterer Ansatz besteht in Antikörpern gegen verändertes Tau-Protein:

Zusätzlicher Bestandteil der Amyloid-Ablagerungen sind Fibrillen aus verändertem **Tau-Protein**. Dieses Protein stellt einen physiologischen Bestandteil der neuronalen **Mikrotubuli** dar und stabilisiert deren Funktion. In seiner veränderten (phosphorylierten) Form als Bestandteil der Amyloid-Plaques trägt das Tau-Protein nun gerade zur Insuffizienz des neurofibrillären Transportsystems der Nervenzellen bei und ist damit ebenfalls maßgeblich am Zugrundegehen der Nervenzellen beteiligt.

Die ersten Ablagerungen größerer Mengen an Amyloid-Plaques findet man in den Zentren, von denen die Alzheimer-Demenz üblicherweise ihren Ausgang nimmt: **Hippocampus** mit **Riechrinde** sowie **Nucleus basalis Meynert**. Dieser Kern liegt den limbischen Zentren eng benachbart im unteren Bereich des **Frontallappens** und ist mit denselben verschaltet. Er besitzt eine Vielzahl an **Efferenzen** zu praktisch **allen Großhirnanteilen** und benutzt dafür den Überträgerstoff **Acetylcholin**. Die wichtigste biochemische Folge seiner zunehmenden Degeneration besteht damit in einer **Abnahme** des Neurotransmitters **Acetylcholin**, seines produzierenden Enzyms (Acetylcholintransferase) sowie seiner Rezeptoren. Wichtiger für das Verständnis ist, dass dieses Kerngebiet offensichtlich die **entscheidende Durchgangsstation** zwischen dem Kurzzeitgedächtnis des limbischen Systems, mit Schwerpunkt im Hippocampus, und den weit verteilten Großhirnanteilen des Langzeitgedächtnisses darstellt. Damit wird ein weiteres Mal deutlich, warum die Alzheimer-Demenz üblicherweise mit einer **Störung des Kurzzeitgedächtnisses** beginnt.

Die Amyloid-Plaques treten sowohl bei den familiären als auch den nichtfamiliären Formen auf und stellen darüber hinaus einen beinahe **physiologischen Alterungsprozess** dar, weil man sie in milder Form bei einem **Großteil alter Menschen** findet. Sie führen also erst dann zu einem Untergang von Nervenzellen und zu umfangreicheren Atrophien, wenn ihre Menge über das „physiologische Ausmaß" hinausgeht. Indem der **Abbau** des wahrscheinlich pathognomonischen Aβ-Amyloids überwiegend in den **nächtlichen Tiefschlafphasen** erfolgt, wie man aus den Liquorspiegeln mit ihrer Abnahme bis zum Morgen schlussfolgern kann, dürfte der bei den Patienten zeitlich und qualitativ eingeschränkte Schlaf zur Krankheitsentstehung beitragen.

Unklar ist, warum nach diversen Studienergebnissen der **Vitamin-D**-Serumspiegel (25-Hydroxy-D) umgekehrt proportional mit der Wahrscheinlichkeit für eine Demenz korreliert. Möglicherweise ist der Zusammenhang darin zu sehen, dass im Hippocampus als „Zwischenstation" des Gedächtnisses besonders zahlreiche D-Rezeptoren nachgewiesen wurden, sodass dieses Kerngebiet möglicherweise durch höhere D-Serumspiegel stabilisiert wird. Auch die Aktivität von Makrophagen einschließlich der Mikroglia scheint in ihrer Phagozytosefähigkeit (u.a. von zerebralen Ablagerungen) von der Stimulation durch Vitamin D abhängig zu sein. Schließlich hat das Vitamin bzw. seine Folgeprodukte auch positive Auswirkungen auf die Durchblutung, u.a. zerebral. Laut DGE leiden 60 % der Deutschen unter einer Vitamin-D-Mangelversorgung; nach anderen Meinungen ist der Anteil noch weit höher. Im fortgeschrittenen Lebensalter dürfte der Mangel nahezu jeden betreffen.

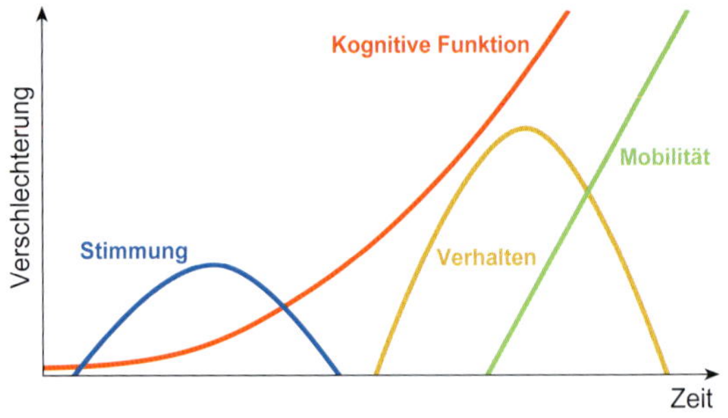

Abb. 4.18 Symptomentwicklung bei der Alzheimer-Demenz [L141]

Die wichtigsten **Risikofaktoren** der Alzheimer-Erkrankung sind

- hohes Alter
- positive Familienanamnese bzw. Chromosomenanomalien (z. B. Down-Syndrom)
- weibliches Geschlecht
- Vitamin-D-Mangel

Risikofaktoren geringerer Bedeutung:

- zerebrale Mangelversorgung (Arterio- und Arteriolosklerose)
- geringes Bildungsniveau
- zeitlich und/oder qualitativ eingeschränkter Schlaf

Einigen Studien zufolge scheinen **nichtsteroidale Antiphlogistika** (z. B. ASS oder Ibuprofen) sowie **intellektuell fordernde Berufe** vor der Erkrankung zu **schützen**.

Symptomatik

Das hervorstechendste Merkmal der Alzheimer-Patienten ist der **Gedächtnisverlust**, besonders im Bereich des **Kurzzeitgedächtnisses**, während die Ereignisse früherer Jahre oft noch lange präsent bleiben – passend zum **Beginn** der Atrophien im Bereich des **Hippocampus** bzw. ganz allgemein des limbischen Systems. Dazu gehört dann eben auch, dass aktuelle Ereignisse zunehmend keine Möglichkeit mehr finden, ins Langzeitgedächtnis überzugehen. Zusätzlich degeneriert ja auch noch mit dem **Nucleus basalis Meynert** das „Tor zum Langzeitgedächtnis". Gerade die Demenz vom Alzheimer-Typ beginnt deshalb in aller Regel mit zunächst **milden Gedächtnisstörungen**, die häufig als normale Altersvergesslichkeit fehlgedeutet werden.

In etwa 20 % der Fälle stehen am Anfang nicht, jedenfalls nicht isoliert die Gedächtnisstörungen, sondern weitere Symptome im Vordergrund. Häufig betroffen sind dann **Sprache** (z. B. **Wortfindungsstörungen**, Aphasie), **räumliches Sehen** und Vorstellungsvermögen, **Rechnen** oder das **Urteilsvermögen** bis hin zum Unvermögen, alltägliche Probleme zu lösen. Diese können sich beim Einkaufen, Autofahren oder beim Umgang mit Geld ergeben. Häufig entstehen im Krankheitsverlauf **Orientierungsstörungen**. Ebenfalls häufig beobachtet man einen **sozialen Rückzug**, verbunden mit **Depressionen**, **Halluzinationen** bzw. **Wahnvorstellungen** und **Schlafstörungen**. Einige Patienten wirken **enthemmt** oder **agitiert**.

Bereits in mittleren Stadien, nach einem Verlauf über wenige Jahre, werden die Patienten arbeitsunfähig, sind desorientiert, haben Probleme beim An- und Auskleiden bzw. der Hygiene (> Abb. 4.18). Die weiter zunehmenden Wortfindungsstörungen führen zur Weitschweifigkeit, wenn ein Sachverhalt umständlich beschrieben werden soll. Die Patienten beginnen, ziellos umherzuwandern und finden bei Spaziergängen nicht mehr nach Hause. Sie erschrecken vor ihrem Spiegelbild, erkennen Angehörige nicht mehr (Agnosie) oder vermuten einen Doppelgänger hinter ihrer Bezugsperson. In **Endstadien** werden sie **bettlägerig**, **inkontinent und stumm** und benötigen Hilfe bei jedweden Verrichtungen einschließlich der Nahrungsaufnahme. Eine generalisierte muskuläre Steifigkeit ähnelt den Symptomen der Parkinson-Krankheit und erschwert sämtliche Bewegungen.

Ein Teil der Betroffenen verfügt über eine weitgehende Krankheitseinsicht, ein anderer Teil ist sich der Störungen nicht bewusst. Unklar ist, warum die Alzheimer-Krankheit meist kontinuierlich voranschreitet, während es bei einigen Patienten verlängerte Plateau-Phasen ohne Verschlechterungen gibt. Einzelne bleiben auch in Spätstadien gehfähig und wandern dann ziellos umher. **Enthemmung** und **Angriffslust** sind möglich. Auch **generalisierte Krampfanfälle** kommen vor. Nach einer durchschnittlichen **Erkrankungsdauer** von etwa **10 Jahren** kommt es zum Tod, wobei die häufigsten Ursachen in Infektionen, einer Lungenembolie, Unterernährung, Aspiration oder Herzversagen bestehen.

Bei einzelnen Demenz-Formen lässt sich das vorherrschende Muster an Symptomen den betroffenen Hirnarealen und ihren Überträgerstoffen zuordnen. So scheint beim Alzheimer-Patienten gerade der frühe Ausfall des Überträgerstoffs Acetylcholin mit einem Gedächtnisverlust assoziiert, während Defizite bei Serotonin, Dopamin und Noradrenalin eher Störungen von Stimmung und Verhalten nach sich ziehen. Von daher wird auch verständlich, dass die **Multiinfarktdemenz**, die sich auf der Basis multipler, kleinerer Infarkte entwickelt, je nach den betroffenen Hirnarealen sehr **unterschiedliche Muster** entwickeln kann. In etlichen Fällen ist dann z. B. die Gedächtnisleistung erst im weiteren Krankheitsverlauf beeinträchtigt.

Diagnostik (> Abb. 4.19)

Anamnese

Wichtig ist der **Zeitraum**, in dem sich die Symptome entwickelt haben (akut, subakut, allmählich über Jahre) sowie die **Art der Symptome**. So ist z. B. ein langsam über Jahre zunehmender Gedächtnisverlust sehr typisch für eine Alzheimer-Krankheit. Dagegen würde man bei einer frontotemporalen Demenz eher Persönlichkeitsveränderungen, eine Enthemmung oder Veränderungen des Appetits

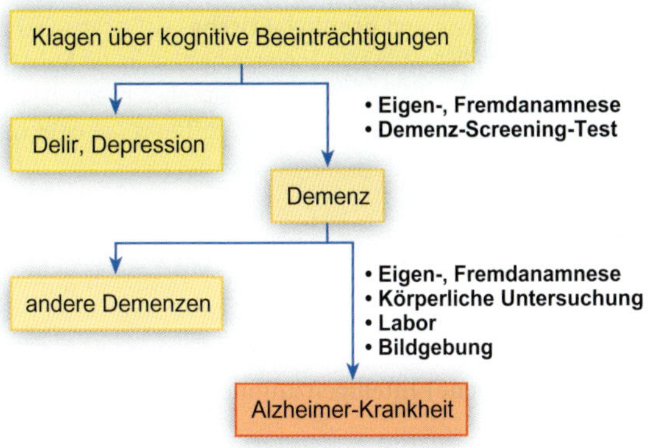

Abb. 4.19 Diagnostikalgorithmus bei Verdacht auf Alzheimer-Demenz [L141]

mit Gewichtszunahme oder -abnahme erwarten. Bei einer raschen Entwicklung der Symptome ist an infektiöse Ursachen, Einblutungen oder Intoxikationen u. a. durch Schwermetalle zu denken. Alkoholabhängigkeit führt häufig zu Vitaminmangelzuständen (v. a. Vitamin B_1) oder auch direkten toxischen Schäden. Ein Zustand nach Magenresektion könnte an einen Vitamin-B_{12}-Mangel denken lassen. Während Symptome bei akuten Intoxikationen großer Mengen an Schwermetallen möglich sind, hat man bei chronischen Belastungen durch Quecksilber und Aluminium keinen Zusammenhang mit dem Entstehen einer Demenz gefunden.

Die **Familienanamnese** kann Hinweise auf eine Alzheimer-Demenz, eine Chorea Huntington, frontotemporale Demenz oder eine Creutzfeldt-Jakob-Krankheit liefern. Begleitende Erkrankungen eines Morbus Parkinson oder einer Chorea oder eines bzw. mehrerer zurückliegender Schlaganfälle führen zum wahrscheinlichsten Zusammenhang. Dies gilt auch für Grunderkrankungen wie arterielle Hypertonie, Vorhofflimmern oder Diabetes mellitus mit ihren arteriosklerotischen Veränderungen bzw. Thrombenbildungen, die auf eine vaskuläre Ursache der Demenz weisen (Multiinfarktdemenz, Binswanger-Krankheit). Besonders wertvoll bei der Abklärung einer Demenz ist das **Gespräch mit nahen Angehörigen**.

Testverfahren

Einer ersten Orientierung, aber auch der Verlaufskontrolle dient der **Mini-Mental-Status-Test**, der insgesamt 30 Punkte umfasst. Dabei wird u. a. nach Jahreszeit, Datum, Wochentag, Monat und Jahr gefragt, nach Wohnort, Land und Bundesland. Es werden einfache Rechenoperationen durchgeführt; man lässt den Patienten einzelne Begriffe und kurze Sätze nachsprechen, geometrische Figuren nachzeichnen, eine Uhr malen (➤ Abb. 4.20) oder ein Wort rückwärts buchstabieren.

Nicht alle Demenz-Syndrome lassen sich mit diesen Tests erfassen, sodass dann weitere Testverfahren zur Anwendung kommen sollten.

Untersuchung

Wesentlich ist eine umfassende körperliche Untersuchung einschließlich **neurologischer Verfahren** sowie **Laboruntersuchungen**, die u. a. auch Vitamin-Serumspiegel (Vitamine B_1, B_{12}, Folsäure und 25-OH-D) und Schilddrüsenhormone erfassen sollten. Beim Verdacht auf arteriosklerotische Veränderungen ist neben LDL-

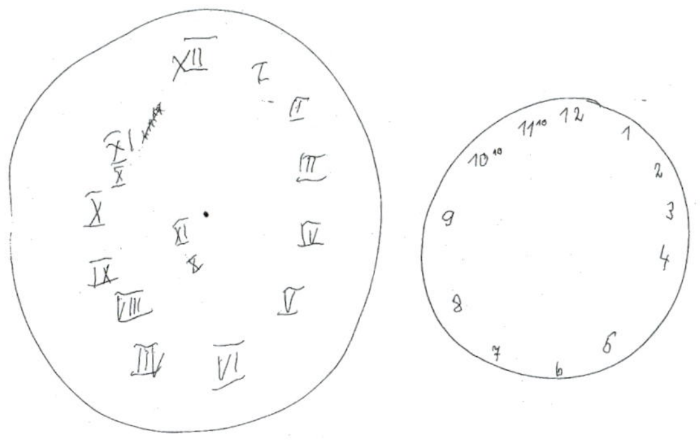

Abb. 4.20 Pathologischer Uhrzeichen-Test bei Alzheimer-Demenz [M664]

Cholesterin auch an Homocystein und Lipoprotein (a) zu denken. Da es bei der Alzheimer-Demenz keine veränderten Laborparameter gibt, weisen diesbezügliche Auffälligkeiten eher auf eine andere Ursache hin. Häufig bestehen allerdings auch Mischformen aus Alzheimer- und vaskulärer Demenz. Inzwischen gibt es für die familiäre Form der Alzheimer-Krankheit, die in den betroffenen Familien häufig bereits im mittleren Lebensabschnitt beginnt, DNA-Analysen aus dem Blut, die allerdings nur im Rahmen von genetischen Beratungen durchgeführt werden sollten. Es erscheint sinnvoll, eine Demenz **grundsätzlich** zunächst vom **Neurologen** abklären zu lassen!

Apparative Diagnostik

Apparative Untersuchungen wie **CT** und (bevorzugt) **MRT** oder angiographische Methoden sind in vielen Fällen überflüssig. Sie sollten jedoch immer dann erwogen werden, wenn **diagnostische Zweifel** bestehen bleiben bzw. wenn auch nur der leiseste Hinweis auf eine behandelbare, evtl. zusätzlich mögliche Ursache der Demenz gegeben ist. In CT und MRT erkennt man Einblutungen, Infarkte, Tumoren, Liquorveränderungen oder auch diffuse Erkrankungen einschließlich Atrophien. Eine Creutzfeldt-Jakob-Krankheit oder umfangreiche Amyloidablagerungen bei der Alzheimer-Krankheit können häufig zugeordnet werden. Dasselbe gilt für eine Multiple Sklerose. Die **Lumbalpunktion** ist besonders beim Verdacht auf eine **entzündliche** Ursache indiziert.

Von unauffälligen sehr frühen Phasen abgesehen findet man im **MRT** der Alzheimer-Patienten zunächst die **typischen Atrophien** bzw. Volumenminderungen der **Hippocampusregion**, gefolgt von Atrophien in weiten Bereichen des Temporal- und Parietallappens. In späteren Stadien ist die gesamte Großhirnrinde betroffen. Noch unklar ist derzeit der Sinn eines Amyloid-Nachweises, bevorzugt mit einem **PET-MRT**, weil man die Ablagerungen häufig auch bei asymptomatischen alten Menschen findet. Das EEG ist für die spezifische Diagnostik meist wertlos. Gewisse Hinweise liefert die Liquordiagnostik v.a. in Bezug auf die Relation vorhandener Proteine ($A\beta_{40}$, $A\beta_{42}$, Tau-Protein).

Therapie

Grundsätzlich lassen sich Demenzen aktuell noch wenig beeinflussen, auch wenn sich inzwischen einige pharmakologische Behandlungsansätze abzeichnen. Von großer Bedeutung ist, dass sich die Familienangehörigen, Pflegepersonen und behandelnden Ärzte aufeinander abstimmen. Bei der Alzheimer-Krankheit versucht man Medikamente wie Donepezil oder Rivastigmin, welche die **Cholinesterase hemmen**, wodurch die zerebralen Acetylcholin-Spiegel ansteigen, die Minderfunktion des Nucleus basalis demnach ein wenig **kompensiert wird**. Die Symptome lassen sich damit für wenige Jahre lindern. **Periphere Nebenwirkungen** kann man aus dem Wirkmechanismus ableiten, weil Acetylcholin der Überträgerstoff sowohl des Parasympathikus als auch der motorischen Endplatte ist. Unter anderem können demnach **Bradykardien**, **muskuläre Krämpfe** und eine **Diarrhö** entstehen.

Östrogene zeigten bei postmenopausalen Frauen eine sehr ausgeprägte Schutzwirkung vor der Entwicklung einer Alzheimer-Krankheit, waren jedoch nach Eintritt der Demenz wirkungslos. In der Kombination mit Gestagenen, die wegen des erhöhten Krebsrisikos der alleinigen Östrogentherapie ohnehin vorzuziehen wäre, ging die prophylaktische Wirkung der Östrogentherapie vollständig verloren, sodass diesbezüglich **keine Therapieoptionen** mehr bestehen.

4

Mit **Ginkgo-Präparaten** kann vorübergehend eine mäßige bzw. eher minimale Verbesserung der kognitiven Leistungen bei Alzheimerpatienten sowie Patienten mit ischämischer Demenz erzielt werden. Eine über 6 Jahre laufende Studie ergab insgesamt **keine positiven Auswirkungen** auf den Verlauf, sodass Ginkgo offiziell nicht empfohlen wird. Ähnliches gilt bisher für antioxidativ wirkende Substanzen wie v. a. **Vitamin E**. **Impfungen** gegen das Protein $A\beta_{42}$ waren im **Tierversuch** überaus **erfolgreich** und werden derzeit mit modifizierten Impfstoffen klinisch getestet, weil es bei den zunächst eingesetzten zu zahlreichen Komplikationen kam. Grundsätzlich dürfte hier langfristig das größte Potenzial zu erwarten sein, denn im Mäusemodell kam es darunter sogar zur Beseitigung bereits vorhandener Amyloidablagerungen.

Das größte Potenzial bei den **vaskulären Formen** der Demenz bietet sicherlich die **prophylaktische** Therapie mit ASS, Blutdrucknormalisierung und Statinen unter zusätzlicher Absenkung des Homocystein-Spiegels.

Begleitsymptome der Erkrankungen wie Depressionen oder Agitiertheit werden mit den üblichen Medikamenten **symptomatisch** behandelt, wobei man die Dosierung jeweils zurückhaltender wählen muss als üblich. Bei der vaskulären (ischämischen) Demenz versucht man, die zugrunde liegende **Ursache** (Hypertonie, Diabetes mellitus usw.) angemessen zu therapieren, um den Fortgang der Erkrankung aufzuhalten.

Einen Einfluss auf den Krankheitsverlauf von Alzheimer-Krankheit und weiteren Formen oder gar Heilwirkungen besitzen die bisher eingesetzten Medikamente nicht. Umso wichtiger ist die angemessene Betreuung dementer Patienten. Etliche Pflegeheime richten z. B. „Bushaltestellen" mit Sitzgelegenheiten vor der Eingangstüre ein, wodurch die Patienten tagsüber auf den Bus warten und abends problemlos abgeholt werden können, anstatt sich in der Stadt zu verlaufen.

HINWEIS DES AUTORS

Eine nebenwirkungsfreie und **prophylaktische**, vielleicht sogar noch in frühen Krankheitsstadien wirksame Therapie besteht in der **Substitution von Vitamin D**. Dabei sollten entgegen den eher knapp bemessenen Empfehlungen der DGE mindestens 50–100 µg/Tag verabreicht werden.

Zusammenfassung

Demenz

Sekundäre (erworbene) Intelligenzminderung v.a. des höheren Lebensalters

Ursachen

- Alzheimer-Krankheit (> 50 % aller Demenzen)
- ischämisch bedingte Atrophien zerebraler Anteile (zweithäufigste Ursache) – bei subkortikaler Arteriolosklerose (Binswanger-Krankheit) und rezidivierenden Hirninfarkten (Multiinfarktdemenz)
- frontotemporale Demenz
- Demenz mit Lewy-Körperchen
- Parkinson-Krankheit
- Chorea Huntington
- Multiple Sklerose
- Creutzfeldt-Jakob-Krankheit
- AIDS
- toxische Schäden durch Schwermetalle oder Drogen (einschließlich Alkohol)
- Tumoren, Tumormetastasen
- Vitamin-B_{12}- oder B_1-Mangel
- kindliche Demenzen aufgrund angeborener Stoffwechselstörungen oder weiterer Chromosomenanomalien

Ursachen der Alzheimer-Krankheit

- Ablagerung von Fibrillen aus Eiweiß in und außerhalb der zerebralen Nervenzellen → diffuse Atrophie des Großhirns mit sekundärer Vergrößerung der Liquorräume, Beginn meist im medialen Temporallappen (Hippocampus)

Risikofaktoren der Alzheimer-Krankheit

- hohes Alter
- weibliches Geschlecht (Frauen : Männer = 2 : 1)
- positive Familienanamnese
- Diabetes mellitus
- Arteriosklerose
- geringes Bildungsniveau

Symptome

- Gedächtnisverlust (v.a. Kurzzeitgedächtnis)
- Wortfindungsstörungen, Aphasie
- Verlust des räumlichen Sehens
- Probleme beim Rechnen
- Störung des Urteilsvermögens
- Alltag kann nicht mehr gemeistert werden.
- Orientierungsstörungen

- sozialer Rückzug mit Depressionen, Halluzinationen bzw. Wahnvorstellungen
- Schlafstörungen, Enthemmung oder Agitiertheit, Unruhe, Labilität
- Apraxie, Agnosie
- im Endstadium der Alzheimer-Demenz muskulärer Hypertonus, Bettlägerigkeit, Inkontinenz und Stummheit

Diagnostik

- Anamnese: Art und Zeitraum der Entwicklung der Symptome, Familienanamnese, Gespräch mit Angehörigen
- Testverfahren
- neurologische Untersuchung
- allgemeinmedizinische Laborwerte zum Ausschluss sekundärer Demenzen
- apparative Untersuchungen (CT, MRT, PET): bei diagnostischen Zweifeln oder Hinweis auf behandelbare Ursache
- Lumbalpunktion: bei Verdacht auf entzündliche Ursache

Therapie

- nach Möglichkeit Ursache der Demenz behandeln
- angemessene Betreuung der Patienten
- Versuch mit Vitamin D, Cholinesterase-Hemmern, Ginkgo-Präparaten und Antioxidantien bei der Alzheimer-Krankheit

4.12 Alkoholkrankheit

Die Abhängigkeit von Alkohol, Nikotin und weiteren Drogen stellt ein weltweites Problem dar. Alkohol wird in den westlichen Ländern von etwa 80 % der erwachsenen Bevölkerung mehr oder weniger regelmäßig konsumiert. Dabei zeigen die häufig genossenen **geringen Mengen** bis zu einer Größenordnung von ¼ l Wein (beim Mann) oder äquivalenten Mengen Bier, Sekt und weiteren Alkoholika überwiegend **positive Effekte**. Dies gilt besonders hinsichtlich der arteriellen Gefäße. Durch eine milde Diurese (Hemmung der ADH-Ausschüttung) und Erweiterung arterieller Widerstandsgefäße **sinkt der Blutdruck**. Die Relation zwischen LDL und HDL wird **zugunsten des HDL** verschoben. Euphorisierende Effekte mit Abmilderung der Alltagssorgen oder die schlafanstoßende Wirkung besitzen einen statistisch fassbaren Einfluss auf das Herz-Kreislauf-System und seine Erkrankungen. Herzinfarkt, Schlaganfall, selbst eine Alzheimer-Demenz werden seltener.

Der durchschnittliche Alkoholkonsum eines Erwachsenen liegt nach statistisch erfassten Daten in den europäischen Ländern einschließlich Deutschland bei rund **12 l reinem Alkohol/Jahr**. Dies entspricht z. B. 120 l Wein/Jahr bzw. **330 ml/Tag**. Wenn man berücksichtigt, dass etwa 20 % der Bevölkerung keinen Alkohol konsumieren und ein weiterer Anteil unbekannter Größenordnung nur sehr geringe Mengen, kann hinsichtlich des verbleibenden Bevölkerungsanteils von einem durchschnittlichen Verzehr von mindestens ½ l Wein bzw. äquivalenten Mengen weiterer Getränke ausgegangen werden. Damit werden nach üblicher Lehrmeinung die positiven bereits von den toxischen Wirkungen überspielt. Für Deutschland geht man davon aus, dass 33 % der männlichen und 20 % der weiblichen Bevölkerung einem gesundheitlich riskanten Alkoholkonsum unterliegen. **3 Millionen** gelten als **alkoholkrank**. Die WHO rechnet weltweit mit über 3 Millionen Toten/Jahr als Folge ihres Alkoholkonsums. Dies entspricht in etwa der Zahl an Menschen, die jährlich an Tuberkulose **und** Malaria versterben, den beiden infektiösen Haupttodesursachen.

In den meisten westlichen Ländern gibt es Empfehlungen hinsichtlich der Alkoholmenge, die bei täglicher Aufnahme noch als unkritisch, ohne gesundheitliches Risiko zu betrachten ist. Diese Angaben weichen teilweise ganz erheblich voneinander ab, was lediglich bedeutet, dass tatsächlich keiner so recht weiß, welche Mengen positive Wirkungen zeigen, was sicher unbedenklich, möglicherweise noch unbedenklich oder bereits eindeutig toxisch ist. Diesbezügliche Einschätzungen dürften oft genug vom persönlichen Konsumverhalten eingefärbt sein. In **Deutschland** betragen die offiziellen Vorgaben einer einzuhaltenden **Obergrenze 12 g reinen Alkohol** bei der **Frau** und **24 g/Tag** beim **Mann**. Dies entspricht weitgehend genau „einem Viertele Wein" beim Mann bzw. 1/8 l bei der Frau. Von forensischem Interesse mag im Zusammenhang sein, dass diese Mengen hinsichtlich des Grenzwerts von 0,5 g/l (0,5 Promille) **unkritisch** sind. Allerdings ist ungeachtet dieses Grenzwerts bereits mit zerebralen Einschränkungen wie z. B. Fehleinschätzungen im Straßenverkehr zu rechnen, sofern diese Mengen zügig und auf leeren Magen konsumiert wurden.

Kriterien der Resorption und Verteilung

Trinkalkohol (**Ethanol**; ➤ Abb. 4.21) ist ein kleines Molekül mit amphiphilen Eigenschaften. Die Methylgruppe des einen Molekülendes macht es fettlöslich, die Hydroxylgruppe des anderen Endes wirkt als Dipol und bewirkt eine perfekte Wasserlöslichkeit. Dadurch bedingt vermag Ethanol sämtliche Membranen zu durchdringen und sich völlig frei **im gesamten Organismus zu verteilen**. Es gelangt damit auch durch die Blut-Hirn-Schranke. Aufgrund der Verteilung auf alle Gewebe hängen die Auswirkungen einer bestimmten Alkoholmenge auch vom Körpergewicht des Betroffenen ab.

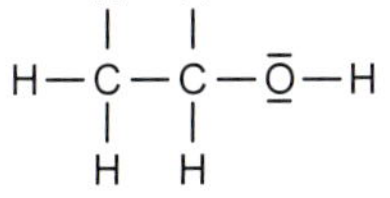

Abb. 4.21 Ethanol [L252]

Resorbiert wird Ethanol zu einem geringen Teil bereits über die Schleimhäute von Mundhöhle, Speiseröhre und v. a. **Magen**. Die **wesentliche Resorption** erfolgt dann aus dem **proximalen Dünndarm**, doch ist bei exzessiven Trinkmengen sogar eine Resorption aus dem Dickdarm möglich, weil die Aufnahme in den Organismus passiv erfolgt und nicht an Carrier gebunden ist. Abhängig ist die Geschwindigkeit der Resorption von der **alkoholischen Konzentration** des konsumierten Getränks sowie von **begleitender Nahrung**. Die schnellste Anflutung erfolgt aus Getränken, die ungefähr 20 % Alkohol enthalten. Gesteigert ist die Resorptionsrate auch bei der Aufnahme **heißer** alkoholischer Getränke wie z. B. Irish Coffee oder Grog, weil dadurch die Durchblutung der resorbierenden Schleimhäute zunimmt. Begleitende Nahrung **verzögert** die Resorption, weil sich das Ethanolmolekül darin löst. Allerdings bedeutet „verzögert“ nicht, dass die konsumierte Menge letztendlich nicht doch vollständig resorbiert werden würde.

Medikamente werden bei begleitender Alkoholaufnahme teils schneller und teilweise verzögert aufgenommen. Dies gilt zusätzlich hinsichtlich ihrer Wirkungen. Als besonders ungünstig gilt die parallele Zufuhr von Alkohol mit zerebral wirksamen Medikamenten, weshalb eine derartige Kombination grundsätzlich zu vermeiden ist. Darüber hinaus entstehen häufig Wechselwirkungen v.a. mit Medikamenten, deren Metabolisierung in der Leber derselben Enzyme bedarf. So erfolgt beispielsweise die primäre **Oxidation unterschiedlichster Medikamente** über den **Cytochrom-P-450-Komplex** der Mitochondrien. Dieses Enzymsystem wird auch von der **Alkoholdehydrogenase** benutzt (s. unten), sodass es zu Interaktionen kommen kann. Die Cytochrome werden in Abhängigkeit von den jeweils beim einzelnen Patienten vorherrschenden Isoenzymen sowie der Art des Medikaments entweder stimuliert oder in ihrer Wirksamkeit behindert, sodass die Serumspiegel dieser Medikamente erheblich variieren können.

Manche **Vitamine** werden insgesamt **schlechter resorbiert**, was zu Defiziten bei alkoholkranken Menschen führen kann. Zusätzlich wird die Leber in ihrem Speichervermögen beeinträchtigt. Beides gilt besonders für die B-Vitamine **B_1** (Thiamin), **B_6** (Pyridoxin), **B_{12}** (Cobalamin) und **Folsäure**, weniger ausgeprägt auch für weitere Vitamine wie Vitamin A. Mangelzustände an diesen Vitaminen sind deshalb bei alkoholabhängigen Menschen besonders häufig, zusätzlich verstärkt durch deren Fehlernährung.

Metabolismus

Wenige Prozent der konsumierten Menge werden, in Abhängigkeit vom Serumspiegel, unverändert über Atemluft, Schweiß und Niere ausgeschieden. Der wesentliche Metabolismus erfolgt in der **Leber**, in der Ethanol zunächst von der Alkoholdehydrogenase zu **Acetaldehyd** oxidiert wird. Im nächsten Schritt erfolgt die abschließende Oxidation zu **Essigsäure** (Acetat; ➤ Abb. 4.22). Das katalysierende Enzym heißt, der Wirkung zugeordnet, Aldehyddehydrogenase (Dehydrierung = Oxidation). Das Medikament **Disulfiram** (Antabus®) hemmt die **Aldehyddehydrogenase**, wodurch sich Acetaldehyd anreichert und ins Blut übertritt. Antabus® wird manchmal im Rahmen einer Alkoholentwöhnung verabreicht. Wird der Patient rückfällig, führt die vermehrte Bildung des Acetaldehyds zu Kopfschmerzen, Schwindel, Übelkeit und Blutdruckabfall, sodass sozusagen „die Strafe auf dem Fuße folgt“. Die toxischen Wirkungen dieses Antabus-Syndroms bzw. Acetaldehydsyndroms sind allerdings alles andere als unkritisch, weshalb man von der Medikation eher absehen sollte.

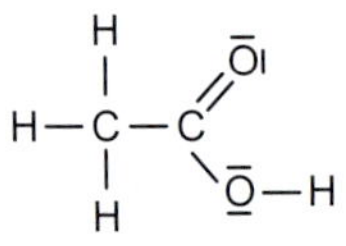

Abb. 4.22 Nach Oxidation entsteht aus Ethanol Essigsäure (Acetat). [L252]

MERKE

Die Alkoholdehydrogenase ist **zinkabhängig**, die Aldehyddehydrogenase benötigt **Eisen** für ihre Funktion. Bei dem durchaus häufig zu beobachtenden Mangelzustand an Zink und/oder Eisen ist demnach der **Metabolismus** von Ethanol **verlangsamt**.
Frauen verfügen in der Leber durchschnittlich über geringere Mengen an beiden Enzymen, sodass der Ethanolabbau langsamer verläuft als bei Männern bzw., im Ergebnis, Alkohol schlechter vertragen wird. Daneben sind ihre inneren Organe einschließlich der Leber etwas kleiner und möglicherweise hinsichtlich toxischer Alkoholwirkungen auch sensibler, weshalb ihnen deutlich geringere, als unkritisch betrachtete Mengen zugestanden werden – 12 g anstatt 24 g (s. oben).

Für die entstandene Essigsäure existieren überwiegend zwei Stoffwechselwege. Das Molekül wird in den Leberzellen entweder zu langkettigen Fettsäuren und damit schließlich zu Triglyceriden aufgebaut, oder es wird in Abhängigkeit von den Erfordernissen der Leber in Zitratzyklus und Atmungskette zur Energiegewinnung genutzt, zu CO_2 und H_2O abgebaut und ausgeschieden. Die Zwischenstufe des **Acetaldehyds** besitzt allerdings, zumindest in größeren Mengen, **toxische Effekte** auf die Leberzelle – u.a. **hemmt** es die Synthese der **Apolipoproteine**, die für die „Ummantelung“ der Blutfette benötigt werden. In der Folge kann das entstehende Triglycerid weniger leicht ins Serum abgegeben werden (in der Form des VLDL) und reichert sich in der Leber an. Es kommt zur **Fettleber**. Ein Teil der entstehenden Essigsäure wird lediglich zu kurzkettigen Fettsäuren (sog. **Ketonkörpern**) aufgebaut und in dieser Form ans Serum abgegeben. Das Resultat ist eine **Ketoazidose**. Bei alkoholkranken Menschen kommt es zu zusätzlichen toxischen Effekten auf die Hepatozyten, in deren Folge eine (alkoholtoxische) **Hepatitis** entsteht, nach langjährigem Konsum großer Mengen eine **Leberzirrhose** (➤ Fach Verdauungssystem).

Durch Hemmung der Glukoneogenese (toxische Wirkung auf die Leberzelle) kann es **vorübergehend** zur **Hypoglykämie** kommen, während beim Alkoholkranken überwiegend eher eine **Hyperglykämie** bis hin zu einem pathologischen Glukosetoleranztest erwartet werden kann. Wahrscheinlichste Ursache ist, abgesehen vom Glukosegehalt üblicher Alkoholika, die Verstoffwechselung alimentärer Kohlenhydrate in der vorgeschädigten Leber – u.a. ein gestörter Aufbau zu Glykogen. Einen zusätzlichen Beitrag leistet der höhere Serumspiegel an Fettsäuren und Ketonkörpern, wodurch der Glukoseverbrauch der Gewebe zurückgeht. Typisch für den **chronischen Alkoholabusus** ist also eine **Ketoazidose** bei **leicht erhöhten Glukose-Serumspiegeln**.

Ethanol stellt ein energiereiches Molekül dar, wobei es sich allerdings um „leere“ Kalorien handelt, weil darin weder Vitamine noch sonstige essenzielle Nahrungsfaktoren enthalten sind. Es dient also im Übermaß genossen neben seinen toxischen Effekten lediglich der **Gewichtszunahme**.

HINWEIS PRÜFUNG

Die Brennwerte von Grundnahrungsmitteln sind grundsätzlich prüfungsrelevant, sollten allerdings für eine adäquate Beratung der Patienten ohnehin zur Verfügung stehen. Der Energiegehalt des Ethanolmoleküls lässt sich abschätzen, wenn man sich an den Energiegehalt von Glukose (rund 4 kcal/g) und Fetten (rund 9 kcal/g) erinnert. Indem eine Seite des Ethanolmoleküls aus Fett ($-CH_3$) und die andere aus einer Zuckerstruktur (CH_2OH) besteht, sollte sich der physiologische Brennwert ungefähr in der Mitte befinden. Dementsprechend besitzt **1 g Alkohol** gut **7 kcal**.

Regelmäßige Alkoholzufuhr stimuliert die Leber zu einer **beschleunigten Metabolisierungsrate** bis etwa 30 %, die sich bei Alkoholabstinenz innerhalb weniger Wochen wieder zurückbildet.

Wirkungen auf Organsysteme

Alkohol besitzt vielfältigste Effekte auf das zentrale und periphere Nervensystem. Periphere Organe weisen unterschiedliche Empfindlichkeiten auf, sodass hohe Dosen an einzelnen Organen toxische Auswirkungen besitzen, während andere kaum betroffen sind. Die **akute Toxizität** von Ethanol betrifft v. a. das **zentrale Nervensystem**, wo die verursachten Störungen bereits ab einem Serumspiegel von etwa 4 Promille (0,4 g/dl) zum Tod führen können. Alkoholkranke Menschen vertragen allerdings aufgrund ihrer zerebralen Anpassungsvorgänge meist sogar Serumspiegel oberhalb 0,5 g/dl.

Nervensystem

Ethanol verursacht an einzelnen Rezeptoren für die Neurotransmitter (z. B. an den GABA-Rezeptoren) eine gesteigerte Wirksamkeit, an anderen eher eine Blockade. Letztendlich werden **sämtliche Transmitter** bzw. ihre **Rezeptoren** auf irgendeine Art und Weise **beeinflusst**. Der Schlaf wird durch geringe Mengen angestoßen, größere Mengen verändern das Schlafmuster, wodurch die **REM-Phasen** zeitlich **abgekürzt** werden.

In den Neuronen selbst werden die anfänglichen Veränderungen des zellulären Stoffwechsels bei regelmäßiger Alkoholzufuhr weitgehend ausgeglichen, d. h. es entwickelt sich eine **Toleranz**, welche die Auswirkungen des Konsums abschwächt. Gerade hierdurch bedingt kommt es allerdings bei **Abstinenz** zu **Entzugssymptomen**. Diese Symptome sind zwar während der ersten Tage der Abstinenz besonders ausgeprägt, können aber über Wochen anhalten, weil der intrazelluläre Stoffwechsel nur langsam zur physiologischen Ausgangslage zurückkehrt. Besonders **Schlafstörungen** und eine **Angstsymptomatik** können sogar über **Monate** bestehen bleiben.

Neben der biochemisch in den Zellen selbst entstehenden Toleranz lernen die Betroffenen auch, mit den Auswirkungen des Alkoholkonsums umzugehen und ihr Verhalten anzupassen (sog. **Verhaltenstoleranz**). Dies hat zur Konsequenz, dass häufig sogar ein beträchtlicher Alkoholabusus vor Verwandten oder Bekannten verheimlicht werden kann und selbst an der Arbeitsstätte keine Auffälligkeiten beobachtet werden.

Akute neurologische Symptome

Ethanol führt in größeren Mengen zu einem „Filmriss“, einer **anterograden Amnesie**, die unvollständig sein kann. Die Störung des Schlafs macht sich häufig in intensiven, als **unangenehm empfundenen Träumen** der zweiten Nachthälfte bemerkbar. Muskulär entsteht ein **Hypotonus**, der über eine erschlaffte Pharynxmuskulatur Schnarchen begünstigt, oft auch ein **Schlafapnoe-Syndrom** erzeugt. Man geht davon aus, dass alkoholabhängige Männer über 60 Jahre zu einem großen Prozentsatz an einer Schlafapnoe leiden – mit den bekannten Auswirkungen u. a. auf Herz und Blutdruck (➤ Fach Atmung). Alkohol führt zur motorischen Unsicherheit **(Ataxie)** und zu einer **Einschränkung** der **Urteilsfähigkeit**, wodurch z. B. im Straßenverkehr oder am Arbeitsplatz Situationen nicht mehr korrekt eingeschätzt werden können.

Am **Folgetag** entstehen, in Abhängigkeit von der Trinkmenge und persönlicher Empfänglichkeit, die Symptome, die man allgemein als **„Kater“** bezeichnet: Kopfschmerzen, Übelkeit, Müdigkeit und Durstgefühl. Die Übelkeit entsteht mehr aufgrund der zerebralen Wirkungen, weniger durch eine Reizung der Magenschleimhaut. Durst ist eine Folge der Alkohol-bedingten Diurese (Hemmung der ADH-Sekretion).

Oberhalb von 3–4 Promille (0,3–0,4 g/dl) kommt es zum Koma mit Einschränkung der Vitalfunktionen und ab 0,4–0,5 g/dl zum Tod, sofern es sich nicht um einen alkoholkranken Patienten handelt.

Polyneuropathie

Während die kurzfristigen Wirkungen üblicher Alkoholmengen reversibel sind, entstehen beim chronischen Alkoholabusus **irreversible**, zumindest aber längerfristige Störungen am zentralen und peripheren Nervensystem einschließlich seiner vegetativen Anteile (➤ Abb. 4.23). Daran beteiligt sind möglicherweise neben den direkten alkoholtoxischen Wirkungen auch gewisse Mengen an Acetaldehyd, die aus der Leber ins Blut gelangen oder direkt in betroffenen Zellen entstehen. Peripher kommt es bei rund 10 % der Betroffenen zur (alkoholtoxischen) **Polyneuropathie**, die an eine diabetische Polyneuropathie erinnert mit **distal betonten Parästhesien**, durch zusätzliche toxische Schäden am Kleinhirn aber manchmal bis zur **Ataxie** führen kann. Nicht so selten entsteht dabei auch, bevorzugt an den Händen, ein **feinschlägiger Tremor** – als Haltetremor oder (bei Kleinhirnbeteiligung) Intentionstremor. Die **vegetative Beteiligung** zeigt sich in Störungen der Herz-, Blasen-, Darm- und Sexualfunktionen. Verstärkt werden kann die Polyneuropathie durch den häufigen Vitamin-B_1- und Magnesium-Mangel. Der im Rahmen der alkoholischen Diurese, der Resorptionsstörungen sowie ernährungsbedingten Mangelsituation resultierende Magnesiummangel kann auch für Müdigkeit und Kraftlosigkeit (funktioneller ATP-Mangel) oder nächtliche Wadenkrämpfe verantwortlich sein. Das Restless-Legs-Syndrom (RLS) ist häufiger als im Durchschnitt der Bevölkerung.

MERKE

Die beiden in den westlichen Ländern **häufigsten Ursachen** einer **peripheren Polyneuropathie** sind **Diabetes mellitus** und **Alkoholkrankheit**. Weitere Ursachen sind u. a. toxische Wirkungen von Medikamenten (z. B. Chemotherapie) und Umweltgiften (z. B. Schwermetalle), Fehlernährung oder Malabsorption essenzieller Nahrungsfaktoren (z. B. Vitamine), Amyloidose oder als Begleitsymptom von Autoimmunkrankheiten (z. B. rheumatoide Arthritis). Manche Infektionen wie Lues oder Borreliose erzeugen keine distale, „strumpfförmige" Polyneuropathie, wie sie für Diabetiker oder Alkoholkranke typisch wäre, aber doch Schädigungen multipler Nerven unterschiedlicher Lokalisation.

Begleitmedikation gilt z. B. **Disulfiram** (Antabus®, s. oben bei Metabolismus). 2014 kam mit dem Wirkstoff **Nalmefen** (Selincro©) erstmals ein Medikament auf den Markt, bei dessen Einsatz der Alkoholkonsum nicht komplett beendet, sondern schrittweise reduziert werden kann. Der Wirkstoff hemmt die Dopaminrezeptoren im sog. **Belohnungssystem**, Kerngebieten von Mittelhirn, Basalganglien und limbischem System, wodurch Alkoholkonsum seine als positiv empfundenen Wirkungen verliert und gleichzeitig damit auch das Verlangen danach schwindet. Die möglichen Nebenwirkungen bewegen sich nach bisherigen Erkenntnissen mit Kopfschmerzen und Übelkeit v.a. zu Beginn der Behandlung in einem akzeptablen Rahmen. Allerdings gilt auch für diese Therapie, dass sie ohne hohe Motivation des Patienten letztendlich nicht zu vollständiger Abstinenz führen kann.

Eine bereits entstandene **Polyneuropathie** könnte vom Heilpraktiker versuchsweise mit **α-Liponsäure, Magnesium** und einem **Vitamin-B-Komplex** behandelt werden. Dies gilt entsprechend für die Polyneuropathie des Diabetikers oder nach Chemotherapie.

Zusammenfassung

Alkoholkrankheit

Psychische und körperliche Abhängigkeit von Ethanol, mit oft weitreichenden psychischen, sozialen und körperlichen Folgen

Akute Folgen

- Ketoazidose
- leicht erhöhte Glukose-Serumspiegel (nach vorübergehendem Abfall)
- Gewichtszunahme
- Enthemmung
- eingeschränktes Urteilsvermögen
- motorische Beeinträchtigungen bis hin zur Ataxie (ab etwa 0,08 g/dl)
- verwaschene Sprache
- anterograde Amnesie
- Albträume
- Angstsymptomatik
- Hypotonus
- Schlafapnoe
- „Kater-Symptomatik" mit Kopfschmerzen, Übelkeit, Müdigkeit und Durstgefühl
- ab etwa 3 Promille (0,3 g/dl) Koma mit Einschränkung der Vitalfunktionen und ab 0,4–0,5 g/dl Tod

Chronische Folgen

- **Polyneuropathie** mit distal betonten Parästhesien
- Ataxie bei Kleinhirnschädigung
- **Wernicke-Enzephalopathie** bei ausgeprägten Vitamin-B_1-Mangel (punktförmige Einblutungen und nichtentzündlichen Gefäßwandschäden in verschiedenen Gehirnarealen) mit
  - Lähmungen
  - Areflexie
  - Doppelbildern
  - zerebellarer Ataxie
  - vegetativen Störungen (Tachykardie, Übelkeit, Bewusstseinsstörungen)
  - Hyperthermie
  - Therapie: intravenöse Gabe von Thiamin, Alkoholabstinenz
- **Korsakow-Syndrom (= amnestisches Syndrom)** als Folge eines ausgeprägten Thiaminmangels mit
  - zeitlicher und örtlicher Desorientierung
  - Merkfähigkeitsstörungen
  - Konfabulationen
  - evtl. Persönlichkeitsveränderungen und Entwicklung einer Demenz
  - Therapie: intravenöse Gabe von Thiamin, Alkoholabstinenz
- Veränderungen an peripheren Organen
  - **Leber:** Fettleber, (alkoholtoxische) Hepatitis, Leberzirrhose
  - **Pankreas:** akute und chronische Pankreatitis
  - **Magen-Darm-Trakt:** Gastritis, Magenulkus
  - **Knochenmark:** Suppression, u.a. makrozytäre Anämie
  - **Herz:** Myokarditis

Entzugssyndrom

- Auftreten bei Abstinenz; beginnt ca. 5–10 Stunden nach Abfall des Alkoholserumspiegels und erreicht ein Maximum am 2. oder 3. Tag
  - Tremor der Hände
  - Kopfschmerzen
  - Übelkeit
  - Sympathikusaktivierung
  - arterielle Hypertonie, manchmal aber auch Blutdruckabfall
- bei < 5 % der Patienten mit Entzugssyndrom zusätzlich Auftreten des **Delirium tremens** am 2. oder 3. Tag (potenziell lebensgefährdend!):
  - Steigerung der üblichen Entzugssymptome
  - akustische und optische Halluzinationen
  - Denk- und Orientierungsstörungen (keine Denksperrung mit dem Abreißen von Gedanken bzw. Denkpausen)
  - Bewusstseinsstörungen, Verkennung von Objekten und Personen
  - Hyperthermie
  - generalisierte epileptische Anfälle (10 %)
  - Koma und Tod durch Kreislaufversagen

Diagnostik

- klinischer Aspekt, Eigen- und Fremdanamnese
- Erhöhung von γ-GT, MCV und Desialotransferrin (DST)

Therapie

- stationärer Entzug
- Psychotherapie
- evtl. medikamentös Disulfiram (Antabus®) oder Nalmefen (Selincro®); zur versuchsweisen Therapie der Polyneuropathie Magnesium, Vitamin-B-Komplex und α-Liponsäure

4.13 Opiatabhängigkeit

Opiatanalgetika gehören zu den ältesten Medikamenten überhaupt. Zeugnisse für ihren Einsatz datieren bereits aus der Zeit vor Christus. Auch die moderne Medizin ist ohne Opiate kaum vorstellbar, weil es keine Substanzen mit ähnlich ausgeprägten Wirkungen gegen Schmerzen gibt. 1995 wurde das erste **endogene Opioid** isoliert. Im Lauf der Evolution haben sich also diese Substanzen (Endorphine, Enkephaline u. a.) zur endogenen Schmerzbekämpfung sowie für euphorisierende Zwecke selbst entwickelt.

Die wichtigsten natürlichen Opiate **Morphin** und **Codein** werden aus dem Saft des **Schlafmohns** (Papaver somniferum) gewonnen. **Cocain** stammt aus Cocablättern. **Codein-Abkömmlinge** und **Heroin** werden teilsynthetisch aus Morphin hergestellt. Inzwischen gibt es eine große Palette rein synthetisch im Labor produzierter Opioide wie **Methadon**, **Tramadol** und **Fentanyl**. Diese wirken zum Teil noch erheblich stärker als das „Original" Morphin.

Es gibt Opioide wie Nalorphin, welche die zerebralen Rezeptoren besetzen und dort die typischen Wirkungen entfalten, an einem anderen Teil der Rezeptoren aber ohne Stimulation lediglich andocken. Diese Rezeptoren werden dadurch für weitere Opiate blockiert. Substanzen wie **Nalorphin** wirken daher **teilweise** wie die **Opiate** selbst und **teilweise** als **Opiatantagonisten**, sodass sich das Spektrum der Wirkungen verschiebt. Besonders ausgeprägt antagonistisch an der Mehrzahl der Opiatrezeptoren wirkt **Naloxon**, das deshalb bei akuten **Opiatvergiftungen** als Mittel der Wahl gilt.

Wirkungen von Opiaten

Die Rezeptoren für Opiatsubstanzen sind über das ZNS verteilt. Man kann **drei Rezeptorarten** unterscheiden, die von den Substanzen teilweise unterschiedlich besetzt werden. Die vermittelten Wirkungen differieren etwas, überlappen sich aber größtenteils:

- **μ-Rezeptor:** Analgesie, Euphorie und Sedierung, Verminderung von Atemantrieb und Darmmotilität mit Appetitlosigkeit und Übelkeit, hormonelle Wirkungen
- **κ-Rezeptor:** dysphorische Stimmung und Sedierung bis hin zu psychotischen Symptomen, Verminderung von Atemantrieb und Darmmotilität mit Appetitlosigkeit, Diurese
- **δ-Rezeptor:** Appetitlosigkeit, hormonelle Wirkungen

Die Unterscheidung der Rezeptorarten hat weder für den medizinischen Alltag noch für die Heilpraktikerprüfung Bedeutung. Wichtiger ist das Wissen darum, dass Opiatrezeptoren **zerebral sehr breit verteilt** sind auf den Hirnstamm mit der Medulla oblongata (Kreislaufzentrum, Brechzentrum) und der Formatio reticularis (Sedierung), auf das Mittelhirn (Belohnungssystem), das Zwischenhirn mit Thalamus (Analgesierung) und Hypothalamus (Hormonwirkungen) bis hin zum Rückenmark (Analgesierung). Es lassen sich also die **wichtigsten Wirkungen** folgendermaßen zusammenfassen:

- ausgeprägte **Analgesierung**
- **Euphorie** mit Aktivierung des „Belohnungssystems"
- Weitere Stimmungsänderungen, evtl. **Psychosen**
- **Sedierung**
- zentrale und periphere Wirkungen auf den Magen-Darm-Trakt: **Übelkeit**, **Appetitlosigkeit**, **Obstipation**; einzelne Opiate wirken nach einem anfänglichen Auslösen von Übelkeit auch brechreizdämpfend **(antiemetisch)**
- Wirkungen, die hauptsächlich aus einer Hemmung des sympathischen Zentrums in der Medulla oblongata verständlich werden:
  - **Hemmung des Atemantriebs:** Die Atmung wird langsamer und weniger tief.
  - **Unterdrückung des Hustenreizes**
  - Hemmung des kardialen Antriebs mit **Bradykardie** und **orthostatischer Dysregulation**; die orthostatische Hypotonie wird zusätzlich verstärkt durch die verminderte sympathische Gefäßwirkung mit Erweiterung der Venen und Widerstandsgefäße.
  - **Miosis:** Hemmung der sympathischen Wirkung auf das Auge mit Verengung der Pupillen
- **Hemmung** der hypothalamischen **Releasing-Hormone** TRH, LH und CRH mit Minderfunktion von Schilddrüse, Gonaden bis hin zum Libidoverlust sowie Abfall des Cortisolserumspiegels mit verminderter Fähigkeit zur Stressbewältigung
- Überwiegend wegen ihrer hemmenden Wirkung auf die Formatio reticularis dienen Opiate auch als Reservemedikation bei einem **Restless-Legs-Syndrom** (➤ Kap. 4.6), das durch andere Maßnahmen nicht ausreichend beeinflusst werden kann.

Cocain besitzt abweichende Wirkungen. Es wirkt ausgeprägt **lokalanästhetisch** und eher **sympathikusstimulierend**. So werden die Gefäße enggestellt und die Pupillen erweitert. Seine **euphorisierende** Wirkung ist besonders ausgeprägt, ebenso das **Suchtpotenzial**.

Opiate können zur **Toleranzentwicklung** und zur **Abhängigkeit** führen. Sie sind deswegen auch dem **Betäubungsmittelgesetz** unterworfen, das Arzt und Apotheker sowohl hinsichtlich verordneter Mengen als auch hinsichtlich der Dokumentation und Aufbewahrungspflicht bindet. Nur wenige Opioide wie Codein als Antitussivum sind hier nicht aufgeführt und dürfen vom Arzt auf übliche Weise verordnet werden. **Opium** ist in **homöopathischer Form** ab der **D6 nicht mehr verschreibungspflichtig** und deshalb auch dem Heilpraktiker zugänglich.

Nebenwirkungen und Komplikationen

Der größte Teil der Nebenwirkungen ist eine Eigenschaft der Substanzen und entspricht den aufgelisteten Wirkungen. Nicht jeder erfährt Wirkungen wie Übelkeit oder Euphorie in derselben Ausprägung. Patienten mit einer Vorschädigung der Atemwege oder Lunge reagieren auf die Atemdepression stärker – bis hin zur Aspirationspneumonie. Die hypotone Dysregulation fällt sicherlich bei Patienten mit eher erhöhtem Blutdruck nicht ins Gewicht. Wer zu Durchfällen neigt, ist möglicherweise für die Abschwächung der Darmmotilität eher dankbar. Zusätzlich gilt, dass die synthetischen Opioide analgetisch zum Teil sehr viel stärker wirken als Morphin, sodass die dadurch mögliche Reduzierung der Dosis die weiteren Wirkungen kaum noch zu erzeugen vermag. Ein Fentanylpflaster mit 25 oder 50 μg zeigt in der Regel kaum noch Nebenwirkungen – abgesehen von der immer möglichen Suchtentwicklung.

Komplikationen mit toxischen Reaktionen entstehen hauptsächlich bei beabsichtigten oder versehentlichen **Überdosierungen**. Opiate werden bei Straßenhändlern mit Zuckern oder Milchpulver gestreckt, teilweise auch mit Wirksubstanzen wie Chinin oder Coffein versetzt. Der **Reinheitsgrad** der Opiatdroge liegt in der Regel nur bei 5–10 %. Steigerungen des Reinheitsgrades können so schnell zu Überdosierungen bis hin zum letalen Ausgang führen. Grundsätzlich ist auch zu berücksichtigen, dass Drogenabhängige nicht nur durch das Opiat selbst, sondern auch durch die **Kontamination** gemeinsam benutzter Nadeln gefährdet sind. Die Durchseuchung mit Hepatitis B und C sowie HIV ist weit höher als im Durchschnitt der Bevölkerung. Dies gilt auch für eine Endokarditis oder aufgrund der häufig anzutreffenden sozialen Verhältnisse für Erkrankungen wie Tuberkulose u. a.

Die Symptome einer **akuten Überdosierung** können aus den geschilderten Opiat-Wirkungen abgeleitet werden – v. a. in Bezug auf die **Inaktivierung des Sympathikus**. Es kommt zur oberflächlichen und verlangsamten Atmung, Bradykardie mit Blutdruckabfall, Engstellung der Pupillen, Hypothermie und Einschränkung des Bewusstseins bis hin zum Koma. Bei fehlender medizinischer Versorgung können sich hieraus eine **Atemlähmung** und ein **Kreislaufversagen** bis zum Tod entwickeln. Spezifische Veränderungen werden, abgesehen von einem Hirnödem, anlässlich der Autopsie nicht gefunden.

Therapie akuter Intoxikationen

MERKE

Die Pupillenverengung (Miosis) stellt bei einem komatösen Patienten den wichtigsten, beinahe schon pathognomonischen Hinweis auf die Komaursache der Morphinintoxikation dar, weil es bei nahezu allen weiteren Komaformen zur Mydriasis kommt.

Die wichtigste Maßnahme von Notarzt und Klinik besteht neben der **Sicherung der Vitalfunktionen**, evtl. unter Intubation und Beatmung, in der Gabe eines **Opiatantagonisten** wie **Naloxon**. Derartige Antagonisten besetzen die zerebralen Opiatrezeptoren und verdrängen die Wirksubstanzen. Die Wirkung setzt in der Regel innerhalb weniger Minuten ein.

Abhängigkeit

Sämtliche Opiate besitzen ein Abhängigkeitspotenzial, wenn auch in unterschiedlicher Ausprägung. Es gibt **genetische Faktoren**, die über eine Suchtentwicklung mitentscheiden, wie man aus der Zwillingsforschung weiß. Ebenso bedeutsam sind die jeweiligen **sozialen Lebensumstände** in Bezug auf Beruf, finanzielle Gegebenheiten und Umfeld. Insgesamt lässt sich, z. B. bei Schmerzpatienten, nicht vorhersagen, wann und ob überhaupt eine Abhängigkeit entstehen wird.

Berufsgruppen wie **Ärzte** und **Apotheker**, die leichteren Zugang zu Drogen haben, stellen Risikogruppen dar. Dasselbe gilt für **chronische Schmerzpatienten**, die im Rahmen einer Toleranzentwicklung zunehmend höhere Dosen benötigen. Schließlich ist es in der westlichen Welt relativ einfach geworden, „auf der Straße“ an Drogen heranzukommen, sodass auch gerade unter **Schülern** und **Studenten** der Anteil Abhängiger höher ist als im Durchschnitt der Bevölkerung. Man kann davon ausgehen, dass mindestens 10 % der Schüler in höheren Klassen bereits Erfahrung mit Drogen gemacht haben – üblicherweise zum Ausprobieren oder weil dies eben „cool“ oder „in“ ist. Straßenhändler versetzen vergleichsweise harmlose Drogen wie Haschisch oder LSD auch mal mit Opiaten, um ihre Geschäfte in Schwung zu bringen.

Abhängigkeit lässt sich körperlich und psychisch definieren. **Körperliche Abhängigkeit** zeigt sich u. a. in einer **Toleranzentwicklung**, sodass zunehmend höhere Dosen für die angestrebte Wirkung notwendig werden. Daneben entsteht ein **Entzugssyndrom** im verlängerten Einnahmeintervall.

Die **psychische** (seelische) **Abhängigkeit** manifestiert sich z. B. in einem übermächtigen Verlangen nach der Droge, dem Streben nach positiven Empfindungen oder dem Unterdrücken bzw. Vergessen eines als negativ erlebten Alltags, dem Vernachlässigen sozialer Aufgaben und beruflicher Interessen sowie der gedanklichen Einengung auf Situationen oder Gelegenheiten zum Drogenkonsum.

Entzugssyndrom

Entziehungskuren werden überwiegend unter stationären Bedingungen durchgeführt. Möglich ist eine **allmähliche Entwöhnung**, aber auch das **abrupte Absetzen** der Drogen ohne alternative Ersatzmedikation. Dabei kann es allerdings zu Krampfanfällen und zu zahlreichen psychischen und neurologischen Störungen kommen. Je nach verwendeter Droge gleichen die **Symptome** denjenigen nach Alkoholentzug. Sie entstehen überwiegend am **2.–3. Tag** und halten bis zu 10 Tage an:

- Krampfanfälle (Grand mal)
- Kopfschmerzen, Schwindel
- vegetative Symptome: u. a. Blutdruckanstieg, Tachykardie, vermehrtes Schwitzen
- Durchfälle und Erbrechen
- ausgeprägte Muskel- und Knochenschmerzen
- Angst, Unruhe, Tremor, Schlafstörungen
- akute Psychosen, Halluzinationen
- Suizidneigung

Inzwischen gibt es eine Reihe niedergelassener Ärzte, die u. a. mit der **Ersatzdroge Methadon** (seltener Buprenorphin) versuchen, eine allmähliche, **stufenweise Entwöhnung** ihrer Patienten zu erreichen. Diese Programme sind langwierig (Jahre) und mehrheitlich eher nicht von dauerhaftem Erfolg gekrönt – zumindest so lange nicht, wie sie nicht von **sozialen** und **psychotherapeutischen Maßnahmen** begleitet werden. In sozialer Hinsicht sind v. a. ein stabiler Freundeskreis und ein geschützter Arbeitsplatz von allergrößter Bedeutung.

Zusammenfassung

Opiatabhängigkeit

Psychische und körperliche Abhängigkeit von Morphin, Morphin-Abkömmlingen und verwandten Substanzen

Wirkungen von Opiaten

- Analgesierung
- Euphorie
- Sedierung und evtl. Psychosen
- Übelkeit, Appetitlosigkeit, Obstipation; einzelne Opiate wirken nach einem anfänglichen Auslösen von Übelkeit auch brechreizdämpfend (antiemetisch).
- Hemmung des Atemantriebs
- Unterdrückung des Hustenreizes
- Bradykardie, orthostatische Dysregulation
- Miosis
- Hemmung der hypothalamischen Releasing-Hormone TRH, LH und CRH mit Minderfunktion von Schilddrüse und Gonaden bis hin zum Libidoverlust
- teilweise abweichendes **Wirkspektrum von Cocain:**
  - lokalanästhetische Wirkung
  - Stimulation des Sympathikus (Engstellung der Gefäße, Mydriasis)
  - euphorisierende Wirkung
  - großes Suchtpotenzial

Nebenwirkungen

- entsprechen den Wirkungen
- Komplikationen bei Überdosierung und mangelndem Reinheitsgrad
- körperliche Abhängigkeit mit Toleranzentwicklung und Entzugssyndrom (→ Opiate sind dem Betäubungsmittelgesetz unterworfen)
- psychische Abhängigkeit mit übermächtigem Verlangen nach der Droge, Streben nach positiven Empfindungen, Unterdrücken eines als negativ angesehenen Alltags, Vernachlässigung sozialer Aufgaben und beruflicher Interessen

Entzugssyndrom

Auftreten beim Absetzen der Drogen z. B. im Rahmen einer Entziehungskur

- Krampfanfälle (Grand mal)
- Kopfschmerzen, Schwindel
- vegetative Symptome: u. a. Änderungen des Blutdrucks, vermehrtes Schwitzen
- akute Psychosen, Halluzinationen
- Angst, Unruhe, Tremor
- Schlafstörungen
- Suizidneigung

Therapie

- bei akuter Überdosierung Sicherung der Vitalfunktionen und Gabe eines Opiatantagonisten wie Naloxon
- allmähliche, stufenweise Entwöhnung u.a. mit der Ersatzdroge Methadon
- soziale (stabiler Freundeskreis, geschützter Arbeitsplatz) und psychotherapeutische Maßnahmen

4.14 Hirntumoren

Tumoren des ZNS sind zu etwa 60 % maligne und zu 40 % benigne. In Deutschland rechnet man mit rund 8.000–9.000 primären Tumoren/Jahr, von denen mehr als die Hälfte auf **Gliome** und **Glioblastome**, etwa ein Viertel auf **Meningeome** und 10 % auf Neubildungen der **Hypophyse** entfallen – meist in der Form von gutartigen Adenomen.

Häufiger als von **primären Tumoren** ist das ZNS von **Metastasen** peripherer Tumoren betroffen. Von den Patienten mit peripherem Krebs weisen mindestens 10 % Metastasen in Gehirn oder Rückenmark auf. Das sind in Deutschland deutlich mehr als 40.000 Menschen pro Jahr. Malignome, die besonders regelmäßig ins ZNS bzw. in die Wirbelsäule metastasieren, sind die Karzinome von **Prostata**, **Mamma**, **Lunge** und **Schilddrüse**.

Krankheitsentstehung

Im Gegensatz zu zahlreichen peripheren Tumoren, die häufig ein typisches Profil hinsichtlich ihrer Risikofaktoren zeigen, ist bei den Tumoren des ZNS eher wenig bekannt. **Strahlenbelastungen** spielen auch hier eine Rolle. Dasselbe gilt für **angeborene Defekte** und **Chromosomenanomalien**. Zum Beispiel gehen die Neurofibromatose Recklinghausen (➤ Fach Dermatologie) oder chromosomale Aberrationen wie das Down-Syndrom (➤ Fach Histologie) mit einem deutlich erhöhten Risiko einher. Regelhaft lassen sich in den maligne entarteten Zellen chromosomale Translokationen, Brüche und weitere Defekte nachweisen, doch ist dies nicht Ursache der Malignität, sondern die allgemein gültige Folge von Einwirkungen, die eine Zelle schließlich entarten lassen.

Formen

Grundsätzlich kann aus jeder zerebralen Zelle ein Tumor hervorgehen. Allerdings sind Tumoren, die ihren Ausgang von **Nervenzellen** nehmen, **sehr selten**. Die besonders häufigen **Gliome** stellen mehrheitlich **Astrozytome**, seltener **Oligodendrogliome** und **Ependymome** dar. **Meningeome** gehen aus den Deckzellen der Arachnoidea hervor und sind zumeist gutartig. **Neurinome** sind Tumore der Schwann-Zellen in Hirnnerven oder peripheren Nerven und heißen deswegen auch **Schwannome**. Gefäßtumore **(Hämangiome)** findet man in jedem Organ, u. a. auch an den Gefäßen des ZNS. Sie sind gutartig. Selten entstehen Lymphome, Pinealome (Epiphysentumore), maligne Melanome und weitere Neubildungen. Hinsichtlich der Lymphome bedeutet dies allerdings nicht, dass man sie dort selten findet, denn besonders die peripheren Non-Hodgkin-Lymphome streuen mit einer gewissen Regelmäßigkeit auch ins ZNS, zumindest in fortgeschrittenen Stadien.

Symptomatik

Das Erstsymptom eines zerebralen Tumors besteht in der Regel aus einem von drei möglichen Zeichen:

- **epileptischer Anfall**
- **Persönlichkeitsveränderungen**

- Übelkeit und v.a. **morgendliches schwallartiges Erbrechen** als Zeichen der **Hirndrucksteigerung**. Schwallartiges Nüchternerbrechen ohne vorausgehendes Trauma und ohne zusätzliche Symptome wie Fieber, Übelkeit, Kopf- oder Bauchschmerzen steht geradezu **pathognomonisch** für einen **Tumor** des Cerebrums. Zur Hirndrucksteigerung kommt es z. B., wenn der Tumor den Liquorabfluss behindert oder (häufiger) wenn das meist nur gering ausgebildete **perifokale Ödem** an Umfang zunimmt, beispielsweise durch reaktiv-entzündliche Prozesse. Bei einer einseitigen Hirndruckerhöhung wäre in diesen Fällen auch eine Pupillendifferenz zu erwarten.

Weitere mögliche Erstsymptome sind **Kopfschmerzen** (selten) oder **neurologische Funktionsstörungen** (z. B. Ataxie, Lähmungen).

Je nachdem, in welchem Hirnareal der Tumor wächst, können zusätzlich oder alternativ spezifische oder zumindest hinweisende Symptome entstehen:

- **Frontallappen:** Antriebsminderung, Anosmie, Symptome wie Echolalie, Perseveration, Affektlabilität, Witzelsucht u. a., Demenz, Depression
- **Temporallappen:** Aphasie, homonyme Hemianopsie, bei Beteiligung des limbischen Systems (Hippocampus) Störungen des Kurzzeitgedächtnisses, Depressionen oder Enthemmung
- **Parietallappen:** sensible und motorische Ausfälle (kontralateral) oder Apraxie, Hemianopsie
- **Okzipitallappen:** homonyme Hemianopsie, optische Visionen bzw. Halluzinationen

MERKE

Die **allgemeinen Zeichen** peripherer maligner Erkrankungen wie z. B. Müdigkeit und Leistungsknick, Temperaturerhöhungen, Appetitlosigkeit mit Gewichtsabnahme oder Änderungen in Essverhalten oder Darmtätigkeit (bei abdominellen Tumoren) sind bei ZNS-Tumoren **zumeist nicht vorhanden**. Umso wichtiger ist es deshalb, den spärlichen Hinweisen wie einer Persönlichkeitsveränderung genügend Aufmerksamkeit zu schenken.

Diagnostik

Das Gehirn ist diagnostisch sehr viel schwieriger zu erreichen als die Mehrzahl peripherer Organe. Dies gilt v. a. auch für die Labordiagnostik, die nur in Ausnahmefällen veränderte Parameter wie allgemeine Entzündungszeichen oder sonstige Hinweise erkennen lässt. Lediglich bei hormonell aktiven Tumoren von Hypophyse, Hypothalamus oder Zirbeldrüse lassen sich die entsprechenden Serumspiegel nachweisen. Selbst die Lumbalpunktion ist wenig hilfreich, weil der Liquor im Allgemeinen keine malignen Zellen enthält und auch sonst eher selten Veränderungen aufweist. Auch das EEG lässt keinerlei Aufschlüsse erwarten und wird nur bei begleitenden Krampfanfällen eingesetzt.

Ganz im Vordergrund stehen **bildgebende Verfahren**, wobei die **MRT** dem CT deutlich überlegen ist (> Abb. 4.25).

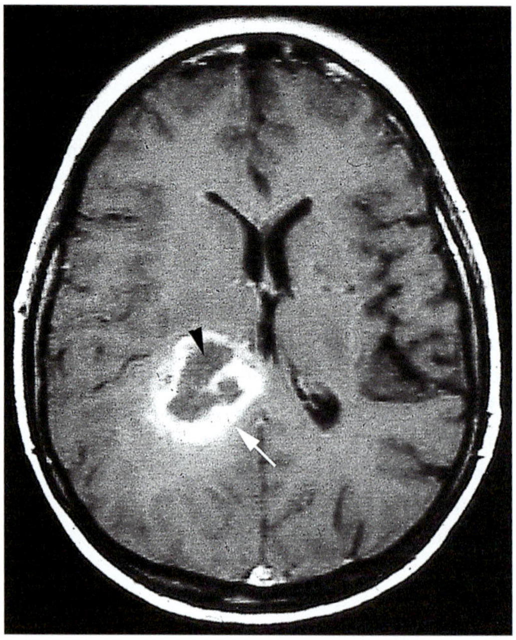

Abb. 4.25 Glioblastom (weißer Pfeil) mit zentraler Nekrose (schwarzer Pfeil) in der MRT [M443]

Therapie

Therapie der Wahl ist, wie bei Tumoren allgemein üblich, die möglichst umfassende **chirurgische Entfernung** sowie, ergänzend oder alternativ, die radiologische **Bestrahlung** und/oder **Chemotherapie**. Neurochirurgische Operationen sind weit schwieriger als Operationen in der Peripherie und oft genug wegen der Nachbarschaft oder des Zugangswegs von vorneherein nicht möglich. Dies bedeutet, dass zahlreiche Patienten an eigentlich gutartigen, aber inoperablen Tumoren versterben.

Zusammenfassung

Hirntumoren

Primäre Tumoren (maligne oder benigne) oder Metastasen des ZNS

Ursachen

- Strahlenbelastungen
- angeborene Defekte (z. B. Neurofibromatose Recklinghausen)
- Chromosomenanomalien (z. B. Down-Syndrom)

Beispiele für ZNS-Tumoren

- Gliome und Glioblastome (Astrozytom, Oligodendrogliom, Ependymom, Retinoblastom)
- Meningeome
- Neurinome (Schwannome)
- Hämangiome
- Hypophysenadenome
- Pinealome
- Lymphome (meist Metastasen)
- maligne Melanome (auch als Metastasen)
- Medulloblastome

Symptome

- epileptischer Anfall
- Persönlichkeitsveränderungen
- neurologische Funktionsstörungen (z. B. Ataxie, Lähmungen)
- Zeichen der Hirndrucksteigerung (z. B. Übelkeit, morgendliches schwallartiges Erbrechen, einseitige Mydriasis, Stauungspapille)
- Frontallappen: Persönlichkeitsveränderungen, Antriebsminderung, Anosmie, Echolalie, Perseveration, Affektlabilität, Witzelsucht, Demenz, Depression
- Temporallappen: Aphasie, homonyme Hemianopsie, Störungen des Kurzzeitgedächtnisses, Depressionen, Enthemmung
- Parietallappen: sensible und motorische Ausfälle (kontralateral), Apraxie, Hemianopsie
- Okzipitallappen: homonyme Hemianopsie, optische Visionen bzw. Halluzinationen

Diagnostik

- MRT, CT

Therapie

- chirurgische Entfernung, Bestrahlung, Chemotherapie

Prognose

- abhängig nicht nur von der Dignität des Tumors, sondern noch mehr von seiner neurochirurgischen Operabilität

4.15 Querschnittsläsionen

Querschnittläsionen betreffen das **Rückenmark** und verursachen, soweit sie traumatisch entstanden sind, in der Regel einen **vollständigen neurologischen Ausfall** ab der betroffenen Segmenthöhe. Es gehen also sowohl die **Willkürmotorik** als auch jegliche **Sensibilität** verloren. Beim Verschluss einzelner Gefäße, Bandscheibenvorfällen, Myelitis oder Multipler Sklerose kann der Ausfall auch unvollständig in Erscheinung treten.

Das Vegetativum ist unterschiedlich involviert. Während Strukturen, die vom N. vagus innerviert werden, nicht betroffen sein können, fällt das **parasympathische Sakralmark** (S2–S4) bei vollständigen Läsionen in jedem Fall aus. Der **Sympathikus** besitzt seine Kerngebiete in den Seitenhörnern des Rückenmarks (BWS, LWS), bevor seine Fasern zum Grenzstrang ziehen, sodass er ab der jeweiligen Segmenthöhe ebenfalls ausfällt.

Im Bereich der Schädigung bilden sich Narben (Glianarben) oder es entstehen aufgrund von Kolliquationsnekrosen vorübergehend Hohlräume.

Man kann den mehr oder weniger vollständigen „eigentlichen" Querschnittsläsionen Sonderformen gegenüberstellen, die entweder halbseitig auftreten oder überhaupt nicht mehr das Rückenmark, sondern „nur noch" die Cauda equina betreffen.

4.15.1 Querschnittsläsionen im eigentlichen Sinn

Ursachen

Sämtliche Ereignisse, die das Rückenmark traumatisch, entzündlich, ischämisch oder mechanisch verdrängend bzw. infiltrierend schädigen, können zu Querschnittsläsionen führen:

- traumatische Ereignisse mit Wirbelfraktur unter Durchtrennung oder Quetschung des Rückenmarks (häufigste Ursache), z. B. bei Motorradunfällen
- Bandscheibenvorfälle, die nach medial unter Zerreißung des hinteren Längsbandes in den Wirbelkanal prolabieren
- Tumoren und Tumormetastasen
- Multiple Sklerose
- Syringomyelie (Sammelbezeichnung für Höhlenbildungen im Rückenmark, meist aufgrund einer gestörten Liquorzirkulation)
- massive Entzündungen des Rückenmarks (Myelitis)
- Einblutungen (Trauma, Hämangiom, spinale Subarachnoidalblutung)
- Gefäßverschlüsse, z. B. der A. vertebralis bzw. ihres Folgegefäßes A. spinalis anterior; Ischämien in der vorderen Spinalarterie entstehen auch bei einer unphysiologischen Überstreckung der Wirbelsäule.

Symptomatik

Unmittelbar nach dem Eintritt des Querschnittsyndroms entsteht der sog. **spinale Schock** mit Erlöschen jeglicher Motorik. Es kommt zur **schlaffen Lähmung** und zum **Ausfall sämtlicher Reflexe**. Etliche Tage bis Wochen, im Extremfall bis zu 2 Monate nach dem Ereignis, entwickeln sich eine **Spastik** und **Hyperreflexie**. Bei einem Querschnitt, der sich allmählich entwickelt, kann die Spastik auch von Anfang an bestehen. Durch den Ausfall des 1. motorischen Neurons (Pyramidenbahn) werden die **Pyramidenbahnzeichen positiv** (z. B. Babinski-Reflex). **Fremdreflexe** distal der Läsion – z. B. Bauchhaut- oder Cremasterreflex – sind zumeist **nicht mehr auslösbar**.

Im weiteren Verlauf eines vollständigen Querschnittsyndroms können sich **spinale Automatismen** ausbilden. Sie entstehen durch die Quervernetzungen der sensiblen, motorischen und vegetativen Nerven in den einzelnen Rückenmarksegmenten. Dies bedeutet z. B., dass sensible Reize, die durch Berührungen, Lagewechsel oder die Tätigkeit von Blase und Darm entstehen, auf motorische Nerven übertragen werden und automatische Muskelkontraktionen zur Folge haben. Dabei überwiegen an den Armen beidseitige Bewegungen in Beugestellung **(Beugesynergien)**, an den unteren Extremitäten dagegen **Strecksynergien**.

Die **Sensibilität** ist distal der Läsion vollständig **ausgefallen**, doch kommt es teilweise zum **Phantomschmerz** oder auch nur zum **Phantomempfinden**. Die Irritation von Neuronen, die z. B. sensibel eine Extremität versorgt hatten, wird zerebral dieser Extremität zugeordnet. Durch eine gesteigerte Empfänglichkeit der zugeordneten Areale in Gyrus pre- und postcentralis genügen bereits minimale Reize zur Auslösung entsprechender sensibler oder motorischer

Wahrnehmungen. Häufiger treten Phantomschmerzen allerdings nach Verlust einer Extremität auf. In den direkt benachbarten Segmenten oberhalb der Querschnittsläsion entsteht aus derselben Ursache einer gesteigerten Erregbarkeit heraus nicht so selten ein Bereich erhöhter Schmerzempfindlichkeit **(Hyperalgesie)**.

Der **Ausfall des Sympathikus** macht sich in einem Blutdruckabfall distal der Läsion und einer Störung von Hautdurchblutung und Schweißbildung bemerkbar. Bei hoch sitzenden thorakalen Läsionen kommt es zur **Bradykardie**. Der **Ausfall des parasympathischen Sakralmarks** führt zur **Impotenz** und dazu, dass Blase und Darm nicht mehr willkürlich entleert werden können. Es entstehen reflexartige Entleerungen (z. B. **Reflexblase**), die aus den Nervenplexus von Blasen- bzw. Darmwand gesteuert werden. Vorübergehend (im spinalen Schock) ist sogar ein **paralytischer Ileus** möglich. Bei einem Querschnitt oberhalb Th5 kommt es aufgrund des Ausfalls des Sympathikus durch Erweiterung venöser Kapazitätsgefäße und Erweiterung der Arteriolen zum **neurogenen Schock**.

Bei jedem Querschnittssyndrom unterhalb Th1 entsteht eine vollständige (spastische) Lähmung der Beine **(Paraplegie)**. Die Arme werden aus dem Plexus brachialis versorgt, der aus den Segmenten C5–Th1 entsteht. Eine Läsion **oberhalb C6** führt daher zur **Tetraplegie**, zwischen C6 und Th1 ist die Versorgung der Arme teilweise ausgefallen.

Der **N. phrenicus** als motorischer Nerv des Zwerchfells entsteht aus dem Segment C4 (C3–C5). Damit wird bei jeder Querschnittläsion **oberhalb C5** eine **maschinelle Beatmung** erforderlich.

Der weitere Verlauf hängt davon ab, ob der Querschnitt vollständig ist oder ob eine zumindest teilweise Wiederherstellung der Funktionen möglich ist.

Komplikationen

Die Stase des Blutes beim liegenden Intensivpatienten führt noch schneller als bei Immobilisierung üblich zu **Phlebothrombosen** mit der Gefahr der **Lungenembolie**. Die Entwicklung eines **Dekubitus** ist kaum zu vermeiden. Oberflächliche Spontanatmung oder maschinelle Beatmung begünstigen die Entwicklung von **Pneumonien**. Der Rückstau aus der überfüllten Harnblase in die Niere kann eine **Niereninsuffizienz** erzeugen. Im Bereich der Gelenke gelähmter Gliedmaßen kommt es häufig zu Weichteilverkalkungen, die zur **Ankylosierung** betroffener Gelenke führen und damit eine krankengymnastische Mobilisierung zunehmend verhindern.

Diagnostik

Die Hinweisdiagnose erfolgt aus Anamnese und klinischen Zeichen (Sensibilität, Reflexe usw.), die ursächliche Diagnostik aus apparativen Untersuchungen einschließlich CT bzw. MRT und Lumbalpunktion. Beim Verdacht auf Gefäßzerreißungen (z. B. A. vertebralis) kann die Ultraschalldiagnostik hilfreich sein.

Während bei den Eigenreflexen nach der Phase des spinalen Schocks eine **Hyperreflexie** entsteht, evtl. mit unerschöpflichen **Kloni**, sind die **Fremdreflexe** zumeist **ausgefallen**. Zusätzlich erscheinen beim Ausfall der Pyramidenbahn **pathologische Reflexe** wie das Babinski-Zeichen.

Therapie

Im direkten Anschluss an das Ereignis hängt die Therapie von der **Ursache** ab: Eine Kompression von Rückenmark oder Cauda equina sollte möglichst umgehend chirurgisch dekomprimiert werden. Entzündliche und traumatische Verursachungen werden mit Glukokortikoiden behandelt, um wenigstens Ödembildungen zu minimieren; bei der Thrombosierung einer zuführenden Arterie wird die Lysetherapie versucht. Einblutungen werden operativ entlastet, bei noch inkomplettem traumatischem Querschnitt wird die Wirbelsäule operativ stabilisiert. Ist es bereits am Unfallort zum Querschnittssyndrom gekommen, ist eine Operation sinnlos, weil eine Wiederherstellung der Funktionen dann nicht mehr möglich ist.

Querschnittpatienten werden intensivmedizinisch nach Möglichkeit in **spezialisierten Einrichtungen** (Querschnittzentren) betreut. Im Vordergrund stehen neben den lokalen Therapiemöglichkeiten **Rehabilitationsmaßnahmen** und das Vermeiden von Komplikationen:

- Thromboseprophylaxe (Heparin)
- Blasenkatheter – möglichst suprapubisch (steril) zur Vermeidung rezidivierender Harnwegsinfekte; im Verlauf der Rehabilitation Blasentraining zur Kontrolle der Reflexblase
- medikamentöse Behandlung der Spastik
- medikamentöse Prophylaxe (Protonenpumpenhemmer) von Magenulzera
- häufige Umlagerungen (Dekubitusprophylaxe)
- physiotherapeutische Übungen zur Prophylaxe von Kontrakturen und Ankylosen
- bei hoch sitzenden Läsionen Beachtung einer sich entwickelnden Beatmungspflicht

4.15.2 Brown-Séquard-Syndrom

Die Symptome dieses Syndroms entstehen in der Folge einer **halbseitigen Rückenmarkschädigung**, z. B. bei einem **Bandscheibenvorfall**, einer einseitigen stumpfen oder penetrierenden **Verletzung**, einer Einengung des Wirbelkanals durch **degenerative** Veränderungen der **Wirbelgelenke** bzw. epi- oder subdurale **Hämatome** auf Höhe der nachfolgenden Läsion oder bei **Tumor** bzw. Tumormetastasen. Verständlich werden sie aus der Kenntnis, welche auf- und absteigenden Nervenbahnen auf Rückenmarkshöhe kreuzen und welche auf derselben Seite zum Hirnstamm laufen, um erst dort die Seite zu wechseln:

- Die Willkürmotorik kreuzt zum größten Teil in der Medulla oblongata. Dies bedeutet, dass die **Willkürmotorik** ab der Höhe der Läsion auf der **betroffenen Seite** ausfällt. Es bildet sich eine halbseitige spastische Lähmung.
- Die (epikritischen) Fasern für feine **Tastempfindungen** und **Tiefensensibilität** (Gelenkstellungen, Vibration) ziehen **ungekreuzt** im Hinterstrang derselben Seite nach kranial, sodass die entsprechende Störung ebenfalls **dieselbe Seite** betrifft.
- Dagegen kreuzen die (protopathischen) Fasern für **Temperatur**, **Schmerzen** und kräftige **Drücke** auf Rückenmarksniveau. Betroffen ist von deren Ausfall also die **kontralaterale Seite** ab der Höhe der Läsion.

Im Ergebnis entsteht ab der Segmenthöhe neben der Halbseitenlähmung eine **dissoziierte Empfindungsstörung**. Blasen- und Mastdarmfunktion sind nicht nennenswert beeinträchtigt.

4.15.3 Kauda-Syndrom

Unterhalb L2 gibt es kein Rückenmark, sondern nur noch die Fasern der Cauda equina, weshalb es dort im eigentlichen Sinn kein Querschnittsyndrom mehr geben kann. Die entstehenden Symptome entsprechen deshalb denjenigen eines Bandscheibenvorfalls – sozusagen der **Summe der Bandscheibenvorfälle sämtlicher betroffener Nervenfasern**. Die entstehende Lähmung ist aus diesem Grund nicht spastisch, sondern **schlaff** (2. Neuron).

Krankheitsentstehung

Abgesehen von den **degenerativen Veränderungen** älterer Menschen auch in Zwischenwirbelscheiben und Bandstrukturen wie dem hinteren Längsband, die bereits bei Bagatelltraumen bzw. -belastungen zum Kauda-Syndrom führen können, bedarf es meist erheblicher **Gewalteinwirkungen** (Motorradunfälle, Stürze aus großer Höhe) oder der direkten Einwirkung von **Tumoren** oder deren Metastasen auf die Cauda equina:

- medialer Bandscheibenvorfall, meist im mittleren oder fortgeschrittenen Lebensalter – z. B. als Folge des Hebens schwerer Lasten, abrupter Drehbewegungen in der LWS oder eines Sprungs auf harten Boden
- LWS-Fraktur
- Tumoren, Tumormetastasen
- Möglich scheint nach Einzelfallberichten ursächlich auch eine Infektion mit dem Herpes-Virus vom Typ 6, das im Kleinkindesalter das Exanthema subitum verursacht.

Symptomatik

Die Symptome entsprechen dem summierten Ausfall sämtlicher motorischen, sensiblen und parasympathischen Fasern der Cauda equina. Der Sympathikus ist nicht betroffen (→ Gefäßinnervation, Schweißbildung), weil seine Fasern aus dem Grenzstrang zu den Beinen gelangen:

- **schlaffe Lähmung** beider Beine mit **Areflexie** bei hoch sitzenden Schädigungen
- heftige Schmerzen (in den ersten Stunden) mit nachfolgenden Sensibilitätsstörungen (alle Qualitäten) in Gesäß und Beinen **(„Reithosenanästhesie“)**
- Blasen- und Mastdarmstörungen, evtl. Inkontinenz
- Impotenz
- Teilausfälle bei tief sitzenden Schädigungen

Therapie

Die chirurgische **Dekompression** der Cauda muss **innerhalb von 6 Stunden** erfolgen, wenn man die Funktionen wenigstens teilweise erhalten bzw. wiederherstellen will.

Zusammenfassung

Querschnittsläsionen

Führen zum vollständigen neurologischen Ausfall ab der betroffenen Segmenthöhe, d.h. von Willkürmotorik und Sensibilität; auch das parasympathische Sakralmark (S2–S4) und, abhängig von der Segmenthöhe, der Sympathikus (Seitenhörner von BWS und LWS) fallen aus.

Ursachen

- Trauma mit Wirbelfraktur unter Durchtrennung oder Quetschung des Rückenmarks (häufigste Ursache)
- Bandscheibenvorfall
- Tumoren, Metastasen
- Multiple Sklerose, Syringomyelie
- massive Entzündungen des Rückenmarks (Myelitis)
- Einblutungen (Trauma, Hämangiom, spinale Subarachnoidalblutung)
- Gefäßverschluss (z. B. A. vertebralis oder A. spinalis anterior)

Symptome

- zunächst spinaler Schock mit schlaffer Lähmung und Ausfall sämtlicher Reflexe, evtl. paralytischer Ileus
- nach Tagen bis Wochen Spastik und Hyperreflexie mit Kloni
- Pyramidenbahnzeichen positiv
- Fremdreflexe distal der Läsion nicht mehr auslösbar
- spinale Automatismen durch Quervernetzungen sensibler und motorischer Nerven auf Segmenthöhe → Beugesynergien an oberen und Strecksynergien an unteren Extremitäten
- Ausfall der Sensibilität, aber Phantomschmerz bzw. -empfinden (selten); oberhalb der Querschnittsläsion Bereich erhöhter Schmerzempfindlichkeit (Hyperalgesie) möglich
- Ausfall des Sympathikus → Blutdruckabfall sowie Störung von Hautdurchblutung und Schweißbildung distal der Läsion, Bradykardie, möglicher neurogener Schock bei Querschnitt oberhalb Th5
- Ausfall des parasympathischen Sakralmarks → Impotenz, Blase und Darm können nicht mehr willkürlich entleert werden, sondern entleeren sich reflexartig (sog. Reflexblase).
- bei Läsion unterhalb Th1 vollständige (spastische) Lähmung der Beine (Paraplegie), bei Läsion oberhalb C5 Lähmung der Arme und Beine (Tetraplegie)
- Bei Läsion oberhalb C5 ist wegen Ausfalls des N. phrenicus (Zwerchfell) maschinelle Beatmung erforderlich.

Komplikationen

- Phlebothrombose, Lungenembolie und Dekubitus bei bettlägerigen Patienten
- Pneumonie
- Niereninsuffizienz (Rückstau aus der Harnblase)
- Ankylosierung unterschiedlicher Gelenke

Diagnostik

- Anamnese
- CT, MRT, Lumbalpunktion, Doppleruntersuchung der Gefäße

4

- Hyperreflexie
- Ausfall der Fremdreflexe
- pathologische Reflexe (z. B. positive Pyramidenbahnzeichen)

Therapie
- möglichst in **spezialisierten Einrichtungen** (Querschnittzentren), intensivmedizinische Betreuung
- Vermeiden von Komplikationen
- Rehabilitationsmaßnahmen

Brown-Séquard-Syndrom
Halbseitige Rückenmarkschädigung, z. B. bei Bandscheibenvorfall oder Syringomyelie → dissoziierte Sensibilitätsstörung, d.h. ab der Läsion Ausfall von
- Willkürmotorik und Tiefensensibilität auf der betroffenen Seite
- Temperatur- und Schmerzempfindung auf der kontralateralen Seite

Kauda-Syndrom
Traumatische, ischämische oder tumoröse Schädigung der Cauda equina

Symptome
- schlaffe Lähmung beider Beine mit Areflexie
- heftige Schmerzen mit nachfolgenden Sensibilitätsstörungen in den Beinen („Reithosenanästhesie")
- Blasen- und Mastdarmstörungen
- Impotenz

Therapie
- chirurgische Dekompression der Cauda equina möglichst umgehend, spätestens innerhalb von 12 Stunden

4.16 Amyotrophe Lateralsklerose (ALS)

Die ALS gehört zu den progressiven Erkrankungen der **Motoneurone** und stellt gleichzeitig deren **häufigste Form** dar. Während zahlreiche Krankheiten bekannt sind, die entweder die ersten **oder** die zweiten Motoneurone betreffen und dementsprechend spastische **oder** schlaffe Lähmungen erzeugen, besteht das **entscheidende Merkmal** der ALS in einer Beteiligung der ersten **und** zweiten motorischen Nerven. Ebenso auffallend ist, dass die sensiblen, sensorischen und vegetativen Funktionen grundsätzlich **nicht betroffen** sind. Es handelt sich um eine weltweit auftretende, mit einer Inzidenz von maximal 2 Fällen auf 100.000 Personen und Jahr jedoch überaus seltene Erkrankung. In Deutschland rechnet man mit einigen hundert Betroffenen. Die ALS als beinahe schon „neurologische Rarität" wurde lediglich deswegen in dieses Lehrbuch aufgenommen, weil sie neuerdings in der schriftlichen Prüfung (nach wie vor für Heilpraktiker!) aufgetaucht ist.

HINWEIS DES AUTORS

Man wartet seit Jahren mit zunehmender Spannung darauf, wann und ob überhaupt sich die Prüfer wieder auf die ursprünglichen, unzweideutig formulierten Absichten des Gesetzgebers besinnen wollen, oder ob die Ausbildung des angehenden Heilpraktikers fließend und eventuell endgültig in ein Studium der Medizin überzugehen hat. Denn selbst beiläufig in der Prüfung auftauchende Begrifflichkeiten wie u.a. im Fall der ALS müssen in ihrem zugrunde liegenden Wesen verstanden worden sein, sofern der Prüfling in der ohnehin nicht einfachen Prüfungssituation nach ausreichenden Reserven strebt.

Die ALS beginnt weit überwiegend in der **zweiten Lebenshälfte** (nach dem 50. Lebensjahr, durchschnittlich mit 60). In diesen Fällen beträgt die **mittlere Überlebenszeit** in der Regel lediglich **3–5 Jahre**. Nur vereinzelt findet man verlangsamte Verläufe über 10 Jahre oder darüber hinaus. Bei den sehr seltenen Unterformen, die bereits im Jugend- oder frühen Erwachsenenalter entstehen (juvenile Formen), ist die Lebenszeit dagegen oft nur unwesentlich eingeschränkt, sofern Betreuung und Pflege perfektioniert werden. Das bekannteste Beispiel hierfür bietet der große Physiker Stephen Hawkin.

Der Name der Erkrankung leitet sich davon ab, dass **Muskulatur**, die nicht mehr aus dem motorischen Vorderhorn innerviert wird, **atrophiert** (*a-myo-troph*). Die Bezeichnung *Lateralsklerose* bezieht sich auf die Pyramidenbahn, die im Rückenmark weit überwiegend als **Seitenstrangbahn**, also **lateral** zu ihren zweiten Neuronen im Vorderhorn zieht. Diese Axone gehen als Folge der zunehmenden Degeneration ihrer Neurone im Gyrus precentralis ebenfalls zugrunde und werden **narbig** umgewandelt (sklerosiert).

Krankheitsentstehung

Es existieren zwei Formen der ALS, eine seltene, **familiär** auf mehreren Genen angesiedelte und mit unterschiedlichem Erbgang weitergegebene Form, sowie die mit > 90 % der Fälle vorherrschende **sporadische Form**, die allerdings ebenfalls genetisch mitbegünstigt zu sein scheint. Typisch ist in beiden Fällen eine Ablagerung von Lipofuszin-Pigmenten in den betroffenen Zellen, die weit über den normalen Alterungsprozess hinausgeht. Ebenfalls typisch ist eine **Degeneration des Zytoskeletts** einschließlich einer Ablagerung von Neurofilamenten am Abgang der Axone. Die entsprechenden Proteine wurden inzwischen strukturell definiert und einzelnen Genen zugeordnet, doch bleiben die bei der sporadischen Form offensichtlich im Lauf der Jahre entstehenden Mutationen ursächlich unklar. Wie üblich kommt es im Bereich des nachfolgenden, degenerativen Zellverlustes zu Proliferationen von Astrozyten und Zellen der Mikroglia, sodass **Glianarben** entstehen.

Symptomatik

Die Erkrankung beginnt mit umschriebenen und einseitigen **Lähmungserscheinungen** meist an den distalen Extremitäten, die das erste *oder* zweite Motoneuron betreffen können. Muskuläre **Faszikulationen** sind häufig. Anamnestisch erfährt man von zeitlich vorausgehenden **Muskelkrämpfen** im Zusammenhang mit frühmorgendlichen Bewegungen. Erst im weiteren Verlauf sind beide motorischen Strecken betroffen und die Lähmungen werden darüber hinaus symmetrisch. Den Lähmungen des zweiten Motoneurons zugeordnet erkennt man zunehmende Atrophien der zugehörigen Muskulatur mit entsprechendem Kraftverlust. Oft entstehen bereits frühzeitig **bulbäre Beeinträchtigungen**. Damit meint man Einschränkungen von Sprache und Schluckvorgang bei Beteiligung der Hirnnervenkerne des unteren Hirnstamms, weil man allgemein die **Medulla oblongata** (mit ihren motorischen Hirnnerven IX, XI und XII) mit dem Begriff des **Bulbus** cerebri übersetzt. Häufig kommt es zu einem unwillkürlichen „pathologischen Weinen und Lachen". Im Krankheitsverlauf entsteht schließlich eine **generalisierte symmetrische Lähmung** der Willkürmuskulatur, welche die Atemmuskulatur miteinbezieht und eine apparative Beatmung erfordert. Spätestens beim Erreichen dieses Stadiums versterben die Patienten, u.a. an nicht mehr beherrschbaren Infektionen von Atemwegen und Lunge.

Ein besonderes Merkmal der ALS besteht darin, dass die beiden **„motorischen Endpunkte"** sakral sowie im oberen Hirnstamm üblicherweise **nicht** geschädigt werden. Dies bedeutet z. B., dass es zu keiner Augenbeteiligung kommt und dass die Schließmuskelfunktion an Harnblase und Mastdarm erhalten bleibt. Allerdings können selbst bei der bulbären, definitionsgemäß auf die Medulla oblongata beschränkten Form Anteile des N. trigeminus (Insuffizienz der Kaumuskulatur) oder des N. facialis beteiligt sein.

Bei einem kleinen Teil der Betroffenen (5 %) entsteht parallel zur ALS eine frontotemporale **Demenz**. In diesen Fällen findet man dann auch Degenerationen von Nervenzellen jenseits der motorischen Strecken. Der Zusammenhang ist unklar, doch kann man in Studien, die über PET-CT bzw. -MRT der Fragestellung der Glukoseverwertung und damit der Zellaktivität verschiedener Hirnregionen nachgehen, selbst bei der üblichen, „symptomatisch reinen" ALS neuronale Dysfunktionen außerhalb des willkürmotorischen Systems entdecken.

Zu den im Vordergrund stehenden **Symptomen** der amyotrophen Lateralsklerose gehören demnach:

- morgendliche Muskelkrämpfe im Rahmen von Bewegungen
- muskuläre Faszikulationen
- zunächst umschriebene, asymmetrische, hypertone oder schlaffe Lähmungen unterschiedlicher Regionen, häufig mit Beginn an den distalen Extremitäten
- bulbäre Symptome (Sprech-, Kau- und Schluckstörungen)
- pathologisches Weinen und Lachen
- Aussparung des oberen Hirnstamms (Augenfunktionen) und des Sakralmarks (Sphinkterfunktionen)
- Aussparung der sensiblen, sensorischen und vegetativen Funktionen
- im Krankheitsverlauf zunehmend generalisierte Lähmungen unter Einschluss der Atemmuskulatur
- Ateminsuffizienz einschließlich Pneumonie als Haupttodesursache

Diagnostik

Es existieren keine Parameter z. B. aus Serum, Liquor oder bildgebenden Verfahren, mittels derer man Hinweise auf eine ALS erhalten könnte. Man nimmt deshalb die unterschiedlich möglichen Lokalisationen in Hirnstamm, HWS, BWS und Lumbosakralbereich und setzt als unabdingbare Basis für die Diagnose zunächst die Beteiligung von Pyramidenbahn **und** zweiten motorischen Nerven bei den sich entwickelnden Lähmungen voraus. Sofern auf dieser Basis **mindestens 2** unterschiedliche Regionen betroffen sind, gilt die Diagnose als **wahrscheinlich**, bei 3 Regionen als sicher.

Bei der körperlichen Untersuchung stehen abhängig vom jeweiligen Befall unterschiedlicher Regionen einmal mehr die schlaffen Lähmungen mit möglicher Areflexie und an anderer Lokalisation mehr eine hypertone Muskulatur mit Hyperreflexie im Vordergrund. Die Elektromyographie (EMG) und Messungen der Nervenleitgeschwindigkeit können ergänzend von Bedeutung sein. Differenzialdiagnostisch sind eine Untersuchung der Körperflüssigkeiten einschließlich Liquor sowie das MRT wertvoll, weil es in frühen Stadien etliche zunächst ähnlich scheinende Krankheitsbilder gibt.

Therapie

Bisher ist jegliche Therapie **rein symptomatisch**, weil es noch keinerlei spezifisch wirkende oder gar heilende Medikamente gibt. Die Substanz **Riluzol**, ein Antagonist des Neurotransmitters Glutamat, verlängert nach bisherigen Studienergebnissen die Lebenszeit im Mittel um gerade mal 3 Monate. Einzelne weitere medikamentöse Ansatzpunkte werden derzeit erforscht. Man kann vorläufig also lediglich versuchen, die dem Patienten verbleibenden Jahre erträglicher zu gestalten – u.a. beispielsweise über umfangreiche physiotherapeutische Maßnahmen und assistierte Beatmungstechniken. Bei bulbärer Beteiligung mit Schluckstörung erfolgt die Ernährung über eine perkutane (transabdominelle) Magensonde. Spasmolytika werden nur benötigt, wenn die Schädigung des 1. Neurons weit im Vordergrund steht.

Zusammenfassung

Amyotrophe Lateralsklerose (ALS)

Progressive Erkrankung der ersten und zweiten Motoneurone mit zunehmender Sklerosierung (Vernarbung) der Pyramidenbahn-Axone und Atrophie der Muskulatur

Ursachen und Krankheitsentstehung

- Genetisch (mit-)bedingt: v.a. die familiäre (seltenere) Form
- übermäßige Ablagerung von Lipofuszin-Pigmenten in den betroffenen Zellen
- Degeneration des Zytoskeletts, einschließlich Ablagerung von Neurofilamenten am Abgang der Axone

Symptome

- beginnend mit einseitigen Lähmungserscheinungen meist an den distalen Extremitäten, das erste oder zweite Motoneuron betreffend, muskuläre Faszikulationen, morgendliche Muskelkrämpfe
- im Verlauf beide Motoneurone betreffende Lähmungen mit zunehmender Atrophie der zugehörigen Muskulatur

- bulbäre Symptome (Sprech-, Kau- und Schluckstörungen)
- final generalisierte symmetrische Lähmung der Willkürmuskulatur
- Ateminsuffizienz einschließlich Pneumonie als Haupttodesursache
- frontotemporale Demenz bei 5 %

Diagnostik

- Nachweis einer Beteiligung von Pyramidenbahn **und** zweiten motorischen Nerven bei den Lähmungen, Symptome an mindestens 2 unterschiedlichen Regionen
- ergänzend Elektromyographie und Messung der Nervenleitgeschwindigkeit

Therapie

- symptomatisch (Physiotherapie, assistierte Beatmung, perkutane Magensonde

II

Sonja Streiber, Jürgen Koeslin †

Psychiatrie

KAPITEL

5 Psychiatrie – Einführung und Diagnostik

5.1 Definitionen

Psychiatrie ist die Lehre von den **seelischen Krankheiten** des Menschen. Sie befasst sich mit deren Erforschung, Diagnostik und Therapie, der Prophylaxe (Vorbeugung) psychischer Erkrankungen sowie mit der Rehabilitation (Wiedereingliederung) psychisch kranker Menschen.

Im Laufe der Jahrzehnte haben sich viele **Teilgebiete** der Psychiatrie entwickelt. Zu ihnen zählen:

- **Psychopathologie:** Lehre von den Leiden der Seele. Es handelt sich um eine wissenschaftliche Methodik, mit der psychische Veränderungen systematisch erfasst werden.
- **forensische Psychiatrie:** Diese Teildisziplin untersucht Zusammenhänge zwischen Straftaten und seelischen Störungen. Viele Straftäter sind aufgrund schwerer psychischer Störungen schuldunfähig. Sie werden in speziellen Einrichtungen betreut.
- **Sozialpsychiatrie:** Fachrichtung der Psychiatrie, welche die Bedeutung von sozialen Faktoren für Entstehung und Aufrechterhaltung seelischer Krankheiten untersucht. Zu den sozialen Faktoren zählen sowohl zwischenmenschliche Beziehungen in der Familie als auch gesamtgesellschaftliche Faktoren.
- **Psychopharmakologie:** Erforschung der Möglichkeiten der Beeinflussung von seelischen Krankheiten durch Medikamente
- **Kinder- und Jugendpsychiatrie:** Erkennung und Behandlung von seelischen Störungen vom Säuglingsalter bis zum vollendeten 18. Lebensjahr
- **psychosomatische Medizin:** eigenständige Forschungsrichtung, welche die wechselseitigen Einflussfaktoren zwischen seelischen und körperlichen Prozessen untersucht
- **Verhaltensmedizin:** Anwendung von verhaltenstherapeutischen Konzepten auf seelische (und körperliche) Krankheiten
- **Gerontopsychiatrie:** Fachgebiet mit zunehmender Bedeutung, das sich mit seelischen Krankheiten von Menschen im höheren Lebensalter beschäftigt. Besonders die zunehmende Anzahl von Demenzen hat diese Teildisziplin in den vergangenen Jahren so bedeutsam gemacht.
- **biologische Psychiatrie:** Erforschung der Einflüsse von Vererbungsfaktoren auf die Entstehung seelischer Krankheiten

Zu den **Berufsgruppen**, die mit Patienten psychiatrisch oder psychotherapeutisch arbeiten, zählen ärztliche und nichtärztliche:

- Psychiater
- Neurologen
- Fachärzte für psychotherapeutische Medizin
- Kinder- und Jugendpsychiater
- Psychologen
- Psychotherapeuten
- Ergotherapeuten
- Sozialpädagogen
- Physiotherapeuten
- Musik- und Kunsttherapeuten
- speziell geschultes Pflegepersonal
- Heilpraktiker (auch sie dürfen psychotherapeutisch tätig werden)

Ärzte, im Besonderen Psychiater, dürfen als einzige Berufsgruppe **Psychopharmaka** verschreiben. Auch die Entscheidung, ob ein Patient in eine **psychiatrische Klinik** aufgenommen werden muss, kann nur von einem Arzt bzw. Psychiater gefällt werden.

MERKE

1999 ist in Deutschland das **Psychotherapeutengesetz** in Kraft getreten. Seitdem ist der Begriff „Psychotherapeut" geschützt und darf nur von ärztlichen oder psychologischen Therapeuten mit entsprechender Zusatzausbildung benutzt werden. Der Heilpraktiker darf zwar Psychotherapie ausüben, sich aber nicht Psychotherapeut nennen.

5.2 Die Begriffe Neurose und Psychose

Für den Anfänger auf dem Gebiet der Psychiatrie ist die Lage verwirrend. Einerseits werden die Begriffe Neurose und Psychose ständig verwendet, andererseits liest man, dass diese Bezeichnungen veraltet sind. Dies sind Begriffe, die an das psychoanalytische Ge-

Tab. 5.1 Charakteristika von Neurose und Psychose

	Psychose	Neurose
Schwere der Beeinträchtigung	sehr schwer	eher leicht
Bezug zur Realität	weitgehend verloren	erhalten
Soziale und berufliche Funktionsfähigkeit	verloren	erhalten
Ich-Identität	verloren	erhalten

dankengebäude geknüpft sind, das in der psychiatrischen Fachwelt an Bedeutung verloren hat. Die Unterscheidung zwischen Neurose und Psychose (➤ Tab. 5.1) hat in der **Praxis** jedoch nach wie vor hohe **praktische Relevanz**.

Psychosen sind schwerste psychiatrische Störungen. Sie führen zu Realitätsverlust und einem Verlust sozialer Basisfertigkeiten. Zu den Psychosen zählen Schizophrenie, Manie, schwere Depression und fortgeschrittene organische psychische Störungen. Für den Heilpraktiker bedeutet das Vorliegen einer Psychose, dass er einen Patienten nicht behandeln sollte, da Psychopharmaka und oft auch ein stationärer Aufenthalt angezeigt sind.

Bei einer **Neurose** haben die Betroffenen oft ebenfalls sehr stark unter den Symptomen zu leiden. Dennoch ist es berechtigt, von leichteren Störungsbildern zu sprechen. Der Realitätsbezug bleibt erhalten, meist auch die Arbeitsfähigkeit. Beispiele für Neurosen sind z. B. Angststörungen oder Zwangserkrankungen. Neurosen können auch ambulant behandelt werden, wenn der Therapeut über geeignete psychotherapeutische Qualifikationen verfügt; eine stationäre Behandlung ist weitaus seltener notwendig.

5.3 Diagnostik psychischer Störungen

Anders als bei der rein körperlichen Diagnostik sind bei Verdacht auf das Vorliegen einer psychischen Erkrankung v. a. seelische Symptome zu erfragen bzw. zu beobachten. Dennoch ist grundsätzlich auch eine ausführliche körperliche Untersuchung durchzuführen, da psychische Störungen auch in der Folge organischer Prozesse auftreten können. Für eine Vielzahl psychischer Störungen existieren diagnostische Tests. Diese werden zumeist von Psychologen eingesetzt, können aber bei entsprechender Schulung bezüglich Durchführung und Auswertung auch vom Heilpraktiker vorgenommen werden.

Psychische Störungen sind in der Regel nicht anhand äußerlicher Merkmale erkennbar, sondern wie oben erwähnt mithilfe gezielter Symptomerfragung zu eruieren. Eine nennenswerte Ausnahme bilden hier die **Abhängigkeitserkrankungen**. Vor allem bei der Alkoholabhängigkeit gibt es zum Teil äußerliche Anzeichen, die dem Diagnostiker Hinweise geben können, eventuell weiter in diese Richtung explorieren zu müssen (➤ Kap. 4.12). So kann im Gespräch z. B. eine Alkoholfahne auffallen oder der Patient scheint unkonzentriert und seine Hände zittern. Gefäßspinnen, Bindehautentzündungen oder gerötete Handinnenflächen würden eine Vermutung stützen, andere Ursachen müssen jedoch ausgeschlossen werden. Treten im weiteren Dialog neben Symptomen wie Stimmungsschwankungen, Reizbarkeit und depressiven Gefühlen zusätzliche soziale Folgeerscheinungen, beispielsweise Schwierigkeiten in Beruf und/oder Partnerschaft, Vernachlässigung bisheriger Interessen und Rückzugstendenzen zu Tage, sollte im weiteren Verlauf der Behandlung sorgfältig darauf geachtet werden, dass der Patient ggf. einer angemessenen Therapie zugeführt wird. Als Heilpraktiker haben Sie hier z. B. die Möglichkeit, dem Betroffenen hinsichtlich einer Suchttherapie oder eines Klinikaufenthalts motivierend zur Seite zu stehen.

5.3.1 Das diagnostische Erstgespräch

Das Gespräch sollte mit **offenen Fragen** beginnen, die dem Patienten Gelegenheit geben, frei über seine Beschwerden, Sorgen und Ängste zu berichten. Der Untersucher muss zum einen für eine **vertrauensfördernde Gesprächsatmosphäre** sorgen und erste Grundlagen für ein therapeutisches Arbeitsbündnis legen. Zum anderen sollte er auf einer zweiten Ebene durch **sorgfältige Beobachtung** wahrnehmen, ob sich jenseits der verbalen Information auffällige Verhaltensweisen zeigen, die diagnostisch zu beachten sind. Dies können im Besonderen sein:

- Veränderungen des **Antriebs:** z. B. große Unruhe, starke Gedämpftheit
- Auffälligkeiten in der **Affektivität:** z. B. Niedergeschlagenheit, Euphorie
- Art der **Schilderung:** z. B. logischer Zusammenhang des Gesagten, Sprechgeschwindigkeit

Weitere Hinweise können sich aus dem **äußeren Erscheinungsbild** des Patienten ergeben (z. B. Hinweise auf Verwahrlosung, auffällige Kleidung, Ernährungszustand).

Psychopathologischer Befund

Im strukturierten Teil des Erstgesprächs muss systematisch ein **psychopathologischer Befund** erhoben werden. Dabei sind u. a. folgende Aspekte zu berücksichtigen (➤ Kap. 6.1 bis ➤ Kap. 6.11):

- Bewusstseinslage
- Orientierung
- Aufmerksamkeit
- Konzentration und Gedächtnis
- Ängste und Zwänge
- formales Denken
- inhaltliches Denken
- Wahrnehmungsstörungen
- Ich-Störungen
- Antrieb und Psychomotorik
- Affektivität
- zirkadiane Rhythmik (die Tagesrhythmik betreffend)
- Schlaf
- Suizidalität

Anamnese

Im Rahmen der Anamnese wird nach wichtigen **persönlichen** und **biografischen Daten** sowie bisher aufgetretenen körperlichen und seelischen **Vorerkrankungen** gefragt. Weiterhin relevant sind aktuelle Beschwerden und bisherige Behandlungsversuche. Da viele psychische Störungen eine starke genetische Komponente aufweisen, müssen auch Erkrankungen in der **Familie** eruiert werden. Bei einer Reihe von Patienten, z. B. Menschen mit affektiven Störungen, Essstörungen, verwirrten Demenz-Patienten oder alkoholabhängigen Personen sind Familienangehörige oder andere Bezugspersonen zu befragen, um zuverlässige Informationen zu erhalten **(Fremdanamnese)**.

5.3.2 Testverfahren

Zur Erhärtung einer Verdachtsdiagnose oder zur allgemeinen Einschätzung der Persönlichkeit eines Patienten werden verschiedene psychologische Tests herangezogen. Stellvertretend für eine Fülle von Hunderten von Tests seien hier einige aufgeführt:

- **Freiburger Persönlichkeitsinventar (FPI-R):** Das Freiburger Persönlichkeitsinventar misst Faktoren wie Lebenszufriedenheit, soziale Orientierung, Leistungsorientierung, Gehemmtheit, Erregbarkeit, Aggressivität, Beanspruchung, körperliche Beschwerden, Gesundheitssorgen, Offenheit, Extraversion und Emotionalität. Der Test kann ab dem 16. Lebensjahr eingesetzt werden und dauert 20–30 Minuten.
- **Minnesota Multiphasic Personality Inventory 2 (MMPI-2):** Der MMPI ist der weltweit am häufigsten eingesetzte Persönlichkeitstest. Neben vielen Persönlichkeitsvariablen erfasst er auch pathologische Kriterien. Zu Letzteren zählen Hypochondrie, Depression, Hysterie, Psychopathie, Paranoia, Schizophrenie, Hypomanie und soziale Introversion.
- **Beck-Depressions-Inventar (BDI):** Das Beck-Depressions-Inventar ist ein seit 30 Jahren bewährtes Verfahren zur Erfassung des Schweregrads einer depressiven Symptomatik.
- **Münchner Alkoholismus-Test (MALT):** Der MALT besteht aus einem Selbst- und einem Fremdbeurteilungsteil. Der Test erfasst zuverlässig das Vorliegen einer Alkoholabhängigkeit.
- **Hamburg-Wechsler-Intelligenztest für Erwachsene (HAWIE-III):** Dieser Intelligenztest wird mit Abstand am häufigsten eingesetzt. Für Kinder gibt es eine eigene Version.
- **Aufmerksamkeits-Belastungstest (d2-Test):** Der Test misst Tempo und Sorgfalt, mit der aus einer Reihe von Buchstaben diejenigen mit einem bestimmten Merkmal angekreuzt werden. Mithilfe dieses Tests können Aufmerksamkeits- und Konzentrationsleistungen gemessen werden, z. B. bei ADHS.
- **Szeno-Test:** Dieser Test dient der spielerischen Diagnostik bei Kindern. Der Szeno-Testkasten enthält eine Fülle von Figuren (Menschen, Tiere, Bäume, Häuser), die von den Kindern zu einer Szene aufgestellt werden. Im Dialog mit dem Untersucher wird diese dann analysiert.

ACHTUNG

Um psychologische Tests korrekt durchführen und auswerten zu können, bedarf es einer fundierten Zusatzausbildung.

5.4 Psychosomatik

„Psychosomatik ist die Wissenschaft und Heilkunde von den wechselseitigen Beziehungen psychosozialer und körperlicher Vorgänge in ihrer Bedeutung für Gesundheit und Krankheit von Menschen“ (Michael von Rad, Arzt für psychosomatische Medizin).

Psychosomatische Krankheiten werden als körperliche Erkrankungen angesehen und deshalb von der WHO (Weltgesundheitsorganisation) nicht unter den psychiatrischen Krankheitsbildern aufgeführt.

Die Psychosomatik beschäftigt sich u.a. mit folgenden Fragestellungen:

- Welchen Anteil an der Entstehung einer Erkrankung haben Faktoren wie Disposition (Anlage, Vererbung), aktuelle Belastungen (berufliche Schwierigkeiten, Eheprobleme) oder Belastungen aus der Kindheit?
- Warum wurde zu eben diesem Zeitpunkt insbesondere dieses Organ betroffen?
- Wie gehen Betroffene mit dieser Krankheit um und wie sieht eine effektive Therapie aus?
- Welche (psychischen) Faktoren halten das Krankheitsgeschehen aufrecht?

Moderne Entwicklungen in der Fachdisziplin der Psychosomatik brachten als eigenständige Forschungsbereiche die **Psychoneuroendokrinologie** und **Psychoneuroimmunologie** hervor. Beide Fachdisziplinen untersuchen die Wechselwirkungen zwischen seelischen Prozessen und Aktivitäten im Bereich der Hormone und Neurotransmitter (Neuroendokrinologie) bzw. des Immunsystems (Psychoimmunologie). So konnte nachgewiesen werden, dass belastende Lebensereignisse wie z. B. Scheidung, Arbeitslosigkeit oder der Verlust einer nahestehenden Person zu einer messbaren Schwächung des Abwehrsystems führen.

Maßgeblich durch die Arbeiten von Franz Alexander geprägt, wurden einige Krankheiten als **klassische psychosomatische Krankheiten** beschrieben. In der Literatur werden die wichtigsten sieben nach Alexander auch als **„Holy Seven“** bezeichnet. Zu diesen zählen:

- Magen- und Zwölffingerdarmgeschwür (Ulcus ventriculi und duodeni)
- Colitis ulcerosa (geschwürige Dickdarmentzündung)
- Asthma bronchiale
- Hyperthyreose (Schilddrüsenüberfunktion)
- essenzielle Hypertonie (Blutdruckhochdruck ohne organische Ursache)
- rheumatoide Arthritis
- Neurodermitis

Diese vor etwa 50 Jahren vorgenommene Einteilung kann allerdings die Entwicklung der Fachgebiete der Medizin, Psychosomatik und Psychologie nicht mehr widerspiegeln. Es herrscht heute Einigkeit darüber, dass die meisten Krankheiten multikausal bedingt sind. Neue Forschungsergebnisse belegen Verschiebungen in der Gewichtung der seelischen Einflussgrößen auf die Entstehung der genannten Krankheitsbilder. Besonders deutlich wird dies am Beispiel des Magen- und Zwölffingerdarmgeschwürs (Ulcus ventriculi und duodeni), das früher zu den „Holy Seven" der psychosomatischen Krankheiten zählte. Hier wurde vor einiger Zeit ein Erreger gefunden (Helicobacter pylori), der erwiesenermaßen mit verursachend für die Erkrankung ist. Eine intensive Antibiotikatherapie führt heutzutage bei den meisten Patienten zu einer Vertreibung der Erreger und zu einer Heilung. Somit muss die Bedeutung seelischer Ursachen für dieses Krankheitsbild deutlich geringer eingeschätzt werden als zu Zeiten Alexanders.

KAPITEL

6 Allgemeine Psychopathologie

Einführung

Die Psychopathologie beschreibt **Gruppen von Symptomen**, die bei psychischen Störungen häufig auftreten. Vor der Erstellung einer Diagnose müssen möglichst alle Beschwerden eines Patienten registriert und aufgenommen werden. Dazu zählen neben Symptomen, die der Patient von sich aus schildert, auch Verhaltensweisen und Eigenschaften, die erst durch Beobachtung, Tests oder Fremdbefragung (Fremdanamnese; z. B. Befragung von Ehepartner oder Eltern) festgestellt werden können.

HINWEIS PRÜFUNG

Die wichtigsten Kategorien der psychiatrischen Psychopathologie, die ausgewählt wurden, sollten bekannt sein. Die Auflistung der psychopathologischen Symptome stellt gleichsam das ABC der psychiatrischen Diagnostik dar.

6.1 Bewusstseinsstörungen

Bewusstseinsstörungen sind alle wichtigen krankhaften Änderungen des Bewusstseins. Bewusstsein kann auf zwei Ebenen beschrieben werden: Es kann **vermindert** (quantitative Bewusstseinsstörung) oder **verändert** (qualitative Bewusstseinsstörung) sein.

6.1.1 Quantitative Bewusstseinsstörung

Bei quantitativen Bewusstseinsstörungen liegen Abstufungen der **verminderten Vigilanz** (Grad der Wachheit) vor:

- **Benommenheit:** verlangsamtes Denken, reduzierte Auffassungsgabe
- **Somnolenz:** schläfrig-benommener Zustand mit herabgesetzter Konzentration und Aufmerksamkeit, jedoch leichte Erweckbarkeit
- **Sopor:** schlafähnlicher Zustand, Erweckbarkeit nur durch starke Reize (z. B. Schütteln, Zwicken)
- **Koma:** Bewusstlosigkeit, Patient ist nicht erweckbar, physiologische Reflexe (z. B. Pupillen- und Muskelreflexe) können noch auslösbar sein oder bereits fehlen, im schweren Koma ausgeprägte vegetative Funktionsstörungen (Atmung, Kreislauf, Temperaturregulation).

Vorkommen

Organische Hirnerkrankungen wie Meningitis, Tumoren, Apoplex oder Schädel-Hirn-Traumen sind neben Vergiftungen durch Drogen oder Medikamente (z. B. Hypnotika, Narkotika, Alkohol) die häufigsten Ursachen.

ACHTUNG
Jede quantitative Bewusstseinsstörung zeigt eine **akute Gefährdung** des Patienten an.

6.1.2 Qualitative Bewusstseinsstörung

Bei qualitativen Bewusstseinsstörungen sind die **Bewusstseinsinhalte verändert** und die Bewusstseinsklarheit vermindert:

- **Bewusstseinstrübung:** Verwirrtheit des Denkens und Handelns. Sie kann sich durch Ablenkbarkeit, schlechte Auffassungsgabe oder Rückzug von der Außenwelt zeigen.
- **Bewusstseinseinengung:** Fokussierung des Bewusstseins auf bestimmte Erlebensinhalte (innerhalb oder außerhalb der Person). Sie ist häufig mit einer verminderten Ansprechbarkeit auf Außenreize verbunden. Die Betroffenen handeln wie in einem Traum.
- **Bewusstseinsverschiebung:** Alles Wahrgenommene ist in seiner Intensität gesteigert. Die Wahrnehmungsinhalte wirken heller, weiter oder intensiver. Die Betroffenen erleben sich wacher oder beschreiben eine Erweiterung des Bewusstseins.

Vorkommen

Qualitative Bewusstseinsstörungen können durch **hirnorganische Prozesse**, körperliche Erkrankungen, **Drogen** oder beginnende **Psychosen** ausgelöst werden.

6.2 Orientierungsstörungen

Bei Orientierungsstörungen ist die Orientierung **mangelhaft**, **unsicher** oder gänzlich **aufgehoben**. Die Orientierung kann Ort und Raum, aber auch das Zeitgefühl, die Situation und die eigene Person betreffen. Der wache, gesunde Mensch weiß, wo er sich befindet, welcher Wochentag ist, was gerade geschieht und wer er selbst ist. Bei Orientierungsstörungen ist dieses Wissen nur noch teilweise oder gar nicht mehr vorhanden. Man unterscheidet:

- **zeitliche Orientierungsstörung:** Datum, Zeit, Tag, Jahreszeit sind unbekannt.
- **örtliche Orientierungsstörung:** Man weiß nicht, wo man sich gerade befindet. Sie darf nicht mit der räumlichen Orientierungsstörung verwechselt werden.
- **räumliche Orientierungsstörung:** Der Patient findet sich in seiner gewohnten Umgebung nicht mehr zurecht, verläuft sich z. B. im eigenen Haus.
- **situative Orientierungsstörung:** Die augenblickliche Situation wird nicht erfasst (z. B. Arztbesuch).
- **Orientierungsstörung zur eigenen Person:** Wichtige lebensgeschichtliche Daten sind unbekannt (z. B. Geburtsdatum, Name).

Vorkommen

Orientierungsstörungen sind meist Folge von **organisch** bedingten psychischen Störungen.

6.3 Auffassungs-, Konzentrations- und Gedächtnisstörungen

6.3.1 Auffassungsstörung

Darunter werden Störungen in der Fähigkeit verstanden, Wahrnehmungen in ihrer Bedeutung zu begreifen und sinnvoll miteinander zu verbinden. Wahrnehmungsinhalte können nur ungenügend mit früheren Erfahrungen verknüpft werden. Auffassungsstörungen können Fehlhandlungen bewirken, die ggf. zu Fremd- oder Selbstgefährdung führen.

6.3.2 Konzentrationsstörung

Eine Konzentrationsstörung ist die verminderte Fähigkeit, die Aufmerksamkeit ausdauernd einer Tätigkeit oder einem Thema zuzuwenden.

6.3.3 Gedächtnisstörung

Gedächtnisleistungen werden auch als mnestische Funktionen (griech.: mnesia = Erinnerung) bezeichnet. Es werden Merkfähigkeitsstörungen und Gedächtnisstörungen unterschieden:

- **Merkfähigkeitsstörung:** Die Fähigkeit, sich neue Eindrücke über einen Zeitraum von 10 Minuten zu merken (Kurzzeitgedächtnis), ist vermindert.
- **Gedächtnisstörung:** Herabsetzung der Fähigkeit, sich neue Eindrücke über einen Zeitraum von länger als 10 Minuten zu merken (Langzeitgedächtnis). In diesem Fall können Inhalte nicht wieder mobilisiert bzw. wieder erinnert werden.

Deutlich wird der Unterschied bei vielen alten Patienten: Sie können sich zum Teil sehr detailliert an Ereignisse erinnern, die länger als 50 Jahre zurückliegen, aber wissen nicht mehr, dass sie vor einigen Minuten bereits davon erzählt haben.

Spezielle Störungen der Erinnerung werden ebenfalls zu den Gedächtnisstörungen gerechnet:

- **Amnesie:** Erinnerungslücke
  - **retrograde Amnesie:** Verlust der Erinnerung an den Zeitraum, der vor einem Ereignis (z. B. Unfall) lag
  - **anterograde Amnesie:** Verlust der Erinnerung an den Zeitraum, der nach einem Ereignis liegt
- **Konfabulationen:** Patient füllt Erinnerungslücken mit Einfällen, die er selbst für Erinnerungen hält.
- **Zeitgitterstörungen:** Unfähigkeit, Gedächtnisinhalte in das entsprechende Zeitfenster einzuordnen

Vorkommen

Die häufigsten Ursachen sind **organische Hirnerkrankungen** wie Schädel-Hirn-Trauma, Morbus Alzheimer oder vaskuläre Demenzen. Störungen der Auffassung, der Konzentration oder des Gedächtnisses können auch bei **Depressionen** oder als Folgen langjährigen **Alkoholmissbrauchs** entstehen.

6.4 Formale Denkstörungen

Formale Denkstörungen sind Störungen des **Denkablaufs**. Der Zusammenhang und die Geschwindigkeit des Denkens sind verändert. Einige Störungen des Gedankenablaufs können auch bei Gesunden in bestimmten Situationen auftreten, z. B. vor einer Prüfung (Grübeln) oder nach Übermüdung (Denkverlangsamung).
Einige wichtige Formen von formalen Denkstörungen sind:

- **Denkverlangsamung:** Das Denken ist schleppend und verlangsamt. Gespräche verlaufen träge und zähflüssig. Sie tritt häufig bei Depressionen auf.
- **Denkhemmung:** Der Patient erlebt sein Denken als gebremst oder blockiert.
- **umständliches Denken:** Weitschweifigkeit in den Äußerungen, Nebensächliches wird nicht vom Wesentlichen getrennt.
- **Perseverationen:** ständiges Wiederholen von gleichen Gedanken, Fragen, Befürchtungen und Redewendungen, die im aktuellen Zusammenhang nicht mehr sinnvoll sind
- **Grübeln:** Der Patient ist ständig mit meist unangenehmen Themen beschäftigt und kreist immer wieder um die gleichen Denkinhalte.
- **Ideenflucht:** Die Betroffenen sind nicht in der Lage, längere Gedankengänge zu Ende zu führen, da sie ständig neuen Assoziationen und Einfällen nachgehen. Zielführende Gespräche sind dadurch meist nicht mehr möglich. Es handelt sich um ein typisches Symptom einer Manie.
- **Sperrung des Denkens, Gedankenabreißen:** Ein eigentlich flüssiger Gedankengang wird ohne ersichtlichen Grund plötzlich abgebrochen. Das Gedankenabreißen wird vom Betroffenen selbst bemerkt. Die Gedankensperre wird vom Gesprächspartner festgestellt. Treten besonders bei Schizophrenien auf.
- **Zerfahrenheit, Inkohärenz:** Das Sprechen und Denken scheinen für den Gesprächspartner ohne Zusammenhang. Im Extremfall werden scheinbar zufällig zusammengesetzte Satzteile und Worte aneinandergefügt.
- **Neologismen:** Wortneubildungen, die der sprachlichen Konvention nicht entsprechen und oft nicht unmittelbar verständlich sind (z. B. „Die Stationsschwester ist trotzdem trizophren."). Das Zusammenfügen von unterschiedlichen Wort- und Sachbestandteilen bezeichnet man auch als Kontamination.

Vorkommen

Die meisten aufgeführten formalen Denkstörungen sind typische Grundsymptome der **Schizophrenie**. **Depressionen** werden häufig begleitet von Formen des verlangsamten, fixierenden Denkens, während bei der **Manie** das andere Extrem, die Ideenflucht, im Vordergrund steht.

6.5 Inhaltliche Denkstörung: Wahn

Ein Wahn stellt eine inhaltliche Denkstörung dar. Es kommt zu einer Fehlbeurteilung der Realität, an der mit subjektiver Überzeugung festgehalten wird, auch wenn die Denkinhalte im Widerspruch zur Wirklichkeit und den Überzeugungen der Umwelt stehen. Dies kommt v.a. bei Schizophrenien, organischen Psychosen, Manie und schweren Depressionen vor. Wahninhalte sind nicht durch Erfahrungen oder logische Argumentation zu korrigieren. Sie können sich zu einem Wahnsystem entwickeln, das eine scheinbare innere Logik aufweist.

MERKE
Bei inhaltlichen Denkstörungen (Wahn) ist das, was man denkt, gestört. Formale Denkstörungen (➤ Kap. 6.4) betreffen den Ablauf des Denkens. Das, wie man denkt, ist gestört.

Wahnformen

Die verschiedenen Wahnformen stellen keine Stadien dar. Dennoch lässt sich unter den aufgeführten Wahnformen eine gewisse Hierarchie feststellen:

- **Wahnstimmung:** Sie tritt besonders zu Beginn von psychotischen Störungen auf und geht dem eigentlichen Wahn voraus. Der Betroffene erlebt, dass etwas anders ist, ohne es genau benennen zu können. Häufig besteht eine Stimmung des Unheimlichen oder der Bedrohung.
- **Wahnwahrnehmung:** Realen Sinneswahrnehmungen wird eine abnorme Bedeutung zugewiesen. Es handelt sich also um eine wahnhafte Fehlinterpretation einer an sich richtigen Wahrnehmung.
- **Wahnerinnerung:** wahnhaft verfälschte Erinnerung
- **Wahneinfall:** unvermitteltes gedankliches Auftreten wahnhafter Vorstellungen und Überzeugungen
- **systematisierter Wahn:** Wahnsymptome werden durch logische oder scheinbar logische Verknüpfungen mit anderen Wahnideen, Halluzinationen oder Ich-Störungen zu einem Wahngebäude ausgestaltet, das eine innere Logik aufweist.

Wahnthemen

Psychische Störungsbilder, die mit Wahn einhergehen, haben meist folgende typische Wahnthemen zum Inhalt:

- **Beziehungswahn:** Alles, was in der Umgebung geschieht, bezieht der Kranke auf sich. Zum Beispiel kann der Betroffene meinen, Botschaften im Fernsehen würden ausschließlich ihm gelten oder alle würden ihn ansehen. Vorkommen: oft zu Beginn von Schizophrenien, auch bei organischen Psychosen.

- **Beeinträchtigungswahn:** Ereignisse aus der Umgebung werden nicht nur auf sich selbst bezogen, sondern werden als gegen die eigene Person gerichtet interpretiert. Andere werden bezichtigt, den Betroffenen zu beleidigen oder zu schädigen. Vorkommen: häufig bei Psychosen älterer Patienten.
- **Verfolgungswahn:** Steigerung des Beeinträchtigungswahns. Der Kranke fühlt sich verfolgt und er wähnt, man trachte ihm nach Besitz und Leben. Vorkommen: häufiges Symptom bei Schizophrenien.
- **Eifersuchtswahn:** Ohne reale Anzeichen wird der Partner der Untreue bezichtigt. Öfter bei Männern anzutreffen. Vorkommen: bei Psychosen älterer Patienten, Schizophrenie und besonders bei Alkoholismus.
- **Größenwahn:** krankhafte Selbstüberschätzung der eigenen Leistungen, Bedeutung und Fähigkeiten. Meist ins Unrealistische übersteigert. Der Patient hält sich beispielsweise für den Welterlöser, für Gott, für unbegrenzt reich oder mächtig. Vorkommen: besonders typisch für Manie, aber auch bei Schizophrenie und organischen Psychosen auftretend.
- **Nichtigkeitswahn:** Der Wahnkranke fühlt sich wert- und bedeutungslos. Extremform ist der nihilistische Wahn.
- **nihilistischer Wahn:** wahnhafte Überzeugung, dass nichts wirklich existiert. Absolute Hoffnungslosigkeit und Aussichtslosigkeit. Die Existenz der Welt, von Gott und sogar des eigenen Körpers wird verleugnet. Vorkommen: bei schwerer Depression, aber auch gelegentlich bei Schizophrenie oder organischen Psychosen.
- **hypochondrischer Wahn:** wahnhafte Überzeugung, dass man ernsthaft erkrankt sei. Vorkommen: besonders bei schweren Depressionen auftretend.
- **Schuldwahn:** wahnhafte Überzeugung, Schuld auf sich geladen zu haben. Der Patient ist davon überzeugt, sich gegen Gott, die Gebote oder gegen seine Mitmenschen schuldig gemacht zu haben. Vorkommen: typisch für schwere Depressionen.
- **Verarmungswahn:** Unabhängig von seiner realen finanziellen Situation glaubt der Wahnkranke, dass er und seine Familie dem Ruin entgegengehen. Vorkommen: typisch für schwere Depressionen.

Vorkommen

Typische Wahnthemen bei verschiedenen psychischen Störungen:

- **Schizophrenie:** Verfolgungswahn, Beeinträchtigungswahn, Größenwahn
- **Depression:** Schuldwahn, nihilistischer Wahn, Verarmungswahn, hypochondrischer Wahn
- **Manie:** Größenwahn
- **Alkoholismus:** Eifersuchtswahn

6.6 Angst, Phobie, Zwänge

- **Angst:** Gefühlszustand der Bedrohung und Gefahr. Häufig gehen damit körperliche Reaktionen wie Zittern, Herzklopfen und Schwitzen einher.
- **Phobie:** Sie sind im Gegensatz zur allgemeinen Angst immer auf bestimmte Situationen oder Objekte bezogen und setzen Vermeidungsverhalten in Gang.
- **hypochondrische Befürchtungen:** objektiv nicht begründbare Sorge um die eigene Gesundheit. Normale Körpervorgänge bekommen eine überhöhte Bedeutung und werden ängstlich fehlinterpretiert.
- **Zwänge:** Ein Zwang liegt vor, wenn es nicht gelingt, sich immer wieder aufdrängende Denkinhalte oder Handlungsimpulse zu unterdrücken oder zu verdrängen, obwohl erkennbar ist, dass diese unsinnig oder unbegründet sind. Unterschieden werden:
  - **Zwangsideen, Zwangsgedanken:** Aufdrängen von nicht unterdrückbaren Denkinhalten, die als unsinnig erlebt werden.
  - **Zwangsimpulse:** Impulse, bestimmte Handlungen auszuführen, die sich gegen einen inneren Widerstand aufdrängen. Der Betroffene lehnt die Impulse ab, kann sie jedoch nur schwer unterbinden. Zwangsimpulse können schädigende Handlungen gegen sich oder andere beinhalten, ebenso das Aussprechen obszöner Worte oder das Kontrollieren bestimmter Verrichtungen.
  - **Zwangshandlungen:** Sie müssen gegen einen inneren Widerstand ausgeführt werden und lassen sich von den Betroffenen nicht oder kaum unterbinden. Sie werden meist als unsinnig erlebt. Häufigste Formen sind Wasch- und Kontrollzwänge, die zu ritualisierten Handlungsabläufen führen.

Vorkommen

Die aufgeführten Symptome sind naturgemäß führend bei den ihnen entsprechenden Störungsbildern (Angst-, Zwangs-, hypochondrische Störung). Angst kann bei vielen psychischen Störungen auftreten.

6.7 Sinnestäuschungen und Halluzinationen

Bei einer **Sinnestäuschung** handelt es sich um die **Störung der Wahrnehmung**, wobei eine vermeintliche Wahrnehmung von etwas nicht oder in der wahrgenommenen Form nicht Vorhandenem als gegeben angenommen wird.

Halluzinationen sind Sinneswahrnehmungen **ohne real vorhandene Sinnesreize**. Die Betroffenen glauben fest an die Realität ihrer Wahrnehmung. Halluzinationen können auf allen Sinnesebenen auftreten:

- **akustische Halluzinationen:** Häufig werden Stimmen gehört, die das eigene Tun kommentieren, Bedrohungscharakter haben oder Befehle erteilen. Ebenso kann es auch zur Wahrnehmung nicht vorhandener Geräusche, z. B. Brummen oder Pfeifen kommen (Akoasmen).
- **optische Halluzinationen:** Die Betroffenen sehen nicht vorhandene Personen, Szenen oder Gegenstände.
- **Körperhalluzinationen:** Dazu zählen taktile Halluzinationen (z. B. das Gefühl, berührt zu werden) und Zönästhesien (Erleben

von eigenartigen Vorgängen im Körper, z. B. Ziehen, Fließen oder Bewegen von oder in inneren Organen).
- **Geruchs- oder Geschmackshalluzinationen:** Es treten Sinnestäuschungen im Geschmacks- oder Geruchsbereich auf, z. B. der Geruch nach Verwesung.
- **Illusionen:** Sinnesreize werden in ihrer Bedeutung verkannt. Es handelt sich also um verfälschte wirkliche Wahrnehmungen. Beispiel: Im Wald werden Baumstämme für bedrohliche Gestalten gehalten. Illusionen treten auch im normalpsychischen Bereich auf und sind niemals als schlechthin krankhaft zu bewerten.

Bisweilen fällt die **Unterscheidung** zwischen **Wahn** und **Halluzinationen** schwer. Ein Beispiel soll den Unterschied verdeutlichen: Vor dem Fenster stehen drei Männer. Bei einer Wahnwahrnehmung sind die drei Männer real vorhanden (etwa der Nachbar mit zwei Besuchern), aber der Kranke weist ihnen eine unrealistische Bedeutung zu. Er meint, diese Männer verfolgen ihn und seien von der Spionageabwehr eines feindlichen Staates. Bei einer Halluzination gibt es diese drei Männer in Wirklichkeit nicht.

Vorkommen

- **Schizophrenie:** Die Hälfte der Betroffenen entwickelt Halluzinationen; am häufigsten ist das Hören kommentierender, bedrohender oder befehlender Stimmen.
- **Delirium tremens der Alkoholiker:** Auftreten besonders von optischen Halluzinationen – z. B. kleine bewegliche Figuren wie weiße Mäuse
- **Illusionen:** Sie können bei Drogen- und Medikamenteneinnahme, Delir, extremer Angst oder hohem Fieber vorkommen.

MERKE

Stimmenhören kann auch als isolierte Erscheinung bei sonst psychisch gesunden Menschen auftreten.

6.8 Ich-Störungen

Ich-Störungen oder Störungen der Meinhaftigkeit werden auch als Ich-Erlebnisstörungen bezeichnet. Das Ich-Bewusstsein ist die Gewissheit des bewusstseinsklaren Menschen: „Ich bin ich selbst." Ich-Störungen zeichnen sich dadurch aus, dass die Grenze zwischen Ich und Umwelt durchlässig erscheint. Die **Ich-Haftigkeit** des Erlebens ist **beeinträchtigt**. Dies betrifft die Ebene der eigenen seelischen Vorgänge und Zustände (Depersonalisation oder Derealisation) ebenso wie die des Denkens (Gedankenentzug, Gedankenausbreitung, Gedankeneingebung).

Man unterscheidet folgende Formen:

- **Depersonalisation:** Körper oder Körperteile werden als verändert oder nicht zugehörig erlebt. Das eigene Handeln wird als mechanisch empfunden. Die Person erlebt sich selbst als fremd, verändert oder uneinheitlich. Beispiel: „Wenn ich diese Gefühle habe, fühlt es sich an, als würde ich nicht mehr richtig da sein. Ich bin irgendwie nicht mehr in meinem Körper".
- **Derealisation:** Die Umwelt wird als verändert und fremd erlebt. Beispiel: „In diesen Stimmungen wirkt alles so weit weg und bedrohlich."
- **Fremdbeeinflussungserlebnisse:** Fühlen, Streben, Handeln und Wollen werden als von außen gemacht, gesteuert oder gelenkt erlebt. Beispiel: „Die können mich von außen fernsteuern wie eine Puppe."
- **Gedankenentzug:** Der Patient meint, ihm würden von außen die Gedanken abgezogen oder weggenommen (beispielsweise aus einem Raumschiff).
- **Gedankenausbreitung:** Die Betroffenen erleben, dass ihnen ihre Gedanken nicht mehr alleine gehören. Andere Menschen können die eigenen Gedanken lesen, ohne dass man etwas dagegen tun kann. Beispiel: „Alle wissen, was in meinem Kopf vorgeht".
- **Gedankeneingebung:** Gedanken und Vorstellungen erscheinen von außen beeinflusst, gelenkt, gesteuert, eingegeben oder aufgedrängt.

Vorkommen

Ich-Störungen sind typische und häufige Symptome der **Schizophrenie**. Sie treten seltener bei **organisch** bedingten psychischen Störungen auf (z. B. Schädel-Hirn-Trauma). Depersonalisation und Derealisation können auch bei **Angststörungen** und posttraumatischer Belastungsstörung auftreten.

6.9 Störungen der Affektivität

Als Affektivität wird die Gesamtheit der Gefühle, Affekte und Stimmungen bezeichnet. Dementsprechende Störungen manifestieren sich in folgenden Bereichen:

- **Gefühl der Gefühllosigkeit:** Zustand der Gefühlsleere. Nicht nur positive, auch negative Gefühle wie z. B. Trauer werden nicht gespürt. Davon abzugrenzen ist die Affektarmut, bei der Gefühle nur in einer sehr geringen Intensität wahrgenommen werden.
- **Störung der Vitalgefühle:** Es besteht ein verringertes Gefühl von Kraft und Lebendigkeit.
- **Depressivität:** niedergeschlagene, freudlose bis hoffnungslose Stimmung; oft kombiniert mit Antriebshemmung, Gefühl der Gefühllosigkeit
- **innere Unruhe:** Die Betroffenen fühlen sich angespannt, aufgeregt oder nervös.
- **Insuffizienzgefühle:** Der Patient fühlt sich wertlos und traut sich nichts zu.
- **Dysphorie:** Die Stimmung ist gereizt und missmutig, begleitet von schlechter Laune und Unzufriedenheit.
- **Euphorie:** krankhafte Form der heiteren Stimmung, die mit Sorglosigkeit, Optimismus und übersteigertem Wohlbefinden einhergeht
- **Parathymie:** Gefühlsausdruck und Erlebnisinhalt stimmen nicht überein. Beispiel: Patient erzählt lachend von dem Tod eines nahen Angehörigen.

auf, bei ⅓ wiederum bestehen ungünstige Verläufe mit beträchtlichen bis schweren Dauerschäden und Residualzuständen.

Zusammenfassung

Schizophrenie

Psychotische Erkrankung mit charakteristischen Änderungen des Denkens, der Wahrnehmung, der Psychomotorik und der Affektlage, die mit deutlichen Einschränkungen der Leistungsfähigkeit einhergeht

Ursachen

Multifaktorielles Geschehen:

- genetische Faktoren
- neurochemische Faktoren
- morphologische Veränderungen des Gehirns
- kritische Lebensereignisse

Symptome

- **Plussymptomatik:** Halluzinationen (v.a. akustische), Wahn, zerfahrenes Denken, Erregtheit, bizarres Verhalten
- **Minussymptomatik:** sozialer Rückzug, Verflachung der Gefühle, Sprachverarmung (Alogie), Antriebsverlust, Apathie, Aufmerksamkeitsstörungen
- formale Denkstörungen
- Ängste
- Störungen der Affektivität
- Ich-Störungen
- Suizidalität

Formen

- **paranoid-halluzinatorische Form:** häufigste Form; beginnt akut; tritt relativ spät auf; Wahn und akustische Halluzinationen stehen im Vordergrund.
- **katatone Form:** beherrscht durch psychomotorische Störungen (Stupor, Mutismus, Katalepsie) oder starke Erregungszustände; die perniziöse (bösartige) Katatonie mit zusätzlichem hohen Fieber, Kreislaufstörungen und Austrocknung des Körpers kann lebensbedrohlich sein.
- **hebephrene Form:** Beginn im Jugendalter; ungünstige Prognose; läppische Grundstimmung, einzelgängerisches und schüchternes Verhalten, Negativsymptomatik im Vordergrund
- **Residualzustand:** chronische Form, nach ca. 3 Jahren in der Regel nicht reversibel
- **Schizophrenia simplex:** ungewöhnliches Verhalten, soziale Anforderungen können nicht bewältigt werden, Einbußen der Leistungsfähigkeit
- **schizoaffektive Störung:** Mischpsychose mit Symptomen der Schizophrenie, der Depression und der Manie

Therapie

- Neuroleptika
- Psychoedukation

7.3 Affektive Störungen

Bei affektiven Störungen handelt es sich um Erkrankungen, die mit einer Störung des Affekts bzw. der **Stimmung** einhergehen. Diese können sich in zwei entgegengesetzten Richtungen manifestieren, als **Manie** oder **Depression**. Affektive Störungen werden auch als affektive Psychosen bezeichnet.

Affektive Störungen können **monopolar** (auch unipolar genannt) oder **bipolar** auftreten. Bei einer monopolaren Störung schlägt die Stimmung entweder nur in Richtung Depression oder in Richtung Manie aus. Bei einer bipolaren Störung wechseln sich depressive und manische Phasen ab. ⅔ der Erkrankungen verlaufen monopolar, wobei rein manische Verläufe (ca. 5 %) relativ selten auftreten (➤ Abb. 7.1).

Die Lebenszeitprävalenz beträgt 20–25 %. Die Störung beginnt in der Regel im Erwachsenenalter (zwischen dem 30. und 45. Lebensjahr). Bei depressiven Verlaufsformen sind Frauen etwa doppelt so häufig betroffen, wobei Männer eine höhere Dunkelziffer aufweisen. Zirka 10 % der Depressionen beginnen nach dem 60. Lebensjahr.

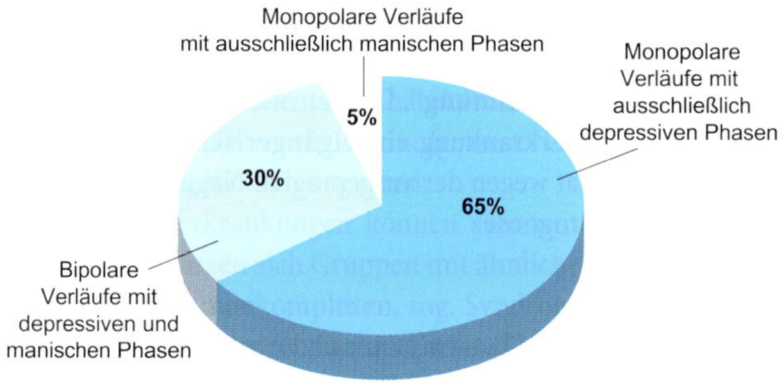

Abb. 7.1 Verlaufsformen der affektiven Störungen [L217]

7.3.1 Depression

Bei der Depression handelt es sich um eine psychische Störung mit trauriger Verstimmung, gedrückter, pessimistischer Stimmungslage, Niedergeschlagenheit, Verzagtheit, Antriebsminderung, leichter Ermüdbarkeit und Selbsttötungsneigung. Depressionen werden heute v.a. nach ihrem Schweregrad unterschieden.

HINWEIS PRÜFUNG
Die Depression ist die wichtigste zu erlernende seelische Erkrankung.

Krankheitsentstehung

Wie bei den meisten psychischen Störungen geht man bei der Entstehung einer Depression von einem **multifaktoriellen Geschehen** aus. Folgende Faktoren sind in unterschiedlicher Gewichtung beteiligt:

- **genetische Faktoren:** Befunde aus der Zwillingsforschung belegen eindeutig eine genetische Veranlagung. Es besteht eine er-

höhte Wahrscheinlichkeit zu erkranken, wenn Depressionen in der Familienanamnese zu finden sind.
- **Störungen in der Neurotransmission:** Bei einer Depression findet sich ein relativer Mangel an Serotonin und Noradrenalin. Neuere Theorien gehen von einer Dysbalance verschiedener Neurotransmitter aus, wobei auch Veränderungen im Bereich der Rezeptoren eine Rolle spielen.
- **kritische Lebensereignisse („Life Events"):** Häufig lassen sich belastende Lebensereignisse (z. B. der Verlust einer wichtigen Bezugsperson) als Auslöser für eine Depression finden.
- **chronobiologische Faktoren:** Bei einem kleinen Teil der Erkrankten liegen Störungen der biologischen Rhythmen vor. Dazu gehören Depressionen, die zu bestimmten Jahreszeiten auftreten (v.a. im Herbst und Winter) und gut auf eine Lichttherapie ansprechen. Auch gestörte Schlaf-wach-Rhythmen (z. B. durch Schichtarbeit) können eine Rolle spielen.
- **körperliche Erkrankungen:** Zu den Erkrankungen, die Depressionen auslösen können, zählen u.a. Morbus Parkinson, hirnorganische Erkrankungen und Schilddrüsenerkrankungen.
- **Medikamente:** Zu den Medikamenten, welche die Entwicklung einer Depression begünstigen können, zählen u.a. Kortison, L-Dopa, Neuroleptika, Betablocker, die „Pille" und Antibiotika (Sulfonamide).
- **tiefenpsychologische Theorien:** Die Psychoanalyse sieht die Depression als Folge von Fehlentwicklungen der frühen Kindheit. Hierbei stehen zwei Entwicklungsbereiche im Vordergrund:
  - In der **oralen Phase** (1. Lebensjahr) befindet sich der Säugling in einer völlig abhängigen, symbiotischen Beziehung zu den primären Pflegepersonen, in der Regel der Mutter. Kann die Mutter das Kind nicht ausreichend emotional versorgen oder wird das Kind sogar wiederholt bzw. endgültig verlassen, können tiefgreifende Entwicklungsdefizite entstehen, die um die Themenbereiche **Abhängigkeit** und **Bedürftigkeit** kreisen.
  - **narzisstische Krisen:** Das Kleinkind ist in seiner Entwicklung darauf angewiesen, von den primären Bezugspersonen bzgl. seiner Äußerungen und Bedürfnisse verstanden und wahrgenommen zu werden. Erfährt das Kind nur wenig Resonanz und Verständnis, versucht es mit der Zeit herauszufinden, was es tun muss, um positive Reaktionen zu erhalten. Es passt sich den Bedürfnissen der Bezugspersonen an, büßt dadurch jedoch die Fähigkeit zu Selbstwahrnehmung und Selbstverwirklichung ein. Klassischerweise entwickelt sich auf Grundlage dieser Dynamik eine Betonung der äußeren Leistung. Prestige, materieller Erfolg und gesellschaftliches Ansehen werden entscheidend für das Selbstwertgefühl. Brechen äußere Bestätigungsfaktoren plötzlich weg (z. B. unerwarteter Arbeitsplatzverlust), können sich existenzielle Selbstwertkrisen mit Depression und Suizidalität entwickeln.
- **verhaltenstherapeutische Theorien:** Es werden v.a. zwei Erklärungsmodelle herangezogen:
  - **Verlust von Verstärkern:** Der Wegfall positiver Verstärkungsfaktoren in Form von Zuwendung und Anerkennung durch wichtige Bezugspersonen scheint eine große Rolle bei der Entstehung von Depressionen zu spielen. Auslöser für depressive Verstimmungen können der Verlust von Beziehungspartnern durch Tod oder Scheidung, Arbeitslosigkeit oder soziale Isolation sein.
  - **erlernte Hilflosigkeit:** Ein Mensch entwickelt und behält depressives Verhalten bei, wenn er seine Situation als ausweglos und von ihm nicht beeinflussbar erlebt.
- **kognitive Theorie:** Aaron T. Beck beschrieb in den 1950er-Jahren typische Denkmuster, die sich bei vielen Depressiven finden lassen (➤ Tab. 7.3): Die betroffenen Patienten nehmen die eigene Person, die Umwelt und ihre eigene Zukunft negativ verzerrt und wie durch einen grauen Filter wahr. Viele dieser Gedankenmuster laufen automatisch ab und führen zu depressiven Stimmungen.

Tab. 7.3 Beispiele für depressive Denkmuster

Negative Selbstbeurteilung	• „Ich kann nichts." • „Ich tauge nichts." • „Ich mache alles falsch."
Negative Sicht der Welt	• „Immer ist alles schwierig." • „Es tun sich immer wieder neue, unüberwindliche Hindernisse auf."
Negative Sicht der Zukunft	• „Es wird nie besser." • „Es wird immer so schwer weitergehen."

Symptomatik

Zu den typischsten Symptomen einer Depression gehören:
- **depressive Verstimmung:** Die Patienten sind in einer traurigen Stimmung und fühlen sich bedrückt. Es entsteht ein „Gefühl der Gefühllosigkeit" mit emotionaler Unbeteiligtheit, Gefühlsarmut sowie Sinn- und Hoffnungslosigkeit. Die Patienten fühlen sich in schweren Fällen tot, ausgebrannt, wie versteinert. Sie können keine Freude empfinden.
- **Interessenverlust:** Hobbys und Interessen, die früher Freude gemacht haben, werden nicht mehr verfolgt.
- **Psychomotorik:** Es bestehen Antriebslosigkeit mit Bewegungsarmut. Bereits durch kleinste Anstrengungen können sich die Patienten stark erschöpft fühlen. In schweren Fällen kann es zur Entwicklung eines Stupors mit völliger Bewegungslosigkeit kommen. In untypischen Fällen kann auch eine motorische Unruhe auftreten.
- **ängstliche Grundstimmung:** Die Patienten haben ein diffuses Gefühl von existenzieller Angst.
- **Suizidgedanken** bis hin zur akuten Suizidalität
- **Wahnerleben** (relativ selten, bei schweren Verläufen auftretend) mit folgenden Wahnthemen: Schuld-, Krankheits-, Armuts-, nihilistischer Wahn (Nichtigkeits- und Kleinheitswahn)
- **vegetative Symptome:**
  - Störung der Herz-Kreislauf-Funktionen: Herzrhythmusstörungen, Schwindel-, Kollapsneigung
  - **Schlafstörungen:** Ein- und Durchschlafstörungen. Der Schlaf ist nicht erholsam. Zu den typischen Symptomen einer Depression gehört das morgendliche Früherwachen mit einem

Aufwachen von 2–3 Stunden vor dem eigentlichen Aufstehen und dem Wachbleiben mit endlosen Grübeleien.
  - Appetit- und Verdauungsstörungen: Appetitlosigkeit, Gewichtsverlust, Obstipation, Übelkeit, Erbrechen
  - Störungen der Tränen-, Speichel-, Schweißdrüsenfunktion: Mundtrockenheit, Schwitzen
  - Störung der Geschlechtsfunktionen: Libido-, Potenzverlust, Amenorrhö
  - Schmerzsyndrome: v. a. Kopf- und Rückenschmerzen, Druckgefühle auf der Brust mit Schwierigkeiten beim Durchatmen
- **Denkstörungen:** Es bestehen oft Denkhemmung, -verlangsamung und -einengung sowie Grübelneigung mit pessimistischen Vorstellungen von der Zukunft.
- **gestörte Konzentration:** Die Aufmerksamkeit und die Konzentrationsfähigkeit sind stark herabgesetzt.
- **herabgesetzter Selbstwert:** Selbstwertgefühl und Selbstvertrauen sind stark vermindert. Es können starke Schuldgefühle bestehen.
- **Morgentief:** Ein weiteres typisches Symptom der Depression ist eine allgemeine Verschlechterung der Befindlichkeit morgens und vormittags.

Die Störung verläuft in **Phasen**, d. h., gesunde Phasen wechseln sich mit depressiven Episoden ab. Die Phasen können zwischen einigen Wochen bis über 1 Jahr anhalten. Treten Symptome nur einmalig auf, spricht man von einer einphasigen, bei mehrmaligem Auftreten von einer mehrphasigen oder rezidivierenden Erkrankung. Der Abstand zwischen zwei Phasen kann extrem schwanken und zwischen wenigen Tagen und vielen Jahren betragen. Die beschwerdefreie Zeit wird mit Zunahme der Phasen eher kürzer.

7

MERKE

10–15 % der Erkrankten sterben an einem **Suizid**.
Schlafstörungen lassen immer auch an das Vorliegen einer Depression denken.

Formen

Depressionen können in unterschiedlichen Formen auftreten. Die Unterschiede betreffen Ursachen, Schweregrade und Verläufe. Schwierigkeiten in der Fachdiskussion entstehen dort, wo neue und veraltete Bezeichnungen nebeneinander verwendet werden.

- **endogene Depression:** Der Begriff „endogen" – im Gegensatz zu der Bezeichnung „neurotisch" – soll beschreiben, dass eine Krankheit nicht durch äußere Faktoren, sondern von innen heraus entsteht. Heute geht man jedoch davon aus, dass sich jede Depression sowohl aufgrund biologischer als auch psychologischer Faktoren entwickelt. Endogene Depressionen verlaufen als **schwere** Depressionen und müssen von einem Psychiater behandelt werden. Häufig sind Psychopharmaka indiziert und es muss ein stationärer Klinikaufenthalt erwogen werden. Viele der betroffenen Patienten werden **suizidal**.
- **neurotische Depression:** Der Begriff orientiert sich an psychoanalytischen Konzepten. Eine Depression wird demnach als Folge eines verdrängten neurotischen Konflikts angesehen. Häufig lässt sich ein **auslösendes Ereignis** finden. Neurotische Depressionen verlaufen vergleichsweise **milder**.
- **Melancholie:** Die Bezeichnung geht auf Hippokrates (460–370 v. Chr.) zurück und suggeriert, dass die Galle für die Störung verantwortlich ist. Heute wird der Begriff als Synonym für **schwerste Formen** der endogenen Depression verwendet.
- **Dysthymie: leichte**, eher chronische als episodische Form der Depression. Früher auch als „neurotische Depression" bezeichnet. Die Betroffenen fühlen sich müde, schlafen schlecht, sind unzufrieden, bewältigen jedoch ihr tägliches Leben.
- **Rapid-Cycling Depression:** Als Rapid-Cycling (= schnell wechselnd) Depression wird eine Depression bezeichnet, die mit mehr als 4 manischen und/oder depressiven Phasen pro Jahr einhergeht.
- **larvierte (maskierte/somatisierte) Depression: Körperliche Symptome** überwiegen und überdecken die Depression. Die Depression hat sich getarnt und ist als solche oft nur schwer zu erkennen. Im Vordergrund stehen unspezifische, körperliche Symptome wie Kopfschmerzen, Rückenschmerzen, Verstopfung oder Unterleibsbeschwerden. Die Diagnose ergibt sich durch aktives Nachfragen. Andere Erkrankungen müssen ausgeschlossen werden. Besonders wichtig sind Informationen über Tagesschwankungen und die fast nie fehlenden Schlafstörungen.
- **Wochenbettdepression:** zählt zu den Wochenbettpsychosen, die in den ersten 6 Wochen nach einer Geburt auftreten können. Die depressiven Symptome entwickeln sich nach der Geburt eines Kindes. Die Mutter hat das Gefühl, der Versorgung des Kindes und den damit zusammenhängenden Aufgaben nicht gewachsen zu sein.
- **Altersdepression (auch: Involutionsdepression):** Eine Altersdepression tritt ab dem 60. Lebensjahr auf. Sie geht mit einer **hohen Suizidrate** einher. Es können starke **kognitive Defizite** wie z. B. Gedächtnisstörungen auftreten. Die Symptomatik kann mit einer Demenz verwechselt werden und wird deshalb auch **„Pseudodemenz"** genannt.
- **gehemmte Depression:** Bei einer gehemmten Depression sind **Aktivität** und körperliche Bewegung stark **vermindert**. Im Extremfall entwickelt sich ein Stupor (völlige Erstarrung).
- **agitierte Depression:** Diese wird umgangssprachlich bisweilen als **„Jammerdepression"** bezeichnet. Die Patienten sind körperlich extrem unruhig, ängstlich und klagend. Eine für den Patienten, die Angehörigen und den Therapeuten sehr anstrengende Situation. Es besteht ein hohes Suizidrisiko.
- **saisonale Depression:** In seltenen Fällen haben Patienten zu einer bestimmten Jahreszeit depressive Episoden. Meist sind dies die **sonnenarmen Monate** Dezember bis Februar. Das Phänomen tritt fast ausschließlich in nördlichen Ländern auf. Während bei den meisten Depressionen ein verringerter Appetit besteht, essen die von einer saisonalen Depression betroffenen Patienten mehr und nehmen an Gewicht zu. Saisonale Depressionen können durch Lichttherapie gebessert werden.

Diagnostik

Die Diagnose ergibt sich aus der **Symptomatik**, muss jedoch häufig aktiv erfragt werden. Die Diagnose „Depression" sollte erst gestellt werden, wenn die Symptome seit **mindestens 2 Wochen** bestehen.

Körperliche Erkrankungen sollten stets ausgeschlossen werden. Zur Ermittlung des Schweregrads einer Depression werden spezielle **psychologische Tests** herangezogen.

MERKE
Unbedingt hellhörig werden sollte man bei Schlafstörungen.
Nach einer bestehenden Suizidalität zu fragen, darf nie versäumt werden.

Therapie

Das soziale Umfeld appelliert häufig an die Betroffenen, sich doch aufzuraffen und zusammen zu nehmen. Derlei Hinweise sind nutzlos und kontraindiziert.

Wegen der häufig auftretenden Suizidalität sollten Depressionen nur von psychotherapeutisch und psychiatrisch ausgebildeten Therapeuten behandelt werden. In vielen Fällen müssen die Patienten für einige Wochen **stationär** in ein Krankenhaus aufgenommen werden.

Schwere und mittelschwere Depressionen müssen mit **Psychopharmaka** therapiert werden. Die wichtigste Gruppe von Psychopharmaka zur Behandlung von Depressionen sind **Antidepressiva**. Sie führen zu einer Normalisierung des Neurotransmitterspiegels im synaptischen Spalt und wirken v.a. auf die Neurotransmitter Serotonin und Noradrenalin. Häufig begegnet dem Behandler das Vorurteil, Antidepressiva würden die Persönlichkeit verändern und abhängig machen. Beides trifft nicht zu. Darüber sind die Patienten aufzuklären. Bei auftretenden Nebenwirkungen oder Ausbleiben der erwünschten Wirkung ist vom Arzt ein Präparatewechsel zu erwägen. Es ist wichtig zu wissen, dass der therapeutische Effekt von Antidepressiva erst **nach einigen Wochen** eintritt. Besonders zu beachten ist, dass bei manchen Antidepressiva (v.a. antriebssteigernde trizyklische Antidepressiva) die **Suizidgefahr zu Beginn der Behandlung steigt**, da vor der Stimmungsaufhellung eine Antriebssteigerung eintritt. Antidepressiva haben bei ca. ⅔ der Patienten einen positiven Effekt. Die Medikamente sollten nach Abklingen der Symptomatik mindestens ein halbes Jahr in voller Dosis weiter eingenommen werden.

ACHTUNG
Zu Beginn einer Behandlung mit Antidepressiva kann sich die Suizidalität vorübergehend erhöhen.

Zusätzlich zu Antidepressiva werden häufig **Phasenprophylaktika** verordnet. Zu ihnen zählen **Lithium** und **Carbamazepin**. Lithium weist eine geringe therapeutische Breite auf und es muss regelmäßig der Blutspiegel kontrolliert werden. Weitere, je nach Symptomatik und Notwendigkeit zum Einsatz kommende Psychopharmaka sind Neuroleptika und Tranquilizer.

Eine **Lichttherapie** hat nur bei der **saisonalen** Depression einen Effekt.

Während der akuten Phase einer schweren Depression ist eine klassische Psychotherapie kontraindiziert. Es sollten stützende, verständnisvolle **Gespräche** angeboten werden. Nach **Abklingen der Akutsymptomatik** sollten **psychotherapeutische Verfahren** wie tiefenpsychologische Therapie oder Verhaltenstherapie eingesetzt werden, um die medikamentöse Behandlung zu begleiten.

Zusammenfassung

Depression

Psychische Störung mit trauriger Verstimmung, gedrückter, pessimistischer Stimmungslage, Niedergeschlagenheit, Verzagtheit, Antriebsminderung, leichter Ermüdbarkeit, Selbsttötungsneigung

Ursachen

Multifaktorielles Geschehen:
- genetische Faktoren
- neurochemische Faktoren
- kritische Lebensereignisse
- körperliche Erkrankungen
- Medikamenteneinnahme

Symptome

- Niedergeschlagenheit
- Gefühl der Gefühllosigkeit, Gefühlsarmut
- negative Denkmuster
- Antriebslosigkeit
- Interessensverlust
- ängstliche Grundstimmung
- Denkhemmung und -verlangsamung
- Konzentrationsstörungen
- Müdigkeit
- Appetitlosigkeit
- Druckgefühle
- Libidoverlust
- Schlafstörungen
- Morgentief
- Suizidalität

Formen

- **endogene Depression:** schwere Verlaufsform
- **Melancholie:** schwerste Form der endogenen Depression
- **neurotische Depression:** häufig lässt sich ein auslösendes Ereignis finden, eher milder Verlauf
- **Dysthymie:** eher leichte, chronische Form; Müdigkeit, Schlafbedürfnis und Unzufriedenheit, aber Bewältigung des täglichen Lebens
- **Rapid-Cycling-Depression:** schnell wechselnde Depression
- **larvierte (somatisierte) Depression:** Überwiegen von körperlichen Symptomen (Kopf-, Rückenschmerzen, Verstopfung, Unterleibsbeschwerden), Schlafstörungen
- **Wochenbettdepression:** nach Geburt eines Kindes
- **Altersdepression:** kognitive Defizite („Pseudodemenz"), hohe Suizidrate
- **gehemmte Depression:** Verminderung der Aktivität
- **agitierte Depression:** „Jammerdepression", Klagen und Unruhe
- **saisonale Depression:** Auftreten in sonnenarmen Monaten

Diagnostik

- Symptomatik, die mindestens über 2 Wochen besteht
- psychologische Tests

Therapie
- Psychopharmaka (Antidepressiva); zu Beginn der Behandlung erhöhte Suizidgefahr, kein Suchtpotenzial
- Phasenprophylaktika: Lithium, Carbamazepin
- Lichttherapie bei saisonaler Depression
- Psychotherapie nach Abklingen der akuten Phase (tiefenpsychologische Therapie, Verhaltenstherapie)

7.3.2 Manie

Bei der Manie handelt es sich um eine psychische Störung mit euphorisch-gehobener oder gereizter Stimmungslage, Enthemmung, Ideenflucht und Selbstüberschätzung. Wie eine Depression verläuft auch die Manie in Phasen von unterschiedlicher Dauer. Eine Manie führt häufig zu einer zumindest zeitweiligen Schuldunfähigkeit und fehlenden Geschäftsfähigkeit. Bei schwerem und rezidivierendem Verlauf kann sogar die Einrichtung einer gesetzlichen Betreuung notwendig sein. In einer manischen Phase geschlossene Verträge können für ungültig erklärt werden. Durch Handlungen während einer manischen Phase können Patienten dennoch in ernsthafte finanzielle und soziale Schwierigkeiten geraten.

Krankheitsentstehung

Der Manie liegt ebenso wie der Depression ein **multifaktorielles** Geschehen zugrunde:
- **genetische Faktoren:** Oft liegt eine familiäre Belastung vor. Dabei ist zu beachten, dass sich das Erkrankungsrisiko auf eine affektive Störung im Allgemeinen bezieht und nicht notwendigerweise nur auf eine Manie.
- **Störungen im Neurotransmitterhaushalt:** Während bei einer Depression ein relativer Mangel an Serotonin und Noradrenalin vorliegt, besteht bei einer Manie ein relativer Überschuss an Dopamin und Noradrenalin.

Symptomatik

Eine Manie ist besonders gekennzeichnet durch:
- **Stimmungshoch:** Die Patienten sind meist gut gelaunt, ausgelassen und euphorisch. Häufig verhalten sie sich jedoch auch gereizt, aggressiv und streitsüchtig.
- **Antriebssteigerung:** Es besteht ein großer Tatendrang mit starker Bewegungsunruhe. Die Patienten begehen unüberlegte Handlungen wie z. B. unverhältnismäßige Einkäufe oder spontane Vertragsabschlüsse, die teilweise fatale materielle Konsequenzen nach sich ziehen können.
- **Logorrhö:** Es treten ein unentwegter Redefluss und ein starkes Mitteilungsbedürfnis auf.
- **Ideenflucht:** Die Patienten springen auf jedes Thema an, sie kommen vom Hundertsten ins Tausendste und haben ständig neue Ideen. Es besteht eine starke Ablenkbarkeit. Zielführende Gespräche sind häufig nicht mehr möglich.

Weiterhin zeigen sich **Größenwahn** mit Selbstüberschätzung und unrealistischem Optimismus. Die Patienten weisen ein **vermindertes Schlafbedürfnis** auf. Es besteht eine **gesteigerte sexuelle Aktivität** mit Promiskuität. Soziale Hemmungen gehen verloren, es treten Alkohol- und Drogenmissbrauch auf. Die Patienten können suizidal werden.

Diagnostik

Bei Verdacht auf Vorliegen einer Manie kann man sich nicht auf die Aussagen der Betroffenen stützen. Durch die nicht vorhandene Krankheitseinsicht werden Informationen von nahen Angehörigen benötigt (Fremdanamnese). Die Diagnose wird aufgrund der typischen Symptomatik gestellt, die mindestens 1 Woche bestehen muss. Diagnostisch auszuschließen sind eine Schizophrenie, organische Störungen und die Auswirkungen psychotroper Substanzen oder Medikamente.

Therapie

Häufig ist eine **Zwangseinweisung** notwendig, da in der Regel **keine Krankheitseinsicht** besteht. Aus diesem Grund besteht meist auch keine Basis für die Mitarbeit an einer Therapie. In vielen Fällen ist eine Abschirmung von sozialen Kontakten hilfreich und notwendig, da sich die Kranken durch ihr problematisches Verhalten oft bleibenden sozialen Schaden zufügen.

Im Mittelpunkt der medikamentösen Therapie steht die Gabe von **Lithium** oder **Antiepileptika** als **Phasenprophylaktika**. Zusätzlich werden **Neuroleptika** mit antipsychotischer Wirkung sowie **Sedativa** zur Beruhigung gegeben.

Zusammenfassung

Manie

Psychische Störung mit euphorisch-gehobener oder gereizter (dysphorischer) Stimmungslage, Enthemmung, Ideenflucht, Selbstüberschätzung

Ursachen

Multifaktorielles Geschehen:
- genetische Faktoren
- neurochemische Faktoren

Symptome
- Stimmungshoch
- Antriebssteigerung
- Logorrhö
- Ideenflucht
- Größenwahn
- vermindertes Schlafbedürfnis
- gesteigerte sexuelle Aktivität
- Alkohol- und Drogenmissbrauch
- fehlendes Krankheitsgefühl

Therapie
- Phasenprophylaktika: Lithium, Antiepileptika
- Neuroleptika
- Sedativa

7.3.3 Bipolare affektive Störung

Bei einer bipolaren affektiven Störung treten sowohl **depressive** als auch **manische Episoden** auf. **Leichtere Formen** mit andauernder Instabilität der Stimmung und mit zahlreichen Perioden leichter Depression im Wechsel mit leicht gehobener Stimmung bezeichnet man als **Zyklothymia**.

Die Symptomatik ist identisch mit der der Depression (➤ Kap. 7.3.1) und der Manie (➤ Kap. 7.3.2) mit dem Unterschied, dass beide Pole der affektiven Störung abwechselnd auftreten können. Nur selten sind beide Formen gleichzeitig anzutreffen (affektiver Mischzustand); in den meisten Fällen treten depressive und manische Schübe nacheinander auf.

In depressiven Phasen ist die häufig vorhandene Suizidalität zu berücksichtigen, in manischen Phasen kann stark selbstgefährdendes Verhalten vorliegen.

7.4 Angst-, Panikstörungen und Phobien

Es werden Panikstörungen, Phobien und generalisierte Angststörungen unterschieden. Angst- und Panikstörungen gehen sowohl mit körperlichen als auch seelischen Symptomen einher. Bei **Phobien** tritt Angst überwiegend in **spezifischen Situationen** oder bei Kontakt mit **bestimmten Objekten** auf, die an sich genommen ungefährlich sind. Die betreffenden Objekte oder Situationen werden nach Möglichkeit gemieden oder nur voller Angst ertragen. Bei sonstigen **Angststörungen** (generalisierte Angst, Panikstörung) tritt Angst **unvorhersehbar** und **situationsunabhängig** auf (➤ Abb. 7.2).

Etwa 15 % der Bevölkerung in Deutschland leiden im Laufe des Lebens an einer behandlungsbedürftigen Angststörung. Am häufigsten sind soziale Phobien, gefolgt von spezifischen Phobien. Die meisten Angsterkrankungen beginnen zwischen dem 15. und 35. Lebensjahr. Frauen sind häufiger betroffen.

Neben den Angststörungen im engeren Sinn, tritt Angst auch als Begleitsymptom bei einer ganzen Reihe anderer psychischer und körperlicher Erkrankungen auf.

Krankheitsentstehung

Von verschiedenen psychologischen Erklärungsmodellen wird heute das Modell der **Lerntheorie** favorisiert. Aus Sicht der Lerntheorie ist eine Angststörung auf **erlerntes Verhalten** zurückzuführen. Es werden disponierende, auslösende und aufrechterhaltende Bedingungen für Angststörungen beschrieben:

- **Auslösende** Momente können emotional belastende **Lebensereignisse** sein, die mit einer erhöhten Erregbarkeit des vegetativen Nervensystems einhergehen.
- Eine wichtige, **aufrechterhaltende** Komponente stellt (v.a. bei Phobien) das Vermeidungsverhalten dar (z. B. das Haus nicht mehr verlassen bei Agoraphobie). **Vermeidung** führt zu einer negativen Verstärkung und verhindert korrigierende Lernerfahrungen.

Tiefenpsychologische Konzepte gehen von **Belastungen aus der frühen Kindheit** aus. Die Wirksamkeit von Psychopharmaka bei Angststörungen deutet auf **Störungen im Neurotransmitterhaushalt** hin.

Formen

Agoraphobie Der Begriff leitet sich aus dem Griechischen ab (agora = Marktplatz, phobos = Furcht) und beschreibt ursprünglich die Angst, sich auf weiten, offenen Flächen zu bewegen (Marktplätze). Deshalb wird dieses Beschwerdebild auch **„Platzangst"** genannt. Heute wird die Agoraphobie sehr viel weiter gefasst und umfasst das Meiden

- öffentlicher Plätze,
- von Menschenmengen,
- von Situationen, in denen man sich nicht schnell an einen sicheren Platz, insbesondere nach Hause, zurückziehen kann,
- alleine oder an Orte in größerer Entfernung zu reisen.

Bei der Agoraphobie besteht keine Angst vor der Situation an sich, sondern man fürchtet, im Fall eines Angstanfalls nicht aus der Situation flüchten zu können, auf die Hilfe anderer angewiesen zu sein oder zu kollabieren. Im Extremfall schränkt die Störung die Bewegungsfreiheit so stark ein, dass die Wohnung nicht mehr verlassen wird. 30 % der Agoraphobiker können ihren beruflichen und familiären Verpflichtungen nicht mehr nachkommen. Die Störung beginnt in der Regel im frühen Erwachsenenalter und wird ohne angemessene Behandlung meist chronisch.

Soziale Phobie Es fällt den Betroffenen schwer, sich in Situationen zu begeben, in denen sie im Mittelpunkt der Aufmerksamkeit stehen und von anderen Menschen kritisch beurteilt werden könnten. Früher wurde die Störung auch **„krankhafte Schüchternheit"**

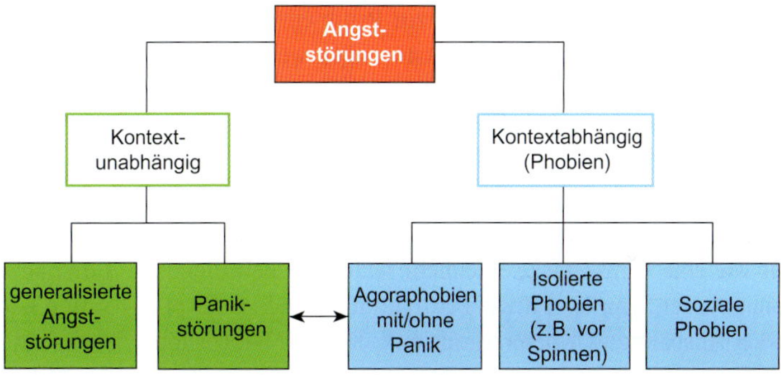

Abb. 7.2 Klassifikation der Angststörungen [L217]

7

genannt. Dazu gehören nicht nur so offensichtliche Herausforderungen wie das Halten einer Rede vor einer größeren Gruppe, sondern auch alltägliche Handlungen wie das Unterschreiben von Schriftstücken oder die Einnahme einer Mahlzeit in Gegenwart anderer. Der Betroffene erkennt die Angst als sinnlos und übertrieben. Vor fremden Menschen ist die Angst ausgeprägter als vor Bekannten. Kleine Gruppen sind im Gegensatz zu großen Menschenmengen bedrohlicher. Es bestehen starke Minderwertigkeitsgefühle. In schweren Fällen kann Vermeidungsverhalten zu vollständiger sozialer Isolation führen. Zusätzliche ausgeprägte Panikattacken sind seltener als bei der Agoraphobie. Soziale Phobien beginnen meist im Jugendalter. Männer und Frauen sind etwa gleich häufig betroffen.

Spezifische (isolierte) Phobie Sie beschreibt eine anhaltende, deutlich ausgeprägte Angst vor bestimmten **Situationen**, **Dingen** oder **Lebewesen**, die bei dem Betroffenen erhebliches Leiden verursacht:

- Tiere: z. B. Spinnen, Schlangen, Hunde, Mäuse, Würmer, Pferde
- Umweltereignisse: Sturm, Gewitter, Wasser, Dunkelheit, Feuer
- Anblick von Blut, Spritzen oder Verletzungen
- spezifische Situationen: z. B. die Benutzung öffentlicher Verkehrsmittel, Fliegen, Befahren von Tunneln oder Brücken, Benutzung von Fahrstühlen, Aufenthalt in geschlossenen Räumen (Klaustrophobie), im Dunkeln oder in der Höhe, Zahnarztbesuch, Furcht, bestimmten Krankheiten ausgesetzt zu sein (z. B. Geschlechtskrankheiten, AIDS)

Die phobischen Situationen werden gemieden bzw. nur unter starker Angst und Unbehagen ertragen. Phobien können mit Panikattacken einhergehen. Der Beginn der Störung liegt in der Kindheit oder dem frühen Erwachsenenalter. Unbehandelt entstehen chronische Verläufe.

Panikstörung (episodisch paroxysmale Angst) Es kommt zu wiederkehrenden **schweren Angstattacken**, die sich nicht auf bestimmte Situationen beziehen. Sie entstehen **ohne ersichtlichen Anlass** und sind deshalb **nicht vorhersehbar**. Panikattacken beginnen plötzlich und gehen mit starken **körperlichen Reaktionen** wie Herzklopfen, Erstickungsgefühlen oder Schwindel einher. Damit verbunden sind Gefühle der Depersonalisation und Derealisation, des Kontrollverlusts sowie der Angst davor, wahnsinnig zu werden oder zu sterben. Solche Zustände sind für den Betroffenen subjektiv äußerst bedrohlich. Panikattacken erreichen schnell ihren Höhepunkt und dauern einige Minuten bis zu einer halben Stunde. Tritt Panik in einer bestimmten Situation auf (z. B. bei einer Busfahrt), kann es sein, dass der Betroffene aus Furcht vor einem neuen Angstanfall („Angst vor der Angst“, Erwartungsangst) ähnliche Situationen in Zukunft meidet. Zusätzlich zur Panik entwickelt sich in der Folge oft eine Agoraphobie. Panikstörungen werden häufig als vegetative Dystonie, psychovegetatives Syndrom oder funktionelles kardiovaskuläres Syndrom fehldiagnostiziert. Frauen werden als hysterisch, Männer als Hypochonder bezeichnet.

Generalisierte Angststörung Die Angst bezieht sich wie bei der Panikstörung nicht auf bestimmte Situationen. Sie verläuft **nicht hochakut** wie eine Panikattacke. Vielmehr leiden die Betroffenen über Monate unter Symptomen wie Befürchtungen (z. B. Geldsorgen), starker Anspannung, Übererregung und ständiger Nervosität.

Symptomatik

Angstanfälle, besonders Panikattacken, gehen mit einer Reihe **körperlicher Symptome** einher: Tachykardie, Schwitzen, Zittern, Dyspnoe, Mundtrockenheit, Übelkeit, Schwindel und Benommenheit.

Zusätzlich entstehen durch Angststörungen **soziale** und **gesundheitliche Folgen:** Durch Vermeidungsverhalten und Versuche, die Angstgefühle zu kontrollieren, kommt es zu einer Unfähigkeit, bestimmte Dinge allein zu tun. In der Folge entstehen Berufsunfähigkeit, soziale Isolation und starke Abhängigkeiten von Bezugspersonen.

Viele Betroffene entwickeln **Depressionen** und greifen zu Alkohol und Medikamenten, wodurch **Abhängigkeitserkrankungen** entstehen können. Angst- und Panikstörungen verlaufen meist **chronisch**. Im Alter mildern sich die Symptome.

Diagnostik

Da ein Panikanfall ein sehr körpernahes Geschehen ist, muss nach dem ersten Auftreten eine ausführliche ärztliche **Untersuchung** erfolgen, um körperliche Ursachen der Symptome auszuschließen. Auch andere psychische Störungen müssen ausgeschlossen werden.

Die eigentliche Diagnosestellung ergibt sich aus den **Schilderungen des Patienten**. Im anamnestischen Gespräch wird abgeklärt, ob die beschriebenen Ängste Krankheitswert besitzen. Danach ist zu erfragen, ob die Ängste nur in bestimmten Situationen bzw. bei Kontakt mit bestimmten Objekten bestehen oder ob sie situationsunabhängig auftreten. Im Anschluss wird das Ausmaß von Vermeidungsverhalten und sozialer Beeinträchtigung ermittelt.

Abzugrenzen sind organische Störungen, Depressionen und andere psychische Erkrankungen, die mit Angst einhergehen (z. B. Schizophrenie).

Therapie

Bei der Therapie von **Phobien** ist die **Verhaltenstherapie** am effektivsten (➤ Abb. 7.3). Der Patient wird nach angemessener Vorbereitung in eine Situation gebracht, in der ein Höchstmaß an Angst aufritt („Flooding“). Der Therapeut muss verhindern, dass der Patient die angstauslösende Situation verlässt und die Flucht ergreift (Reaktionsverhinderung). Der Patient lernt auf diese Weise, dass er – entgegen seiner Befürchtungen – nicht „vor Angst stirbt“ und auch nicht verrückt wird, sondern dass Panik ein vorübergehender Zustand ist, für den es geeignete Bewältigungsstrategien gibt. Dieser therapeutische Ansatz wird **Reizkonfrontation** genannt.

Bei **sozialen Phobien** haben sich **Selbstsicherheitstrainings** in Gruppen bewährt. In Rollenspielen lernt der Patient, sich schwierigen Situationen auszusetzen, seine Gedanken und sein Selbstbild zu hinterfragen sowie Kontakt mit fremden Personen aufzunehmen und Gespräche zu führen.

Die verhaltenstherapeutischen Methoden werden häufig mit **Entspannungsverfahren**, besonders der progressiven Muskelrelaxation nach Jacobson, kombiniert. Zusätzlich werden Psychopharmaka eingesetzt. Für die Langzeitbehandlung sind **Antidepressiva** die Mittel der Wahl. Benzodiazepine haben zwar eine sehr starke

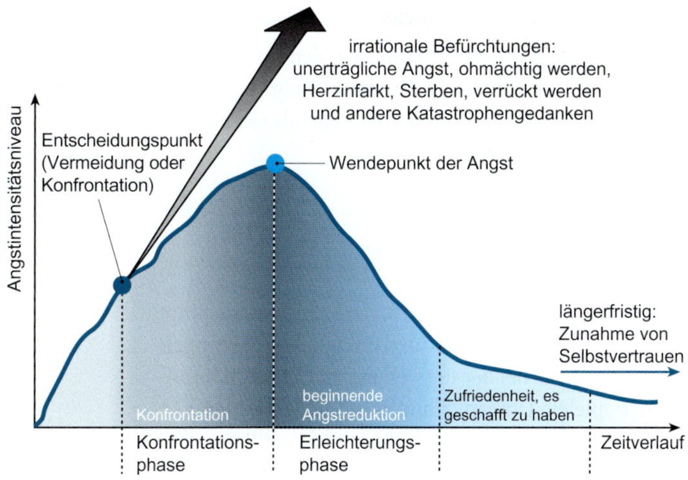

Abb. 7.3 Phasenverlauf bei der Durchführung einer Reizkonfrontationstherapie [L190]

angstlösende Wirkung, sollten aber wegen ihres großen Abhängigkeitsrisikos, wenn überhaupt, nur für kurze Zeit verordnet werden.

Zusammenfassung

Phobie, Panikstörung, generalisierte Angststörung

Ursachen
- ungünstiges, erlerntes Verhalten mit Vermeidung
- Belastungen in der Kindheit
- Dysbalancen im Bereich der Neurotransmitter

Formen
- **Agoraphopie** („Platzangst"): Meiden von öffentlichen Plätzen, Menschenmengen, Situationen, in denen man sich nicht schnell an einen sicheren Platz zurückziehen kann, Reisen alleine oder an Orte in größerer Entfernung
- **soziale Phobie:** „krankhafte Schüchternheit"
- **spezifische Phobie:** deutlich ausgeprägte Angst vor bestimmten Situationen, Dingen oder Lebewesen
- **Panikstörung:** schwere Angstattacke ohne ersichtlichen Anlass, nicht vorhersehbar, hochakut, starke körperliche Reaktionen
- **generalisierte Angststörung:** ohne ersichtlichen Anlass, unvorhersehbar, nicht hochakut, Befürchtungen, starke Anspannung, Übererregung, ständige Nervosität

Symptome
- Tachykardie
- Dyspnoe
- Zittern
- Schwindel
- Schwitzen
- Vermeidungsverhalten
- soziale und gesundheitliche Folgen

Diagnostik
- Schilderung des Patienten
- gründliche körperliche Untersuchung

Therapie
- Verhaltenstherapie (Reizkonfrontation, „Flooding")
- soziale Phobie: Selbstsicherheitstraining in Gruppen
- Entspannungsverfahren (z. B. progressive Muskelrelaxation nach Jacobson)
- Psychopharmaka: Antidepressiva

7.5 Zwangsstörungen

Bei einer Zwangsstörung besteht ein **innerer Drang**, bestimmte Dinge zu denken oder zu tun (Zwangsgedanken und/oder Zwangshandlungen). Der Betroffene wehrt sich gegen das Auftreten der Zwänge und erlebt diese als übertrieben und sinnlos. Auch viele gesunde Menschen kennen zwangsähnliche Phänomene, wie das Bedürfnis nach einer bestimmten Ordnung oder übertriebener Sauberkeit. Krankheitswert erreicht eine Symptomatik, wenn es zur Beeinträchtigung des Denkens, Handelns und sozialen Verhaltens kommt. Zwangsstörungen führen zu starken Belastungen der sozialen Beziehungen und zu einer Schwächung der beruflichen Leistungsfähigkeit.

Zwangsstörungen werden nach Angststörungen, Depressionen und Schizophrenien als vierthäufigste psychiatrische Störung angegeben. In Deutschland leiden 2 % der Bevölkerung im Laufe des Lebens an einer Zwangsstörung, wobei Frauen und Männer ungefähr gleich häufig betroffen sind. Auffallend ist ein sehr hoher Prozentsatz von **alleinstehenden** Menschen.

Krankheitsentstehung

Es besteht ein Zusammenspiel von biologischen und psychologischen Faktoren:
- **lerntheoretische Aspekte:** Das lerntheoretische Modell erklärt mehr die Aufrechterhaltung als das Zustandekommen von Zwängen. Demnach bestehen unangenehme Gedanken und Gefühle, die Angst, Unruhe oder Ekel erzeugen. Bestimmte Handlungen helfen, diese unangenehmen Gefühle zu reduzieren. Da der Betroffene durch bestimmte Zwangsrituale die inneren Gefühle kontrollieren kann und ohne das Ausführen von Zwangs-

7

handlungen starken Angstgefühlen ausgesetzt ist, wird das Zwangsverhalten wiederholt und stabilisiert sich.

- **kognitive Aspekte:** Menschen mit Zwangsstörungen haben eine bestimmte Art zu denken. Es dominieren folgende Gedankenmuster und Grundüberzeugungen:
  - Überzeugung von Verantwortlichkeit
  - Überzeugung von Schuld
  - Überzeugung von negativem Ausgang
  - Unsicherheit und Zweifel
- **neurobiologische Faktoren:** Das Auftreten von Zwangssymptomen bei organischen Hirnerkrankungen zeigt, dass Störungen bestimmter Hirnareale bei der Entstehung von Zwangsstörungen eine Rolle spielen. Untersuchungen mit bildgebenden Verfahren ergaben Funktionsstörungen im Bereich der Basalganglien, des limbischen Systems und des Frontalhirnlappens. Für die Zusammenarbeit der angesprochenen Gehirnareale spielt der Botenstoff Serotonin eine wesentliche Rolle. Die Wirksamkeit antidepressiver Medikamente in über der Hälfte aller Fälle bestätigt einen starken biologischen Faktor.
- **genetischer Faktor:** Zwillingsstudien zeigen eine erhöhte Vulnerabilität von Angehörigen ersten Grades.
- **tiefenpsychologische Theorie:** Der psychoanalytischen Theorie zufolge liegt der Zwangsstörung eine Fixierung in der **analen Phase** zugrunde. Verdrängte, teils verleugnete Seelenanteile werden durch die Zwangssymptomatik in Schach gehalten.

Symptomatik

Pathologische **Zwangsphänomene** drängen sich auf, werden als **sinnlos erlebt**, können von den Patienten **nicht vermieden werden** und wiederholen sich **stereotyp**. Bei dem Versuch, sich zu widersetzen, tritt eine intensive innere Spannung mit vorherrschender Angst auf. Personen aus der sozialen Umgebung werden oft in das Zwangssystem eingebaut, was zu großen Schwierigkeiten im Zusammenleben und beim Zusammenarbeiten führt.

Typische Symptome der Zwangserkrankung sind:

- **Zwangsgedanken:** Immer wieder drängen sich die gleichen Gedanken auf. Es können Zwangsbefürchtungen, Zwangsimpulse und Grübelzwang unterschieden werden.
  - **Zwangsbefürchtungen** und **Zwangsimpulse:** Die Betroffenen stellen sich bestimmte Katastrophen vor oder verspüren den Impuls, Dinge zu tun oder zu sagen, die im krassen Widerspruch zu ihrem Wertesystem stehen. So kann eine Mutter den wiederkehrenden Gedanken haben, ihr geliebtes Kind umzubringen, ein gläubiger Mensch hat gotteslästerliche Gedanken, es besteht die Angst, einem Angehörigen oder sich selbst etwas anzutun oder vor impulsartigen sexuellen Handlungen, die als ichfremd erlebt werden.
  - **Grübelzwang**: Die Inhalte beim Grübelzwang sind mehr oder weniger beliebig. Der Betroffene ist zwanghaft damit beschäftigt, bestimmte Gedanken wieder und wieder zu durchdenken. Es wird gegrübelt, ob z. B. bestimmte Dinge erledigt worden sind oder nicht.
- **Zwangshandlungen:** Zum Abbau der inneren Anspannung werden gewisse Handlungen wiederholt durchgeführt.
  - **Waschzwang:** Die Betroffenen waschen sich bis zu 100-mal am Tag die Hände. Dies geschieht in ritualisierter Form nach einem genau festgelegten Handlungsablauf. Die Reinigungsrituale dienen der „Entseuchung“ des Körpers oder von Gegenständen. Waschzwänge können schwerwiegende Hautschäden verursachen.
  - **Kontrollzwang:** Die Betroffenen versuchen, durch wiederholtes Kontrollieren von alltäglichen oder beruflichen Verrichtungen Fehler zu vermeiden. Es wird immer wieder bezweifelt, dass man eine bestimmte Tätigkeit bereits vollzogen hat, oder man befürchtet, etwas nicht richtig getan zu haben. In der Folge werden Dinge immer wieder kontrolliert und manchmal auch andere Menschen dazu angehalten, Kontrollen durchzuführen. Typischerweise wird das Abschließen von Türen oder Fenstern, Wasser- und Gashähnen oder Elektrogeräten (Herdplatte, Bügeleisen) überprüft.
  - **Ordnungszwang:** Handlungsabläufe und Gegenstände werden in ein starres Ordnungsschema eingeordnet. Häufig müssen Gegenstände millimetergenau ausgerichtet liegen. Für die Herstellung und Aufrechterhaltung der richtigen Ordnung müssen viele Stunden am Tag aufgewendet werden.
  - **Wiederholungszwänge:** Bei dieser Zwangsform werden Handlungen, Worte, Sätze oder Zahlen ständig in ritualisierter Form wiederholt. Dies dient der Abwehr befürchteter Katastrophen, ohne dass ein logischer Zusammenhang besteht. Handlungen können unter dem Diktat einer bestimmten Zahl stehen, z. B. muss eine Verrichtung immer 7-mal wiederholt werden. Gelingt dies nicht, muss die Arbeit noch einmal von vorn begonnen werden, um ein Unglück zu verhindern.
  - **Sammeln, Stapeln, Horten:** Aus Angst, es könnte eines Tages noch gebraucht werden, wird nichts weggeworfen. In der Wohnung entstehen Platzmangel und Unordentlichkeit. Teilweise werden sogar Mülltüten gesammelt und gehortet.

MERKE

Der **Wasch-** und **Kontrollzwang** sind die häufigsten Symptome bei Zwangsstörungen.

Verlauf

Zwangserkrankungen beginnen in der Kindheit oder treten im jungen Erwachsenenalter auf. Sie haben die Tendenz zu **chronifizieren**. Oft vergehen viele Jahre, bevor eine Therapie begonnen wird.

In vielen Fällen kommt es im Krankheitsverlauf zu **depressiven Symptomen**, teils mit akuter **Suizidgefahr**. Auch die sozialen Folgen der Erkrankung sind schwerwiegend. Es kommt zu sozialem Rückzug und **Isolierung** bis hin zur Verwahrlosung.

In ⅔ der Fälle liegen Zwangshandlungen und Zwangsgedanken gemischt vor.

7

Therapie

Früher galten Zwangsstörungen als nicht erfolgreich behandelbar. Eine Kombination aus **Antidepressiva** und Psychotherapie zeigt heute sehr viel bessere Ergebnisse. Selten gelingt ein vollständiges Verschwinden der Problematik, es kann jedoch ein guter Umgang mit den Symptomen und eine starke Verringerung des Leidensdrucks erreicht werden. Bei ¼ der Patienten bleiben die Symptome trotz Therapie bestehen. Die besten Behandlungserfolge bei Zwangsstörungen werden mit **kognitiver Verhaltenstherapie** erzielt.

Zusammenfassung

Zwangsstörungen

Innerer Drang, bestimmte Dinge zu denken oder zu tun; Zwänge werden als sinnlos erlebt, können von den Patienten nicht vermieden werden und wiederholen sich stereotyp.

Ursachen

- Kontrolle innerer Spannungen
- Spezielle Denkmuster und Grundüberzeugungen
- Kindheitsbelastungen aus der analen Phase
- Dysbalancen im Neurotransmitterstoffwechsel
- genetische Faktoren

Symptome

- **Zwangsgedanken:** Zwangsbefürchtungen, -impulse, Grübelzwang
- **Zwangshandlungen:** Wasch-, Kontroll-, Ordnungs-, Wiederholungszwang, Sammeln, Stapeln, Horten

Therapie

- Verhaltenstherapie
- Antidepressiva

7.6 Belastungs- und Anpassungsstörungen

Belastungs- und Anpassungsstörungen sind psychische Reaktionen, die eindeutig auf **außergewöhnlich belastende Lebensereignisse** zurückzuführen sind. Sie unterscheiden sich hinsichtlich der Schwere des auslösenden Ereignisses, der Schwere der Symptomatik und des Zeitpunktes ihres Auftretens.

Ursachen

In Betracht kommen als traumatisierende Lebensereignisse (traumatische Erfahrungen nach Ursachengruppen):

- **individuelle Gewalt:** Vergewaltigung, Zeuge oder Opfer von Gewalttaten in der Familie, versuchter Raubmord, Geiselhaft, Körperverletzung, Folter, Entführung
- **kollektive Gewalt:** Kriegsereignisse, Erlebnisse in Luftschutzkellern, Vertreibung aus der Heimat, unmenschliche Haftbedingungen (Konzentrationslager), Aussteiger aus Sekten
- **Naturkatastrophen:** Überschwemmung, Feuer, Blitzeinschlag, Lawinenunglück, Erdbeben
- **technische Katastrophen:** Flugzeugunglück, schwerer Autounfall, Explosion, Arbeitsunfall, Chemieunfall
- **körperliche oder psychische Extrembelastungen:** schwere Verbrennungen, überlebter Herzstillstand, schwerer allergischer Schock, andere lebensbedrohliche Erkrankungen

Formen

In der Gruppe der Belastungs- und Anpassungsstörungen werden **drei Unterformen** unterschieden:

- **akute Belastungsreaktion (psychischer Schock):** vorübergehende Reaktionen einer bisher psychisch unauffälligen Person auf schwerwiegende Ereignisse, die meist sofort nach dem Ereignis auftreten und meist nicht länger als 2–3 Tage bestehen. Beispiele für belastende Lebensereignisse sind Gefahr für Leib und Leben des Patienten oder von Angehörigen, Tod nahestehender Personen, Arbeitsplatzverlust, finanzieller Verlust.
- **posttraumatische Belastungsstörung (PTBS):** verzögerte, schwerwiegende Reaktionen auf extrem traumatische Ereignisse (lebensbedrohliche Situationen), die mit dem Erleben von Furcht, Ohnmacht und Entsetzen einhergehen und bei jedem Menschen eine psychische Beeinträchtigung hervorrufen würden. Der Betroffene hat selbst unmittelbare Gefahr für Leib und Leben ausgestanden oder schwerwiegende Ereignisse unmittelbar beobachtet oder miterlebt. Beispiele für extrem traumatisierende Lebensereignisse sind Vergewaltigung, Kriegserfahrungen, Gewaltverbrechen, Naturkatastrophen, Entführung, Gefangenschaft, Folter, Unfälle, die Diagnose einer lebensbedrohlichen Krankheit oder unangemessene sexuelle Erfahrungen bei Kindern. Besonders schwer traumatisierend scheinen Ereignisse zu sein, die willentlich durch Menschen hervorgerufen wurden (z. B. Folter, Vergewaltigung).
- **Anpassungsstörung:** Reaktionen auf entscheidende Lebensveränderungen oder belastende Ereignisse. Die Reaktionen sind nicht so ausgeprägt wie bei der posttraumatischen Belastungsstörung, dauern nicht so lange an und das auslösende Ereignis ist nicht als extrem traumatisierend anzusehen.

Obwohl es problematisch ist, leidvolle Erfahrungen von Menschen zu bewerten, ist es wissenschaftlich sinnvoll, Ereignisse zu unterscheiden, die „nur" belastend sind, während andere als extrem traumatisierend angesehen werden. Die Übergänge sind natürlich fließend. Menschen reagieren auf ähnliche Ereignisse zudem sehr unterschiedlich (individuelle Vulnerabilität). Es leuchtet jedoch unmittelbar ein, dass ein Arbeitsplatzverlust von den meisten Menschen anders verarbeitet wird als beispielsweise eine Vergewaltigung.

Symptomatik

Akute Belastungsreaktion

Zu Beginn bestehen ein Gefühl von Betäubung und Empfindungslosigkeit, Zeichen panischer Angst, Herzklopfen, Schwitzen, Zittern,

Unruhe, Überaktivität, Amnesie, depressive Symptome und sozialer Rückzug. Die Symptome beginnen meist unmittelbar nach dem Ereignis und klingen nach 2–3 Tagen ab.

Posttraumatische Belastungsstörung

Die Beschwerden treten in den meisten Fällen verzögert auf. Sie beginnen oft erst einige Wochen nach dem traumatisierenden Ereignis und/oder halten Monate an.

Meist treten drei Gruppen von Symptomen auf:

- **wiederholtes Erleben des Traumas:** ständiges Wiedererleben des Traumas in Gedanken, Albträumen oder Flashbacks, das Vermeiden von Reizen, die an das Trauma erinnern, heftige seelische oder körperliche Reaktionen durch Reize, die an das Ereignis erinnern
- **emotionaler und sozialer Rückzug:** Unfähigkeit, sich an zuvor angenehmen Tätigkeiten zu erfreuen; reduzierte Fähigkeit, Gefühle zu empfinden; quälende Schuldgefühle bzgl. anderer betroffener Menschen (v.a. bei überlebenden Opfern gegenüber den nicht Überlebenden), verminderte affektive Schwingungsfähigkeit (oft im Bereich von Intimität und Zärtlichkeit), Gleichgültigkeit und Teilnahmslosigkeit
- **nervliche und körperliche Übererregtheit:** Schlafstörungen (Ein- oder Durchschlafstörungen, Albträume), Angst vor dem Alleinsein, teils mit Kontrollzwängen (Sind Türen und Fenster wirklich verschlossen?), selbstschädigendes und impulsives Verhalten, Schreckhaftigkeit, ständiges Gefühl des Bedrohtseins, depressive Stimmungslage, Suizidgedanken

Der Verlauf ist wechselhaft. In 50 % der Fälle gehen die Symptome nach einigen Monaten von allein zurück. In ⅓ der Fälle nimmt die Störung einen chronischen Verlauf. Bei Nachuntersuchungen berichteten viele Holocaust-Opfer auch nach 4 Jahrzehnten noch von belastenden Bildern.

Anpassungsstörung

Die Betroffenen zeigen eine depressive Stimmung, Angst und Besorgnis. Die Symptome beginnen innerhalb der ersten 4 Wochen nach dem belastenden Ereignis und dauern meist nicht länger als 6 Monate.

Diagnostik

Belastungs- und Anpassungsstörungen können eine Vielzahl von psychischen Symptomen auslösen. Zur Diagnosestellung ist es unbedingt erforderlich, einen **Zusammenhang** zwischen den psychischen Symptomen und einer **belastenden Lebenssituation** herzustellen.

Therapie

Akute Belastungsreaktionen und **Anpassungsstörungen** bilden sich oft von allein zurück oder lassen sich zumindest mit psychologischer Unterstützung bessern. Anpassungsstörungen dauern selten länger als 6 Monate.

Die Behandlung von **posttraumatischen Belastungsstörungen** ist sehr viel schwieriger. Zwar haben sich in den vergangenen Jahren effektive therapeutische Ansätze entwickelt, jedoch sollte die Behandlung Therapeuten vorbehalten bleiben, die dafür speziell ausgebildet sind. Häufig fordern die Patienten selbst vehement nach einer Bearbeitung der Störung, bei unsachgemäßer Therapie ohne ausreichende Vorbereitung kann es jedoch schnell zu einer Retraumatisierung kommen. Auch die Belastung des Therapeuten durch eine Traumatherapie darf nicht unterschätzt werden.

Zur Behandlung von Traumata haben sich besonders bewährt:

- **EMDR** (Eye Movement Desensitization and Reprocessing): Diese für Traumabehandlungen spezifische Therapieform wurde zu Beginn der 1990er-Jahre entwickelt. Die Wirkmechanismen sind noch nicht endgültig erforscht. Nach ausgiebiger Vorbereitung des Patienten werden mittels Augenbewegungen beide Gehirnhälften stimuliert. Dadurch werden Verarbeitungs- und Reintegrationsprozesse angeregt.
- **Hypnotherapie nach Erickson:** Mittels imaginativer Techniken und Suggestionen lernen die Patienten, die Kontrolle über unwillkürlich auftretende Bilder (Flashbacks) zu erlangen. Es werden eigene, individuelle Ressourcen gefunden, um mit den Ereignissen umzugehen und die eigene Handlungskompetenz wiederzuerlangen.

Zur Unterstützung der psychotherapeutischen Behandlung können zeitlich begrenzt **Antidepressiva** und selten auch **Anxiolytika** gegeben werden. Im Fall von **akuten Erregungszuständen** kommen neben Beruhigungsmitteln auch **Neuroleptika** zum Einsatz.

ACHTUNG

Posttraumatische Belastungsstörungen sollten nur von Therapeuten behandelt werden, die eine fundierte Ausbildung in Psychotraumatologie durchlaufen haben.

Zusammenfassung

Belastungs- und Anpassungsstörungen

Reaktionen auf außergewöhnlich belastende Lebensereignisse

Symptome

Sehr unterschiedlich, abhängig von Art und Dauer der Belastung:

- **akute Belastungsreaktion:** vorübergehende Reaktionen auf schwerwiegende Ereignisse, Dauer 2–3 Tage
- **posttraumatische Belastungsstörung:** verzögerte, schwerwiegende Reaktionen auf extrem traumatische Ereignisse (lebensbedrohliche Situationen); kann lange andauern, chronischer Verlauf möglich; meist drei Gruppen von Symptomen
  - wiederholtes Erleben des Traumas
  - emotionaler und sozialer Rückzug
  - nervliche und körperliche Übererregtheit
- **Anpassungsstörung:** nicht so stark ausgeprägte Reaktion auf entscheidende Lebensveränderungen oder belastende Ereignisse, die als nicht extrem traumatisierend anzusehen sind; Dauer meist < 6 Monate

Diagnostik

- Zusammenhang zwischen Auftreten der Symptome und einem belastenden Lebensereignis

Therapie
- in schweren Fällen Traumatherapie (nur durch ausgebildeten Therapeuten)
- Psychopharmaka (Antidepressiva, Anxiolytika, bei akuter Erregung Neuroleptika)

7.7 Dissoziative Störungen

Kennzeichen dissoziativer Störungen (Dissociatio = Spaltung, Trennung) sind teilweise oder vollständige **Entkoppelungen** von **seelischen** und **körperlichen Funktionen**. In der Folge entstehen sehr unterschiedliche Symptome, die sich auf die Wahrnehmung der eigenen Identität, das Gedächtnis, die Körperwahrnehmung oder Körperfunktionen beziehen.
Dissoziative Störungen lassen sich wie folgt unterteilen:
- dissoziative Amnesie
- dissoziative Fugue
- dissoziativer Stupor
- Trance und Besessenheitszustände
- dissoziative Krampfanfälle
- dissoziative Störungen der Bewegung und der Sinnesempfindung
- Ganser-Syndrom
- multiple Persönlichkeitsstörung

Frauen erkranken häufiger als Männer (3 : 1). Die Krankheit beginnt meist in der Adoleszenz oder im jungen Erwachsenenalter.

EXKURS

Wichtig für das Verständnis der dissoziativen Störungen ist das **Konzept der Konversion**. Unter dem Begriff „Konversion" versteht man die Umsetzung eines seelischen Konflikts in körperliche Symptome. Ausführliche Beispiele schildert Sigmund Freud (1856–1939) in der Entstehungsphase der Psychoanalyse. Zu jener Zeit wurden dissoziative Symptome als Zeichen einer „Hysterie" angesehen. Einen seiner ersten beschriebenen Fälle beobachtete Freud bei einem Studienaufenthalt in dem seinerzeit berühmten Krankenhaus Charité in Paris. Der Neurologe Jean-Martin Charcot, leitender Arzt der Einrichtung, behandelte eine gelähmte Patientin. Unter Hypnose konnte die Patientin aus ihrem Rollstuhl aufstehen und umhergehen – ein Beweis dafür, dass die Symptome psychischer und nicht körperlicher Natur waren.

Krankheitsentstehung

Tiefenpsychologische Theorie

Die Psychoanalyse geht davon aus, dass sich **unerfüllte Triebwünsche** und verdrängte, **unbewusste Konflikte** in Form körperlicher Symptome zeigen. Diese haben einen Symbolcharakter, der bisweilen eine deutliche Sprache spricht:
- Eine Lähmung der Beine zeigt an, dass jemand nicht mehr weitergehen will.
- Eine Sehstörung zeigt, dass jemand nicht „hinschauen" möchte.
- Eine Schluckstörung signalisiert, dass jemand etwas nicht schlucken (= hinnehmen) möchte.
- Durch den Ausdruck des Konflikts in symbolischer Form wird die Psyche aufgrund des Nachlassens innerer Anspannung entlastet.

Lerntheorie

Verhaltenstherapeutisch wird davon ausgegangen, dass bestimmte **Bewegungen** als **entlastend** erlebt werden. Ein anderer lerntheoretischer Ansatz sieht die Symptome als in der Kindheit erlerntes **Schutzverhalten** in traumatischen Situationen.

Symptomatik

Dissoziative Störungen können sich in sehr unterschiedlicher Form zeigen:
- **dissoziative Amnesie:** Es besteht ein Erinnerungsverlust an wichtige, oft traumatische, kurz zurückliegende Ereignisse. Die Amnesie kann einen bestimmten Zeitabschnitt (lokalisierte Amnesie) oder bestimmte Inhalte (selektive Amnesie) betreffen. Diese Form ist selten, mit einer Häufung in Kriegszeiten und bei Naturkatastrophen.
- **dissoziative Fugue** (Ausreißen, Flucht): Es kommt zu einem unbegründeten, plötzlichen, für den Betreffenden selbst nicht nachvollziehbaren Weggehen von zu Hause oder vom Arbeitsplatz, oft mit Zeichen einer dissoziativen Amnesie und Annahme einer neuen Identität. Der Betroffene verhält sich in diesem Zustand meist völlig unauffällig und geordnet. Die Symptome können mehrere Tage bestehen, in seltenen Fällen auch über einen längeren Zeitraum.
- **dissoziativer Stupor:** Die Betroffenen zeigen eine Verringerung oder ein gänzliches Fehlen willkürlicher Bewegungen mit einer verringerten oder fehlenden Reaktion auf äußere Reize. Die Patienten liegen oder sitzen über längere Zeit fast bewegungslos, wobei sie weder schlafen noch bewusstlos sind.
- **dissoziative Bewegungsstörungen:** Diese häufigste Unterform der dissoziativen Störungen erweckt meist den Eindruck einer neurologischen Erkrankung. Es kommt zu einem vollständigen oder teilweisen Verlust der Bewegungsfähigkeit eines oder mehrerer Körperteile mit **Lähmungen**, **Tremor** (Zittern, Schütteln), **Ataxie** (Störung der Bewegungskoordination, z. B. Gangstörungen), **Astasie** (Unfähigkeit zu stehen) oder **Abasie** (Unfähigkeit zu gehen).
- **dissoziative Krampfanfälle:** Es treten Krampfanfälle auf, die epileptischen Anfällen ähneln, allerdings nur selten mit Zungenbiss, Sturzverletzungen oder dem Abgang von Harn einhergehen.
- **dissoziative Sensibilitäts- und Empfindungsstörungen:** Die Betroffenen beklagen Hautareale mit Taubheit und Unempfindlichkeit. Diese Areale entsprechen aber nicht den klar umschriebenen Versorgungsgebieten (Dermatomen) der Nerven, die bei Erkrankungen der peripheren Nerven betroffen sind. Teilweise treten Sehstörungen auf mit Verlust der Sehschärfe, Tunnelsehen oder sogar Blindheit. Selten entwickeln sich Taubheit oder eine Anosmie (Verlust des Geruchsvermögens).
- **multiple Persönlichkeitsstörungen:** Die Betroffenen beschreiben und zeigen 2 oder mehr verschiedene Persönlichkeiten innerhalb einer Person. Zu jedem Zeitpunkt ist dabei jeweils nur eine Teilpersönlichkeit nachweisbar. Jede ist vollständig, hat ihre eigenen Erinnerungen, Verhaltensweisen und Vorlieben. In nahezu allen Fällen lassen sich schwerwiegende Traumata in der Kindheit nachweisen.

Verlauf

Zeichen einer dissoziativen Störung treten meist **plötzlich** und in einem engen zeitlichen **Zusammenhang** mit **psychisch belastenden Situationen** auf. Die Symptome verschwinden häufig spontan oder infolge der Veränderung von Lebensbedingungen nach einigen Wochen oder Monaten. **Chronische Verläufe** sind **selten**. Symptome, die länger als 2 Jahre bestehen, lassen sich häufig therapeutisch nicht mehr beeinflussen. Bei motorischen Störungen besteht die Gefahr bleibender Fehlhaltungen und Kontrakturen.

Diagnostik

Die Diagnose erfordert eine genaue internistische und neurologische Abklärung, um ein körperliches Geschehen sicher auszuschließen. Außerdem muss ein **Zusammenhang** mit einer **aktuellen seelischen Belastung** hergeleitet werden können, der die Symptome erklärt. Eine **fehlende Übereinstimmung** von **beschriebenen Beschwerden** und **anatomischen Gegebenheiten** kann wichtige Hinweise geben.

Therapie

Bei multipler Persönlichkeitsstörung wird versucht, eine Integration und Kooperation der verschiedenen Persönlichkeitsanteile zu erreichen.

Eine **tiefenpsychologische Therapie** sollte folgende Grundsätze einhalten: Der Therapeut darf keinesfalls den Eindruck erwecken, die Symptome des Patienten seien nur eingebildet oder vorsätzlich simuliert. Das konfliktzentrierte Vorgehen zielt darauf ab, dem Patienten schrittweise eine Einsicht in die seelische Entstehung der Beschwerden zu vermitteln. Bei fortgeschrittener Therapie können eine vorsichtige Aufhebung der Verdrängung sowie eine Deutung der Symptomatik erfolgen.

Weitere Verfahren sind **Entspannungsverfahren** wie autogenes Training und progressive Muskelrelaxation nach Jacobson sowie die **Hypnotherapie** nach Erickson. Im Fall von schweren Traumatisierungen sind **traumaspezifische Verfahren** wie z. B. **EMDR** (Eye Movement Desensitization and Reprocessing) einzusetzen.

Nur in begründeten Einzelfällen werden bei entsprechender Symptomatik **Anxiolytika** oder **Antidepressiva** eingesetzt.

Zusammenfassung

Dissoziative Störungen

Trennung oder Abspaltung von körperlichen und seelischen Funktionen

Ursachen
- unbewusste neurotische Konflikte aus der Kindheit
- Traumatisierungen

Symptome
- **dissoziative Amnesie:** Erinnerungsverlust an Ereignisse
- **dissoziative Fugue:** Weggehen von zu Hause oder vom Arbeitsplatz
- **dissoziativer Stupor:** Fehlen willkürlicher Bewegungen
- **dissoziative Bewegungsstörungen:** Lähmungen, Tremor, Ataxie, Astasie, Abasie
- **dissoziative Krampfanfälle**
- **dissoziative Sensibilitäts- und Empfindungsstörungen,** Hautareale mit Taubheit und Unempfindlichkeit, die nicht den Dermatomen entsprechen, Sehstörungen, Tunnelsehen, Blindheit, Taubheit, Anosmie
- **multiple Persönlichkeitsstörungen:** mehrere verschiedene Persönlichkeiten innerhalb einer Person

Therapie
- tiefenpsychologische Therapie
- Traumatherapie
- Entspannungsverfahren
- in Einzelfällen Anxiolytika, Antidepressiva

7.8 Somatoforme Störungen

Bei somatoformen Störungen liegen einzelne oder mehrere **körperliche Beschwerden** vor, die **nicht** ausreichend durch **medizinische** Faktoren **erklärbar** sind. Die Betroffenen fordern trotz negativer Ergebnisse von Voruntersuchungen hartnäckig weitere Diagnostik. Zum Störungsbild gehört darüber hinaus die übermäßige, unbegründete **Sorge**, an einer **schweren körperlichen Krankheit** zu leiden.

Die Patienten sind meist lange Zeit bei Hausärzten, Fachärzten, Neurologen und auch Heilpraktikern in Behandlung. Oft vergehen mehr als 10 Jahre, bis eine somatoforme Störung erkannt und angemessen behandelt wird. Der Kontakt mit dem Behandler gestaltet sich oft schwierig, da der Patient nach immer weiteren Untersuchungen verlangt, häufig den Arzt wechselt oder mehrere Ärzte gleichzeitig aufsucht (Doktor-Hopping). Körperliche Ursachen, die das Ausmaß der Beschwerden erklären, werden nicht gefunden. Die Versuche, dem Patienten einen Zusammenhang seiner Beschwerden mit seelischen Belastungen nahezubringen, scheitern in der Regel am Widerstand der Patienten (➤ Abb. 7.4).

Somatoforme Störungen werden **eingeteilt** in:
- Somatisierungsstörung
- hypochondrische Störung
- somatoforme autonome Funktionsstörung
- anhaltende somatoforme Schmerzstörung
- sonstige somatoforme Störungen

Von einer Somatisierungsstörung sind häufiger Frauen betroffen. Hypochondrische Störungen treten bei beiden Geschlechtern gleich häufig auf. Der Anteil von Patienten mit einer somatoformen Störung ist schwer einzuschätzen, wird aber in der Allgemeinarztpraxis auf 5–20 %, in Allgemeinkrankenhäusern auf 17–30 % und in der Bevölkerung auf 4–11 % geschätzt. Nach amerikanischen Schätzungen verursacht diese Patientengruppe 10-mal so hohe Kosten wie ein durchschnittlicher Patient. Die meisten Erkrankungen beginnen vor dem 20. Lebensjahr.

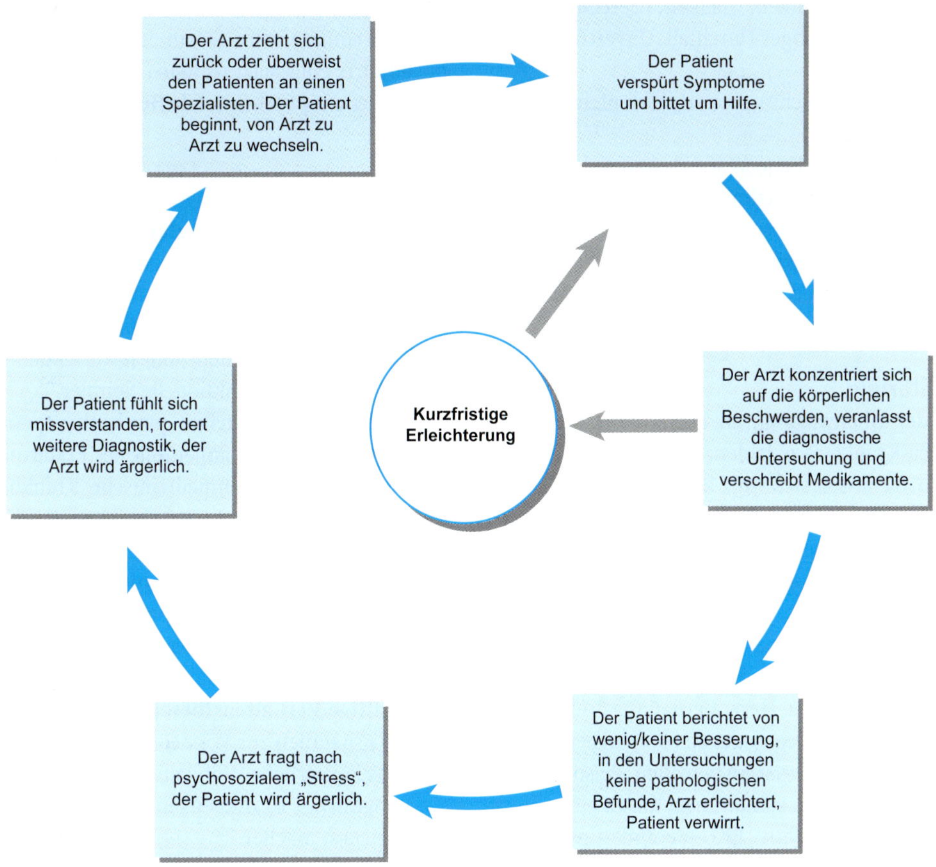

Abb. 7.4 Die Rolle des Arztes bei somatoformen Störungen [L157]

MERKE

Unterscheidung von somatoformen Erkrankungen und psychosomatischen Krankheiten

Bei somatoformen Störungen leiden die Betroffenen unter vielfältigen körperlichen Symptomen und Krankheitsbefürchtungen, die nicht durch medizinische Befunde erklärt werden können. Bei den klassischen psychosomatischen Krankheiten (➤ Kap. 5.4) liegen objektive, morphologische Organveränderungen vor.

Krankheitsentstehung

Folgende Faktoren können bei der Entstehung somatoformer Störungen beteiligt sein:

- chronische Überforderung
- psychosozialer Stress
- angelegte oder erworbene Organschwäche im Sinne des Locus minoris resistentiae (schwächstes Glied in der Kette).
- Ähnliche Krankheitsbilder bei Familienangehörigen können auf Identifizierungen hinweisen.
- Modelllernen: Ein Mitglied der Ursprungsfamilie klagte viel über körperliche Beschwerden und erfuhr daraufhin Schonung und Rücksichtsnahme (sekundärer Krankheitsgewinn).
- Häufig wird bei den Betroffenen eine stark verminderte Fähigkeit festgestellt, Gefühle wahrzunehmen und angemessen zu äußern (Alexithymie).

Symptomatik

Alle Formen der Erkrankung führen zur Beeinträchtigung von sozialen Beziehungen und beruflicher Leistungsfähigkeit.

Somatoforme Störungen haben eine Tendenz zu chronischen Verläufen. Die lange Zeitspanne bis zur Diagnosestellung und Vermittlung einer Therapie verursacht dem Gesundheitssystem immense Kosten, birgt für den Patienten gesundheitliche Risiken (unnötige Operationen) und verfestigt die Störung. Durch ärztliche Verschreibung von Beruhigungs- und Schmerzmitteln entstehen häufig Abhängigkeitserkrankungen.

Somatisierungsstörung

Charakteristisch sind vielfältige, wechselnde Beschwerdebilder, die seit mindestens 2 Jahren bestehen und **verschiedene Organsysteme** betreffen. Es gibt eine lange Vorgeschichte mit ergebnislosen medizinischen Untersuchungen, Operationen und Behandlungen. Die Störung tritt fast nur bei Frauen auf. Folgende Organsysteme können betroffen sein:

- **Verdauungstrakt:** Bauchschmerzen, Übelkeit, Erbrechen oder Regurgitation von Speisen, häufiger Durchfall, Unverträglichkeit von Speisen, Blähungen
- **Herz-Kreislauf-System:** Brustschmerzen, Herzklopfen, Schwindel, Benommenheit
- **Urogenitalsystem**: Schmerzen beim Wasserlassen, Schmerzen beim Geschlechtsverkehr, unangenehme Empfindungen im Genitalbereich, ungewöhnlicher und verstärkter vaginaler Ausfluss
- **weitere Symptome**: Taubheit, Kribbelgefühl, Jucken oder Brennen der Haut, Rückenschmerzen, Gelenkschmerzen, Müdigkeit, Kopfschmerzen, Kurzatmigkeit.

Hypochondrische Störung

Die Patienten sind der Überzeugung, an einer (oder mehreren) schweren körperlichen Krankheit zu leiden, ohne dass dafür objektive Zeichen bestehen. Sie lassen sich trotz häufiger ärztlicher Konsultationen nicht davon überzeugen, dass kein objektiver Befund vorliegt. Normale oder allgemeine Körperempfindungen werden im Sinne einer schweren Erkrankung fehlinterpretiert.

Somatoforme autonome Funktionsstörung

Der Patient deutet vegetative Erscheinungen im Sinne einer körperlichen Krankheit. Betroffen sind v.a. Herz, Verdauungstrakt, Atemtrakt und Urogenitalsystem. Im Gegensatz zur Somatisierungsstörung ist in der Regel nur **ein Organsystem** betroffen. Beispiel: Herzneurose mit zum Teil heftigen Herzsymptomen, die an einen Herzinfarkt denken lassen, jedoch ohne EKG-Veränderungen oder andere objektive Befunde einhergehen.

7

Somatoforme Schmerzstörung

Die Patienten leiden seit mindestens 6 Monaten unter schweren beeinträchtigenden Schmerzen, für die es keine ausreichende organische Erklärung gibt. Die Beschwerden stehen dabei im Zusammenhang mit seelischen Konflikten und psychosozialen Problemen. Dies ist die häufigste Untergruppe der somatoformen Störungen.

Weitere Formen

In der Kategorie „sonstige somatoforme Störungen“ werden in der ICD-10 noch die Beschwerdebilder Globus hystericus (Kloßgefühl in der Kehle), psychogener Schiefhals (Tortikollis), psychogener Juckreiz, psychogene Regelbeschwerden und Zähneknirschen eingruppiert.

MERKE

Bisweilen fällt eine **Unterscheidung** zwischen **Somatisierungsstörung** und **hypochondrischer Störung** schwer. Bei einer Somatisierungsstörung beschäftigen sich die Betroffenen v.a. mit ihren Symptomen und nehmen Medikamente ein, um die Beschwerden zu beseitigen. Bei der hypochondrischen Störung dreht sich alles um die Diagnose. Die Einnahme von Medikamenten wird wegen der Nebenwirkungen eher gefürchtet.

Diagnostik

Im Rahmen von somatoformen Störungen haben in der Regel bereits viele körperliche Untersuchungen stattgefunden. Zur Stützung der Verdachtsdiagnose können **Fragebögen** wie der SOMS (Screening für somatoforme Störungen) oder der Whitley-Index für Hypochondrie eingesetzt werden. Im therapeutischen Gespräch sollte besonders auf **psychosoziale Belastungsfaktoren** geachtet werden.

Therapie

Wichtig ist es v.a., eine **tragfähige therapeutische Beziehung** aufzubauen und die Beschwerden der Patienten ernst zu nehmen. Auch wenn keine objektiven körperlichen Befunde vorliegen, besteht ein großer **Leidensdruck** und die Patienten brauchen Hilfe. Viele Patienten berichten von abwertenden Kommentaren frustrierter Behandler („funktionelle Spinner“).

Im Vordergrund stehen **psychotherapeutische Maßnahmen**, die dem Patienten ein angemessenes Erklärungsmodell liefern, mit dessen Hilfe das organmedizinische Krankheitsmodell vorsichtig durch ein Modell ersetzt wird, das biologische, soziale und seelische Faktoren berücksichtigt:

- **tiefenpsychologische Therapie:**
  - Übersetzen der Körpersprache in eine innerseelische Sprache
  - Aufdecken unbewusster Konflikte
  - Finden von auslösenden Ereignissen
- **kognitive Verhaltenstherapie:**
  - Maßnahmen zur Wiedererlangung der Eigenkontrolle über das körperliche Wohlbefinden
  - ungünstige Krankheitsüberzeugungen (kognitive Therapie) bewusst machen
  - Verringerung der Frequenz von Selbstuntersuchungen, Arztbesuchen und Medikamenteneinnahmen auf ein angemessenes Maß
  - Übungen zur Schmerzbewältigung
- **Körperpsychotherapie:**
  - Verbesserung der Körperwahrnehmung
  - Training, Gefühle wahrzunehmen und angemessen auszudrücken
- **Hypnotherapie nach Erickson:** spezielle Therapieansätze zur Schmerzbewältigung
- **Entspannungstechniken:** autogenes Training, progressive Muskelentspannung nach Jacobson
- **Psychopharmakotherapie:** In der Behandlung somatoformer Schmerzstörungen zeigen trizyklische und dual wirksame Antidepressiva gute Erfolge.

Zusammenfassung

Somatoforme Störungen

Einzelne oder mehrere körperliche Beschwerden, die nicht ausreichend durch medizinische Faktoren erklärbar sind

Ursachen

- Modelllernen
- schlechter Zugang zur eigenen Gefühlswelt
- psychosozialer Stress
- chronische Überforderung

Symptome

vielfältige, medizinisch nicht erklärbare körperliche Symptome:
- **Somatisierungsstörung:** verschiedene Organsysteme betroffen, Auftreten fast nur bei Frauen
- **hypochondrische Störung:** Überzeugung, an einer (oder mehreren) schweren körperlichen Krankheit zu leiden
- **somatoforme autonome Funktionsstörung:** nur ein Organsystem betroffen
- **somatoforme Schmerzstörung:** schwere beeinträchtigende Schmerzen ohne organische Erklärung

Diagnostik

- nach Ausschluss körperlicher Ursachen Einsatz von spezifischen Fragebögen

Therapie

- tiefenpsychologische Therapie
- Verhaltenstherapie
- Körpertherapie
- Entspannungsverfahren
- Psychopharmaka

7.9 Persönlichkeitsstörungen

Bei Persönlichkeitsstörungen sind **Persönlichkeitsmerkmale** in einer Art und Weise ausgeprägt, dass sie **subjektiven Leidensdruck** hervorrufen und mit **sozialen Beeinträchtigungen** einhergehen. Meist handelt es sich um tiefgreifende und unflexible Muster inneren Erlebens, Denkens, Fühlens und Verhaltens.

Charakteristisch ist, dass oft mehrere Persönlichkeitsmerkmale, d. h. der Mensch in seinem ganzen Wesen, betroffen sind. Beispielsweise sind Angepasstheit, Ordentlichkeit, Schüchternheit oder Misstrauen extrem ausgeprägt, sodass sie v.a. mit Problemen im sozialen Umfeld einhergehen. Menschen mit einer Persönlichkeitsstörung haben lange Jahre nicht das Gefühl, krank zu sein, sondern erleben sich bestenfalls als Menschen mit besonderen Eigenarten. Sie empfinden ihre Eigenheiten meist als ich-synton, d. h. als zu sich selbst gehörig. Menschen mit neurotischen Störungen hingegen erleben ihre Symptome wie z. B. Ängste oder Zwänge als bedrohlich und ich-dyston.

Persönlichkeitsstörungen beginnen in der Pubertät oder im frühen Erwachsenenalter. Zwischen 5 und 25 % der Bevölkerung sind betroffen. In psychiatrischen Kliniken weisen 40–50 % der Patienten eine Persönlichkeitsstörung auf. Dissoziale, schizoide und zwanghafte Persönlichkeitsstörungen treten häufiger bei Männern auf, Borderline-Störungen, selbstunsichere und abhängige Persönlichkeitsstörungen bevorzugt bei Frauen. Im Hinblick auf den Schweregrad einer Störung sind Persönlichkeitsstörungen zwischen Psychose und Neurose einzuordnen.

Krankheitsentstehung

Obwohl bisher kein allgemein anerkanntes Ursachenmodell besteht, wird die Entwicklung von Persönlichkeitsstörungen als **multifaktorielles** Geschehen angesehen. So können bisher weder ausschließlich genetische noch organische Befunde Persönlichkeitsstörungen erklären.

Verschiedene psychotherapeutische Schulen haben Hypothesen zur Entstehung von Persönlichkeitsstörungen entwickelt:
- **tiefenpsychologische Theorie:** Aus psychoanalytischer Sicht entstehen Persönlichkeitsstörungen durch Fehlentwicklungen in den frühkindlichen Entwicklungsphasen. Persönlichkeitsstörungen werden als sog. **Frühstörungen** angesehen.
- **lerntheoretische Konzepte:** Persönlichkeitsstörungen bilden gelerntes Verhalten ab. Durch positive und negative **Verstärkung** sowie durch **Modelllernen** werden spezielle Verhaltensweisen, die bereits genetisch angelegt sind, in extremer Weise über- bzw. unterentwickelt.

Symptomatik

Bei allen Formen von Persönlichkeitsstörungen (> Tab. 7.4) kommt es zu deutlichen **Leistungseinbußen** im privaten, sozialen und beruflichen Bereich. Die Betroffenen weichen in ihrer Wahrnehmung, ihrem Denken und Fühlen sowie in ihrer Beziehungsgestaltung deutlich von den Normen und Werten ihrer Kultur ab.

Persönlichkeitsstörungen entstehen bereits in der Kindheit und Jugend und stabilisieren sich im Erwachsenenalter. Die Symptome bestehen über viele Jahre, wenn nicht ein Leben lang. Hinsichtlich der Schwere und Ausprägung können allerdings Schwankungen auftreten.

Paranoide Persönlichkeitsstörung

Die Patienten interpretieren in verschiedensten Situationen **Handlungen anderer** als absichtlich **erniedrigend** oder **bedrohlich** mit
- misstrauischem, argwöhnischem und grollenden Verhalten,
- streitsüchtigem, starren Beharren auf vermeintlich eigenem Recht,
- Vermeidung enger und intimer Kontakte,
- der Tendenz zu einem stark überhöhten Selbstwertgefühl und ständiger Selbstbezogenheit,
- leichter Kränkbarkeit und Empfindlichkeit bei Ablehnung und Misserfolg.

2–3 % der Allgemeinbevölkerung sind betroffen. In der Gruppe der stationären Patienten finden sich 11 % mit einer paranoiden Persönlichkeitsstörung. Männer sind häufiger betroffen.

Schizoide Persönlichkeitsstörung

Die Betroffen zeigen ein durchgängiges Muster von Gleichgültigkeit gegenüber sozialen Beziehungen sowie von **eingeschränkter emotionaler Erlebnis- und Ausdrucksfähigkeit** mit
- sozialer Distanziertheit und emotionaler Kühle mit flacher Affektivität,
- gering ausgeprägter Fähigkeit, zärtliche Gefühle oder Ärger auszudrücken,
- übermäßiger Vorliebe für Fantasie und einzelgängerischem Verhalten,
- Mangel an vertrauensvollen Beziehungen.

Dissoziale Persönlichkeitsstörung
Menschen mit dieser Persönlichkeitsstörung werden auch als **antisoziale** Persönlichkeiten bezeichnet. Es besteht ein **verantwortungsloses, antisoziales Verhalten** mit
- deutlicher und andauernder Missachtung sozialer Regeln,
- niedriger Schwelle für aggressives und gewalttätiges Verhalten,
- fehlendem Schuldbewusstsein,
- Unvermögen, aus Erfahrungen zu lernen,
- Tendenz zu kriminellen Handlungen.

In Gefängnissen beträgt der Anteil der Insassen mit einer dissozialen Persönlichkeitsstörung bis zu 40 %.

Borderline-Persönlichkeitsstörung (emotional-instabile Persönlichkeitsstörung)
Die Borderline-Persönlichkeitsstörung zählt zu den bedeutsamsten psychischen Störungen im klinischen Bereich. Zirka 70 % der Betroffenen sind Frauen. Häufig finden sich schwerwiegende Traumatisierungen in der Kindheit.

Sie beschreibt ein durchgängiges Muster, **Impulse auszuagieren** ohne Konsequenzen zu berücksichtigen, mit der Tendenz zu **instabilen zwischenmenschlichen Beziehungen** sowie dem Erleben **rasch wechselnder Stimmungen** mit
- starken Affektausbrüchen, die für die jeweilige Situation unangemessen sind und v.a. durch Kritik ausgelöst werden,
- emotionaler Instabilität,
- selbstverletzenden Handlungen („Schnippeln" = Zufügen von Schnittwunden),
- dem anhaltenden Gefühl innerer Leere,
- übergreifendem Schwarz-Weiß-Denken,
- wiederkehrender Suizidalität.

7

Histrionische Persönlichkeitsstörung
Der Begriff „histrionisch" leitet sich vom lateinischen Wort „Histrio" ab, das Schauspieler bedeutet. Es besteht eine **überdurchschnittliche Emotionalität** und übergroßes **Verlangen nach Aufmerksamkeit** mit
- theatralischem, übertriebenem Ausdruck von Gefühlen,
- Dramatisierung bzgl. der eigenen Person,
- Verlangen, im Mittelpunkt der Aufmerksamkeit zu stehen.

Anankastische Persönlichkeitsstörung
Auch als **zwanghafte** Persönlichkeitsstörung bezeichnet. Es besteht ein durchgehendes Muster von **Perfektionismus** mit
- Starrheit im Denken und Handeln, Pedanterie und Anpassung an soziale Normen,
- Rigidität und Eigensinn,
- unverhältnismäßiger Leistungsbezogenheit unter Vernachlässigung von Vergnügen und zwischenmenschlichen Beziehungen.

Ängstlich-vermeidende Persönlichkeitsstörung
Es bestehen Anspannung, Besorgtheit, Schüchternheit und **Angst vor negativer Beurteilung** mit:
- Vermeidung beruflicher oder sozialer Kontakte aus Furcht vor Kritik oder Ablehnung: Soziale Kontakte werden nur zugelassen, wenn sich der Betroffene sicher ist, gemocht zu werden.
- Minderwertigkeitsgefühlen: Der Betroffene ist überzeugt, unbeholfen, unattraktiv und minderwertig zu sein.
- andauernder Sehnsucht nach Zuneigung und Akzeptiertwerden.

Abhängige Persönlichkeitsstörung
Wird auch als **dependente** Persönlichkeitsstörung bezeichnet. Es besteht ein durchgehendes Muster der **Selbstwahrnehmung als hilflose und inkompetente Person** mit
- Unfähigkeit zu eigenen Entscheidungen: Entscheidungen werden anderen überlassen oder es wird zumindest ein hohes Maß an Ratschlägen zur Bestätigung eingeholt.

Tab. 7.4 Charakteristika und Diagnosekriterien der einzelnen Persönlichkeitsstörungen und ihre klinische Häufigkeit

Persönlichkeitsstörung	Charakteristika
paranoide Persönlichkeitsstörung (2,4 %)	misstrauisch, streitsüchtig, leicht kränkbar, überempfindlich gegenüber Kritik und Rückschlägen
schizoide Persönlichkeitsstörung (1,8 %)	kühl, distanziert, freudlos, wenig Interesse an Mitmenschen, introvertiert, Einzelgänger, eingeschränktes Gespür für soziale Normen
histrionische Persönlichkeitsstörung (4,3 %)	dramatische Selbstdarstellung, erhöhte Suggestibilität, oberflächlicher, labiler Affekt, Geltungssucht, ständige Beschäftigung damit, äußerlich attraktiv zu sein, theatralisch und sprunghaft
dissoziale Persönlichkeitsstörung (3,2 %)	geringe Frustrationstoleranz, Missachtung sozialer Normen, rücksichtslos, fehlendes Schuldbewusstsein; verminderte Fähigkeit, aus Erfahrungen zu lernen; keine dauerhaften Sozialkontakte
Borderline-Persönlichkeitsstörung (14,9 %)	emotional instabil, manipulativ, Wutausbrüche, chronische Ängste, abrupter Kontaktwechsel, Gefühl der inneren Leere, selbstschädigendes Verhalten
narzisstische Persönlichkeitsstörung (1,3 %)	„ich bin etwas Besonderes", Bedürfnis nach Bewunderung, Mangel an Empathie, arrogant, neidisch, nützt andere aus, Größenphantasien
ängstlich-vermeidende Persönlichkeitsstörung (15,2 %)	Angst vor Kritik, im Selbstbild unterlegen und sozial unbeholfen, häufig unentschlossen, andauerndes Gefühl von Anspannung und Besorgtheit
abhängige Persönlichkeitsstörung (4,6 %)	Fehlen von Selbstvertrauen, delegiert Entscheidungen an andere, Angst vor dem Alleinsein, Unterordnung eigener Bedürfnisse unter andere, Entscheidungsschwäche, „allein geht es nicht"
zwanghafte Persönlichkeitsstörung (3,6 %)	Ordnungsliebe, Perfektionismus, Gewissenhaftigkeit, starke Leistungsbezogenheit, ständige Kontrollneigung; Ängste, Fehler zu machen; Gefühl von starkem Zweifel mit Vorsicht, Eigensinn

- Abhängigkeit von anderen Personen, starker Nachgiebigkeit auf Wünsche anderer,
- Ängsten vor Alleinsein und Verlassenwerden.

Narzisstische Persönlichkeitsstörung
Es besteht ein Muster von **Großartigkeit** in Fantasie oder Verhalten mit
- einem Bedürfnis nach Bewunderung und Mangel an Einfühlungsvermögen in andere,
- einem übertriebenem Gefühl der eigenen Wichtigkeit: Gefühl, einzigartig und jemand Besonderes zu sein bei gleichzeitig instabilem Selbstwertgefühl,
- der Erwartung an andere, bevorzugt behandelt zu werden,
- der Manipulation und dem Ausnutzen anderer Menschen.

Diagnostik

Obwohl Persönlichkeitsstörungen bereits während der Pubertät entstehen, sollte die Diagnose erst im Erwachsenenalter gestellt werden. Persönlichkeitsstörungen werden meist erst nach längerer Beobachtungszeit erkannt und somit häufig in Fachkliniken diagnostiziert. Viele psychiatrische Patienten weisen als Nebendiagnose mehrere Persönlichkeitsstörungen auf. Die Diagnostik kann durch **Persönlichkeitsfragebögen** wie z. B. FPI (Freiburger-Persönlichkeits-Inventar) oder MMPI (Minnesota Multiphasic Personality Inventory) unterstützt werden. Auch die Befragung von **Angehörigen** kann wichtige Hinweise geben.

Therapie

Persönlichkeitsstörungen gelten als **nicht heilbar**. Durch geeignete therapeutische Maßnahmen kann jedoch ein starkes Maß an **Linderung** und **Kompensation** erreicht werden. Eine Motivation zur Therapie ist oft schwer zu erreichen. Die Betroffenen sind zwar unzufrieden und unglücklich, erleben sich aber nicht als krank und behandlungsbedürftig.

Es bestehen mittlerweile gut entwickelte Strategien zur Behandlung von Persönlichkeitsstörungen mittels **psychodynamischer Therapien** (> Abb. 7.5). Allerdings ist mit jahrelangen Therapieverläufen zu rechnen.

Patienten mit Persönlichkeitsstörungen stellen eine große Herausforderung für den Therapeuten dar. Es ist viel Erfahrung und Geduld gefordert. Der Therapeut muss mit starken Gegenübertragungsgefühlen kämpfen, da er häufig beschimpft oder entwertet wird und die Patienten ständig die Beziehung belasten und infrage stellen. Dies ist besonders bei Borderline-Störung, dissozialer und narzisstischer Persönlichkeitsstörung der Fall. Mit persönlichkeitsgestörten Klienten muss weniger aufdeckend und einsichtsorientiert gearbeitet werden, sondern mehr **stützend** und **Ich-stärkend**.

Im Bereich der **Verhaltenstherapie** wurden in den vergangenen Jahren erfolgreiche Therapiekonzepte für spezifische Persönlichkeitsstörungen entwickelt. Ein Beispiel dafür ist das Konzept von Marsha Linehan (DBT-dialektisch-behaviorale Psychotherapie) zur Behandlung von Borderline-Persönlichkeitsstörungen.

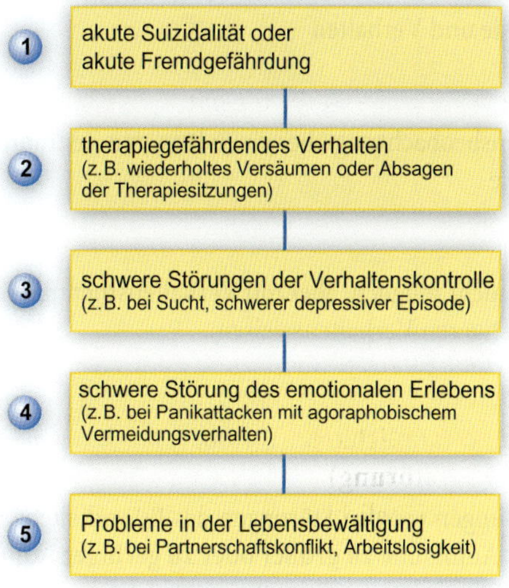

Abb. 7.5 Hierarchisierung von Behandlungszielen bei Persönlichkeitsstörungen [L141]

Zusammenfassung

Persönlichkeitsstörungen

Übermäßig stark ausgeprägte Persönlichkeitsmerkmale, die subjektiven Leidensdruck hervorrufen und mit sozialen Beeinträchtigungen einhergehen; oft mehrere Persönlichkeitsmerkmale betroffen

Ursachen
- frühkindliche Fehlentwicklungen und Traumatisierungen
- Modelllernen
- positive/negative Verstärkung spezieller Verhaltensweisen

Symptome
Bei allen Formen deutliche Leistungseinbußen im privaten, sozialen und beruflichen Bereich (> Tab. 7.4)
- **paranoide Persönlichkeitsstörung:** Interpretation von Handlungen anderer als absichtlich erniedrigend oder bedrohlich
- **schizoide Persönlichkeitsstörung:** eingeschränkte emotionale Erlebnis- und Ausdrucksfähigkeit
- **dissoziale Persönlichkeitsstörung:** verantwortungsloses, antisoziales Verhalten
- **emotional-instabile Persönlichkeitsstörung (Borderline):** Ausleben von Impulsen ohne Berücksichtigung der Konsequenzen, mit der Tendenz zu intensiven, aber instabilen zwischenmenschlichen Beziehungen
- **histrionische Persönlichkeitsstörung:** überdurchschnittliche Emotionalität mit übergroßem Verlangen nach Aufmerksamkeit
- **anankastische Persönlichkeitsstörung:** zwanghafte Persönlichkeitsstörung mit Hang zum Perfektionismus
- **ängstlich vermeidende Persönlichkeitsstörung:** Angst vor negativer Beurteilung
- **abhängige Persönlichkeitsstörung:** Selbstwahrnehmung als hilflose und inkompetente Person

- **narzisstische Persönlichkeitsstörung:** Gefühl der Großartigkeit in Fantasie und Verhalten

Diagnostik

- Verhaltensbeobachtung über einen längeren Zeitraum, Fremdanamnese

Therapie

- Heilung nicht möglich, aber mit Verhaltenstherapie Erlernen von günstigeren Verhaltensweisen

7.10 Essstörungen

Als Essstörungen werden Störungen des Essverhaltens bezeichnet, die mit der Aufnahme **zu großer oder zu geringer Nahrungsmengen** einhergehen. Beim selben Patienten finden sich häufig beide Extreme. Zu den Essstörungen werden die Anorexie und die Bulimie gezählt. Eine Bulimie kann einer Anorexie vorausgehen oder umgekehrt. Außer den aufgeführten klassischen Essstörungen gibt es eine große Patientengruppe von Menschen mit krankhaftem Übergewicht (Adipositas). Die Störung gilt bisher jedoch nicht als typische psychiatrische Krankheit. Seit knapp 10 Jahren existiert im amerikanischen Sprachraum der Begriff „Binge Eating Disorder". Da anzunehmen ist, dass dieses Krankheitskonstrukt in naher Zukunft auch bei uns Verbreitung findet, wird auch dieses kurz dargestellt.

7.10.1 Anorexia nervosa

Bei der Anorexia nervosa handelt es sich um selbstverursachtes, **deutliches Untergewicht** verbunden mit der übersteigerten **Idee**, trotz Untergewicht **zu dick** zu sein. Meist ist sie mit einem Ausbleiben der Regelblutung verbunden **(Amenorrhö)**. Weitere Bezeichnungen für dieses Störungsbild sind **Magersucht** und Anorexie.

Das Wort „Anorexia" bedeutet Appetitlosigkeit. Die Bezeichnung ist irreführend, da die Patientinnen sehr wohl großen Appetit haben können, diesen jedoch rigoros bekämpfen. Der Zusatz „nervosa" weist auf seelische Zusammenhänge hin. Bereits im 19. Jahrhundert trat die Anorexia nervosa häufig auf, ablesbar z. B. an der von Heinrich Hoffmann 1845 beschriebenen Geschichte des Suppenkaspars.

Zu über 90 % sind **Mädchen** und junge Frauen betroffen; ca. 1 % aller Mädchen leidet an einer Anorexie. Die Krankheit bricht meist in der **Pubertät** aus, das Durchschnittsalter liegt zwischen 16 und 17 Jahren. In vielen Fällen sind die Betroffenen sehr leistungsorientiert und überdurchschnittlich gute Schülerinnen. Die Zahl der Krankheitsfälle scheint zuzunehmen.

Ursachen

Wie bei den meisten psychischen Störungen ist bei der Entstehung einer Anorexia nervosa von einem **multifaktoriellen Geschehen** auszugehen. Zu den wichtigsten Entstehungsfaktoren zählen:

- **soziokulturelle Faktoren:** Eine große Rolle scheint das in einer Kultur vorherrschende Schönheitsideal zu spielen. In Gesellschaften, in denen beleibte Frauen als schön gelten, tritt die Anorexie kaum auf. Studien belegen, dass in Westeuropa Frauen, unabhängig davon, ob sie über-, normal- oder gar untergewichtig sind, ihr Wunschgewicht durchschnittlich 5 Kilo unter ihrem tatsächlichen Gewicht angeben.
- **gestörte Beziehungen** zu nahen Familienmitgliedern: Diskutiert wird immer wieder die Frage nach der Beziehung zwischen der Patientin und der Mutter. Dabei wird die Verweigerung der Nahrungsaufnahme gleichgesetzt mit einer unbewussten Abkehrbewegung von der Mutter. Häufig finden sich in der Anamnese sehr dominante Mütter.
- **Schwierigkeiten mit der weiblichen Geschlechtsrolle:** In der Pubertät findet die Entwicklung vom Mädchen zur Frau statt mit starken körperlichen Veränderungen und einer erwachenden Sexualität. Durch die starke Gewichtsreduktion treten die typisch weiblichen Merkmale deutlich in den Hintergrund, sodass sich die Jugendliche nicht mehr mit ihrer sexuellen Rolle auseinandersetzen muss. Auch dieser Faktor kann mit der inneren, unbewussten Notwendigkeit zusammenhängen, sich von der Mutter als weiblichem Vorbild abzugrenzen.
- **genetische Faktoren:** Ergebnisse der Zwillingsforschung belegen eine erbliche Komponente.
- **hoher Stellenwert von Leistung in der Ursprungsfamilie:** Leistung und damit Äußerlichkeiten stellen in Familien von Anorexie-Kranken wichtige Faktoren dar. Nicht zuletzt ist das Verhalten der Patientin auch als eine enorme Willensleistung anzusehen.

Symptomatik

HINWEIS PRÜFUNG
Die körperlichen Folgen und Risiken einer Anorexia nervosa müssen genau gekannt werden.

Das **Körpergewicht** liegt weit **unter der Norm** und unterhalb von 85 % des zu erwartenden Gewichts. Die durchschnittliche Gewichtsabnahme beträgt 45 % des Normalgewichts. Bei einem Gewicht von unter 35 kg besteht akute Lebensgefahr. Bei erwachsenen Patientinnen spricht man ab einem BMI (Body-Mass-Index) von 17,5 und darunter von einer Anorexie (> Tab. 7.5). Der BMI errechnet sich

Tab. 7.5 Einteilung des Körpergewichts nach BMI [DGPPN 2000]

Klassifikation	BMI in kg/m^2
hochgradiges Untergewicht	< 14
mittelgradiges Untergewicht	14–16
leichtgradiges Untergewicht	16–18
Normalgewicht	18–26
Übergewicht (Adipositas Grad I)	26–30
Adipositas (Adipositas Grad II)	30–40
extreme Adipositas (Adipositas Grad III)	> 40

aus dem Körpergewicht in Kilogramm dividiert durch das Quadrat der Körpergröße. Beispielrechnung: Eine Patientin wiegt 45 kg und ist 1,68 m groß; ihr BMI beträgt 45 kg : $(1{,}68\ m)^2 = 15{,}95$.

Es besteht eine **Störung des Körperschemas** mit einer übersteigerten Angst, zu dick zu werden bzw. zu sein. Diese Befürchtung hat keinen Bezug zur Realität, und es wird ein extrem niedriges Zielgewicht angestrebt. Die Sorge um die vermeintliche Körperfülle kann sich auch speziell auf bestimmte Körperpartien beziehen (z. B. Bauch, Gesäß, Hüften). Häufig betrachtet sich die völlig abgemagerte Patientin im Spiegel und nimmt sich als dick wahr. Diese Wahrnehmungsverzerrung und Bewertung ist von außen nicht korrigierbar.

Aus diesem Grund werden von den Patienten drastische Maßnahmen zur Vermeidung einer Gewichtszunahme bzw. zur Herbeiführung einer **weiteren Gewichtsreduktion** durchgeführt:

- Kalorienhaltige Speisen wie Fett, Süßigkeiten und Fleisch werden gemieden.
- Fasten
- Essensrituale, z. B. Essen von Puppengeschirr oder extrem langsames Essen
- willentliches Herbeiführen von Erbrechen
- Missbrauch von Abführmitteln (Laxanzien)
- ständige Gewichtskontrolle (mehrfaches, tägliches Wiegen)
- starke körperliche Aktivität: In manchen Fällen nimmt die sportliche Betätigung mehrere Stunden am Tag in Anspruch.

Das durchschnittliche Gewicht, bei dem die Regelblutung ausbleibt **(Amenorrhö)**, liegt nach wissenschaftlichen Untersuchungen bei 47 kg. Bei männlichen Patienten kommt es als Folge der hormonellen Störungen zu Libido- und Potenzverlust.

Die **Regulation** der folgenden **Hormone** kann infolge einer Anorexie **gestört** sein: Wachstumshormon, Insulin, Kortisol, Schilddrüsenhormone, Hypothalamus-Hypophysen-Hormone (regeln übergeordnet die Tätigkeit der Hormondrüsen im Körper) und Sexualhormone.

Viele Anorektikerinnen haben keine Krankheitseinsicht. Besteht die Krankheit länger, können **körperliche Folgesymptome** auftreten (➤ Abb. 7.6): Schwellung der Ohrspeicheldrüse, Hypothyreose, Osteoporose (Veränderung der Knochensubstanz), verzögerte körperliche Entwicklung, Muskelabbau (Muskelatrophie), Hautveränderungen (z. B. Akrozyanose: Blaufärbung von Händen, Füßen, Nase und Ohren), Obstipation, Bradykardie, Hypotonie, herabgesetzte Körpertemperatur (Hypothermie), Veränderungen des Blutbildes (herabgesetzte Bildung von Blutzellen) und Entgleisungen im Bereich der Elektrolyte (Natrium, Kalium).

Wissenschaftliche Beobachtungen beschreiben, dass nach einem Zeitraum von 10 Jahren ungefähr 25 % der Anorektiker als geheilt angesehen werden können. Die Hälfte der Erkrankten hat sich nach 10 Jahren stabilisiert und kann mit der Störung leben. 10–20 % der Erkrankten, die einmal stationär aufgenommen wurden, versterben im Zeitraum von 10–20 Jahren.

ACHTUNG

Die Anorexia nervosa ist eine **lebensbedrohliche** Krankheit. 10–20 % der Patientinnen versterben durch Suizid oder durch die körperlichen Folgen der Unterernährung.

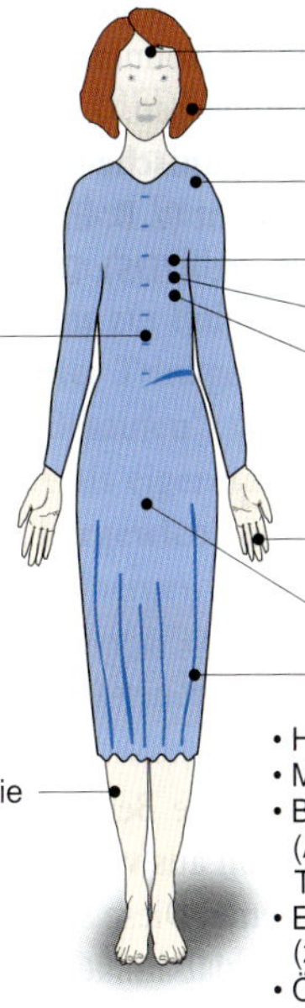

Abb. 7.6 Körperliche Folgen der Anorexia nervosa [L141]

Diagnostik

Im Mittelpunkt der Diagnostik steht das ausführliche **Gespräch**. Patient und Eltern sollten getrennt interviewt werden. Wegen der fehlenden Krankheitseinsicht muss damit gerechnet werden, dass die Angaben des Patienten nicht verlässlich sind. Zusätzlich zu den allgemeinen anamnestischen Fragen sind besonders folgende Themen zu erfragen:

- Essverhalten: Zusammensetzung der Mahlzeiten, Einhalten von Essenszeiten, Essen allein oder mit anderen zusammen, spezifische Essensrituale, Täuschungsmanöver gegenüber Dritten, Diäten, Missbrauch von Abführmitteln oder anderen Medikamenten
- Entwicklung des Gewichts, subjektives Zielgewicht, gewichtsreduzierende Maßnahmen (z. B. übermäßige körperliche Aktivität)
- Beziehung zum Körper, Wahrnehmung des Körpers
- Sexualität
- soziale Beziehungen
- körperliche Aktivität
- Menstruation

Die ärztliche Diagnostik gilt den typischen körperlichen Folgen einer **Mangelernährung**, z. B. Veränderungen an Haut und Haaren (Haarausfall, Flaum- bzw. sog. Lanugo-Behaarung), Laboruntersuchungen (Blutbild, Elektrolyte), Hormonstatus (Amenorrhö) und EKG.

Differenzialdiagnosen

Differenzialdiagnostisch ist die Anorexie dem Störungsbild der **Bulimie** ähnlich (➤ Kap. 7.10.2). Bei der Bulimie besteht jedoch eher

Zusammenfassung

Anorexia nervosa

Selbstverursachtes, deutliches Untergewicht verbunden mit der Idee, trotzdem zu dick zu sein

Ursachen

- soziokulturelle Belastungen
- belastete Beziehungen in der Ursprungsfamilie
- Schwierigkeiten mit der Geschlechtsidentität
- Leistungsorientierung
- genetische Faktoren

Symptome

- massives Untergewicht
- Störung des Körperschemas
- Maßnahmen zur Gewichtsreduktion
- Amenorrhö

Komplikationen

- Störungen der Hormonregulation (z. B. Unterfunktion der Schilddrüse)
- Osteoporose
- verzögerte körperliche Entwicklung, Minderwuchs
- Hautveränderungen (Lanugo-Behaarung)
- Obstipation
- Bradykardie, Herzrhythmusstörungen, orthostatische Dysregulation
- Akrozyanose, Hypothermie
- Muskelatrophie
- Elektrolytverschiebungen (Natrium, Kalium ↓)
- Blutbildveränderungen (Anämie, Neutropenie, Thrombozytopenie)

Therapie

- bei kritischem Untergewicht stationäre Intensivmedizin
- störungsspezifische Therapieprogramme mit Elementen der Verhaltenstherapie
- Körpertherapie

Bulimia nervosa

Essattacken gefolgt von dem Versuch, durch Erbrechen, Abführen oder andere Maßnahmen einer Gewichtszunahme entgegenzuwirken

Ursachen

- soziokulturelle Faktoren
- genetische Faktoren
- Traumatisierungen

Symptome

- Essattacken mit anschließendem Erbrechen
- meist Normalgewicht
- Medikamentenmissbrauch
- Diäten
- Körperschemastörung

Komplikationen

- Parotitis, Schwellung der Speicheldrüsen
- schwere Karies
- Schwielen an Fingern oder Handrücken
- Ösophagitis, Pharyngitis, Gastritis, Pankreatitis
- Herzrhythmusstörungen
- Muskelschwäche
- Niereninsuffizienz
- Elektrolytverschiebungen, diabetische Entgleisung

Therapie

- Störungsspezifische Therapieprogramme mit Elementen der Verhaltenstherapie

Binge Eating Disorder

Wiederkehrende Essanfälle ohne Maßnahmen, die Gewichtszunahme zu verhindern

Ursachen

- unbekannt, aber Bezug zu depressiven Episoden

Symptome

- Essanfälle ohne anschließende Maßnahmen zur Gewichtskontrolle
- Übergewicht

Therapie

- Ernährungsumstellung, keine Diät
- Psychotherapie
- Selbsthilfegruppen

7.11 Sexuelle Störungen

Unter sexuellen Störungen versteht man Störungen des sexuellen **Verlangens**, der sexuellen **Erregung**, der **Geschlechtsidentität** und der sexuellen **Präferenz** (sexuelle Ausrichtung). Die häufigsten sexuellen Störungen bei Frauen sind verminderte Lust auf sexuelle Kontakte und Orgasmusprobleme. Bei Männern dominieren Erektionsstörungen und vorzeitiger Samenerguss.

Für den Ablauf der sexuellen Erregung wird ein klarer Phasenablauf beschrieben: Erregungs-, Plateau-, Orgasmus-, Entspannungsphase (> Abb. 7.8). Die Phasen verlaufen beim Mann relativ gleich, bei Frauen ist der Verlauf deutlich individueller. Sexuelle Störungen können alle Phasen betreffen.

Sexualstörungen treten relativ häufig auf. 35 % der Frauen und 16 % der Männer leiden an Störungen der sexuellen Appetenz. Störungen der sexuellen Erregung finden sich bei 30 % der verheirateten Frauen und 20 % der Männer. Ein Drittel der verheirateten Männer leidet unter einem vorzeitigen Samenerguss (Ejaculatio praecox).

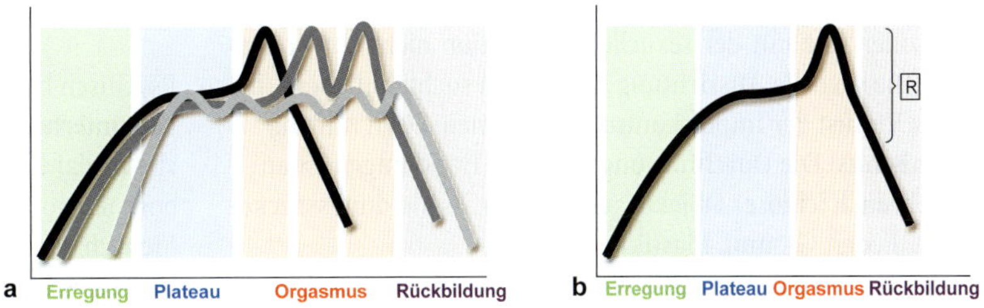

Abb. 7.8 Reaktionszyklus der Erregung bei Frau (**a**) und Mann (**b**) [L141]

Schätzungen gehen davon aus, dass etwa 15 % der Patienten, die einen Arzt aufsuchen, behandlungs- oder zumindest beratungswürdige sexuelle Probleme haben. Diese Probleme werden jedoch aus Scham oft nicht berichtet. Es bietet sich deshalb an, im Anamnesegespräch auch nach Problemen im Bereich der Sexualität zu fragen, um Gesprächsbereitschaft zu signalisieren.

Ursachen

Zur Entstehung von sexuellen Störungen bestehen keine einheitlichen Theorien. Es scheinen sich, körperliche, soziale und seelische Aspekte zu ergänzen:

- Störungen in unterschiedlichen Phasen der sexuellen Entwicklung
- Probleme in der Partnerschaft
- kognitive Faktoren: Einstellungen zu Sexualität und Partnerschaft, oft unreflektiert und unbewusst aus Kindheit und Jugend übernommen
- unzureichende Informationen über sexuelle Abläufe
- körperliche Erkrankungen (z. B. Arteriosklerose, Diabetes mellitus)

Therapie

Die psychotherapeutische Behandlung einer sexuellen Störung sollte spezifisch erfolgen. Für viele Störungen gibt es mittlerweile bewährte Vorgehensweisen. Lebt der Patient in einer festen Partnerschaft, sollte der Partner in die Therapie mit einbezogen werden. Starke Partnerschaftskonflikte wirken sich auch auf das Sexualleben aus und müssen möglicherweise vor einer reinen Sexualtherapie bearbeitet werden.

7.11.1 Nichtorganische sexuelle Funktionsstörungen

- **Mangel oder Verlust von sexuellem Verlangen:** Sexuelle Aktivitäten werden wegen eines verminderten Verlangens seltener durchgeführt. Die Möglichkeit der sexuellen Erregung und Befriedigung ist nicht ausgeschlossen. Dies wird auch als Frigidität bezeichnet.
- **mangelnde sexuelle Befriedigung:** Diese häufiger bei Frauen anzutreffende Störung führt im sexuellen Erleben trotz Orgasmus zu keinem Lustgefühl.
- **Versagen genitaler Reaktionen:** Erektionsstörungen (beim Mann), Störungen der sexuellen Erregung mit Mangel an vaginaler Lubrikation (Befeuchtung der Scheide). Sind Erektionsstörungen psychisch bedingt, sollte mit technischen oder medikamentösen (z. B. Viagra®) Hilfen zurückhaltend umgegangen werden.
- **Orgasmusstörungen:** Der Orgasmus tritt nicht oder nur stark verzögert ein. Häufiger bei Frauen als bei Männern.
- **Ejaculatio praecox:** frühzeitiger Samenerguss mit Beeinträchtigung des sexuellen Erlebens
- **nichtorganischer Vaginismus:** Verkrampfung der den Scheideneingang umgebenden Muskulatur. Dies macht den Geschlechtsakt unmöglich oder er ist nur unter Schmerzen möglich.

7.11.2 Störungen der Geschlechtsidentität

Bei den Störungen der Geschlechtsidentität besteht eine kontinuierliche, tiefe Unzufriedenheit mit dem eigenen Geschlecht bis hin zur Empfindung, in einem falschen Körper zu sein und eigentlich dem anderen Geschlecht anzugehören. Es besteht der dringende und anhaltende Wunsch, die Rolle des anderen Geschlechts teilweise oder vollständig anzunehmen. Dazu zählen:

- **Transsexualismus:** Die Betroffenen haben den Wunsch, als Angehörige des anderen anatomischen Geschlechts zu leben und anerkannt zu werden. Es werden Bemühungen um Angleichung des Körpers an das bevorzugte Geschlecht durch hormonelle und chirurgische Behandlungen unternommen.
- **Transvestitismus:** Anhaltendes oder wiederholtes Tragen der jeweils gegengeschlechtlichen typischen Kleidung ohne Wunsch nach langfristiger Geschlechtsumwandlung. Es werden beide Geschlechtsrollen beibehalten. Fast nur bei Männern auftretend.

Therapie

Am Ende einer Therapie kann eine vollständige Geschlechtsumwandlung stehen. Wegen der weitreichenden Konsequenzen solcher medizinischer Maßnahmen sollte die Beratung und Therapie nur durch spezialisierte Therapeuten erfolgen, die auf dem neuesten Stand der wissenschaftlichen Forschung stehen. Vor einer Geschlechtsumwandlung muss ein psychiatrisches Fachgutachten erstellt werden.

7.11.3 Störungen der sexuellen Präferenz

Darunter versteht man Formen sexueller Betätigung und Befriedigung mit Kopplung außergewöhnlicher Bedingungen an die sexuellen Handlungen. Sexuelle Impulse, Fantasien und Handlungen richten sich fast ausschließlich auf nichtmenschliche Objekte, Leiden oder Demütigung der eigenen Person, des Partners, von Kindern oder Personen, die mit der sexuellen Interaktion nicht einverstanden sind. Die sexuelle Ausrichtung kann einen suchtähnlichen Charakter mit Verlust der Impulskontrolle annehmen. Dazu zählen:

- **Fetischismus:** Die Durchführung sexueller Handlungen ist an den Gebrauch lebloser Objekte gekoppelt (z. B. Kleidungsstücke, Schuhe, Leder, Gummi, Plastik).
- **fetischistischer Transvestitismus:** Tragen gegengeschlechtlicher Kleidung (u. U. inklusive Make-up und Perücke) zur Erlangung sexueller Erregung
- **Exhibitionismus:** Entblößen der Genitalien vor gegengeschlechtlichen Fremden, begleitet von sexueller Erregung und Masturbation
- **Voyeurismus:** heimliches Beobachten anderer bei sexuellen Aktivitäten oder beim Entkleiden, Verbunden mit sexueller Erregung und Masturbation
- **Pädophilie:** sexuelle Kontakte Erwachsener mit Kindern (meist nicht älter als 13 Jahre)
- **Sadomasochismus:** Es werden sexuelle Aktivitäten bevorzugt, die mit Schmerzen, Erniedrigungen oder Fesselungen einhergehen. Bei der Bevorzugung der aktiven Rolle als Sadismus, bei Bevorzugung der passiven Rolle als Masochismus bezeichnet.

Eine Diagnosestellung ist nur bei Unerlässlichkeit oder extremer Ausprägung dieser Praktiken erforderlich. Leichte Formen sind sehr verbreitet und haben keinen Krankheitswert.

Zusammenfassung

Sexuelle Störungen

Störungen des sexuellen Verlangens, der sexuellen Erregung, der Geschlechtsidentität und der sexuellen Präferenz

Nichtorganische sexuelle Funktionsstörungen

- Mangel oder Verlust an sexuellem Verlangen
- mangelnde sexuelle Befriedigung
- Versagen genitaler Reaktionen
- Orgasmusstörungen
- Ejaculatio praecox
- nichtorganischer Vaginismus

Störungen der Geschlechtsidentität

- Transsexualismus
- Transvestitismus

Störungen der sexuellen Präferenz

- Fetischismus
- fetischistischer Transvestitismus
- Exhibitionismus
- Voyeurismus
- Pädophilie
- Sadomasochismus

Therapie

- verschiedene störungsspezifische, meist verhaltenstherapeutische Therapieprogramme

7.12 Schlafstörungen

Psychisch bedingte Schlafstörungen lassen sich in zwei Hauptgruppen unterteilen: Dyssomnien und Parasomnien. Die durchschnittliche Schlafdauer beträgt 7–8 Stunden täglich. Während ein Neugeborenes noch bis zu 16 Stunden täglich schläft, benötigt ein alter Mensch nur noch 5–6 Stunden. Das Schlafbedürfnis nimmt also im Laufe des Lebens immer weiter ab. Schätzungen gehen davon aus, dass bis zu 30 % der Bevölkerung an behandlungsbedürftigen Schlafstörungen leiden. **Frauen** und **ältere Menschen** sind besonders betroffen.

Normaler Schlaf gliedert sich in **fünf Schlafstadien**, die sich zyklisch wiederholen (➤ Kap. 2.3). Während des Schlafs treten Phasen mit schnellen Augenbewegungen auf, sog. **REM-Phasen** (Rapid Eye Movement). Diese Schlafphasen werden als aktiver Schlaf bezeichnet. In ihnen treten die meisten Träume auf.

Ursachen

Die Gründe für Schlafstörungen können sehr vielfältig sein und müssen im Einzelfall herausgefunden werden:

- **körperliche Erkrankungen:** Herz-Kreislauf-Erkrankungen, Schlafapnoe (Atemaussetzer während der Nacht, besonders bei übergewichtigen Patienten), Morbus Parkinson, Polyneuropathie, Erkrankungen, die mit Juckreiz oder mit Schmerzen einhergehen
- **seelische Erkrankungen:** Depressionen, Schizophrenie, Manie, Suchterkrankungen, Neurosen, Ängste, Demenzen
- **situative Faktoren:** ungewohnte Umgebung, Zeitverschiebung, Lärm, Hitze, Kälte
- **psychosoziale Belastungen:** berufliche oder familiäre Krisen
- **Medikamente und Drogen:** Alkohol, Betablocker, Diuretika, Appetitzügler, Antidementiva, Antibiotika, aktivierende Antidepressiva

Symptomatik

Dyssomnien

Störung von **Dauer**, **Qualität** oder **Zeitpunkt** des Schlafs aufgrund emotionaler Ursachen. Zu den Dyssomnien zählen:

- **Insomnie (Schlaflosigkeit bzw. Schlafmangel):** ungenügende Dauer oder Qualität des Schlafs über einen längeren Zeitraum. Es werden Einschlafstörungen, Durchschlafstörungen und morgendliches Früherwachen unterschieden. Bei länger andauernden Insomnien entsteht ein Teufelskreis, bei dem die ständige Beschäftigung mit dem Thema Schlaf einen guten Schlaf erst recht verhindert. Die ungenügende Schlafdauer oder -qualität kann das Leistungsvermögen herabsetzen. Häufig stehen Insomnien im Zusammenhang mit erhöhten beruflichen oder psychosozialen Anforderungen. Insomnien stellen mit Abstand die größte Gruppe der Schlafstörungen dar.
- **Hypersomnie (übersteigertes Schlafbedürfnis):** stark ausgeprägte Müdigkeit, die nicht mit einer unzureichenden Schlafdauer zu erklären ist. Es kann tagsüber zu Schlafanfällen kommen. Der Übergang von Schlaf- zu Wachzustand kann stark ver-

längert sein. Wenn keine organische Ursache gefunden wird, ist eine Hypersomnie meist auf eine Depression zurückzuführen.
- **Störung des Schlaf-wach-Rhythmus:** Die Betroffenen wachen, wenn andere schlafen, und sind dafür tagsüber müde und haben Schlafanfälle. Meist findet sich eine organische Ursache oder es besteht eine andere schwerwiegende psychiatrische Störung. Eine weitere Gruppe von Betroffenen sind Menschen in Schichtarbeit, deren innere biologische Uhr nicht mehr richtig funktioniert.

Parasomnien

Parasomnien sind **Schlafphänomene**, die nicht zu einem normalen Schlaf gehören. Zu ihnen zählen:
- **Schlafwandeln (Somnambulismus):** nächtliches Verlassen des Betts, u. U. sogar des Hauses, ohne richtig wach zu sein
- **Pavor nocturnus:** nächtliche Episoden äußerster Furcht und Panik mit heftigem Schreien und starker Erregung; Auftreten meist im ersten Drittel der Nacht
- **Albträume:** lebhaftes Träumen mit beängstigenden Inhalten. In den Träumen drohen Gefahr für Leben, Sicherheit oder Selbstachtung.

Therapie

ACHTUNG

Vor Therapiebeginn bei einer Schlafstörung muss immer ausgeschlossen werden, dass eine Depression vorliegt.

Eine Therapie von Schlafstörungen sollte erst erfolgen, wenn organische Ursachen (z. B. Herz-Kreislauf-Erkrankungen, Störungen der Atmung, Schilddrüsenüberfunktion, Diabetes mellitus, Schlafapnoe, Schmerzzustände, Inkontinenz) und andere schwerwiegende seelische Erkrankungen ausgeschlossen wurden.

Die Patienten müssen sich darauf einstellen, dass die Therapie zwar sehr gute Erfolge zeigt, die Wirkung jedoch erst nach einiger Zeit, möglicherweise nach Wochen eintritt. Besonders bei älteren Menschen ist häufig eine Aufklärung und Beratung über Faktoren hilfreich, die den Schlaf fördern bzw. verhindern:
- Zu **vermeiden** sind: Lärmbelästigungen, stimulierende Substanzen wie Kaffee, Tee, Nikotin, Nahrungsaufnahme bzw. aufregende Tätigkeiten kurz vor dem Schlafengehen. Das Bett sollte nur zum Schlafen benutzt werden. Die Patienten sollten das Bett wieder verlassen, wenn sie nicht schlafen können und z. B. in einem Sessel lesen.
- **schlaffördernde** Faktoren: Einhaltung regelmäßiger Schlafenszeiten, optimale Schlaftemperaturen (15–17 °C), ausreichend abgedunkelter Schlafplatz, warme Füße (Socken, Wärmflasche, Fußbäder), Einschlafrituale (v.a. bei Kindern)
- **Entspannungsübungen:** Das Erlernen und regelmäßige Praktizieren von Entspannungsübungen wie autogenem Training oder progressiver Muskelentspannung nach Jacobson können bei Schlafstörungen sehr hilfreich sein.
- **Einschränken der Schlafenszeiten:** Diese scheinbar paradoxe Maßnahme ist eminent wichtig. Die Patienten sollen dem Schlafbedürfnis nicht tagsüber oder abends vor dem Fernseher nachgeben, sondern später ins Bett gehen und früher aufstehen. Dadurch wird das natürliche Schlafbedürfnis wieder geweckt. Nach Absprache mit dem Therapeuten kann die Schlafdauer 15-Minuten-weise verlängert werden.

Hypnotika wie z. B. **Benzodiazepine** werden heute sehr viel zurückhaltender verschrieben. Ihre Einnahme sollte zeitlich befristet erfolgen. Bei schnellem Absetzen kann wieder Schlaflosigkeit auftreten, bei längerer Einnahme drohen Gewöhnung und Abhängigkeit. **Pflanzliche** Mittel als Tropfen oder besser als Tees können hilfreich sein (Baldrianwurzel, Melissenblätter, Hopfenzapfen).

Zusammenfassung

Schlafstörungen

Ursachen
- körperliche und psychische Erkrankungen
- seelische Belastungen
- Umgebungswechsel
- Medikamente und Drogen

Dyssomnien

Störungen von Schlafdauer und -qualität:
- Insomnie: zu wenig oder zu schlechter Schlaf
- Hypersomnie: starke Müdigkeit
- Störung des Schlaf-wach-Rhythmus

Parasomnien

Schlafphänomene:
- Schlafwandeln
- Pavor nocturnus
- Albträume

Therapie
- Schlafberatung und Schlaftraining
- Entspannungsübungen
- Hypnotika (z. B. Benzodiazepine)
- Phytopharmaka (Baldrianwurzel, Melissenblätter, Hopfenzapfen)

7.13 Psychische Störungen von Kindern und Jugendlichen

ACHTUNG

Die Arbeitsbereiche der Kinder- und Jugendpsychiatrie sowie der Kinder- und Jugendpsychotherapie setzen differenzierte Kenntnisse der Entwicklungsphasen von Kindern und Jugendlichen voraus. Kinder und Jugendliche sollten nur von Therapeuten diagnostiziert und behandelt werden, die diese speziellen Kenntnisse besitzen.

Die Entwicklung von Kindern lässt sich auf verschiedenen Ebenen beschreiben. Es ist wichtig, sich immer wieder zu vergegenwärtigen, dass die Beschreibung von **Entwicklungsphasen** Durchschnittsbilder wiedergibt. Die individuelle Entwicklungs- und Reifungsgeschwindigkeit von Kindern ist sehr unterschiedlich. Faktoren wie Genetik, Konstitution und v.a. Umwelteinflüsse können eine große Rolle spielen. Es ist z. B. für die geistige Entwicklung eines Kindes außerordentlich wichtig, welche Anreize ein Kind erhält.

7.13.1 Intelligenzminderung

Darunter versteht man eine stehengebliebene oder unvollständige Entwicklung der geistigen Fähigkeiten, die sich im Laufe der Entwicklung zeigt. Die Störung wirkt sich auf Denken, Verhalten, Problemlösefähigkeiten, Sprechen, Lebensbewältigung, soziale und teilweise motorische Fähigkeiten aus.

Intelligenz wird meist in Form eines Intelligenzquotienten (IQ) gemessen. Auch die Unterteilung der Schweregrade einer Intelligenzminderung orientiert sich am IQ. Intelligenzminderungen werden in Schweregrade eingeteilt:

- grenzwertige Intelligenz (IQ 70–85): keine psychiatrische Störung, sondern Lernbehinderung
- leichte Intelligenzminderung: IQ von 50–69
- mittelgradige Intelligenzminderung: IQ von 35–49
- schwere Intelligenzminderung: IQ von 20–34
- schwerste Intelligenzminderung: IQ < 20

7.13.2 Sprachstörungen

Artikulationsstörung

Bei Artikulationsstörungen kommt es zu Fehlern in der **Lautbildung**, die bezogen auf das Entwicklungsalter außerhalb des Normbereichs liegen. Kinder sprechen z. B. „Tuhl" statt „Stuhl", „sade" statt „schade", „ot" statt „rot" oder „Tarten" statt „Garten".

Stottern

Sprechstörung mit Unterbrechung des **Redeflusses** in Form von **Blockaden**, **Wiederholungen** von Wortteilen oder **Dehnungen**. Zögern und Innehalten unterbrechen den rhythmischen Redefluss. Der Schweregrad der Störung kann bei derselben Person in Abhängigkeit von der sozialen Situation, bestimmten Wörtern, der Gefühlslage oder der körperlichen Verfassung sehr variieren. Eltern sollten sich im Verdachtsfall immer an kompetente Spezialisten (z. B. Logopäden) wenden, da eine Therapie umso Erfolg versprechender ist, je früher sie begonnen wird.

Poltern

Redeflussstörung, die sich durch eine **überstürzte und unregelmäßige Sprechweise** zeigt. Die Störung betrifft die gedankliche Vorbereitung des Sprechens, nicht den Sprechvorgang selbst. Während ein stotternder Mensch vielleicht sagen würde: „Ich möchte zum Lllladen und habe kein Ge-ge-ge-geld", würde ein polternder Mensch sagen: „Ich möchte zum La … eeh … wo man einkauft. La-la-laden und habe kein Geld."

Expressive Sprachstörung

Umschriebene Störung, bei der das Niveau der gesprochenen **Sprache** deutlich **unter** dem **Intelligenzniveau** des Kindes liegt. Zum Sprachniveau gehören der aktive Wortschatz, die Grammatik und die Fähigkeit, Inhalte sprachlich auszudrücken. Das Sprachverständnis entspricht bei dieser Störung der Altersnorm.

Rezeptive Sprachstörung

Umschriebene Störung, bei der das **Sprachverständnis**, d. h. die Fähigkeit gesprochene Sprache altersentsprechend zu verstehen, deutlich unter dem Intelligenzniveau des Kindes liegt. Häufig ist auch die expressive Sprache beeinträchtigt.

7.13.3 Teilleistungsstörungen

Lese- und Rechtschreibstörung (LRS)

Bei der Lese- und Rechtschreibstörung kommt es zu einer umschriebenen Beeinträchtigung beim Erwerb der Lese- und der Rechtschreibfähigkeiten, die nicht altersgemäß ist. Die Kinder vertauschen Wörter, lesen insgesamt sehr langsam, verdrehen Wortteile oder weisen Verständnisschwierigkeiten beim Lesen auf. Durch Misserfolgserlebnisse in der Schule können Störungen des Selbstwertgefühles entstehen. Eine andere Bezeichnung für die LRS ist **Legasthenie**.

Rechenstörung (Dyskalkulie)

Bei der Rechenstörung kommt es trotz ausreichender Beschulung zu einer umschriebenen Beeinträchtigung des Erwerbs der Rechenfähigkeit. In der Regel sind die Grundrechenarten Addition, Subtraktion, Multiplikation und Division betroffen.

7.13.4 Tiefgreifende Entwicklungsstörungen

Frühkindlicher Autismus

Diese tiefgreifende Entwicklungsstörung beginnt vor dem 3. Lebensjahr und besteht ein Leben lang. Es findet sich eine gestörte Funktionsfähigkeit in den Bereichen der sozialen **Interaktion** und **Kommunikation**. Andere Bezeichnungen für frühkindlichen Autismus sind autistische Störung und Kanner-Autismus.

Es kommt zu sozialen Beeinträchtigungen mit mangelndem Kontakt zu Gleichaltrigen und der Unfähigkeit, Freundschaften zu schließen. Die Kinder halten kaum Blickkontakt und zeigen kaum den Wunsch nach emotionaler Zuwendung. Gefühle wie Freude, Mitleid und Traurigkeit können nicht ausgedrückt werden.

Eine frühzeitig einsetzende Therapie kann zu erheblichen Verbesserungen führen.

Asperger-Syndrom

Beim Asperger-Syndrom handelt es sich um eine Form von autistischer Entwicklungsstörung mit **gestörter Beziehungsfähigkeit** sowie eingeschränkten, spezialisierten Interessen und Aktivitäten. Im Gegensatz zum frühkindlichen Autismus ist die **Sprachfähigkeit entwickelt** oder besonders ausgeprägt.

7.13.5 Aufmerksamkeitsdefizit-Hyperaktivitätsstörung (ADHS)

Beginnend in der frühen Kindheit entwickelt sich ein charakteristisches, zeitlich stabiles Verhaltensmuster mit Störungen der Aufmerksamkeit. In den meisten Fällen treten Impulsivität und Hyperaktivität hinzu. Es besteht weitgehend Einigkeit darüber, dass bei einem Teil der betroffenen Kinder lediglich eine gestörte Aufmerksamkeit vorliegt, ohne dass sie eine Hyperaktivität entwickeln. Aus diesem Grunde finden sich auch die Kürzel ADS (Aufmerksamkeitsdefizit-Syndrom ohne Hyperaktivität) oder AD(H)S (Aufmerksamkeitsdefizit, das mit und ohne Hyperaktivität einhergehen kann).

ADHS gehört zu den **häufigsten** psychiatrischen Störungen bei Kindern und Jugendlichen. Man schätzt, dass 3 % aller Schulkinder ein ADHS aufweisen. **Jungen** sind im Verhältnis bis zu 3 : 1 häufiger betroffen.

Auch wenn es den Anschein hat, dass es sich bei ADHS um eine neue Erkrankung handelt, wurde sie bereits im 19. Jahrhundert von Heinrich Hoffmann, einem Neurologen aus Frankfurt, beschrieben. Im „Struwwelpeter“ stellt er die Symptome des ADHS pointiert dar.

Ursachen

Zu den wichtigsten Ursachen eines ADHS zählen:

- genetische Faktoren
- Störungen des Hirnstoffwechsels: ADHS scheint mit einer unzureichenden Verfügbarkeit bestimmter Neurotransmitter zusammenzuhängen. Besonders Dopamin und Noradrenalin sind beteiligt, wahrscheinlich auch Serotonin.

Als nicht haltbar haben sich Theorien erwiesen, nach denen ADHS auf Faktoren wie zu viel Fernsehen, Unverträglichkeit bestimmter Nahrungsmittel oder ein schlechtes Elternhaus zurückzuführen ist. Richtig ist vielmehr, dass das Elternhaus, die Schule oder auch die Häufigkeit von Fernsehen den Verlauf der Störung positiv oder negativ beeinflussen können.

Symptomatik

Der Beginn liegt in der frühen Kindheit (vor dem 6. Lebensjahr). Die Kinder fordern ihre Umgebung ständig heraus, sodass zunehmend negative Interaktionsmuster entstehen. Eltern und Lehrer schimpfen ständig, was sich auch auf das Selbstwertgefühl aller Beteiligten auswirkt. Die Kinder „nerven“ und sind auch bei Gleichaltrigen oft unbeliebt. Langfristig entwickelt sich häufig dissoziales Verhalten.

Weitere Symptome eines ADHS sind:

- **Konzentrationsstörungen**
- erhöhte **Ablenkbarkeit**
- **Hyperaktivität** und **Impulsivität**
- **Mangel an Ausdauer**
- motorische **Unruhe mit Neigung zu Unfällen und Verletzungen**
- Distanzlosigkeit in sozialen Beziehungen
- Störungen des Affekts mit Wutausbrüchen und niedriger Frustrationstoleranz können zusätzlich vorhanden sein

Unbehandelt entwickeln viele der betroffenen Kinder Delinquenz und soziale Auffälligkeiten. Sie sind wesentlich stärker als andere gefährdet, eine **Abhängigkeitserkrankung** zu entwickeln. Sie bleiben in der Regel in der Schule und somit auch später im Berufsleben deutlich unter ihren Möglichkeiten.

ADHS kann auch bei Erwachsenen auftreten.

Diagnostik

Zur Diagnosestellung eines ADHS sind zunächst Informationen von wichtigen Betreuungspersonen einzuholen. Hierzu können neben den Eltern v.a. Lehrer und Erzieher befragt werden. Der Therapeut beobachtet das Verhalten des Kindes während der Behandlung und führt meist weitere spezifische Tests durch, die Aussagen über die Intelligenz und Konzentrationsfähigkeit zulassen.

Therapie

Der am weitesten verbreitete Wirkstoff in der Behandlung von ADHS ist **Methylphenidat**, in Deutschland z. B. als Ritalin® oder Concerta® auf dem Markt. Methylphenidat ist eigentlich ein stimulierendes Medikament aus der Gruppe der Amphetamine und hat nur bei Patienten mit ADHS eine ausgleichende Wirkung. Laien meinen häufig, Kinder würden mit Drogen künstlich ruhiggestellt und würden in der Folge nur noch betäubt in der Ecke sitzen. Diese Vorurteile entbehren jeder Grundlage. Es findet keine Beruhigung oder Bewusstseinstrübung statt. Vielmehr gleicht Methylphenidat eine Stoffwechselstörung im Gehirn aus. „Lieber ein Kind ohne Ritalin® als eines mit. Lieber ein Kind mit Ritalin® in der Regelklasse als eines ohne in der Sonderschule. Und: Lieber eines mit Ritalin® in der Familie als eines ohne in einem Heim.“ (Prof. Dr. Wilhelm Felder, Leiter der Kinder- und Jugendpsychiatrie der Universität Bern). Das Risiko einer **Abhängigkeit** ist bei den genannten Medikamenten sehr **gering**. Allerdings darf die Einnahme nur unter fachärztlicher Aufsicht erfolgen, da – wie bei jedem Medika-

Ursachen
- genetische Faktoren
- Störungen im Bereich der Neurotransmitter

Symptome
- Unfähigkeit, sich über eine längere Zeit zu konzentrieren
- soziale Schwierigkeiten
- motorische Unruhe
- reduzierte schulische Leistungen

Therapie
- Verhaltenstherapie
- medikamentöse Therapie (z. B. Methylphenidat)

Verhaltens- und emotionale Störungen mit Beginn in Kindheit und Jugend

- **Störungen des Sozialverhaltens:** aggressives, aufsässiges Verhalten
- **emotionale Störung:** unterschiedliche Störungen der Befindlichkeit bei Kindern wie Ängste, Zwänge, Depressionen
- **Bindungsstörungen:** meist Folge von Vernachlässigung, widersprüchliches Kontaktverhalten zu Bezugspersonen
- **Tic-Störungen:** unwillkürliche Bewegungen und unfreiwillige Lautäußerungen
- **elektiver Mutismus:** Sprachverweigerung
- **Enuresis:** unkontrollierte Blasenentleerung ohne organische Ursache
- **Enkopresis:** willkürliche oder unwillkürliche Stuhlentleerung
- **Pica:** Verzehr nicht essbarer Substanzen
- **stereotype Bewegungsstörung**: sich wiederholende, gleichförmige Bewegungen

7.14 Psychiatrische Notfälle

Psychiatrische Notfälle sind zunächst nicht anders zu handhaben als andere medizinische Notfälle. Sie führen in der Regel zu einer **intensivmedizinischen Behandlung** durch Arzt oder Notarzt. Der Heilpraktiker ist wie jeder andere Bürger auch zur Hilfe verpflichtet. Er hat weder die Rechte noch die Kenntnisse, einen solchen Notfall selbst zu behandeln. Vor allem stehen ihm die meist notwendigen Medikamente nicht zur Verfügung. Es wird jedoch mit Recht erwartet, dass ein Heilpraktiker in der Lage ist, Verdachtsdiagnosen zu stellen sowie in einer Akutsituation beruhigend und aufklärend mit den Betroffenen zu sprechen. Schätzungen gehen davon aus, dass bis zu 20 % der Notarzteinsätze auf psychiatrische Notfälle zurückgehen. Die häufigsten Ursachen sind:
- Alkohol- und Drogenprobleme
- psychische Krisen
- Schizophrenien
- Depression und Manie

Im Folgenden werden die wichtigsten Notfallsituationen mit den dazugehörigen Behandlungshinweisen beschrieben.

> **MERKE**
> Auch psychiatrische Notfälle verlangen häufig nach einer intensivmedizinischen Behandlung.

7.14.1 Suizidalität

Wegen der außerordentlichen Wichtigkeit seien die wichtigsten Informationen an dieser Stelle noch einmal zusammengefasst: Suizidalität kann im Zusammenhang mit vielen psychischen Störungen auftreten (➤ Kap. 7.1). Zu den wichtigsten zählen dabei **Depressionen**, **Abhängigkeitserkrankungen**, **Persönlichkeitsstörungen** und **Schizophrenien**. Besonders häufig sind alte und alleinstehende Menschen betroffen.

Maßnahmen

Im Zusammenhang mit psychischen Störungen, die mit einem erhöhten Suizidrisiko verbunden sind, ist vom Behandler immer aktiv nach suizidalen Gedanken und Impulsen zu fragen. Die akute **Gefahr** muss **eingeschätzt** werden können. Als besonders gefährlich muss die Suizidalität bewertet werden, wenn der Patient bereits konkrete Vorstellungen hat, wie er den Suizid umsetzen will, wenn er bereits konkrete Vorbereitungen für die Umsetzung des Suizids getroffen hat und wenn es in der Anamnese bereits Suizidversuche gab.

Im akuten Fall gilt es, den Patienten davon zu überzeugen, sich freiwillig in eine stationäre Einrichtung in Behandlung zu begeben. Notfalls muss der Patient wegen Selbstgefährdung auch gegen seinen Willen in eine psychiatrische Einrichtung gebracht werden. Das Vorgehen in diesem Fall regeln die Psychisch-Kranken- bzw. Unterbringungsgesetze der Länder.

7.14.2 Akute Angst- oder Erregungszustände

Bei Angst- und Erregungszuständen kommt es zu einer **ziellosen Steigerung des Antriebs** und der **Psychomotorik**. Die Patienten leiden unter großer innerer Unruhe und können vegetative Symptome wie Herzklopfen, Zittern, starkes Schwitzen oder Luftnot aufweisen. Sie können gereizt sein und sich aggressiv verhalten. Erregungszustände können durch eine Vielzahl von psychischen Störungen ausgelöst werden (z. B. Schizophrenie, Manie, Panikattacken, Persönlichkeitsstörungen, Intelligenzminderung, organische Hirnerkrankungen, agitierte Depression).

Maßnahmen

Die Patienten sollten durch ein ruhig und besonnen geführtes Gespräch davon überzeugt werden, sich in psychiatrische Behandlung zu begeben. Liegt eine Gefährdung der eigenen Person oder anderer Personen vor, muss der Patient stationär behandelt werden. Die medikamentöse Therapie orientiert sich an der zugrunde liegenden psychischen Störung.

7.14.3 Delir

Ein Delir geht mit **Bewusstseinstrübung**, **Desorientiertheit**, **motorischer Unruhe**, **erhöhter Suggestibilität** und **vegetativen Symptomen** einher. Zusätzlich können Halluzinationen und Wahnsymptome auftreten. Am häufigsten entsteht ein Delir im Zusammenhang mit Alkohol- und Medikamentenentzug. Auch im Zusammenhang mit körperlichen Erkrankungen und Operationen treten besonders bei älteren Patienten delirante Zustände auf.

Maßnahmen

Bei der medikamentösen Unterstützung von Entzugssyndromen kommen v.a. Clomethiazol, Diazepam und Doxepin zum Einsatz. Die Behandlung muss unbedingt stationär erfolgen, da ein schweres Entzugssyndrom einen lebensgefährlichen Zustand darstellt.

7.14.4 Akute psychotische Symptome

Psychotische Patienten verhalten sich sehr auffällig. Sie sind motorisch **unruhig**, leiden unter starken **Angstgefühlen** und haben häufig **Wahnwahrnehmungen** und **Halluzinationen**. Die Symptome können durch Schizophrenien, Hirnerkrankungen und als Folge von Entzug oder Zufuhr psychotroper Substanzen auftreten.

Maßnahmen

Ein Patient mit einer akuten Psychose muss möglichst sofort einer Behandlung durch einen Psychiater oder einem psychiatrischen Krankenhaus zugeführt werden. In der Akutsituation steht die medikamentöse Behandlung der Grunderkrankung im Vordergrund der Therapie.

7.14.5 Hirnorganische Verwirrtheitszustände

Wie die Bezeichnung nahelegt, handelt es sich bei dieser Gruppe von Notfällen um Folgen von Erkrankungen des Gehirns. Es können jedoch auch andere körperliche Erkrankungen wie eine Hypoglykämie, Blutdruckkrisen oder schwere Herzrhythmusstörungen – besonders bei älteren Patienten – zu Verwirrtheitszuständen führen. Die Betroffenen sind **desorientiert**, verkennen die Umwelt, das **Denken** ist **verworren** und unzusammenhängend, und es besteht häufig **Angst** oder **Aggressivität**.

Maßnahmen

Im Vordergrund steht die medikamentöse Behandlung der körperlichen Grunderkrankung. Symptomatisch werden häufig Neuroleptika gegeben. Bei Vorliegen einer Selbst- oder Fremdgefährdung muss eine Einweisung in eine psychiatrische Klinik erfolgen.

7.14.6 Substanzinduzierte Akutsituationen

Durch die Einnahme von Alkohol, Drogen oder Medikamenten können sehr unterschiedliche Akutsituationen auftreten. **Rauschzustände** durch Alkohol, Halluzinogene oder Cannabis gehören ebenso in diese Gruppe von Akutzuständen wie die unerwünschten **Arzneimittelwirkungen** von Medikamenten. Besonders bei älteren Patienten kann quasi jedes Medikament zu deliranten Zuständen führen.

Maßnahmen

Zunächst muss umgehend eine intensivmedizinische Diagnostik und Therapie durchgeführt werden, um Komplikationen wie Kreislaufversagen, Atemlähmungen oder Herzrhythmusstörungen zu kontrollieren.

7.14.7 Dämmerzustand

Ein Dämmerzustand wird meist durch eine **Epilepsie** ausgelöst. Das Bewusstsein ist auf einen inneren Erlebnisbereich eingeengt und die Kommunikation mit der Umwelt bricht ab. Die Betroffenen scheinen in einem **traumähnlichen** Zustand zu sein. Es kann zu gefährlichen aggressiven Handlungen kommen.

Maßnahmen

Die Patienten müssen stationär behandelt werden und bekommen häufig zunächst Diazepam.

7.14.8 Stupor

Ein Stupor ist ein Zustand, bei dem jegliche körperliche und seelische **Aktivität fehlt**. Obwohl die Patienten wach sind, reagieren sie nicht auf Kontaktaufnahme. Ein Stupor kann im Rahmen von Schizophrenien, bei schweren Depressionen oder als Schreck- und Belastungsreaktion auftreten.

Maßnahmen

Die Grundkrankheit muss medikamentös behandelt werden. Bei Schizophrenien wird z. B. hochdosiert mit Neuroleptika therapiert. Bei Therapieresistenz oder Lebensgefahr stellt eine Elektrokrampftherapie eine häufig wirksame Therapie dar.

7.14.9 Hyperventilation

Bei einer Hyperventilation kommt es durch eine **beschleunigte Atmung** zu einer Absenkung des CO_2-Spiegels im Blut. Die Betroffenen erleben ein Gefühl der **Luftnot**, von **Kribbeln** um den **Mund** und in den **Händen**. Die Hände können verkrampfen und es kann ein Gefühl der Benommenheit entstehen. Die Symptome können an eine Panikattacke erinnern und treten tatsächlich auch häufiger bei ängstlichen Menschen auf. Eine Hyperventilation stellt **keinen wirklichen Notfall** dar, kann aber sowohl auf Patienten als auch auf Behandler dramatisch wirken, wenn noch keine Erfahrungen mit diesem Phänomen bestehen.

Maßnahmen

Die einfachste Methode, eine Hyperventilation zurückzubilden, besteht darin, den Patienten in eine **Tüte** ein- und ausatmen zu lassen ohne abzusetzen. In der Tüte erhöht sich die CO_2-Konzentration und es wird somit vermehrt CO_2 eingeatmet. Nach 10 solchen Atemzügen sollte ein paar Mal normal geatmet werden, um anschließend weitere 10 Atemzüge mit der Tüte auszuführen. Nach spätestens 3 Minuten sollten sich die Symptome zurückgebildet haben. Tritt eine Hyperventilation erstmalig auf, sollte vorsorglich auf organische Ursachen hin untersucht werden.

KAPITEL

8 Psychotherapie und Hilfsangebote

Die Psychotherapie gibt es nicht. Vielmehr haben sich viele **verschiedene Psychotherapieschulen** herausgebildet, aus denen sehr **unterschiedliche Theorien und Behandlungstechniken** hervorgegangen sind. Kaum ein Psychotherapeut hat heutzutage nur eine einzige therapeutische Ausbildung. Jede Psychotherapieschule hat eigene Grundannahmen über die Funktionsweise der menschlichen Seele und darüber, wie psychische Krankheiten entstehen und am besten behandelt werden.

In den folgenden Abschnitten werden für die wichtigsten Psychotherapierichtungen die Grundannahmen und wichtigsten Interventionstechniken beschrieben. Es werden diejenigen psychotherapeutischen Verfahren dargestellt, die in der täglichen Praxis am häufigsten eingesetzt werden. Dies sind neben den von den Krankenkassen anerkannten Verfahren v.a. diejenigen Methoden, die in Fachkliniken eingesetzt werden.

Von den verschiedenen Verfahren liegen mit Abstand die meisten Daten zur kognitiven Verhaltenstherapie vor. Sie hat – ebenfalls mit Abstand – die besten Therapieerfolge vorzuweisen. Die Ergebnisse zu Psychoanalyse und tiefenpsychologischer Therapie sind dagegen ernüchternd. Die Berechtigung der Anerkennung der Psychoanalyse als wissenschaftlich fundiertes Verfahren erfolgt v.a. aufgrund der historischen Verdienste der Psychoanalyse für die Psychotherapie. Für alle anderen Verfahren konnten keine ausreichenden Wirksamkeitsbeweise gefunden werden. Entweder lagen keine Untersuchungen in ausreichender Zahl und Qualität vor oder die Ergebnisse waren nicht konkret bzw. positiv genug. Damit fallen alle weiteren genannten Methoden unter die Rubrik „Wirksamkeit wissenschaftlich nicht erwiesen". Verhaltenstherapie, Psychoanalyse und tiefenpsychologische Therapie sind daher die einzigen Verfahren in Deutschland, die von den gesetzlichen Krankenkassen im Bereich der Psychotherapie bezahlt werden.

Das Thema Psychotherapie ist auch für den Heilpraktiker wichtig. Er muss in der Lage sein, Menschen mit seelischen Störungen einer qualifizierten Therapie zuzuführen. Juristisch ist der Heilpraktiker berechtigt, selbst Psychotherapie auszuüben. Er sollte dies jedoch nur tun, wenn er eine solide psychotherapeutische Zusatzausbildung durchlaufen hat. Eine solche Ausbildung sollte sich über mindestens 3 Jahre erstrecken und Eigentherapie und Supervision beinhalten.

8.1 Psychoanalyse

In diesem Abschnitt wird die **tiefenpsychologisch orientierte Psychotherapie** (TP) gemeinsam mit der **Psychoanalyse** abgehandelt. Die TP hat sich auch aus Kostengründen aus der Psychoanalyse entwickelt. Während bei einer klassischen Psychoanalyse der Patient mehrmals in der Woche zum Therapeuten geht, ist dies bei der TP nur noch einmal wöchentlich der Fall. Auf weitere Unterschiede wird im Abschnitt „Interventionsmethoden" eingegangen. Psychoanalyse und tiefenpsychologisch orientierte Psychotherapie werden zusammengefasst auch häufig als **psychodynamische Therapien** bezeichnet.

Geschichte

Die Psychoanalyse wurde von dem Wiener Arzt Sigmund **Freud** Ende des 19. Jahrhunderts begründet. Dieser Zeitpunkt kann auch als Geburtsstunde der heutigen, modernen Psychotherapie angesehen werden. Bis dahin versuchte man, biologische, physikalische und neurologische Prinzipien auf seelische Krankheiten anzuwenden. Freud begann als erster, die Funktionsweise des seelischen Apparats systematisch zu beschreiben.

Grundannahmen

- Der Mensch durchläuft in seinem Reifungsprozess regelhaft bestimmte Phasen. Diese Phasen werden als **psychosexuelle Entwicklungsphasen** bezeichnet.
- Die ersten 6 Lebensjahre eines Menschen prägen seine Persönlichkeit entscheidend.
- **Neurotische Störungen** entstehen durch **innere Konflikte**.
- Innere Konflikte sind in der Regel **unbewusst**. Sie sind durch einen seelischen Vorgang charakterisiert, der als **Verdrängung** bezeichnet wird.
- Das Bewusstwerden eines inneren Konflikts lässt das Symptom verschwinden. Ziel der psychoanalytischen Therapie ist es, einen Konflikt wieder bewusst werden zu lassen und somit die Verdrängung aufzuheben.

Wichtige Begriffe

- **Neurose:** Nach Freud ist dies eine psychisch bedingte Gesundheitsstörung, die sich infolge eines innerseelischen Konflikts entwickelt.
- **Das Unbewusste:** Ein großer und wichtiger Teil der Informationen, die Menschen im Laufe ihres Lebens aufnehmen, bleibt unbewusst. Dies hat zum einen den Zweck, das Nervensystem zu entlasten. Ein anderer wichtiger Grund dafür ist, dass einige dieser Informationen mit schmerzhaften Empfindungen gekoppelt sind und der seelische Apparat die Tendenz hat, unangenehme Empfindungen zu vermeiden (nach Freud: Vermeiden von Unlust). Das Unbewusste zeigt sich u. a. in Träumen, die man sich therapeutisch zunutze macht. Märchen und Mythen spiegeln das Unbewusste einer Gesellschaft oder Kultur wider.
- **Aufbau des seelischen Apparats:** Freud stellte die Theorie auf, dass der Mensch stark von sog. Trieben gesteuert sei. Diese Triebe haben meist eine sexuelle Färbung und streben nach unmittelbarer Befriedigung. Die Triebe werden im **Es** angesiedelt. Das **Über-Ich** ist die Instanz im seelischen Apparat, welche die gesellschaftlichen Normen vertritt. Diese Normen werden dem Kind v.a. durch seine Eltern vermittelt. Das **Ich** schließlich hat die Aufgabe, einen Ausgleich zwischen Es und Über-Ich herzustellen (➤ Abb. 8.1). Ein gesunder Mensch ist in der Lage, sowohl seine inneren Antriebe wahrzunehmen und zu erfüllen als auch den Anforderungen der Außenwelt (Arbeit, Verantwortung für Familie und Gesellschaft) nachzukommen.
- **Konflikt:** Die verschiedenen Anteile des seelischen Apparats (Über-Ich, Ich, Es) stehen häufig in einem Spannungsverhältnis zueinander. Klassischerweise besteht ein Konflikt zwischen Triebwünschen und moralischen Ansprüchen der sozialen Umwelt (Es vs. Über-Ich). Gelingt es dem seelischen Apparat nicht, einen ausgewogenen Kompromiss herzustellen, kann sich ein neurotisches Symptom herausbilden. Auch bei psychosomatischen Krankheiten lassen sich häufig unbewusste Konflikte als psychogene Ursache finden.
- **psychosexuelle Entwicklung:** Im Zusammenhang mit der Beschreibung der Triebe entwickelte Freud ein Phasenmodell der kindlichen Entwicklung, auf das auch heute noch vielfach zurückgegriffen wird. Freuds Annahme zufolge durchläuft das Kind regelhaft Phasen, in denen nacheinander bestimmte Körperregionen lustvoll besetzt und erlebt werden. Diese sind in der Reihenfolge ihres Auftretens: die Mundregion (orale Phase), die Schließmuskeln des Darms (anale Phase) und die Genitalien (ödipale Phase). Mit der **oralen Phase** (bis zum 18. Lebensmonat) verbunden sind die Bereiche Vertrauen, Abhängigkeit und Bedürftigkeit. Die übergeordneten Themen in der **analen Phase** (2.–3. Lebensjahr) sind Autonomie und Selbstbestimmung. In der **ödipalen** Phase (3.–6. Lebensjahr) entwickeln sich Ich-Ideal, Geschlechtsidentifizierung sowie rivalisierendes Durchsetzungsvermögen. Freud ging davon aus, dass sich die Persönlichkeit eines Menschen weitestgehend in den ersten 6 Lebensjahren entwickelt. Fehlentwicklungen in den verschiedenen Entwicklungsphasen können im Erwachsenenalter zu psychischen Störungen

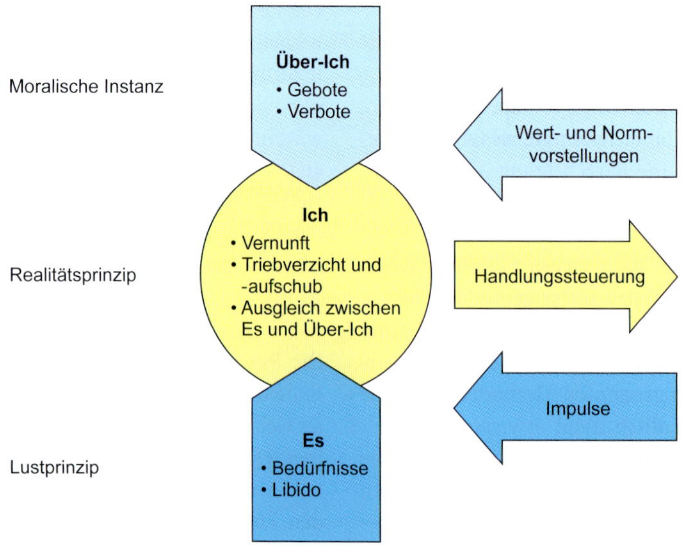

Abb. 8.1 Aufbau des seelischen Apparats [L143]

Tab. 8.1 Psychische Störungen als Folge von Fixierungen

Psychosexuelle Entwicklungsphasen	Mögliche Folgen von Fixierungen
orale Phase (1. Lebensjahr)	• Tendenz zu Abhängigkeit und Passivität • Suchttendenzen • höheres Risiko für Depressionen
anale Phase (2.–3. Lebensjahr)	• Tendenz zu übertriebener Ordnung • höheres Risiko für Zwangsstörungen
ödipale Phase (3.–6. Lebensjahr)	• Tendenz zu überzogenem Leistungsstreben • Tendenz zu sexuellen Störungen

führen, wenn bestimmte Konflikte durch Krisen reaktiviert werden (➤ Tab. 8.1). So können z. B. Trennungserlebnisse (Scheidung, Tod des Partners) bei Menschen mit Fixierungen in der oralen Phase mit Depression und Suizidalität einhergehen.

- **Abwehr:** Das Bestreben eines Menschen, ungute Gefühle zu vermeiden ist natürlich und gesund. Wehrt sich ein Mensch gegen die Wahrnehmung von Erlebnisinhalten, die im Zusammenhang mit einer Neurose stehen, kann sich jedoch seine Fähigkeit zur Lebensbewältigung einschränken. Somit kann Abwehr sowohl gesund als auch pathologisch sein. Die verschiedenen Abwehrstrategien werden als Abwehrmechanismen bezeichnet.
- **Widerstand:** Da die seelische Ursache einer Neurose von schmerzhafter Natur ist, setzt der Patient der Bewusstmachung des inneren Konflikts einen unbewussten Widerstand entgegen. Dies ist dem Patienten nicht vorzuwerfen und entzieht sich seiner Steuerung. Es ist Aufgabe des Therapeuten, Widerstand zu erkennen, zu verstehen und zu „deuten". Ist die Abwehr nicht in der Lage, „untolerierbare" Erlebnisinhalte fernzuhalten, wird das Ich der psychoanalytischen Theorie zufolge mit Angst überflutet.
- **Übertragung:** Im Verlauf einer Psychotherapie verhält sich der Patient dem Therapeuten gegenüber so, wie er es früher in den Beziehungen zu anderen bedeutsamen Personen getan hat. Zu den Übertragungsphänomenen gehören nicht nur Verhaltensweisen, sondern auch Fantasien (darüber, was der Therapeut denkt und von einem hält), Gefühle (z. B. Ärger oder Verliebtheit) und Wünsche. Übertragungsphänomene treten auch außerhalb der Psychoanalyse in allen therapeutischen Situationen auf.
- **Gegenübertragung:** Die Gefühle, die beim Therapeuten durch den Klienten ausgelöst werden, bezeichnet man als Gegenübertragung.

Interventionsmethoden

- **Freies Assoziieren:** Der Therapeut hält den Patienten dazu an, im Rahmen der Psychotherapie alles auszusprechen, was ihm in den Sinn kommt. Der Patient soll keine Zensur üben. Es sollen explizit auch Dinge ausgesprochen werden, die sinnlos erscheinen, peinlich sind oder die man aus Höflichkeit nicht aussprechen würde. Die Aufforderung zum freien Assoziieren wird auch Grundregel genannt.
- **Analyse von Übertragung, Gegenübertragung und Widerstand:** Die Deutung der Übertragungs-, Gegenübertragungs- und Widerstandsphänomene stellt einen essenziellen Teil der Therapie in der klassischen Psychoanalyse dar.
- **Traumdeutung:** Das Unbewusste drückt sich im Traum aus. Eine Analyse von Trauminhalten ermöglicht einen Zugang zu sonst nicht erreichbaren Schichten der Psyche.
- **Abstinenzregel:** Der Therapeut gibt keine Informationen über seine Person, äußert keine Meinungen und enthält sich jeglicher praktischer Vorschläge.

Weiterentwicklungen der klassischen Psychoanalyse sind die **Objekt-Beziehungs-Therapie**, bei der die Beziehungen zu den Bezugspersonen (Objekte) in den Mittelpunkt rücken, die **Selbst-Psychologie** mit Fokus auf Selbstwert und Narzissmus, die **analytische Psychologie** nach C. G. Jung mit Betonung von sog. Archetypen und einem gemeinsamen Unterbewussten, die **Logotherapie**, die sich stark mit Sinnfragen beschäftigt sowie die **Individualpsychologie** nach A. Adler, die besonders soziale Faktoren berücksichtigt.

8.2 Kognitive Verhaltenstherapie

Die kognitive Verhaltenstherapie in ihrer heutigen Form setzt sich aus einer Fülle von einzelnen Therapieverfahren zusammen, die unter diesem Oberbegriff zusammengefasst werden. Die Kerndisziplinen der kognitiven Verhaltenstherapie lassen sich aus ihrem Namen ableiten: Verhaltenstherapie (auch als behavioristische Therapie bezeichnet) und kognitive Therapie. Da beide zentralen Ansätze zu einer Methode verschmolzen sind, wird meist allgemein von Verhaltenstherapie gesprochen.

Geschichte

Während viele andere psychotherapeutische Verfahren einen Gründungsvater haben, sind die Wurzeln der kognitiven Verhaltenstherapie weit verzweigt.

Grundlegend für die spätere Verhaltenstherapie waren die Forschungen Iwan **Pawlows**, für die er 1904 den Medizinnobelpreis erhielt. Pawlow erarbeitete die Prinzipien der **klassischen Konditionierung** durch seine berühmten Experimente mit Hunden.

Burrhus F. **Skinner**, ein weiterer Pionier der Verhaltenstherapie, entwickelte seine Konzepte ebenfalls auf der Grundlage von Tierversuchen. Dabei nutzte er das Prinzip der **operanten Konditionierung**, bei der das Zielverhalten durch Verstärkung (Belohnung) des erwünschten Verhaltens erreicht wird. Ab den 1950er-Jahren übertrug Skinner die Prinzipien der operanten Konditionierung auf den Menschen, um seelische Störungen positiv zu beeinflussen.

Aaron T. **Beck** und Albert **Ellis** erarbeiteten in den 1960er-Jahren die Grundlagen der kognitiven Therapie. Sie wiesen auf die Bedeutung von gedanklichen Prozessen bei vielen psychischen Störungen hin.

Der amerikanische Psychologe Albert **Bandura** beschrieb eine weitere wichtige Form des Lernens. In zahlreichen Experimenten konnte er belegen, dass Kinder durch Nachahmung neue Verhaltensweisen entwickeln. Er bezeichnete diese Form des Lernens als Modelllernen.

Grundannahmen

- **Psychische Störungen** sind auf abnormes, **gelerntes Verhalten** zurückzuführen.
- Neue Lernprozesse können ungünstiges Verhalten verändern.
- Motive, Gefühle und innere Konflikte spielen bei der Behandlung von psychischen Störungen keine große Rolle.
- Ungünstige Gedankenmuster können Verhaltensstörungen verursachen und verstärken (Einfluss der kognitiven Therapie).
- Eine psychotherapeutische Intervention muss die Kriterien eines wissenschaftlichen Experiments erfüllen. Dies bedeutet, dass bei der gleichen Störung auch ein anderer Therapeut mit demselben Vorgehen den gleichen Erfolg erzielen können muss.
- Für jede psychische Störung wird ein spezifisches, therapeutisches Vorgehen entwickelt.

Wichtige Begriffe

- **klassische Konditionierung:** Sie geht auf den russischen Physiologen Iwan Pawlow zurück. In seinen berühmten Experimenten mit Hunden beschrieb er erstmals, wie natürlich vorkommende Körperreaktionen durch künstliche Reize ausgelöst werden können. Er beobachtete, dass Hunde anfingen, Speichel abzusondern, wenn sie erwarteten, etwas zu fressen zu bekommen. Da die Hunde kurz vor der Nahrungsverteilung die Schritte der Hundepfleger hörten, reagierten sie bereits auf den Klang der Schritte mit einer Speichelabsonderung. Pawlow ersetzte den Klang der Schritte durch das Geräusch von Glöckchen. Er konnte zeigen, dass nach einer Trainingsphase allein durch das Klingeln der Glöckchen die Speichelsekretion beim Hund auslöst wird (➤ Abb. 8.2).

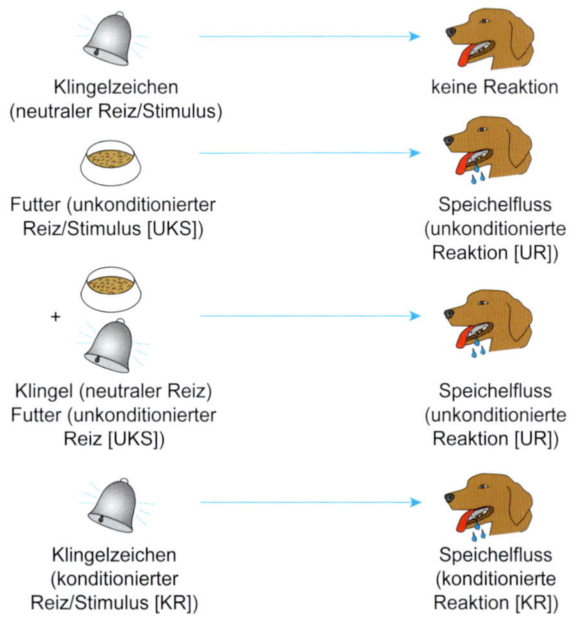

Abb. 8.2 Klassische Konditionierung auf der Grundlage von Pawlows Versuchsanordnung [L157]

- **operante Konditionierung:** Ein natürlicherweise auftretendes Verhalten wird häufiger ausgeführt, wenn es eine positive Verstärkung erfährt. Bei negativen Konsequenzen wird es entsprechend seltener ausgeübt. Umgangssprachlich würde man von Lernen durch Belohnen und Bestrafen sprechen.
- **Modelllernen:** Menschen und Tiere lernen durch Vorbilder und haben die Tendenz, Verhalten nachzuahmen. Allerdings wird nicht jedes Verhalten imitiert. Die Wahrscheinlichkeit, dass es zur Nachahmung einer Handlung kommt, ist davon abhängig, welchen sozialen Status das Vorbild hat und in welchem Maß seine Handlungen als erfolgreich erlebt werden.
- **Selbststeuerung:** Ziel vieler verhaltenstherapeutischer Ansätze ist die Verbesserung der Selbststeuerung. Die Selbsthilfekompetenz und Selbstwirksamkeit der Patienten soll möglichst erhöht werden. Generell gilt in der kognitiven Verhaltenstherapie das Prinzip der minimalen Intervention. Der Therapeut gibt hierbei so wenig Hilfestellung wie möglich und so viel wie nötig, damit der Patient seine Ziele erreichen kann.

Interventionsmethoden

Verhaltenstherapeutische Interventionen sind auf bestimmte Störungen zugeschnitten und setzen sich meist aus mehreren Bausteinen zusammen.

- **Reizkonfrontation:** Die Reizkonfrontation ist bis heute die erfolgreichste Therapieform bei situationsbezogenen Ängsten (Phobien). Da die Patienten nach genauer Aufklärung direkt mit den gefürchteten Situationen konfrontiert werden und daran gehindert werden, aus ihrer Angst zu flüchten oder sie zu vermeiden, können während der Therapie massive Angstzustände auftreten. Die Patienten lernen jedoch, diese starken Ängste zu erleben und auszuhalten. Die Reizkonfrontation kann graduell oder massiv (Flooding) und in der Vorstellung (in sensu) oder in einer realen Situation (in vivo) erfolgen.
- **Training sozialer Kompetenz:** Unter diesem Begriff werden verschiedene Verfahren zusammengefasst, die dem Patienten helfen sollen, sich in bestimmten sozialen Situationen effektiver zu verhalten. Die Patienten sollen durch Rollenspiele und Verhaltensübungen ein höheres Maß an Selbstsicherheit und Selbstvertrauen erlangen. Besonders angezeigt sind diese auch als Selbstsicherheitstraining bezeichneten Maßnahmen bei sozialen Ängsten und depressiven Störungen.
  Beispiele für sozial kompetente Verhaltensweisen sind:
  - „Nein" sagen können
  - auf Kritik reagieren
  - Widerspruch äußern können
  - sich entschuldigen können
  - unerwünschte Kontakte beenden
  - Komplimente akzeptieren
  - Gespräche beginnen, aufrechterhalten und beenden
  - erwünschte Kontakte arrangieren
  - um einen Gefallen bitten
  - Komplimente machen
- **Biofeedback:** Bei dieser Therapieform verhelfen Apparaturen dem Patienten zu einer Rückmeldung (Feedback) über seine ei-

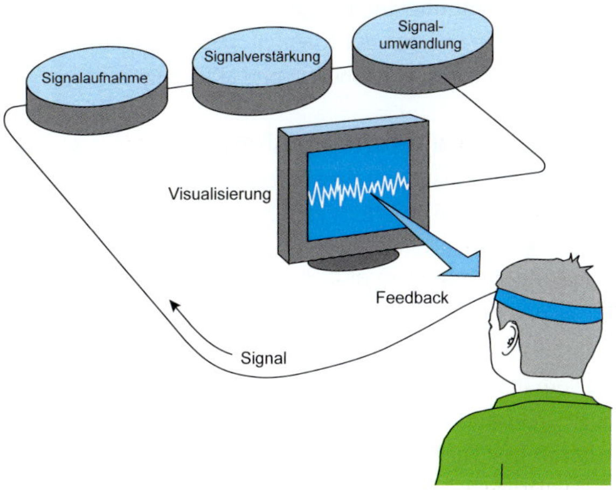

Abb. 8.3 Umwandlung biologischer Parameter in visuelle Rückmeldungen (Biofeedback) [L143]

genen Körperfunktionen. Der Patient bekommt eine Rückmeldung zu den Werten seiner Herzfrequenz, seines Blutdrucks, der Hauttemperatur, der Muskelspannung oder des Hautwiderstands (➤ Abb. 8.3). Auf diese Weise kann er ausprobieren und lernen, wie er diese biologischen Faktoren beeinflussen und somit die Selbstkontrolle verbessern kann. Besonders das Erlernen von Entspannung kann durch Biofeedback gefördert werden.

- **kognitive Therapie:** Die kognitive Therapie versucht krankmachende und krankheitserhaltende Gedankenmuster zu identifizieren und positiv zu verändern. Bei depressiven Patienten beinhalten die automatischen Gedanken meist eine negative Sicht der eigenen Person, der umgebenden Welt und der eigenen Zukunft.
- **verhaltenstherapeutische Sexualtherapie:** Nach einer Problemanalyse und ausführlicher Informationsvermittlung erhalten die Beziehungspartner von den Therapeuten Übungen, die sie zu Hause durchführen sollen. Die Partner üben miteinander, über Sexualität zu reden und sich miteinander Lust zu verschaffen. In der ersten Phase der Therapie besteht ein Verbot, miteinander Geschlechtsverkehr zu haben.

Neben den oben genannten Methoden hat die Verhaltenstherapie viele **störungsspezifische Therapien** entwickelt, die zumeist aus einer Kombination verhaltenstherapeutischer Basisverfahren mit krankheitsspezifischen Techniken bestehen. So wurden u. a. für Depressionen, Persönlichkeitsstörungen, Schlafstörungen, Bettnässen, Anorexie und Alkoholismus spezifische Programme mit verhaltenstherapeutischen Elementen entwickelt.

8.3 Gesprächstherapie

Die Gesprächspsychotherapie nach Rogers wird meist kurz als Gesprächstherapie bezeichnet. Es handelt sich um eine Therapieform, die den humanistischen Therapien zugerechnet wird, die sich in den 1970er-Jahren in Abgrenzung zu den etablierten Therapierichtungen formten.

Geschichte

Die Gesprächstherapie wurde von dem amerikanischen Psychologen Carl R. **Rogers** entwickelt. Er führte die Bezeichnung „Klient" in die Psychotherapie ein. Er verstand diese Benennung als Abgrenzung zum Begriff „Patient", der eine passive und abhängige Rolle der hilfesuchenden Person suggeriert.

Grundannahmen

- Jeder Mensch verfügt über ausreichend **Wachstumspotenzial** und **Selbstheilungskräfte**. Eine vertrauensvolle, weitgehend angstfreie Situation hilft dem Klienten, seine Selbstheilungskräfte zu aktivieren. Dem Organismus wohnt eine Aktualisierungstendenz inne. Sie strebt nach Erhalt und Förderung des Organismus als Ganzem.
- Der Mensch hat ein Bestreben, sich selbst zu erfahren und sein Erleben bewusst zu verarbeiten. Diesen Teil der Aktualisierungstendenz nennt man **Selbstaktualisierungstendenz**.
- Beeinflusst durch die Interaktion mit seiner Umgebung entwickelt ein Mensch sein **Selbstkonzept**. Dieses besteht aus allen Annahmen und Ansichten über sich selbst.
- Eine der Tendenzen, die dem Menschen innewohnt, wird als **Selbstbehauptungstendenz** bezeichnet. Sie ist bestrebt, das Selbstkonzept aufrecht zu erhalten.
- Das wichtigste Bedürfnis des Menschen ist das Bedürfnis nach **Anerkennung**. Menschen brauchen das Gefühl, gesehen, beachtet und verstanden zu werden.
- Seelische Störungen entstehen durch das Erleben von **Inkongruenz** (Kongruenz = Übereinstimmung) und diese wiederum durch eine widersprüchliche Bewertung von Erfahrungen. Es bestehen innere „Ungereimtheiten".

Interventionsmethoden

Die Arbeitsweise von Gesprächstherapeuten ist nicht im üblichen Sinne durch den Einsatz von Techniken und Werkzeugen zu erklären. Der **Therapeut** begegnet dem Klienten mit einer Haltung, die besonders durch drei Aspekte gekennzeichnet ist:

8

- **bedingungsfreie Anerkennung:** unbedingte Wertschätzung oder bedingungsloses Akzeptieren des Klienten. Der Therapeut begegnet dem Klienten positiv, warmherzig und aktiv zugewandt.
- **Empathie:** bedeutet ein unmittelbares Teilhaben am Erleben des anderen. Dies beinhaltet v.a. die mit dem Erleben zusammenhängenden Gefühle. Das empathische Verstehen wird gegenüber dem Klienten zum Ausdruck gebracht.
- **Kongruenz:** Das Konzept der Kongruenz bezieht sich sowohl auf das Verhalten des Therapeuten gegenüber dem Klienten als auch auf das Verhältnis, das der Therapeut zu sich selbst hat. Der Therapeut verhält sich echt, authentisch und unverfälscht.

Weitere Haltungen und Interventionen der Gesprächstherapie sind:

- **Nicht-Direktivität:** Der Therapeut beschränkt sich auf das Zuhören. Er strukturiert den therapeutischen Prozess nicht durch Fragen und schlägt keine Interventionen vor, wie dies in anderen Therapieformen üblich ist (Rollenspiele, Übungen, Hausaufgaben). Weder analysiert er den Klienten, noch kommentiert er dessen Verhalten. Er belehrt oder tröstet nicht und redet nicht über eigene Erfahrungen.
- **aktives Zuhören:** Aktives Zuhören für sich genommen ist noch keine Psychotherapie. Es findet eine zunehmende Verbreitung in vielen Lebensbereichen und wird u.a. Beratern und Führungskräften als Grundfertigkeit beigebracht. Auf eine förderliche, verständnisvolle Weise zuhören zu können ist eine kommunikative Grundfertigkeit, die in vielen Berufen gefordert ist. In besonderem Maße gilt dies auch für den Beruf des Heilpraktikers. Auch wenn es sich mehr um eine Haltung als um eine Technik handelt, lassen sich dennoch technische Aspekte beschreiben:
  - zugewandte, offene Körperhaltung
  - Blickkontakt
  - signalisieren, dass man zuhört, durch sog. Telefonlaute („hmm“, „ja“)
  - Paraphrasieren des Gehörten: Der Therapeut wiederholt mit eigenen Worten zusammenfassend, was er gehört hat. Er möchte sich vergewissern, ob er den Klienten richtig verstanden hat.
- **Verbalisierung emotionaler Erlebnisinhalte:** Viele Menschen sind in Hinsicht auf ihre Probleme sehr „verkopft“. Wahrgenommen werden Probleme jedoch als Gefühle. Der Therapeut spiegelt dem Klienten in der Gesprächstherapie zurück, welche Gefühle er durch sein empathisches Zuhören beim Klienten wahrgenommen hat.

8.4 Andere psychotherapeutische Verfahren

8.4.1 Körperorientierte Psychotherapie

Die körperorientierte Psychotherapie hat sich aus den Ansätzen der Psychoanalyse heraus entwickelt. Die meisten Schulen beziehen sich auf Wilhelm Reich, der lange Jahre als Psychoanalytiker arbeitete. Im Rahmen seiner Forschungen stellte Reich die Bedeutung körperlicher Prozesse bei der Aufrechterhaltung einer Neurose heraus.

Heute gibt es eine Reihe körperorientierter Therapieformen, die sich überwiegend auf Reichs Arbeiten beziehen. An erster Stelle ist die bioenergetische Analyse zu nennen, die Alexander Lowen entwickelte. Weitere Formen körperorientierter psychotherapeutischer Verfahren sind Hakomi (nach Ron Kurtz), Biodynamik (nach Gerda Boysen), Biosynthese (nach David Boadella) und Core Energetik (nach John Pierrakos).

Die körperorientierte Psychotherapie arbeitet mit Atemübungen, Übungen des emotionalen Ausdrucks und beleuchtet den Beziehungs- und Kontaktaspekt.

8.4.2 Hypnotherapie

Die Hypnotherapie nach Erickson ist eine moderne Form der Hypnosetherapie, die bei vielen Störungen in Form einer lösungsorientierten Kurzzeittherapie eingesetzt wird. In der modernen Hypnotherapie wird davon ausgegangen, dass nur der Klient den Weg zu einer guten Lösung seiner Probleme weiß. Es ist die Aufgabe des Therapeuten, dem Klienten zu helfen, Zugang zu diesem Wissen zu bekommen.

Die Patienten werden in eine Trance versetzt und vom Therapeuten bei inneren Suchprozessen begleitet. Neben den eigentlichen problematischen Fragestellungen wird in der Hypnotherapie mehr als in anderen Therapierichtungen auf Stärken und positive Erfahrungen fokussiert. In diesem Zusammenhang wird von Ressourcen des Patienten gesprochen.

Geschichten und Metaphern

Dem Patienten werden Geschichten erzählt, die scheinbar nichts mit seinem Problem zu tun haben. Dies setzt Suchprozesse in Gang. In therapeutische Geschichten können Implikationen eingestreut, also das Erwünschte wie selbstverständlich in die Geschichten eingebaut werden.

8.4.3 Gestalttherapie

Die Gestalttherapie wurde von dem Berliner Psychiater Frederick S. Perls und seiner Frau Lore Perls, einer Gestaltpsychologin, begründet. Die Gestaltpsychologie beschreibt in vielen Experimenten, wie Wahrnehmung funktioniert. Nach Perls strebt der Mensch nach Selbstverwirklichung, nach einer Entwicklung von innen heraus. Als Gegensatz dazu besteht eine Tendenz, sein Selbstbild zu verwirklichen. Diese gegenläufige Tendenz bringt eine Orientierung an äußerlichen Maßstäben mit sich und lässt einen Menschen seine Selbstverwirklichung verfehlen. In der Gestalttherapie wird sich auf Vorgänge in der Gegenwart bezogen. Die Gestalttherapie erkennt an, dass Kindheitserlebnisse prägend für die Persönlichkeit sind, betont jedoch die Notwendigkeit, Probleme in der Gegenwart zu lösen (Hier-und-jetzt-Prinzip).

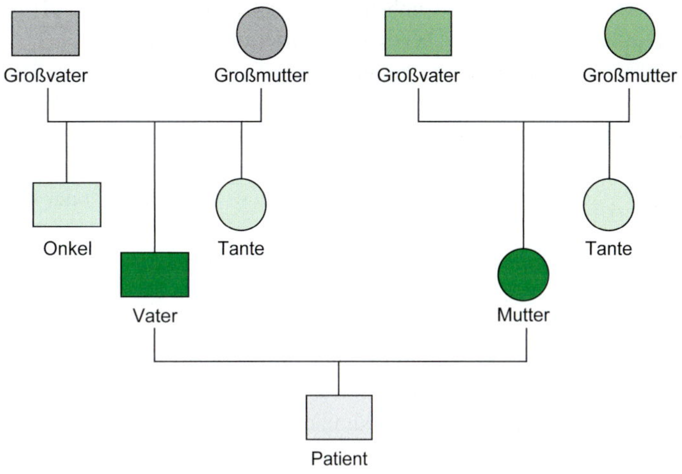

Abb. 8.4 Vereinfachte Darstellung des Genogramms einer Familie [L143]

8.4.4 Familientherapie

Die unter dem Oberbegriff Familientherapie zusammengefassten Therapieformen stellen eine heterogene Gruppe dar, deren Gemeinsamkeit darin besteht, dass seelische Krankheit nicht als individuelles Problem gesehen wird, sondern als Zeichen der Störung eines (Familien-)Systems. In vielen Fällen wird der Begriff systemische Therapie weitgehend mit Familientherapie gleichgesetzt. Die Familientherapie arbeitet beispielsweise mit Genogrammen, die eine Familienstruktur über mehrere Generationen grafisch darstellen. Die Mitglieder eines Systems oder einer Familie werden auch in Familienaufstellungen und Familienskulpturen dargestellt (➤ Abb. 8.4). Fragestellungen werden meist lösungsorientiert bearbeitet.

8.4.5 Autogenes Training

Das autogene Training ist ein in Deutschland weitverbreitetes Entspannungsverfahren, das eine Ergänzung zur herkömmlichen Psychotherapie darstellt und mit dieser meist kombiniert wird. Häufig wird es in Kursen von Krankenkassen und Volkshochschulen vermittelt. Der Patient erlernt vorgefertigte Formeln, mit denen er seine Aufmerksamkeit auf innere körperliche Prozesse lenkt und so Entspannung herbeiführt. Entspannungsverfahren sind für Patienten mit psychotischen Störungen in der Regel kontraindiziert. Das autogene Training wird einzeln und in Gruppen angewendet.

8.4.6 Progressive Muskelentspannung

Mit der Methode der progressiven Muskelrelaxation (= Muskelentspannung; PM) sollen Patienten lernen, Spannung und Entspannung selbstständig zu steuern. Die PM wurde von dem amerikanischen Physiologen Edmund Jacobson in den 1920er-Jahren entwickelt und wird häufig auch mit ihrem vollen Namen als progressive Muskelrelaxation nach Jacobson bezeichnet. Bei dieser Entspannungsmethode werden nacheinander einzelne Muskeln verschiedener Körperzonen für eine kurze Zeit maximal angespannt, um sie dann vollkommen entspannen zu lassen. Das Üben zu Hause kann mit Audioaufnahmen unterstützt werden.

8.4.7 Psychotraumatologie

Die Psychotraumatologie ist eine noch recht junge Fachrichtung der Psychotherapie. Nur Therapeuten mit spezieller Zusatzqualifikation in Psychotraumatologie sollten Patienten mit Traumen behandeln. Eine nicht fachgerecht durchgeführte Psychotherapie kann zu einer Retraumatisierung führen. Entspannungsverfahren, reine verbale Therapie oder das Ausdrücken von Gefühlen reichen bei dieser Patientengruppe nicht aus.

Als eine Grundregel der Therapie sollte gelten: Vor einer Behandlung des Traumas selbst muss der Patient unbedingt ausreichend Stabilität erreicht und für ihn wirksame Schutzmaßnahmen erlernt haben, um in und nach der Therapiestunde mit dem Erlebten umgehen zu können. Der Patient sollte stimmungsmäßig mindestens genauso gut wieder aus der Therapiestunde hinausgehen, wie er hereinkam. Als wichtigstes Behandlungsziel ist anzusehen, dass der Patient lernt, seine Stimmungen regulieren zu können. Die Stabilisierung des Patienten steht an erster Stelle und nicht die Verarbeitung der traumatisierenden Situation.

8.5 Stationäre und ambulante Hilfsangebote für psychisch kranke Menschen

Frühere Erfahrungen zeigten, dass sich der seinerzeit übliche langjährige Aufenthalt in einer psychiatrischen Klinik meist negativ auf die weitere persönliche und soziale Entwicklung der Patienten ausgewirkt hat. Heute gilt es bei der Behandlung von psychisch Kranken als wesentlich, den Patienten so viel Selbstverantwortung wie möglich zu überlassen, ihnen gemäß ihren Fähigkeiten Aufgaben zu übertragen und es darüber hinaus zu ermöglichen, dass die Patienten weitestgehend im bestehenden sozialen Umfeld bleiben können. Als besonders wichtig hat sich herausgestellt, den Patienten konkrete Hilfen und Angebote bei der Strukturierung ihrer Tagesabläufe anzubieten. Einige der bewährten Angebote, die sich zwischen vollstationärem Aufenthalt und ambulanter Individualtherapie bewegen, werden im Folgenden kurz beschrieben.

Psychiatrische Tagesklinik

Psychiatrische Tageskliniken sind meist psychiatrischen Krankenhäusern angegliedert. Im Unterschied zur vollstationären Unterbringung verbringen die Patienten die Nächte und das Wochenende in ihrer gewohnten Wohnumgebung und begeben sich nur tagsüber in die psychiatrische Einrichtung. Neben psychotherapeutischen Angeboten finden in Tageskliniken z. B. auch Angehörigenberatungen und Hilfen zur Tagesstrukturierung statt.

Sozialpsychiatrischer Dienst

Der sozialpsychiatrische Dienst hat die Aufgabe, psychisch erkrankte Menschen zu beraten und zu begleiten. Er kooperiert mit allen anderen Institutionen, die vor Ort Hilfen für psychisch kranke Menschen anbieten. Das Ziel der Hilfen ist die möglichst selbstständige und eigenverantwortliche Lebensführung der Betroffenen.

Tagesstätten für psychisch Kranke

Tagesstätten stellen eine wichtige Anlaufstelle für psychisch Kranke dar, die Schwierigkeiten haben, ihren Tagesablauf eigenständig zu strukturieren.

Kontakt- und Begegnungsstätten

Kontakt- und Begegnungsstätten bieten ein niedrigschwelliges und freiwilliges Angebot für chronisch psychisch Kranke. Sie sollen der sozialen Isolation vorbeugen und den Betroffenen die Möglichkeit geben, andere Menschen zu treffen und gemeinsame Aktivitäten durchzuführen.

Werkstätten für Menschen mit psychischen Behinderungen

Spezialisierte Werkstätten für Menschen mit psychischen Behinderungen versuchen, mit den Betroffenen die Grundlagen zur Wiedereingliederung in den beruflichen Alltag zu erarbeiten. Wo dies noch nicht oder nicht mehr möglich ist, werden spezielle, behindertengerechte Arbeitsplätze angeboten.

Betreutes Wohnen

Viele psychisch Kranke sind in der Lage, in der eigenen Wohnung zu leben. Sie benötigen jedoch Unterstützung und Begleitung bei der Bewältigung der Erfordernisse des täglichen Lebens. Eine regelmäßige Betreuung durch Sozialpädagogen und/oder sozialpsychiatrische Krankenpflegekräfte stellt einen wichtigen Baustein bei der Stabilisierung der Betroffenen dar.

Wohnheime und Wohngruppen

Für Patienten, die keinen stationären Aufenthalt in einer Klinik mehr benötigen, aber noch nicht in der Lage sind, ein selbstständiges Leben in der eigenen Wohnung wieder aufzunehmen, gibt es die Möglichkeit, übergangsweise in spezialisierten Wohnheimen oder Wohngruppen aufgenommen zu werden.

Pflegeheime mit psychiatrischer Spezialisierung

Sind psychisch Kranke pflegebedürftig, treten bei deren Betreuung häufig spezielle Schwierigkeiten auf. Meist sind ältere Patienten betroffen. Die überwiegende Zahl der Fälle weist Erkrankungen aus dem Bereich der Demenzen auf. Diese Patientengruppe stellt für herkömmliche Pflegeeinrichtungen oft eine Überforderung dar, da das gerontopsychiatrische Fachpersonal fehlt. Zunehmend entstehen deshalb spezialisierte Einrichtungen und Abteilungen, die den besonderen Anforderungen im Umgang mit dieser Patientengruppe genügen.

Selbsthilfegruppen

Selbsthilfegruppen stellen ein wichtiges Zusatzangebot zu den Hilfsangeboten des öffentlichen Gesundheitssystems dar. Für nahezu jede Störungsgruppe (z. B. Depressionen, Angst-, Abhängigkeitserkrankungen) werden Selbsthilfegruppen angeboten. Auch für Angehörige der Betroffenen kann es wichtig sein, sich einer Selbsthilfegruppe für Angehörige anzuschließen, um eigene Belastungen zu verarbeiten. Selbsthilfegruppen funktionieren nach dem Prinzip der Freiwilligkeit und der gegenseitigen Unterstützung der Teilnehmer.

Zusammenfassung

Psychoanalyse

Zentrale Begriffe
- psychosexuelle Entwicklungsstufen
- neurotische Störungen durch innere Konflikte
- Verdrängung ins Unbewusste
- Es – Ich – Über-Ich
- Abwehr

Therapeutisches Vorgehen
- Analyse des Widerstands
- Übertragung und Gegenübertragung
- freies Assoziieren
- Abstinenzregel
- Traumdeutung
- Objekt-Beziehungs-Therapie

Kognitive Verhaltenstherapie

Zentrale Begriffe
- psychische Störungen in Folge gelernten Verhaltens
- klassische Konditionierung

- operante Konditionierung
- Modelllernen
- Selbststeuerung

Therapeutisches Vorgehen
- Reizkonfrontation
- Training sozialer Kompetenz
- Biofeedback
- störungsspezifische Therapie

Gesprächstherapie

Zentrale Begriffe
- Selbstheilungskräfte
- Selbstbild
- seelische Konflikte durch Inkongruenz

Therapeutisches Vorgehen
- bedingungsfreie Anerkennung
- Empathie
- Kongruenz

Andere psychotherapeutische Verfahren

- körperorientierte Psychotherapie
- Hypnotherapie
- Gestalttherapie
- Familientherapie
- autogenes Training
- progressive Muskelentspannung
- Psychotraumatologie

Stationäre und ambulante Hilfsangebote

- psychiatrische Tagesklinik
- sozialpsychiatrischer Dienst
- Tagesstätten
- Werkstätten für Menschen mit psychischer Behinderung
- Wohnheime und Wohngruppen
- Selbsthilfegruppen

Register